U0294902

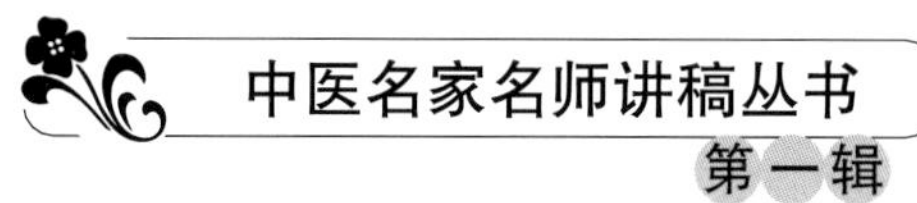

刘景源温病学讲稿

刘景源　著

人民卫生出版社

图书在版编目(CIP)数据

刘景源温病学讲稿/刘景源著.
—北京:人民卫生出版社,2008.1
(中医名家名师讲稿丛书·第一辑)
ISBN 978-7-117-09359-0
Ⅰ.刘… Ⅱ.刘… Ⅲ.温病学说-研究 Ⅳ.R254.2
中国版本图书馆 CIP 数据核字(2007)第 163639 号

中医名家名师讲稿丛书·第一辑

刘景源温病学讲稿

著　　者:刘景源
出版发行:人民卫生出版社(中继线 010-59780011)
地　　址:北京市朝阳区潘家园南里 19 号
邮　　编:100021
E - mail:pmph@pmph.com
购书热线:010-59787592　010-59787584　010-65264830
印　　刷:北京汇林印务有限公司
经　　销:新华书店
开　　本:705×1000　1/16　**印张**:21.5　**插页**:2
字　　数:399 千字
版　　次:2008 年 1 月第 1 版　2024 年 3 月第 1 版第 20 次印刷
标准书号:ISBN 978-7-117-09359-0/R·9360
定　　价:36.00 元

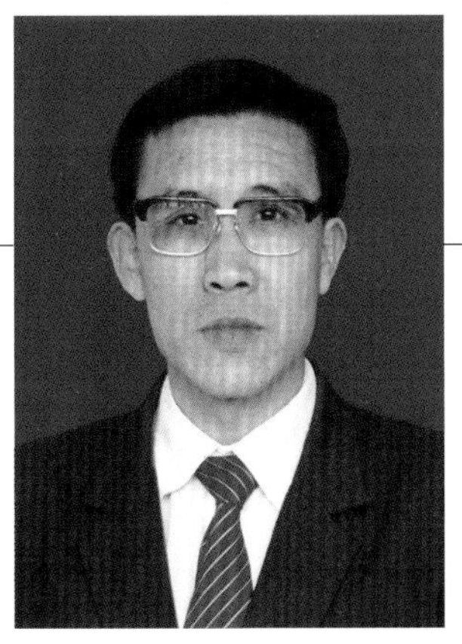

作者简介

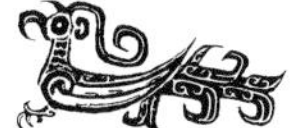

刘景源，教授、主任医师、研究员，1943 年生，河北省唐山市丰润区人。毕业于北京中医学院（现北京中医药大学），毕业后留校工作，曾任教于中医基础理论教研室、古典医著教研室、温病教研室，从事中医教学、临床、科研工作近四十年，曾讲授《中医基础理论》、《中医诊断学》、《方剂学》、《温病学》、《中医内科学》等课程，在温病学领域造诣尤深。

曾任国家中医药管理局中医师资格认证中心首席专家、国家中医药管理局中医药经典课程示范教学项目《温病学》主讲教授，教学光盘已在国内外发行，受到广泛好评。现任北京中医药大学国际中医药交流与合作中心主任、国家中医药管理局优秀中医临床人才研修项目指导专家、《中国临床医生》杂志顾问。

曾应邀到美国、法国、捷克、日本等 10 余个国家与国内多个省、市讲学及主持国际中医、针灸专业人员水平考试，进行学术交流。历年来发表学术论文 70 余篇，出版学术著作 4 部。

出版者的话

自20世纪50年代始，我国高等中医药院校相继成立，与之相适应的高等中医教育事业蓬勃发展，中医发展史也掀开了崭新的一页，一批造诣精湛、颇孚众望的中医药学专家满怀振兴中医事业的豪情登上讲坛，承担起传道、授业、解惑的历史重任。他们钻研学术，治学严谨；提携后学，不遗余力，围绕中医药各学科的建设和发展，充分展示自己的专业所长，又能结合学生的认识水平和理解能力，深入研究中医教学规律和教学手段，在数十年的教学生涯中，逐渐形成了自己独特的风格，同时，在不断的教学相长的过程中，他们学养日深，影响日广，声誉日隆，成为中医各学科的学术带头人，中医教育能有今日之盛，他们居功甚伟，而能够得到各位著名专家的教诲，也成为莘莘学子的渴望，他们当年讲课的课堂笔记，也被后学者视为圭臬，受用无穷。

随着中医事业日新月异的发展，中医教育又上升到新台阶。当今的中医院校中，又涌现出一大批优秀教师。他们继承了老一辈中医学家的丰富经验，又具有现代的中医知识，成为当今中医教学的领军人物。他们的讲稿有着时代的气息和鲜明的特点，沉淀了他们多年的学术思想和研究成果。

由于地域等原因的限制，能够亲耳聆听名家、名师授课的学生毕竟是少数。为了惠及更多的中医人，我们策划了“中医名家名师讲稿丛书”，分辑陆续出版，旨在使后人学有所宗。

第一辑(共13种)：

《任应秋中医各家学说讲稿》　《任应秋内经研习拓导讲稿》
《刘渡舟伤寒论讲稿》　《李今庸金匮要略讲稿》
《凌耀星内经讲稿》　《印会河中医学基础讲稿》
《程士德中医学基础讲稿》　《王绵之方剂学讲稿》
《王洪图内经讲稿》　《李德新中医基础理论讲稿》
《刘景源温病学讲稿》　《郝万山伤寒论讲稿》
《连建伟金匮要略方论讲稿》

丛书突出以下特点：一是权威性。入选名家均是中医各学科的创始人或重要的奠基者，在中医界享有盛誉；同时又具有多年丰富的教学经验，讲稿也是其数十载教学生涯的积淀。入选名师均是全国中医药院校知名的优秀教师，具有丰富的教学经验，是本学科的学术带头人，有较高知名度。二是完整性。课程自始至终，均由专家们一人讲授。三是思想性。讲稿围绕教材又高于教材，专家的学术理论一以贯之，在一定程度上可视为充分反映其独特思想的专著。四是实践性。各位专家都有丰富的临床经验，理论与实践的完美结合能给读者以学以致用的动力。五是可读性。讲稿是讲课实录的再提高，最大限度地体现了专家们的授课思路和语言风格，使读者有一种亲切感。同时对于课程的重点和难点阐述深透，对读者加深理解颇有裨益。

在组稿过程中，我们得到了来自各方面的大力支持，许多专家虽年事已高，但均能躬身参与，稿凡数易；相关高校领导也极为重视，提供了必要的条件。在此，对老专家们的亲临指导、对整理者所付出的艰辛努力以及各校领导的大力支持，深表钦佩，并致以诚挚的谢意。

人民卫生出版社

2007 年 12 月

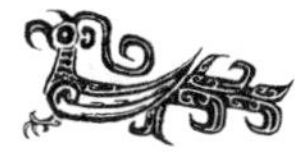

前言

温病是外感四时温热邪气所引起的，以发热为主要临床特征的多种急性热病的总称。温病学，就是研究温病的发生发展规律、预防与辨证论治的一门学科。因为温病学所包含的病种非常广泛，所以它对多种急性发热性疾病的辨证论治都有重大指导意义，充分地彰显了中医治疗急症的优势。因此，加强温病学教学，普及温病学知识，使温病学的理论更广泛地指导临床实践，在当前乃至今后都具有重要的意义。

这本《温病学讲稿》的原稿是本人于2002年9月奉命为国家中医药管理局“经典课程示范教学项目”主讲《温病学》录制的多媒体光盘中的录音稿。这套光盘发行量较大，反映尚好，所以应人民卫生出版社之约撰写本书，就以这套光盘的录音稿为蓝本进行了加工。原光盘是为教学示范而录制的，由于课堂教学的需要，有些内容难免重复，这次整理出版过程中作了删减，个别内容的顺序也作了适当的调整，但仍保留了口语的形式。本书可供中医教学、科研、临床工作者参考，也适合高等中医药院校学生学习《温病学》之用。

本书分为上篇、中篇、下篇三大部分。“上篇总论”分为六章，分别讲述了温病学的形成与发展、温病的概念、温病的病因与发病、温病的辨证、温病的常用诊法、温病的治疗等内容。为使读者更全面、系统地了解与温病学形成有关的历代主要著作及主要温病学名家的学术观点，书中对温病学的形成与发展作了较详细的讲解，这是本书的特色之一。“中篇各论”分为八章，分别讲述了风温、春温、暑温、湿温、伏暑、秋燥、大头瘟、烂喉痧八种温病。在每个病种里，都分别讲述了概念、病因病机、诊断要点与辨证论治。书中对每个证候都进行了详细的分析，对方剂也作了详细的阐释，还对某些相疑似的方证作了鉴别分析，这是本书的特色之二。为了使读者对每个病种的传变规律形成一个完整的印象，书中在每个病种后都附有传变规律及证治简表，使读者一目了然，这是本书的特色之三。“下篇温病学名著选讲”分为二章。第一章“《叶香岩外感温热篇》前十条阐释”重点阐发了叶天士的学术思想。第二章“《温病条辨》评介——吴鞠通学术思想探讨”重点介绍了《温病条辨》的体例及编写特点、主要内容及其学术思想的核心。这两章的讲述，较少引用前人的评注，主要是介绍本人学习叶、吴两位温病学名家著作的读书心得及用于指导临床的体会，这是本书的特色之四。

由于书中的方剂都是选自古代医籍，为了使读者了解原书原貌，对方中某些现在已不用或禁用的药物如金汁、犀角等都予以保留而在讲解中加以说明(犀角已禁用，现临床应用时使用代用品)。方剂中仍沿用原书剂量如两、钱等，现代剂量加括号标注于后。各病种之间的证候每有互相重复，本人在讲述中采取了“详于前而略于后，详于后而略于前”的讲法，比如“内闭外脱证”在风温、春温、暑温中都可以出现，就在前面的风温章中重点讲述，后面不再作为重点。

根据自己多年从事《温病学》教学与研究工作的体会，本人认为《温病学》是一门涉及范围极广的学科，它对临床各科的发热性疾病都具有不可替代的指导作用，而《温病学》的理论不与临床实践相结合，只能是纸上谈兵。所以学习《温病学》必须紧密结合临床实践，只有做到用理论指导实践，用实践验证理论，才能真正理解并掌握《温病学》的内容。可以说，“读经典，作临床”是学好温病学并从而提高临床疗效的必由之路，也是继承发扬、开拓创新的必由之路，我愿以此与中医界同道共勉。

由于个人水平有限，书中难免存在缺点或错误之处，欢迎同道师友批评指正。

刘景源

2007年3月26日于北京中医药大学

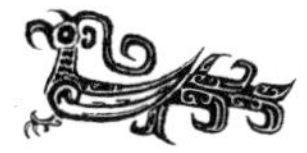

目录

上篇 总论

中篇 各论

下篇　温病学名著选讲

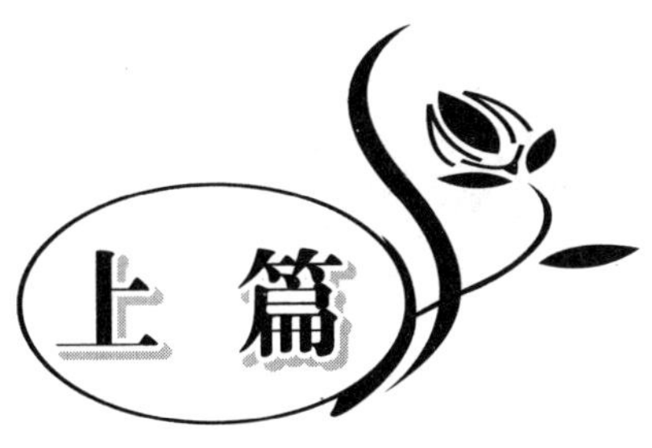

总 论

第一章 温病学的形成与发展

《温病学》在中医学领域里是一个很重要的学科，它涉及的范围很广，对临床各科都有实用价值。从《温病学》的性质来说，它应该是临床课程，但是其中又有很大一部分是讲基础理论知识，所以历来就把它列为从基础向临床过渡的桥梁课程，可以说是临床基础课程。从临床的角度来说，曾经有人主张把《温病学》的内容归入内科学中，这种做法应该说不太合适。为什么？因为温病涉及到很多发热性疾病，而发热性疾病不只见于内科，如外科、妇科、儿科、五官科等都可以见到，所以必须把它作为单独的一门课程提出来。温病学说与伤寒学说不一样，它形成的年代较晚。人们对伤寒病的认识很早，从东汉末年张仲景著《伤寒论》，伤寒就形成了完整的学说，它本身有一套完整的理论体系，后世对它的研究也非常深入。在《黄帝内经》中虽然也提到了温病，但是并不多，后世发展得也比较缓慢。温病学说形成的时期应该说是清代的中期，到现在也就是260年的时间，所以说它在中医学领域里是一个年轻的学科，是经过历代医学家的不断努力才逐渐形成的，而且在形成与发展的过程中，学术思想也在不断发展，最终才形成了完整的学术体系。因为《温病学》涉及到的古代医学书籍和学术观点较多，所以学习温病学就应该首先对它的形成与发展过程有一个比较详细的了解。

在谈这个题目之前，首先要了解什么是温病、什么是温病学。温病与伤寒都是急性外感热病，但伤寒是外感寒邪所导致的外感热病，它的病因是寒邪；而温病是外感热邪所导致的外感热病，它的病因是热邪。由于病因不一样，所以温病与伤寒的发生发展规律以及辨证论治都有很大的差异。温病学就是研究温病的发生发展规律、预防与辨证论治的一门学科。中医学对温病的认识从根源上应该说导源于中医学的经典著作《黄帝内经》。从《黄帝内经》开始，温病学的形成与发展经历了一个漫长的历史时期，这个过程可以分为三个大阶段。

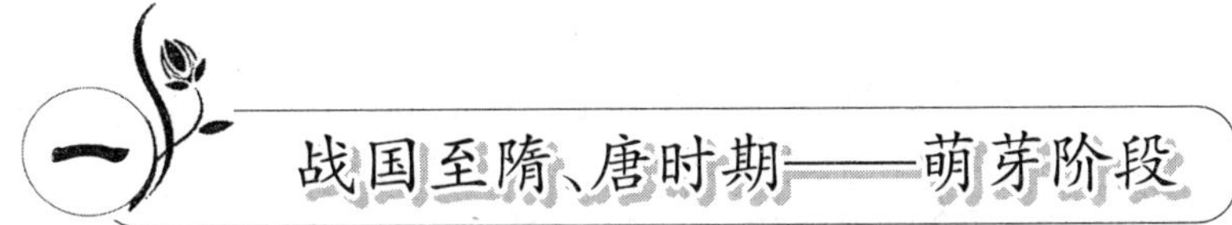

一 战国至隋、唐时期——萌芽阶段

第一个阶段是战国至隋、唐时期。战国时期是公元前475—221年，到秦始皇统一六国结束。这段时间出现了中医学的经典著作《黄帝内经》,还有和它同时期而稍晚的《难经》,在这两部书里都有关于温病的论述。而后,在东汉末年张仲景的《伤寒论》、《金匮要略方论》以及隋、唐时期的一些重要医学文献中,对温病的论述逐渐丰富。

1.《黄帝内经》与《难经》关于温病的记载

在《黄帝内经》中,提出了温病的病因、病名及某些症状,比如《素问·生气通天论》中说:“冬伤于寒,春必病温”,《素问·阴阳应象大论》中又说:“冬伤于寒,春必温病”。这两篇中都指出了冬天感受了寒邪,春天必然要发生温病。至于为什么冬天感受了寒邪,春天才发生温病,这两篇里都没有讲,但是已经把问题提出来了,这就给后世对伏气温病的研究奠定了基础。在后世很长一段时间里,人们都认为温病是伏邪发病。就是说,冬天感受了寒邪,当时不发病,寒邪伏于体内,郁而化热,到春天发病。虽然这种理论是后人对《黄帝内经》进行的解释,但是可以说“冬伤于寒”是温病病因学说的肇始。

《素问·六元正纪大论》中说:“气乃大温,草木乃荣,民乃疠,温病乃作。”这段话是说,春天气温升高了,自然界的草和树木开始繁茂,自然界就流行着一种疠气,人类感受疠气就发生了温病。诸如此类的内容,在《黄帝内经》的162篇文章里,有几处叙述,但是不太多。书中提到了温病的名称,提到了温病的病因,有的篇目中还提到了温病的症状,但是没有提到温病的治疗。不过既然它是经典著作,而且已经提出了温病的问题,这对后世就产生了很大影响,后世就在《黄帝内经》的基础上对温病进行研究,所以应该说温病学说起源于《黄帝内经》。

在《黄帝内经》之后,就是《难经》。《难经·五十八难》中说:“伤寒有五:有中风、有伤寒、有湿温、有热病、有温病。”在这里,“伤寒”这个名词出现了两次,一个是“伤寒有五”;一个是“有伤寒”。“伤寒有五”中的“伤寒”,是广义伤寒,是一切外感病的统称。就是说,当时把所有的外感病都称为伤寒,范围很广。“有伤寒”中的“伤寒”,是狭义伤寒,是一个具体的病种,就是张仲景的《伤寒论》中所讲的太阳中风与太阳伤寒这两种证候。也就是说,这两种证候是真正的外感寒邪所导致的急性热病。而湿、热、温与寒邪无关,湿温、热病、温病当然与伤寒不同。可见在《难经》中已经提出了湿温、热病、温病与伤寒是并列的两大类外感病。也就是说,在广义伤寒的范围里,把外感病分为两大类,一是伤寒类,它包括中风与伤寒;一是温病类,它包括湿温、热病、温病。《难经》中虽然提出了这样的问题,但还是把温病放在广义伤寒里,还是没能脱离《黄帝内经》的范围,还认为温病的病因是“冬伤于寒”。

2.《伤寒论》与《金匮要略方论》对温病的认识

《伤寒论》的作者张机,字仲景,南郡涅阳人,就是现在的河南省南阳地区的人。他的生卒年代大约是公元150—219年。张仲景生活的年代是东汉末年、三国时期，与华佗、曹操都是同时代人。这个时期由于连年战乱，外感病非常多，疫病也非常多，导致了人口的大量死亡。张仲景在《伤寒论序》里写得很清楚，他的家族人口很多，有200多人，从建安纪年起，不到10年的时间，就因为外感病而死亡了100多人。由于当时没有有效的治疗方法，就激励他"勤求古训，博采众方"，研究这一类疾病的治疗方法，而著成了《伤寒杂病论》。这部书著成后不久就"亡于兵燹"，"燹"是焚烧的意思。就是说，由于连年的战乱，遭到兵火洗劫，使原书散佚。后来经过西晋太医令王熙（字叔和）对他所得到的残本进行整理编次而流传于世。什么叫编次呢？就是指王叔和把他收集到的《伤寒杂病论》散乱的书简加以整理，按照他的想法编排次序，重新确定了书名，称为《伤寒论》。这不是张仲景原来的书名，原书名是《伤寒杂病论》。当然，原书名中的"杂病"二字准确与否也需要讨论，下面还要讨论这个问题。

为什么讲温病要讲《伤寒论》呢？因为《伤寒论》中提到了温病的内容。比如在《伤寒论·平脉法》篇里说："师曰：伏气之病，以意候之，今月之内，欲有伏气，当须脉之。"这里所说的"伏气"指的是什么？当然不是伤寒，因为伤寒是感而即发，冬天感受寒邪当时就发病。感受寒邪当时不发病，邪气伏于体内，以后再发，就称为"伏气"。关于伏气伏在哪里，什么时候发病的问题，书中也有说法。在《伤寒论·伤寒例》中就接着讲这个问题："《阴阳大论》云：……中而即病者，名曰伤寒；不即病者，寒毒藏于肌肤，至春变为温病，至夏变为暑病。暑病者，热极重于温也。"这句话明确指出了寒邪是"藏于肌肤"，这是讲"伏气"所伏的部位。至于什么时候发病，文中说"至春变为温病，至夏变为暑病"。也就是说，伏邪至春、夏发病。这是《伤寒论》中引用的《阴阳大论》中的说法。那么《伤寒论》本书中讲没讲温病？温病和伤寒究竟是什么关系？这在《伤寒论·辨太阳病脉证并治上》，简称就是"太阳上篇"中有较详细的论述。"太阳上篇"第1条是太阳病辨证的总纲，文中说："太阳之为病，脉浮，头项强痛而恶寒。"这句话是说，凡是太阳病初起，都有脉浮，头项强痛，恶寒的临床表现，是太阳病初起的共有症状。第2条说："太阳病，发热，汗出，恶风，脉缓者，名为中风"，这一条讲的是太阳中风的具体症状。第3条说："太阳病，或已发热，或未发热，必恶寒，体痛，呕逆，脉阴阳俱紧者，名为伤寒"，这一条讲的是太阳伤寒的具体症状。第6条说："太阳病，发热而渴，不恶寒者，为温病"，这一条讲的是太阳温病的具体症状。在"太阳上篇"前六条中提出了三个证候名称，一个是太阳中风；一个是太阳伤寒；一个是太阳温病。实际上"发热，汗出，恶风，脉缓者，名为中风"，就是太阳中风的定义。

“或已发热,或未发热,必恶寒,体痛,呕逆,脉阴阳俱紧者,名为伤寒”,就是太阳伤寒的定义。“发热而渴,不恶寒者,为温病”,就是太阳温病的定义。太阳中风、太阳伤寒、太阳温病,这三个名词,就是明确地把太阳病分成了三类:一类是中风,一类是伤寒,一类是温病。“太阳病”是什么意思呢?太阳病是表证的代名词,因为足太阳膀胱经主一身之表,所以太阳病就是表证。太阳中风与太阳伤寒都属于表寒证,其中太阳中风是表虚证、太阳伤寒是表实证,而太阳温病则属于表热证。太阳温病为什么不恶寒呢?前面已经讲了,它是伏气发病,是冬天感寒,邪气伏在体内,郁而化热,到春天腠理开泄时,从里向外发。它不是新感受的邪气,它是郁热从里向外发,所以表现出来就是“发热而渴,不恶寒”。但是它从里向外发也是发到体表来,所以也属于太阳病。关于太阳病的治法,《伤寒论》中指出:太阳中风,“桂枝汤主之”;太阳伤寒,“麻黄汤主之。”但是太阳温病怎么治疗?条下无方,没有下文。为什么会是这样?这个问题很值得讨论,后人就进行考证,考证的结果就认为,《伤寒论》中关于温病的内容丢失了。为什么这么说?下面就具体分析一下这个问题。

《伤寒卒病论集》,就是张仲景自己给《伤寒论》写的序,现在把它简称为《伤寒论原序》。他在序中说:“……余宗族素多,向余二百,建安纪年以来,犹未十稔,其死亡者,三分有二,伤寒十居其七。感往昔之沦丧,伤横夭之莫救,乃勤求古训,博采众方,撰用《素问》、《九卷》、《八十一难》、《阴阳大论》、《胎胪药录》,并平脉辨证,为《伤寒杂病论》合十六卷。”序中所说的是他的家族人口很多,以往有二百余口。文中的“稔”字,就是年的意思,谷物一熟为一“稔”,从建安纪年以来,不到十年的时间,就死亡了三分之二,也就是一百四十口左右。“伤寒十居其七”,三分之二中的十分之七,就是大约有一百口人死于伤寒。面对这么悲惨的局面而束手无策,对他是个很大的刺激,于是他就“勤求古训”,对《素问》、《九卷》(就是《灵枢经》)、《八十一难》(就是《难经》)、《阴阳大论》、《胎胪药录》,这些古代的医学书籍反复进行研究,又“博采众方”,搜集当时民间的治疗的方剂,“并平脉辨证”,结合自己诊脉辨证的临床经验,著成《伤寒杂病论》,一共是十六卷。

这段话中有两个疑点。一个疑点是,在《伤寒卒病论集》里写了“为《伤寒杂病论》合十六卷”。就在这篇序里就有两个书名:一是《伤寒卒病论》,一是《伤寒杂病论》。那么,这部书的名称到底是《伤寒卒病论》还是《伤寒杂病论》?第二个疑点是,张仲景自称“为《伤寒杂病论》合十六卷”,而王叔和整理出来,流传于后世的只有十卷,其它的六卷在哪里?内容是什么?这是千古之谜。《伤寒论》是王叔和在他当时能收集到的《伤寒杂病论》的残简里整理出来的,定名为《伤寒论》。还有《金匮要略方论》一书,也是张仲景所著,但这部书并不是王叔和整理的，是北宋初年，翰林学士王洙在翰林院的故纸堆里发现了一部名为《金匮玉函要略方》的残书，这是《伤寒杂病论》的节略本，里面有与《伤寒论》相同的内容，也有不相同的内容，后来经过林亿等人校订整理，删掉了与《伤寒论》相同的内容，保留了论述杂病与妇人疾病的部分，题名为《金匮要略方论》。这部书虽然以论述杂病为主，但它是否就是张仲景所说的十六卷中的那六卷，也不得而知。

后世对那六卷的内容有两种不同看法。有人认为，书名是《伤寒杂病论》，其中十卷是伤寒，那六卷就是杂病。也有人认为，书名是《伤寒卒病论》，那六卷就是温病。为什么这么说？因为卒与猝同义，是忽然、突然、仓促之意，就是快的意思。《伤寒卒病论》写的就是伤寒卒病。关于卒病的解释，有两种观点。一种观点认为，“伤寒卒病”是伤寒与温病的统称。就是说，伤寒与温病都是突然而发的外感病，因为它们都有起病急、发展快的特点，所以统称为“卒病”。这里的“伤寒”，是指广义伤寒，“卒病”，就包括伤寒与温病。持这种观点者以《温疫论》的作者吴又可为代表。还有一种观点认为，“伤寒卒病”是个合称。“伤寒”是指伤寒病，“卒病”是指温病。因为温病是外感温热邪气，相对来说，温病比伤寒发生、发展更快，所以称之为“卒病”，《伤寒卒病论》就是“伤寒温病论”，是这两种病变的合称。持这种观点者以《伤寒温疫条辨》的作者杨栗山、《温病条辨》的作者吴鞠通为代表。吴又可与杨栗山、吴鞠通对“卒病”的看法虽然有分歧，但他们都认为《伤寒论》应该是十卷加六卷，其中十卷是论伤寒，另六卷是论温病，这六卷由于亡佚于兵火而失传了。因为它论温病的内容失传了，所以后世对温病的认识就不如对伤寒的认识深刻。在这一点上，他们的看法是一致的。从原书来看，《伤寒论》确实对伤寒病的论述非常详细，太阳病、阳明病、少阳病、太阴病、少阴病、厥阴病讲得都非常详细，但是对温病只零零落落地提到了一些内容，没有一个辨证论治的体系，所以古人说它是“详于寒而略于温”。为什么会是这样？因为《伤寒论》只有十卷，那六卷没有了，这个谜就解不开了，就认为是把温病的内容丢失了。因为现在见到的《伤寒论》是王叔和整理编次的，不是原本，所以大家对张仲景并不怀疑，而是把责任归咎于王叔和，认为《伤寒论·伤寒例》里关于温病的那些内容是王叔和伪造的，不是张仲景的原文。这种说法有没有道理？我觉得道理不充分。为什么？我认为王叔和没有必要伪造这部分内容，他有自己的著作《脉经》，如果他想伪造，可以把他的观点写到他自己的著作里去，没有必要往《伤寒论》里加。另外，《伤寒论·伤寒例》里关于伏气温病的内容写得非常清楚，明确指出是：“《阴阳大论》云”。《阴阳大论》虽然已经亡失，无从考证，但是王叔和也没有必要伪造这么一段话加在《伤寒论》里。后世有人说，把温病搞混乱了不是《伤寒论》原书的问题，始作俑者是王叔和，这种观点一直持续到清代，直至现代也有人这么看。我认为这种说法没有什么道理，因为《伤寒论》中温病的内容残缺不全是由于《伤寒论》这部书残缺所造成的，所以不应该把古代文献的缺失所造成的遗憾强加于为整理《伤寒论》做出巨大贡献的王叔和。

张仲景在《金匮要略方论》这部书里也有关于温病的论述。如“太阳中热者，暍是也。汗出，恶寒，身热而渴，白虎加人参汤主之。”暍，是指伤暑，是暑病。这里说得很清楚，太阳病中的“中热”，是外感暑热邪气而致病，暑病当然属于温病的范畴。其表现是汗出，恶寒，身热，口渴，治疗用白虎加人参汤。在这一条中，对病因、症状、治疗都讲得很清楚。可以说，《伤寒论》与《金匮要略方论》这两部书中都涉及到了关于温病的内容，但是记载不多，只是零散地见于各篇之中。

由前面所讲的内容可以看出，从战国到东汉末年这段历史时期中，中医学对温病已经有所认识，对温病的病名、病因、临床表现以及治疗都有所涉及，但都是散在的，内容不多，并没有形成一个完整的理论与临床体系。因为《黄帝内经》、《难经》、《伤寒论》、《金匮要略方论》这四部书历来都被视为中医的经典著作，特别是《伤寒论》，它是现存的第一部讲辨证论治的重要临床经典著作，所以后世把它称为“方书之祖”，称张仲景为“医圣”。因为《伤寒论》里提到了温病，所以在很长的一段历史时期内，后世的医家一般都认为《伤寒论》里的所有治法也就包括了温病的治疗在内。《伤寒论》里清法的代表方剂如麻杏石甘汤、白虎汤，下法的代表方剂如大承气汤、小承气汤、调胃承气汤，这些经方也确实被后世温病学派所广泛应用。但是也应该看到，《伤寒论》对外感病初起的治疗用辛温解表，而温病初起是表热证，不能用辛温解表，可见伤寒法不能完全包括温病的治疗。虽然《伤寒论》里的一些法、一些方对后世温病学派很有启发，而且直到今天也被采用，但是并不能说《伤寒论》就包括了温病。因为《伤寒论》是经典著作，被历代医家所尊崇，所以从它问世以后一直到公元1200年左右这一千多年的时间里，人们对温病的认识始终不能跳出《伤寒论》的框框，不仅认为温病是伏寒化温而致病，而且认为《伤寒论》的治法也包括了温病的治法。从这方面来看，《伤寒论》也确实限制了温病学的发展，所以一直到宋代以前，温病学说一直是徘徊不前，没有大的进展，这种尊经崇古、缺乏创新思想的研究方法，也正是导致温病学说发展缓慢的原因。

3.《诸病源候论》、《备急千金要方》、《外台秘要》对温病的认识

继《伤寒论》之后，隋、唐时期有几部重要著作也涉及到与温病有关的内容。隋代巢元方主持编写的《诸病源候论》，大概成书于公元610年。从书名来看——《诸病源候论》，"源"是指病因，"候"是指证候。这部书对各种疾病的病因与证候进行了分析，其中把温病列为三十四候，对它的病因和证候进行了分析。但是只有三十四候，从内容上看，虽然比《黄帝内经》、《伤寒论》等书的条目清楚，但是并没有形成辨证论治的体系。

唐代孙思邈的《备急千金要方》大约成书于公元652年，《千金翼方》大约成书于公元681年。在这两部书里，关于温病的记载，在《伤寒论》的基础上又有所发展，特别是书中滋阴解表的葳蕤汤与清热凉血的犀角地黄汤这两个方剂，对后世温病学派有很大的启示。《备急千金要方》中收载"辟疫气"、"辟温气"、"辟温疫气"方剂36首，《千金翼方》中有治疗温病的"杂方附"6首。在这些方剂中，既有预防的方剂，又有治疗的方剂，为后世防治温病提供了借鉴。

唐代王焘的《外台秘要》，大概成书于公元752年，书中也收载了治疗与预防温病的数十个方剂。

总之，这几部著作对温病的认识有所进展，而且提出了一些防治温病的方剂，但是在理论水平与辨证论治的体系上并没有大的发展。可以说，从战国到隋、唐时期，在四部经典著作以及后世这些重要著作里，虽然对温病有所记载，给后世提供了研究的题目，但是并没有形成完整的温病学说，所以把这个时期称为温病学形成与发展过程中的萌芽阶段。

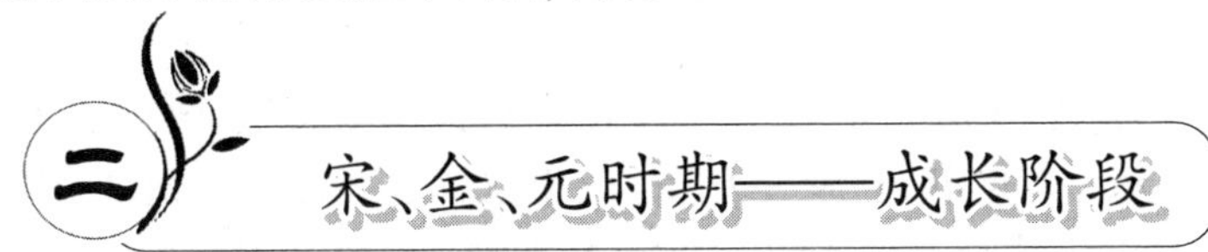

二 宋、金、元时期——成长阶段

第二个阶段是宋、金、元时期。在这个时期，人们开始对温病进行了较为深入的研究，在经典著作的基础上开始有所发挥。

1.《伤寒补亡论》对温病病因与发病的新见解

《伤寒补亡论》的作者是宋代的郭雍，他生于北宋、南宋之间，字子和，号白云先生，后世多称他为郭白云。《伤寒补亡论》大概成书于公元1181年。在这部书中，郭白云提出："冬伤于寒，至春发者，谓之温病。冬不伤寒，而春自感风寒温气而病者，亦谓之温。"这段话说得非常明确，他既承认伏寒化温可以导致温病，同时又特别提出温病也可以由"春自感风寒温气"而发病，与冬天的寒邪无关。这种春天新感邪气发生温病的学术观点，是对温病病因与发病学的新见解，为后世把温病分为伏气温病与新感温病两大类别提供了依据。从温病分类学的角度来看，伏气温病与新感温病，二者的区别在于：伏气温病初起就以里热为主，它可以没有表证，一发病就见高热，称为伏邪自发；有的伏气温病初起也可以有表证，但不是单纯的表证，而是表现为表里同病，而且以里热为主，称为新感引动伏邪。新感温病与伏气温病不同，它初起必然有一个明显的表证过程，然后再由表入里。这两类温病的病种不同，初起的治法也不同。可以说，新感温病的学说发端于郭白云，这个学说是很有创见的新理论。从战国一直到隋、唐，都认为温病是伏邪引起发病，这种学术观点持续了一千三百多年。在这段漫长的历史时期内，中医学对温病的认识始终是在伏气学说这个范围内徘徊，没有大的进展，直到宋代的郭白云才明确提出了温病也有因新感而发病的学术观点，为后世研究伏气温病与新感温病的区别开拓了思路，郭氏书中所说的内容虽然不多，但是价值很高。

2.《素问玄机原病式》等书对温病治疗学的贡献

在金、元时期，对温病学贡献最大的应该说是“金元四大家”之一的刘完素。他是北宋末年到金代的人，字守真，号通玄先生，因为他生于河北省的河间府，就是现在的河间市，所以后世就称他为刘河间。他的著作很多，具有代表性的有《素问玄机原病式》、《素问病机气宜保命集》、《宣明论方》等。这几部书不是温病的专著，但是都谈到了温病的问题。特别是《素问玄机原病式》，它发展了《素问·至真要大论》的病机十九条，在十九条基础上，把火热病的范围扩展了，特别提出外感六淫，热证居多。所以叶天士总结刘河间的学术思想，指出他的学术思想核心是“六气皆从火化”。刘氏强调“六气化火”、“五志化火”，认为外感病、内伤病都以火热为主，在治疗上主张寒凉清热，因此后世称他为“寒凉派”的代表人物。他特别提倡双解散、防风通圣散、天水散这几个方剂。双解散、防风通圣散是表里双解之剂，他用表里双解的方法治疗热病，发表用麻黄，清里攻下用石膏、大黄、芒硝，以辛温药与寒凉药配合使用，这对后世的影响很大。天水散就是六一散，方中滑石与甘草的用量是六比一，是清热解暑的常用方。他的用药思路开创了用寒凉清热药治疗热病的先河，所以有“伤寒宗仲景，热病用河间”的说法。虽然他的几部著作并不是温病学专著，也没有形成完整的温病学辨证论治体系，但是他的用药理论对温病治疗学的发展起到了极大的推动作用，为温病学说的形成奠定了基础，所以后世尊称他为温病学说的奠基人。

3.《医经溯洄集》对伤寒与温病之区别的论述

《医经溯洄集》的作者王履，字安道，江苏昆山人，生于元末明初。他在《医经溯洄集》中明确地指出：“温病不得混称伤寒。”至于温病为什么不能混称为伤寒？二者的区别在哪里？他说：“伤寒即发于天令寒冷之时，而寒邪在表，闭其腠理，故非辛甘温之剂不足以散之……温病、热病后发于天令暄热之时，火郁自内而达于外，郁其腠理，无寒在表，故非辛凉或苦寒或酸苦之剂不足以解之。”这段话说得很明确，伤寒的发病季节是冬季感寒邪，发病特点是受邪的当时就发病，病变部位“在表”，病机是“闭其腠理”。因为寒主收引，受寒邪之后，皮肤、毛孔、肌肉收缩，腠理闭塞，所以治疗非用辛甘温的麻黄、桂枝这类药物组成方剂发散寒邪不可。温病、热病不是外感寒邪当时就发病，而是“后发于天令暄热之时”。从这句话可以看出，他认为温病是伏邪发病，是冬天感受寒邪，当时不发病，寒邪潜伏在体内，郁而化热，到春季气候温暖，阳气升发，腠理开泄，体内的郁热从里向外发，所以他说温病的病因与发病是“火郁自内而达于外”。明确指出不是外来的寒邪由体表向里去，而是体内蕴郁的热邪从里向外发。“郁其腠理”这句话，是说温病与伤寒的病机不同。伤寒是“寒邪在表，闭其腠理”，因为寒主收引，腠理是闭塞的，所以非辛温发散不可。温病是热邪从里向外发，火热郁于体表发散不出去，而导致气机郁滞，邪无出路，体表并没有寒邪，腠理并不闭塞，所以非用辛凉、苦寒、酸苦的药物组成方剂治疗不可。治疗温病不用“散之”，而是用“解之”，是指应当用辛凉、苦寒、酸苦来清解里热，不能用辛温发散。这段话虽然还没有完全脱离伏气温病的框框，但是他明确地指出了伤寒与温病病因、病机、治法的不同。伤寒是寒邪在表，闭塞腠理，治疗必须用辛温发散；温病是热邪从体内向体表而来，郁滞在腠理，治疗必须用寒凉清解。

吴鞠通在《温病条辨 · 自序》中说：“至王安道，始能脱却伤寒，辨证温病。”就是说，王安道第一个从理论上突破了《伤寒论》用辛温解表法治疗温病的旧习，阐明了温病的辨证与治法。这个评价是相当高的，但是吴鞠通也指出：“惜其论之未详，立法未备。”吴鞠通提得很中肯，王安道虽然从理论上对温病与伤寒的病因、病位、病机、治法的不同进行了阐述，摆脱了《伤寒论》的束缚，但是论述并不详细，立法也不完备。这是因为，在王安道那个时代，温病学还没有发展到那么高的水平，所以他也不可能把温病学形成一个完整的理论体系。除了郭白云、刘河间、王安道之外，这一时期还有一些医学家也对温病进行了研究，如宋代的庞安石提出，西北之人，用麻黄桂枝解表，但到了南方，就应该加凉药。由上面所讲的内容可以看出，宋、金、元时期，经过一些医学家的努力研究，中医学对温病的认识有所提高，有所进步，提出了温病与伤寒不同，治法也应该有所区别。但是在这个时期，仍然没有形成温病辨证论治的完整体系，可以说温病学是在萌芽的基础上有所成长，所以把这个时期称为温病学形成与发展过程中的成长阶段。

三 明、清时期——形成与发展阶段

第三阶段是明清时期。温病学的形成与发展时期是在明代和清代，特别是明代的后期至清代的中期，温病学说开始形成，而且形成以后发展得很快，所以这个时期的温病学著作较多。

1.《伤暑全书》论暑病

《伤暑全书》的作者张鹤腾，字凤逵，安徽颍州人（现在的阜阳人），生卒年代大约是公元1557—1635年。他是进士出身，官至户部陕西司郎中，所以后世多称其为张司农。《伤暑全书》共两万多字，对暑病的论述有独到之处，特别是在治法方面他提出了“暑证不分表里，一味清内，得寒凉而解，苦酸而收，不必用下”的观点。这句话被叶天士引用到《叶香岩三时伏气外感篇》中并加以发挥。叶氏说：“张凤逵云：暑病首用辛凉，继用甘寒，再用酸泄酸敛，不必用下，可称要言不烦。”可见他的学术观点对后世颇有启示。这部书成书比吴又可的《温疫论》早，但流传的稍晚，而且内容仅限于暑病，涉及范围较窄。

2. 第一部温病学专著——《温疫论》

《温疫论》的作者吴有性，字又可，江苏吴县人，生卒年代大约是公元1582—1652年，时在明末清初，大约在明朝的万历到清朝的顺治年间。他一生中经历过多次温疫的流行，他在《温疫论·序》中说“崇祯辛巳年”（就是公元1641年）发生了一场大的温疫，波及到“山东、浙省、南北两直”。“南北两直”是指南直隶省江苏、北直隶省河北，由南往北，浙江、江苏、山东、河北，这四个省发生了一场大的温疫，死了很多人。当时医生都是用《伤寒论》的方法治疗，也有的按《伤寒论》“七日愈”、“十四日愈”的说法不去治疗，等待患者自愈，实际上是等死。因为当时人们不认识这种病，不知道应该怎么治疗，所以死人很多。吴又可通过自己的亲身经历，对温疫的“所感之气，所入之门，所受之处及其传变之体”进行了深入的研究，结合自己的治疗实践，在公元1642年著成了《温疫论》这部书。从病因上说，他首先反对“非其时而有其气”的说法，他提出“温疫之为病，非风、非寒、非暑、非湿，乃天地间别有一种异气所感”。就是说，温疫的病因不是风、不是寒、不是暑、不是湿，它与气候的变化无关，不是气候反常致病，而是自然界另外有一种特殊的致病因素——“异气”。他把这种异气又称为“疠气”，也称“戾气”。“疠”就是形容它致病力很强，传染性很强烈。“戾”也是同样的意思，这个字上边是“户”，下边是“犬”，“犬出户下”，很暴戾的意思，“异气”、“疠气”、“戾气”含义相同。从病因上讲，他提出了“戾气学说”，而且指出戾气侵犯人体的途径不是《伤寒论》所说的由皮毛而入，而是从口、鼻进入人体。侵入人体以后的病变部位，并不是一日太阳、二日阳明，他认为邪气从口、鼻进入人体后，直走中道，一直到“募原”。“募原”也称“膜原”，他说这个部位既不在表，又不在里，而是在胸腔的里面，在胃的外面，称为半表半里。关于治疗方法，他提出初起应该用疏利透达的药物，疏通气机，使潜伏在募原的邪气溃散、外达，出表而解。他所创制的方剂命名为“达原饮”，又称“达原散”，是通过清热燥湿，疏通气机，透达邪气，使邪有出路。从学术观点可以看出，他已经摆脱了《伤寒论》外感病初起用辛温解表法的框框，开拓了新的治疗思路。吴又可还指出，如果邪气向里传变，并不是如《伤寒论》所说的那样按六经传变，而是由于病人的具体情况不同分别有九种传变形式，应该分别针对其病情进行治疗，可以用吐法、可以用清法、也可以用下法。总之，吴又可对温疫的论述，从邪气的性质、入侵的途径、侵犯的部位、传变的形式、治疗的方法，到具体方剂，都与《伤寒论》不同。可以说，他在温病的治疗上闯出了一条新路。《温疫论》这部书不仅是中国的第一部温病学专著，也是世界上第一部传染病学专著。但是也应该承认它所述及的范围有一定的局限性，书中只讲了温疫，温疫当然包括在温病的范围之内，但是温疫也有多种，它只讲了其中的一种。用今天的观点来看，《温疫论》中所说的温疫，是一种严重的流行性感冒，吴又可对这种病总结出了一套行之有效的辨证与治疗的方法。可惜只涉及到这一种病，范围很窄，所以这部书仍然没能把温病学说形成一个完整的辨证论治体系。

在《温疫论·正名》里，吴又可还对“温”、“瘟”、“热”、“疫”这几个字进行了考证。他说：“《伤寒论》曰：‘发热而渴，不恶寒者为温病’，后人省‘氵’加‘疒’为瘟，即温也。”就是说，瘟字是由温字去掉了“氵”，加上一个“疒”而来，只是偏旁的变化，实际上两个字完全相同，所以温病与瘟病没有区别。关于“温”与“热”之间的关系，他指出：“夫温者热之始，热者温之终，温热首尾一体，故又为热病即温病也。”就是说，温与热之间仅仅是程度的差别，其本质没有区别，温就是热，热就是温，所以热病也就是温病。关于温疫，他说：“热病即温病也。又名疫者，以其延门阖户，如徭役之役，众人均等之谓也。今省去‘彳’，加‘疒’为疫。”也就是说，疫病就象“徭役”一样，“众人均等”，这种病具有强烈的传染性，无论男女老少，症状相似，所以就把“役”字去掉“彳”，加“疒”，就成了“疫”字，“疫”与“役”实际上含义相同。古代没有“瘟”字，也没有“疫”字，是由温与役两个字的偏旁变化而来。按照他的这个说法，“疫”与“温”，也没有区别，疫病就是温病。既然温疫与温病没区别，为什么他这部书不叫《温病论》而叫《温疫论》呢？他说：“然近世称疫者众，书以温疫名者，弗遗其言也。”就是说，因为近年来大多数人把温病称为温疫，所以也就用了温疫这个名称。吴又可这种把温病与温疫划等号的说法是不正确的，因为温病有很多种类，而温疫只是温病中传染性很强的一个种类，温病的范围广而温疫的范围窄，温疫包括在温病的范围内。按现代的说法，温病包括多种感染性疾病，也包括多种传染病，其中只有传染性强烈的温病才称为温疫，但并不是所有的温病都具有传染性，所以吴又可把温疫与温病等同看待是错误的。

归纳前面所讲的内容，吴又可的贡献在于他写出了温病学发展史上第一部、在世界传染病史上也占有重要地位的温病学专著。在书中，他突破了《伤寒论》的框框，提出了温疫的治法不同于伤寒，对邪气的性质、入侵的途径、侵犯的部位、传变的形式、具体的治法、传染性等都有非常明确的阐述。他对“温”、“瘟”、“热”、“疫”这四个字的考证，对后世也很有启发。吴鞠通对《温疫论》给予了很高的的评价，他在《温病条辨·自序》中说：“得明季吴又可《温疫论》，观其议论宏阔，实有发前人所未发。”指出了吴又可的学术观点是前人所没有提到的，具有独创性，这个评价是很高的。但是他又说：“细查其法，未免支离驳杂。”就是说，这部书没有形成一个完整的体系，这句话说得也很中肯，《温疫论》确实是不成体系，因为它只讲了一个病，不可能成体系。他又进一步进行分析，认为这部书“大抵功过两不相掩，盖用心良苦，而学术未精也。”就是说，吴又可有很大的成就，但也有他的不足，他的用心是很好的，但是学术不精。这个评价，今天看来有点苛刻，因为在吴又可那个时代，温病学的学术水平不能和吴鞠通那个时代相比，到了吴鞠通那个时代，经过叶天士、薛雪等很多医学家的努力，温病学又提高到一个新的水平，比吴又可那个时代要高得多。应该说并不是吴又可本人的“学术未精”，而是受当时学术水平所限。吴又可那个时代对温病的研究还处于较低的水平，所以他在书中论述的范围仅限于一个具体病种，可以说是专病专书，当然就不可能使温病学形成完整的理论体系。但是在当时的条件下他能写出这样一部书，已经是难能可贵的了。今天分析这部书，应当历史地、客观地评价它，既应该看到它的不足，也应该承认它在温病学发展史上的贡献。

3.《证治心传》——一部几乎被湮没的温病学重要文献

《证治心传》这部书在中国医学史上没有记载，在温病学发展史上也没有人提到过，但是应该承认它是温病学发展史上一部很特殊的著作。这部书的作者袁班，字体庵，明末江苏秦邮人，就是江苏省高邮县人。此人在历史上没有记载，所以生卒年代无可考证。袁班是明末兵部尚书史可法的幕宾，他不是从业的医生，但懂医学，也给人看病，他这部书是以临证及读书笔记的形式写成的。史可法在公元 1643 年为他这部书写过一篇序，可见他这部书是完成于公元1643年以前。在序中史可法评价这部书说:"阐古今所必由之理,实天下所未见之书。"这个评价不算过分,因为在袁班之前,确实没有人讲过他书中所说的话,在他之后,叶天士说过,但是比他晚了将近一百年,所以说确实是"天下所未见之书"。吴又可的《温疫论》成书于公元1642年,他与袁班是同时代的人,也都是江苏人,成书的时间基本相同,但是书中的内容完全不同。《证治心传》这部书,共一万三千多字,其中涉及到温病的部分有两篇。一篇是"治病必审四时用药说",一篇是"温热温疫辨"。在文中,他提出一年四季气候不同,用药也不一样。其中讲到了治疗春季的风温、春温,夏季的暑热,长夏的湿温,秋季的秋燥,冬季的冬温等各种温病所用的药物。在秋燥中虽然没有提出凉燥、温燥的名词,但是他已经提出了秋燥有兼凉与兼温的不同,用药也不一样。袁班的用药思路和叶天士《临证指南医案》的用药思路基本上是一致的,都是用轻凉的药物。在"温热温疫辨"中,他对温病与伤寒的区别、温病与温疫的区别以及一年四季中不同季节发生的各种温病的治法、具体用药,都有非常明确、详细地论述。书中特别引人注意的是,他提出:"若时值初春,严寒将退,风木司权,其气善升而近燥,多犯上焦……取清轻之味清肃肺卫。若失治久延,渐入荣分,有逆传、顺传之候……又有热极旁流,名为顺传胃腑。"就是说,治疗春天发生的风温,要"取清轻之味"。"清",是用凉药清热;"轻",是指药物的质地轻扬,他特别提出薄荷、桑叶、菊花、连翘、牛蒡等药物,取其质地轻扬宣透,能够清解表热,以"清肃肺卫"。这里提出了"肺卫"这个名词,指出要清解肺卫的风热。如果治疗不及时,则"失治久延,渐入荣分",荣字与营字通,这里的"荣分",就是指营分。他又指出,温病的传变,有顺传与逆传的不同证候。而且还指出"又有热结旁流,名为顺传胃腑"。这里明确提出了"顺传胃腑"这个名词。在《叶香岩外感温热篇》第1条中就提出了"温邪上受,首先犯肺,逆传心包"。但叶天士这篇文章自始至终只提了一个"逆传",并没有提到"顺传"这两个字。后世王孟英等人经过分析,认为有逆必有顺,逆传是传入心包,顺传就应该是向下传到胃,这是后人分析出来的结论,并不是叶天士文中提出来的。大家公认叶天士是温病学派的创始人,卫气营血辨证的理论也是叶氏首创,而袁班的书比叶天士的文章早了近一百年,书中已经提出了"肺卫"、"荣分"、"逆传"、"顺传"这些名词,说得都很明确。那么,他和叶天士之间究竟有没有关系?叶天士是不是看过他这部书,或者是得过他后人的传授,都很难说。袁班这部《证治心传》是公元1643年完成的,而《叶香岩外感温热篇》是他晚年给学生口述的,叶天士殁于公元1746年,由此可以推断,叶氏这篇文章大概是口述于公元1740年前后。所以说袁班之论比叶天士之论早近一百年,而他们的内容却惊人的相似,这在温病学发展史上确实是个不解之谜。这部书在当时为什么没有得到推广、流传呢？史可法给他写序是在公元1643年，史可法认为这部书非常好，非常实用，因为当时正处于明、清交战之际，在战乱期间没有条件出版，史可法表示“俟锋焰稍息，亟付手民，以饷世之习医者。”就是说，史可法准备在战乱稳定之后把这部书刻板印刷发行。可惜，明崇祯甲申年，就是公元1644年，明朝灭亡了，史可法殉国了，这部书也就没有刻成，因而就默默无闻了。到公元1858年，这部书稿传到他的玄孙手里。他的玄孙有一位在一起修邑志的同事，名叫赵观澜，从他的玄孙手里看到这部书，已经是“蠹蚀过半”的残本了。赵观澜就根据残本重新抄了一遍，但是也没能出版。直到公元1923年，浙江的裘庆元，字吉生，在杭州成立了“三三医社”，于公元1924年刻版印书，称为《三三医书》，里面收集了99部书，其中就有这部《证治心传》，刊在《三三医书·第二集·第二十五种》，这部书从此才得以传世。书中关于温病的发生发展、温病与伤寒的区别、温病与温疫的区别、四时温病的治疗用药，都讲得非常清晰、透彻。

赵观澜抄这部书的时候加了按语，他说这部书和吴又可的《温疫论》是同时代，但是比《温疫论》的水平要高得多。他还说，后人只知道“温邪上受”这个词是叶天士提出来的，而不知这种观点在叶天士之前早就有人提出来了。如果袁班与吴又可他们两位能有机会在一起研究讨论的话，温病学的形成肯定要比叶天士提前很多年，赵观澜的这种说法确实很有道理。

4.《尚论篇》、《医门法律》对温病的阐发

继明末吴又可的《温疫论》之后，清代初期与温病学有关的著作有：《尚论张仲景〈伤寒论〉重编三百九十七法》，简称《尚论篇》，成书于公元1648年；《医门法律》成书于公元1658年。这两部书的作者喻昌，字嘉言，江西南昌新建人，因新建古称西昌，所以喻嘉言晚年又自号西昌老人，生卒年代为公元1585—1664年，是明朝的万历至清朝的康熙年间。他这两部著作虽然不是温病学专著，但是这里面都涉及到了温病的问题。在《尚论篇·卷首·详论温疫以破大惑》中，他提出了温疫病的邪气入侵途径及所犯部位，他说：“然从鼻、从口所入之邪，必先注中焦，以次分布上、下……此三焦定位之邪也。”明确地指出了邪气从口、鼻先进入中焦，然后再弥漫到上焦、下焦。他这种邪犯三焦的说法，对吴鞠通《温病条辨》中以三焦辨证作为温病的辨证纲领应该说不无启示。关于温疫和伤寒的区别，他指出：“伤寒邪中外廓，故一表即散；疫邪行在中道，故表之不散。伤寒邪入胃府，则腹满便坚，故可攻下；疫邪在三焦，散漫不收，下之复合。”关于温疫的治法，他特别提出：“未病前，先饮芳香正气药，则邪不能入，此为上也。邪既入，急以逐秽为第一义。上焦如雾，升而逐之，兼以解毒；中焦如沤，疏而逐之，兼以解毒；下焦如渎，决而逐之，兼以解毒。"他所说的"上焦如雾,升而逐之",是指用轻扬的药物升浮透邪;"中焦如沤,疏而逐之",是指用行气的药物,疏通气机,气行则邪却;"下焦如渎,决而逐之",是指用开决水道的药物,通利小便,使邪从下祛。同时,三焦都要加解毒之药"兼以解毒"。他这种治温疫用芳香、逐秽、解毒药物的学术思想对后世启发很大。吴鞠通总结叶天士《临证指南医案》的经验,制定了银翘散一方,他在银翘散的方论中就明确地说:"本方谨遵《内经》'风淫于内,治以辛凉,佐以苦甘之训',又宗喻嘉言芳香逐秽之说。"银翘散里用银花、薄荷、芥穗等芳香药,就是"宗喻嘉言芳香逐秽之说"的具体体现。吴鞠通的《温病条辨》以"三焦为纲,病名为目",把温病学形成了一个完整的辨证论治体系,应该说是受到了喻嘉言的很大启发。

《医门法律》里有一篇"秋燥论",是专论秋燥的。《黄帝内经》里很少论及燥病,《素问·至真要大论》病机十九条中也没有燥的病机。刘完素扩展了病机十九条,提出了"诸涩枯涸,干劲皴揭,皆属于燥",提出了燥病的病机。喻嘉言在这个基础上写了"秋燥论",深入地讨论秋燥。《医门法律》中的清燥救肺汤,是治燥热邪气犯肺的代表方剂。"秋燥论"与清燥救肺汤,为后世对秋燥病的认识与治疗产生了较为深远的影响。《尚论篇》、《医门法律》虽然不是温病学的专著,但书中的温病内容比较深刻,它的成书年代与吴又可的《温疫论》及袁班的《证治心传》基本上是同时代,这说明,在这个时期,医界对温病的认识已达到了相当深刻的程度,这个时期开始酝酿着温病学发展史上的重大突破。

5.《广瘟疫论》对《温疫论》的发挥

《广瘟疫论》的作者戴天章,字麟郊,号北山,所以后世多称他为戴北山或北山先生,江苏上元(就是江宁县)人,生卒年代大约为公元1644—1722年。他非常推崇吴又可的《温疫论》,但惋惜这部书在当时未能得到推广,于是他就对原书进行了删削增改,把书名中的"温"字改为"瘟"字,于公元1675年著成了《广瘟疫论》。这部书当时并没有刊行,由他的儿子戴雪村手抄后存在他家的"存存书屋"。大概是在公元1750年前后,戴北山的孙子戴祖启看到一部坊刻本的书,与他祖父的《广瘟疫论》内容一模一样,只是把书名改成了《瘟疫明辨》,署名是歙县的郑奠一。为此,戴祖启就在公元1778年把家藏的手抄本刊刻出版,以纠正讹传。于是这部书就有了两个书名,而且正版的《广瘟疫论》比《瘟疫明辨》的出版时间反而晚了将近30年。清末的陆九芝把《广瘟疫论》加以删订,收入他所著的《世补斋医书》中,题名为《广温热论》。关于把书名中"瘟疫"改为"温热"的理由,陆九芝认为,温病可以统称为温热,其中也包括了瘟疫,戴北山的这部书不是仅论瘟疫,其中也涉及到不是瘟疫的其他温病，范围很广，所以就改名为《广温热论》。清末民初的名医何廉臣又把《广温热论》加以重订，并补充了一部分内容，题书名为《重订广温热论》。

戴北山对《温疫论》的发挥，首先在于辨证方面，他说："意在辨瘟疫之体异于伤寒，而尤慎辨于见证之始，开卷先列辨气、辨色、辨舌、辨神、辨脉五条。"在治疗方面，他总结出汗、下、清、和、补五法。这些内容都对《温疫论》有所补充，使之更为系统化。但这部书也有它的局限性，恽铁樵评论说："此书浅而狭隘，读之既久，恒偏于用凉，转以凉药误事。"

6.《温热暑疫全书》论温、热、暑、疫

《温热暑疫全书》成书于公元1679年，作者周扬俊，字禹载，江苏吴县人，生于清代顺治、康熙年间。他这部书分为温、热、暑、疫四卷，划分为温病、热病、暑病、疫病四类分别论述其证治，并指出："黄芩汤，治温本药也。"也就是说，他以黄芩汤为治疗温病的主方，这种治疗思路对后世治疗温病热郁少阳的病变有所启发。因为这部书的成书年代较早，所以对温病的论述不够全面，也没能明确地揭示温病的发生发展规律。

7.《叶香岩外感温热篇》——温病学体系形成的标志

《叶香岩外感温热篇》的作者叶桂，字天士，号香岩，晚号上津老人，江苏吴县人，生卒年代大约为公元1667—1746年。他14岁丧父，随其祖父的门人朱某学医，非常勤奋好学，十年间先后从17师，集思广益，从而打下了深厚的中医学理论和临床功底。他成名很早，毕生忙于诊务，没有留下亲笔所写的著述，现在流传下来的《临证指南医案》等叶天士的著作，都是后人整理刊刻的。叶天士关于温病的论述，主要见于《叶香岩外感温热篇》，简称为"叶论"。这篇文章不是叶天士亲笔写的，据说是叶天士带着学生游太湖洞庭山时，他的学生顾景文随行于舟中，叶天士一边口述，他一边记笔记，是以笔记的形式流传下来的。这篇文章的早期来源有两个版本，一是"华本"，一是"唐本"。

"华本"来自于华岫云。华氏在叶天士去世后收集了一些叶天士当年的医案，他认为这些医案的价值非常高，对后世很有指导意义，所以就对这些医案进行了整理、分门别类而成书，题名为《临证指南医案》，刊行于公元1766年。这部书刊行后，他又收集了一部分叶天士医案，开始选编《续选临证指南医案》一书，在他选编的内容里就有这篇文章。在选编的过程中，他于中途就去世了，由岳廷章继续选编完成，于公元1775年刊刻了种福堂《续选临证指南医案》。把这篇文章放在了这部书的"卷一"，题名为《温热论》。公元1829年，又出版了卫生堂《续刻临证指南医案》，实际上是按种福堂的《续选临证指南医案》再版的，但卫生堂本里加上了华岫云的眉注。比如，叶天士说"在卫汗之可也"，华岫云加的眉注是"辛凉开肺，便是汗剂"。这说明，这篇文章是经过华岫云亲手整理的，所以后世称之为“华本”。种福堂“续选”本和卫生堂的“续刻”本中，在《临证指南医案》原书的基础上后续的内容都是单独的，分为四卷。公元1844年出版经锄堂《临证指南医案》时，把种福堂“续选”的四卷附到后面去了，前面是《临证指南医案》的原书十卷，后面四卷把种福堂本“续选”四卷改名为《种福堂公选良方》四卷，其中“卷一”就是叶天士的这篇文章，经锄堂本把它分为33条。

“叶论”的早期版本，除了“华本”之外，还有“唐本”，这个版本出于唐大烈之手，与“华本”的内容稍有不同。唐大烈字立三，号笠山，是清代比叶天士稍晚的医学家，他把那个时代江苏名医给学生讲课的讲稿，或他们平时写的论文，还有别人口述的一些内容收集起来，编辑成一部书，名为《吴医汇讲》，于1792年出版。书中收入了叶天士这篇论文，在“第一卷”的第二篇，题名为《温证论治》。同是叶天士这篇文章，在“华本”称为《温热论》，在《吴医汇讲》称为《温证论治》。在《吴医汇讲》中，每位医学家的论文之前都加了一个作者小传，在叶天士小传中说：“叶天士，名桂，号香岩，世居阊门外下塘，所著《温证论治》二十则，乃先生游于洞庭山，门人顾景文随之舟中，以当时所语，信笔录记，一时未加修饰，是以词文佶屈，语亦稍乱，读者不免晦目。烈不揣冒昧，窃以语句少为条达，前后少为移缀，惟使晦者明之，至先生立论之要旨，未敢稍更一字也。”从这段话中可以看出，唐大烈对“叶论”的原文有所改动，而华岫云对这篇文章只加了眉注，原文没有改动，于是就导致了两个版本的内容稍有不同。另外，唐氏说将原文分为“二十则”，在《吴医汇讲》中实际上是二十一则。“华本”是分为33条，也就是分为三十三段；“唐本”是“二十则”，实际上是二十一则，也就是分为二十一段，两个版本的分段也不一样。

在后世流传的过程中，还有两个重要的版本。一是《医门棒喝》，出版于公元1825年，作者是清代的医学家章楠，字虚谷，他从“唐本”中把“叶论”收进《医门棒喝》中，题名为《叶氏温病论》，他在书中给叶天士的原文加了注释，注得较早，也较好，多被后世采用。

再一个重要版本是《温热经纬》，作者是清代的著名温病学家王士雄，字孟英，他收集古代文献中有关温病的重要论述，编辑成书，名为《温热经纬》。书中从“华本”收进了叶天士这篇文章，题名为《叶香岩外感温热篇》，分为36条。怎么知道是从“华本”收入的呢？因为它的正文与“华本”的文字相同，分段基本一致，但与“唐本”不一样，所以知道他是从“华本”收进书中的。这个版本最大的特点是，把“华本”与“唐本”进行了对校，凡是“唐本”与“华本”不一致的地方，他都写上“唐本作……”把两个版本作出了对照。同时，他又引用了章虚谷等人的注释，在书中，凡不标示姓名的，都是章虚谷的注释，其他人的注释都标明姓名。最重要的是他给每一段都加了按语，称为“雄按”，他的按语非常精辟，对叶天士的原文作了深入阐发，同时也对章虚谷的注释进行了分析，有肯定，也有批评，都比较精当公允。王孟英对唐大烈改动原文颇有意见，他在《叶香岩外感温热篇》篇后的按语中说：“雄为原论次序，亦既井井有条，而词句之间并不难读，何必移前缀后，紊其章法，而第三章如玉女煎去其‘如’字之类，殊失庐山真面目矣，兹悉依华本订正之。”王孟英的这段话说得是很中肯的，因为叶天士原文中说“如玉女煎”，是指用玉女煎加减，唐大烈去掉了“如”字，则变为用玉女煎原方了，而玉女煎原方中的熟地黄与牛膝是不能用于治疗温病热邪伤津的。可见唐氏之改动，确属大谬不然。像这类改动，“唐本”中还有数处，凡其改动之处，大多与叶天士原意不符，王孟英都据“华本”予以校订，并加以批评，其评论确有真知灼见。

后世为什么对叶天士这篇文章特别重视呢？因为它是温病学形成的标志。没有这篇文章之前，温病一直包括在伤寒里，从这篇文章问世后，温病学派就独立出来了。为什么这么说呢？因为这篇文章中多处指出了温病与伤寒的不同，特别是原文的第1条与第8条，论述尤为精辟。《叶香岩外感温热篇》第1条说：“温邪上受，首先犯肺，逆传心包。肺主气属卫；心主血属营。辨营卫气血虽与伤寒同，若论治法，则与伤寒大异也。”这段话明确地指出了温病与伤寒的病因、邪气入侵的途径、所侵犯的部位及发生、发展的规律都不相同。叶天士的这段话，不能把它只看成是对温病的论述，实际上讲的是寒温之辨，是伤寒与温病的区别。伤寒是外感寒邪，温病是外感温邪，邪气的性质不同。其侵入人体的途径，寒邪是下受，温邪是上受。其侵犯的部位，伤寒是先侵犯足太阳膀胱经，温病是先侵犯手太阴肺系。其传变的途径、向里传变的过程，伤寒是太阳、阳明、少阳、太阴、少阴、厥阴，温病是顺传于胃，或逆传心包。所以说伤寒与温病虽然都是营、卫、气、血的损伤，但是因为邪气的性质不同，对营、卫、气、血损伤的表现形式不一样，治法也就迥然不同。这段话说得非常明确，总共才43个字，就把“寒”与“温”给区分开了，所以温病就不能用伤寒法治疗，它就必然要从伤寒学说中分离出来而形成独立的体系。文章中不仅指出了温病的治法与伤寒大异，而且叶天士在第8条中又明确地指出了温病各阶段的治法，他说：“大凡看法，卫之后方言气，营之后方言血。在卫汗之可也；到气才可清气；入营犹可透热转气，如犀角、元参、羚羊角等物；入血就恐耗血动血，直须凉血散血，加生地、丹皮、阿胶、赤芍等物。否则，前后不循缓急之法，虑其动手便错，反致慌张矣。”这一条虽然仅有92个字，但它是纲领性条文，提出了卫气营血辨证，指出了卫气营血四个阶段的传变及其治法，给后世对温病的辨证论治提供了理论依据。

总结叶天士的成就，他的贡献主要有以下几点：一是寒温分论。也就是说，明确地指出了伤寒与温病邪气的性质、入侵的途径、致病后的发生发展规律、治法的不同。二是创立了卫气营血辨证，明确地指出了温病的发展规律是按卫→气→营→血逐步深入。他不仅提出了辨证纲领，而且指出了四个阶段中每个阶段的治法，从而创立了温病学说，使温病学从伤寒学说中分离出来。所以说叶天士这篇文章是温病学派形成的标志。另外，他在这篇文章中对中医诊断学也有较大的发展。比如辨舌，在温病的望舌上，他在文章中讲得非常详细。再比如验齿，他提出："再，温热之病，看舌之后，亦须验齿。齿为肾之余，龈为胃之络。热邪不燥胃津，必耗肾液。""齿若光燥如石者，胃热甚也……若如枯骨色者，肾液枯也。"特别是他对温病过程中斑、疹、白㾦的形态、色泽、治法、预后都讲得非常清楚，极大地丰富了中医诊断学的内容。

总之，叶天士的这篇文章虽然仅有五千余字，但它有重大突破，使温病学从伤寒学说中独立出来，形成了新的学科，他的贡献是无可替代的，所以后世把叶天士称为温病学派的创始人。

8.《薛生白湿热病篇》——湿热病辨证论治的代表性文献

《薛生白湿热病篇》的作者据传说是薛雪，字生白，号一瓢，江苏吴县人，生卒年代大约为公元1681—1770年，与叶天士是同时代、同乡，都住在苏州城。薛生白是诗人、诗词理论家、又兼及丹青，而且还精通医学。据王孟英在《温热经纬》中介绍，这篇文章最早见于舒松摩的《医师秘笈》，名为《湿热条辨》，共三十五条，在后面有一个小注，说是薛生白著。章虚谷从《医师秘笈》把它收入了《医门棒喝》，加了注释。王孟英从朋友顾听泉那里得到四十六条的抄本，把它收入《温热经纬》中，题名为《薛生白湿热病篇》。这篇文章对湿热病的病因病机与辨证论治讲得比较全面，是湿热病辨证论治的代表性文献，补充了《叶香岩外感温热篇》的不足。"叶论"虽然既讲温热病又讲湿热病，但是它毕竟重点在温热病，湿热病讲得少，《薛生白湿热病篇》补充了"叶论"的这一不足。章虚谷把这两篇都收入《医门棒喝》中，王孟英把这两篇都收到《温热经纬》中，章虚谷加了注释，王孟英加了按语，这两篇文章并行，对后世治疗温热病与湿热病有很大指导意义。

9.《伤寒温疫条辨》论伤寒与温病之辨

《伤寒温疫条辨》，简称《寒温条辨》，公元1784年刊行，作者杨璿，字玉衡，晚号栗山老人，河南夏邑人，大约生卒于公元1706—1798年。他在书中指出，温病的病因是"天地疵疠旱潦之杂气"。其传入人体的途径是"杂气由口鼻入三焦，怫郁内炽"。温病的病机是"邪热内攻，凡是表证，皆里热郁结，浮越于外也。虽有表证，实无表邪。"关于温病的治疗，他指出："若用辛温解表，是为抱薪投火，轻者必重，重者必死。唯用辛凉、苦寒，如升降、双解之剂以开导其里热，里热除而表证自解矣。”书中以升降散为主方，并以它为基础加减化裁，列出“轻则清之”八方，“重则泻之”六方，共十五首方剂。升降散中用蝉蜕、僵蚕、姜黄、大黄四味药，杨栗山解释这个方剂的功用说：“盖取僵蚕、蝉蜕升阳中之清阳；姜黄、大黄降阴中之浊阴，一升一降，内外通和，而杂气流毒顿消矣。”

10.《通俗伤寒论》论广义伤寒

《通俗伤寒论》的作者俞肇源，字根初，浙江绍兴人，生卒年代大约是公元1734—1799年。书名虽然称为《通俗伤寒论》，实际上“伤寒”二字是指广义伤寒，书中既讲伤寒，又讲温病，如春温伤寒、暑湿伤寒、大头伤寒、冬温伤寒等，实际上都是温病。他在温病的病名前都加上“伤寒”两个字，意思就是广义伤寒包括温病。这部书对四季的各种温病论述都比较详细，而且书中的许多方剂被近世广泛使用，比如加减葳蕤汤、羚角钩藤汤、蒿芩清胆汤、芩连二陈汤、陷胸承气汤、犀地清络饮等。俞根初写成这部书的手稿后交给了他的朋友何秀山，何氏认为这部书非常好，他就全文抄录下来，而且随录随加按语。何秀山的抄录本传到他的孙子何廉臣手中后，廉臣对书稿进行了校勘，并在《绍兴医药月报》刊发，刊发不到三分之二，何廉臣于公元1927年逝世了，尔后由何廉臣的门人曹炳章整理补充完成全稿，于1932年出版，全书分为十二章。

11.《温病条辨》——温病学的集大成之作

在清代诸多的优秀温病学专著中，最具代表性的是《温病条辨》。作者吴瑭，字配珩，号鞠通，江苏淮阴人，生卒年代大约是公元1758—1836年。关于学医的缘由，他在《温病条辨·自序》中说：“缘瑭十九岁时，父病年余，至于不起，瑭愧恨难名，哀痛欲绝，以为父病不知医，尚复何颜立于天地间。遂购方书，伏读于苫块之余，至张长沙外逐荣势，内忘身命之论，因慨然弃举子业，专事方术。”从他的“自序”里可以看出，吴鞠通是由于父亲病故而激发了学习医学的决心，由此而放弃了考科举走仕途，改为攻读医学。至于著述《温病条辨》这部书的动因及过程，他在《温病条辨·自序》中说：“盖张长沙悲宗族之死，作《玉函经》，为后世医学之祖。奈《玉函》中之《卒病论》亡于兵火，后世学者，无从仿效，遂至各起异说，得不偿失……又遍考晋、唐以来诸贤议论，非不珠璧琳琅，求一美备者，盖不可得，其何以传信于来兹！瑭进与病谋，退与心谋，十阅春秋，然后有所得……因有志采辑历代名贤著述，去其驳杂，取其精微，间附己意，以及考验，合成一书，名为《温病条辨》。”关于这部书的学术渊源，吴鞠通在《温病条辨·凡例》中说：“晋、唐以来诸名家，其识见学问功夫，未易窥测，瑭岂敢轻率毁谤乎！奈温病一证，诸贤悉未能透过此关，多所弥缝补就，皆未得其本真，心虽疑虑，未敢直断明确，其故皆由不能脱却《伤寒论》蓝本，其心以为推戴仲景，不知反晦仲景之法。至王安道，始能脱却伤寒，辨证温病，惜其论之未详，立法未备。吴又可力为卸却伤寒，单论温病，惜其立论不精，立法不纯，又不可从。惟叶天士持论平和，立法精细，然叶天士吴人，所治多南方证，又立论甚简，但有医案散见于杂证之中，人多忽之而不深究。瑭故历取诸贤精妙，考之《内经》，参以心得，为是编之作。诸贤如木工钻眼，以至九分，瑭特透此一分，作圆满会耳。”从他这些话中可以看出，《温病条辨》的理论基础源于《黄帝内经》，又继承了叶天士的学术思想。这部书就是在《黄帝内经》和“叶论”的理论基础上，再加上吴鞠通自己的临床经验和心得体会写成的。关于吴鞠通的学术传承，征保在《温病条辨·序》中给他概括为：“近师承于叶氏，而远追踪乎仲景……其处方也，一遵《内经》，效法仲祖。”就是说，《温病条辨》不仅在学术思想上有所传承，而且书中的方剂，也都有本有源，写得很清楚。例如《温病条辨》中的银翘散这个方剂，就是来自于叶天士《临证指南医案》中的一个病案，吴鞠通把这个方剂加以整理，命名为“银翘散”。他在银翘散方论中说：“此方谨遵《内经》‘风淫于内，治以辛凉，佐以苦甘’；‘热淫于内，治以咸寒，佐以甘苦’之训。又宗喻嘉言芳香逐秽之说……此叶氏立法，所以迥出诸家也。”由方论中可以看出，书中方剂的组成都是以古代典籍中的理、法为指导，中规中矩。

《温病条辨》成书于公元1798年，又经过反复修改，于公元1813年出版。该书分为卷首、卷一、卷二、卷三、卷四、卷五、卷六，从卷一至卷六共六卷，加上卷首，实际上是七卷。卷首为“原病篇”，内容是“引经十九条”，引了《黄帝内经》有关温病的论述十九条，加以分析注释，表明这部书的理论源于《黄帝内经》。卷一是“上焦篇”、卷二是“中焦篇”、卷三是“下焦篇”，三焦篇是这部书的核心内容。上焦温病是指肺、心（包括心包）的病变；中焦温病是指脾、胃、大肠的病变；下焦温病是指肝、肾的病变。凡是上焦温病的证治都列在“上焦篇”；中焦温病的证治都列在“中焦篇”；下焦温病的证治都列在“下焦篇”。三焦篇共有二百三十八法、一百九十八方。卷四是“杂说”，收入了吴鞠通的杂说、救逆、病后调治等短篇论文十七篇。卷五是“解产难”，收入了吴鞠通论述产后调治与产后惊风等短文十七篇。卷六是“解儿难”，收入了吴鞠通论述小儿急、慢惊风、痘证等短文二十四篇。卷四、卷五、卷六论文共五十八篇。因为“杂说”、“解产难”、“解儿难”，不全是讲温病的内容，所以说《温病条辨》的主要内容在三焦篇。在三焦篇里，吴鞠通以三焦辨证为纲领，明确地指出了温病的发生发展规律，他说：“温病由口、鼻而入，鼻气通于肺，口气通于胃。肺病逆传，则为心包。上焦病不治，则传中焦，中焦病不治，即传下焦，肝与肾也。

始上焦，终下焦。”按照吴鞠通的理论，温病的发生发展规律是从上焦手太阴肺开始，最后终于下焦肝、肾，由浅入深，由上传下，由轻到重，概括得很简练、很明确。关于三焦温病的治疗，吴鞠通在《温病条辨·卷四杂说·治病法论》中提出“治上焦如羽，非轻不举；治中焦如衡，非平不安；治下焦如权，非重不沉”的治则，给后世提供了理论依据。在这个治则的指导下，他又确立了很多治法，比如清营、清络、育阴等。在治法的指导下，又制定了许多方剂，比如银翘散、桑菊饮、清营汤、清络饮、三仁汤、复脉辈等。《温病条辨》中的复脉辈不是《伤寒论》中的复脉汤，是把《伤寒论》的复脉汤加以化裁，组成了加减复脉汤、救逆汤、一甲复脉汤、二甲复脉汤、三甲复脉汤、大定风珠等方剂。这些方剂，对后世的临床治疗有非常大的指导作用。

《温病条辨》这部书的特点是仿《伤寒论》的写法，也是以条文分证，以条文的形式论述各种温病的证治，所以书名称为《温病条辨》。以条文分证有很大的优点，文字简练，便于记忆。但是又恐怕因过于简练而表达不清楚，使后人不容易理解，就难免按自己的想法去猜测，甚至妄加臆断，如果再有人给他加注解，就可能出现错误。比如《伤寒论》那种体裁，文字非常简练，后世就出现了诸多注家，你也注，他也注，是不是张仲景的原意就不得而知了。所以吴鞠通在条文后边自己加“分注”，把条文解释得清清楚楚，使这部书既便于记忆，又避免了后人妄加臆断，妄加评注。书中把方剂和药物附在条文后面，药物都有剂量，而且写明煎法、服法。为了使后人对方剂中的药物组成加深理解，他又在方后自加“方论”，把方剂解释得清清楚楚。可以说，这部书理、法、方、药系统完整，是一步温病学的集大成之作。

吴鞠通在《温病条辨·凡例》中还指出：“是书虽为温病而设，实可羽翼伤寒。若真能识得伤寒，断不致疑麻、桂之不可用；若真能识得温病，断不致以辛温治伤寒之法治温病。”由这段话可以看出，吴鞠通与叶天士一样，是在深入研究了温病与伤寒的区别之后才使温病学说从伤寒学说中脱离出来并得以发展的，他们既发展了温病学说，又不否定伤寒学说，确实称得上是学贯寒、温的卓然大家。

12.《温热经纬》——优秀的温病学文献集注

《温热经纬》的作者王士雄，字孟英，晚号梦隐，浙江钱塘人，生卒年代大约是公元1808—1868年，从他的曾祖父到他四代都业医。他14岁的时候父亲就病故了，他就投名师学医，学习非常勤奋。他一生中经历了多次温病的流行，所以他的著作除了《温热经纬》之外，还有《随息居霍乱论》、《归砚录》、《王孟英医案》等。《温热经纬》完成于公元1852年。关于编辑这部书的目的，王孟英在《温热经纬·自序》中说：“《难经》云‘伤寒有五：有中风、有伤寒、有湿温、有热病、有温病’，此五气感人，古人皆谓之伤寒。故仲圣著论亦以伤寒统之，而条分中风、伤寒、温病、湿、暍五者之证治，法虽未尽，名已备焉。后贤不见，遂至议论愈多，至理愈晦。或以伤寒为温热，或以温热为伤寒，或并疫于风温，或并风温于疫，或不知有伏气为病，或不知有外感之温，甚至并暑、暍二字而不识，良可慨已。我曾王父《随笔》中，首为剖论。”这里是说他的曾祖父王学权在其所写的《重庆堂随笔》中对这些病名进行了分析。王孟英接着说“兹雄不揣冒昧，以轩岐仲景之文为经，叶薛诸家之辩为纬，纂为《温热经纬》五卷”。“轩岐仲景之文为经”中的“轩”，是指轩辕黄帝，“岐”，是指岐伯。因为《黄帝内经》是以黄帝与岐伯问答的形式写成的，所以“轩岐”就是指《黄帝内经》。“仲景”，指的是张仲景的著作《伤寒论》与《金匮要略方论》。“轩岐仲景之文为经”，就是指以这三部经典著作为经线。“叶薛诸家之辩为纬”中的“叶薛”，指的是《叶香岩外感温热篇》与《薛生白湿热病篇》。另外的“诸家”，是指陈平伯、余师愚。以这些温病学家的文章为纬线，编辑成《温热经纬》这部书，共分为五卷。他又说：“其中注释，择昔贤之善者而从之，间附管窥，必加‘雄按’二字以别之。”这就是说，在他这部书里，除了选原文之外，还选了章虚谷等前辈学者的注释，凡是注得好的，他都加在后边，最后他自己再加一个按语，称为“雄按”。这本书的特色就在于他选了诸家优秀的注释，特别是他自己所加的按语，非常精辟。所以不能仅把《温热经纬》看作一部文献综述，而应当说它是一部非常优秀的温病学文献集注。这部书共分为五卷，卷一题名为《内经伏气温热篇》，选录了《黄帝内经》中有关温病的内容，分为38条。卷二选的是张仲景《伤寒论》与《金匮要略方论》中关于温病的论述，分为五篇，分别题名为《仲景伏气温病篇》、《仲景伏气热病篇》、《仲景外感热病篇》、《仲景湿温病篇》、《仲景疫病篇》。卷一、卷二这两卷合起来就是“以轩岐仲景之文为经”。卷三选的是叶天士的文章，题名为《叶香岩外感温热篇》。此外，他还从《临证指南医案》中选了叶天士的另一篇文章。《临证指南医案》原书共十卷，第十卷有一篇《幼科要略》，内容是讲小儿外感病，王孟英认为这篇文章对成年人温病的辨治也有指导意义，所以把它也选入书中，题名为《叶香岩三时伏气外感篇》。卷四选的是《陈平伯外感温病篇》、《薛生白湿热病篇》、《余师愚疫病篇》三篇文章。《陈平伯外感温病篇》，共12条，专题论述风温病的辨证论治。《余师愚疫病篇》选自《疫疹一得》一书，作者余霖，字师愚，江苏常州人，后来移居安徽桐城，大概生于公元1724年，卒年不详。王孟英对这部书的内容加以“节取删润”，将前半部分裁并为短文十一篇；将原书《卷上》的“疫疹之症”五十二症与《卷下》的“瘥后二十症”共七十二症合并为71条，这71条题名为“疫证条辨”。十一篇短文与“疫证条辨”合称《余师愚疫病篇》。卷三、卷四这两卷合起来就是“以叶薛诸家之辩为纬”。卷五是《方论》,选了前人及他自己治疗温病的方剂113首,并加了按语。

《温热经纬》这部书的贡献,不仅在于它选录了古代有关温病学的诸多重要文献及前人的注释,更重要的是王孟英本人的按语,他的按语对前人的评价大都很公允,少有偏见,而且议论宏阔,有很多前人所没有阐发出来的深文奥义都从按语中体现出来了。比如说,在《叶香岩外感温热篇》第9条的按语中,他力辟前人之缪,给“暑”正名。他说:“经云:热气大来,火之盛也。阳之动,始于温,盛于暑。盖在天为热,在地为火,其性为暑,是暑即热也,并非二气。或云暑为兼湿者,亦误也。暑与湿原是二气,虽易兼感,实非暑中必定有湿也,譬如暑与风,亦多兼感,岂可谓暑中必有风耶?若谓热与湿合始名为暑,然则寒与风合又将何称?更有妄立阴暑、阳暑之名者,亦属可笑。如果暑必兼湿,则不可以冠以‘阳’字,若知暑为热气,则不可冠以‘阴’字,其实彼所谓阴者,即夏月之伤于寒湿者耳。设云暑有阴、阳,则寒亦有阴、阳矣。不知寒者,水之气也。热者,火之气也。水火定位,寒热有一定之阴阳。寒邪传变,虽能化热而感于人也,从无‘阳寒’之说。”他在这段按语中把“暑”字剖析得非常清晰。暑就是热,不存在阴暑、阳暑的问题,暑虽然可以和湿结合,但是“暑必夹湿”这种说法太过分了,特别是“阴暑”、“阳暑”之说更无道理。王孟英的这段论述,确实非常精辟。再比如说,《薛生白湿热病篇》第38条说:“湿热证,湿热伤气,四肢困倦,精神减少,身热气高,心烦溺黄,口渴自汗,脉虚者,东垣清暑益气汤主之。”王孟英在按语中说:“此脉此证,自宜清暑益气以为治,但东垣之方,虽有清暑之名,而无清暑之实,故临证时须斟酌去取也,余每治此等证,辄用西洋参、石斛、麦冬、黄连、竹叶、荷秆、知母、甘草、粳米、西瓜翠衣等,以清暑热而益元气,无不应手取效也。”《薛生白湿热病篇》第38条所列的证候,是暑热邪气盛而耗气伤津,导致气阴两伤之证,李东垣清暑益气汤的方剂组成是:人参、黄芪、白术、陈皮、神曲、泽泻、苍术、升麻、麦冬、炙甘草、葛根、当归、黄柏、青皮、五味子,所用的大多是燥药,它适用于暑湿损伤脾胃,阳气被湿邪遏伏之证。但条文中所述的证候不是暑湿郁遏阳气,而是暑热耗气伤津,如果用李东垣的清暑益气汤,反而更加耗气伤津,使病情加重。所以王孟英说李东垣这个方剂“虽有清暑之名,而无清暑之实”,而王孟英所用的这些药,却恰中病情,所以后世就称之为“王氏清暑益气汤”。从以上两个例证可以看出,王孟英的按语所讲的都是他个人的临床见解,讲得非常深刻、精辟,所以后人对他这部书非常推崇。《温热经纬》与《温病条辨》这两部书,都被视为学习与研究温病学以及临床实践的必读之书。《温病条辨》的优点在于它是自成体系,理法方药非常完整的温病学著作。《温热经纬》的优点在于它汇集了《黄帝内经》直至清代诸多医学家的优秀论文，并选了前人的注释，加上王孟英自己的按语，对读者非常有指导意义。

13.《时病论》论时令病

《时病论》的作者雷丰，字少逸，浙江衢州人，生卒年代大约是公元1833—1888年。这部书于公元1883年刊行于世，它不是温病学的专著，书中的内容是讲一年四季的时令病，其中有一部分属于温病，其特色是治疗温病的方剂轻灵严谨，所以多被近世采用。

14.《温热逢源》论伏气温病

《温热逢源》的作者柳宝诒，字谷孙，号冠群，浙江江阴人，生卒年代大约是1842—1901年。这部书是讲伏气温病的专著，书中把前人关于伏气温病的论述加以考据、订正、辨证，同时加入作者自己的学术观点，阐述了伏邪潜伏的部位、发病的情况及治疗方法。柳氏在书中特别强调治疗伏气温病要步步顾护阴液，他这种学术思想在其处方用药上都有明显的体现。这部书收入《三三医书・第一集・第一种》中，于公元1924年出版。

从前面所讲的内容可以看出，温病学说的形成过程是非常漫长而且艰难曲折的。从战国时期《黄帝内经》中提出温病的名称开始，直到清代中期温病学说的形成，经历了大约两千年的漫长历程，这也是中医学又一次重大突破的进程。战国时期出现的中医学第一部著作《黄帝内经》奠定了中医学的理论基础，从这个时期以后，中医学有几次重大的突破，第一次是张仲景的《伤寒杂病论》的问世，它大概成书于公元150—219年间，这个过程距离《黄帝内经》已经有几百年的历史了。《伤寒杂病论》是中医学第一部临床著作，它确立了中医学的辨证论治体系，对中医学的发展做出了重大贡献，所以它是《黄帝内经》之后的又一部经典著作。在《伤寒杂病论》之后，再一次重大的突破，就是金、元时期的“金元四大家”。在这四大家中，刘完素是“寒凉派”的代表；李东垣是补土派的代表；张子和是“攻邪派”的代表；朱丹溪是“养阴派”的代表。从《伤寒杂病论》的问世到“金元四大家”的出现经历了将近一千年的时间。再之后就是温病学说的形成，这是又一次重大的突破，这个突破是明、清时代完成的，实际上最后完成于清朝的中期，与“金元四大家”又相隔了几百年的时间。本人认为在中国医学史上够得上重大突破的也就这三个阶段。为什么相隔这么长时间才有一次重大的突破？古人讲“大乱之后必有大疫”、“大灾之后必有大疫”、“重症大疫出良医”。每经过一次战乱或严重的自然灾害一般都要几十年甚至上百年的时间，在这种背景下，人民的生活得不到保障，居住条件、饮食条件都必然遭到破坏，所以抵抗力普遍下降，再加上大量的死人，尸体腐烂导致疫病的蔓延，所以战乱与灾害之后必然有大疫的发生。张仲景生活在东汉末年，这个时期连年战乱，持续了几十年，死人非常多。和张仲景同时代的曹植有一篇文章《说疫气》，他说："建安二十二年，疫疠大作，家家有僵尸之痛，室室有号泣之哀。"可见在这个时期疫病发生得非常严重、频繁，张仲景的家族中也有大量的人员死亡。因为当时没有有效的治疗方法，就逼迫着医界必须想出新的方法进行治疗，所以张仲景在大量的临床实践中"勤求古训，博采众方"，发愤著成了《伤寒杂病论》这部不朽之作。到金、元时期，中国又是一个连年战乱的时代。在这段历史过程中，几十年、上百年的战乱，导致人民生活困苦、疾病发生，在这种情况下，使用古方治疗收效甚微，就有人提出了"古方新病不相能"的看法。于是就逼迫一些有革新思想的医学家在实践中去探索，去寻找新的出路，所以就有了又一次重大突破，造就了"金元四大家"，丰富了中医学的理论和实践，给我们留下了宝贵的遗产。到明、清这两个朝代，疫病连年发生，据历史资料统计，明、清两代平均每四年就有一次疫病流行。当时大多是用伤寒法治温病，这种治法正如杨栗山在《伤寒温疫条辨》中所说的无异于"抱薪投火"，结果是"轻者必重，重者必死"。正因为用伤寒法不能治疗温病，就逼迫着具有开拓创新精神的医学家们在临床实践中去寻找新的出路。从吴又可的《温疫论》问世，经过几代人的不懈努力，到叶天士终于完成了重大突破，使温病学说形成了一个完整的理论体系，并且迅速发展，著述日丰，出现了叶天士、薛生白、吴鞠通、王孟英这四位温病学大家，后世简称为"叶、薛、吴、王"四大家。从中医学的发展历程可以看出，中医学理论体系的形成与发展，都是来自于大量的临床实践，所以它对实践才有指导意义。要想成为一名优秀的中医师，一方面要熟读经典著作，只有如此，才能打下良好的理论基础。另一方面必须早临床，多临床，只有勤于实践，才能积累丰富的实践经验，从而提高临床疗效。中医学的经典著作，历来被大家所公认的是《黄帝内经》、《难经》或《神农本草经》、《伤寒论》、《金匮要略方论》。至于温病学，由于它形成的时代比较晚，所以并不是传统说法上的经典著作，但是当前大家对它都非常重视，约定俗成地把它划入了经典的范围。为什么呢？就是因为它填补了中医学理论体系中在温病学方面的空白，使中医学的理论体系更加丰富、完善。而且它涉及到临床各科，适用范围非常广，对临床实践有重要指导意义，所以它虽然不是传统意义上的经典，大家也公认它的重要作用，自然而然地就把它划入到经典范围里了。

第二章 温病的概念

这一章包括温病的概念、特点、范围、分类、温病与伤寒的关系、温病与温疫的关系、温病与温毒的关系等内容。

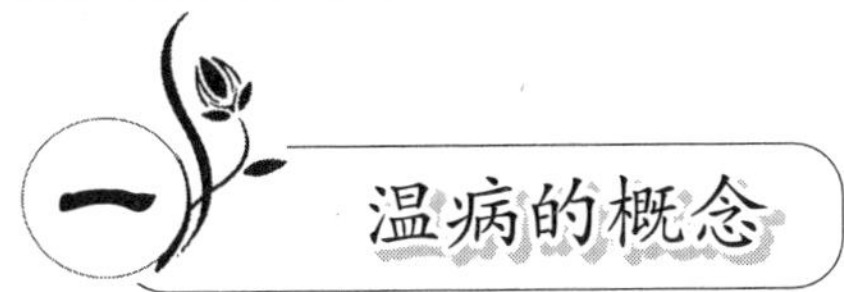

一 温病的概念

所谓温病的概念，通俗的说法就是什么是温病。学习温病学，必须首先了解什么是温病。温病是外感四时温热邪气所引起的，以发热为主要临床特征的多种急性热病的总称。在这段话里，要注意四个方面的问题。第一方面，首先强调温病是外感病，不是内伤杂病。对疾病的分类，从大的方面可以分为外感与内伤两大类，温病是外感病，不是内伤杂病，这就排除了内伤杂病这一大类。第二方面，在外感病中，又分为伤寒与温病两大类，伤寒是外感寒邪导致的病变，温病是外感温热邪气导致的病变，这就又排除了伤寒类的外感病，也就是说，温病是伤寒之外的外感病。所以强调“四时”两个字，是因为温病与季节的关系非常密切。四时就是四季，由于一年四季的气候特点不同，所导致的温病病种也就不同，不同季节有不同的温病发生。第三方面，温病的主要临床特征是发热，只要是温病，就必然有急性发热的过程。就是说，如果自始至终都不发热，这种病变绝不会是温病。第四方面，温病不是单指哪一种病，而是多种急性热病的总称。就是说，温病是个广义的概念，它包含了很多病种，是一大类疾病的总称。总之，不论是哪一种温病，其病因必然是外感温热邪气，它必有急性发热的临床特点，这就是温病的概念。符合这些条件的就是温病，不符合的就不是。

下面有两个问题要交代。一个问题是，温、热、火、暑这几个名词怎么区别；另一个问题是，温病与西医学中的传染病是什么关系。

关于“温”与“热”这两个字，作为温病的病因，有的书上说是外感温邪，有的说是外感热邪，有的则笼统地说是外感温热邪气，这几种说法都是正确的，它们之间并无矛盾。温与热之间是什么关系呢？吴又可说：“温者热之始，热者温之终，温热首尾一体。”也就是说，温是首，热是尾，开头是温，越来越热，以热结尾，所以温与热“首尾一体”。可见温与热一始一终，只是轻、重程度的差别而已,没有本质的不同。现在有一种说法是“温为热之渐,热为温之甚”,这与吴又可的说法是一样的,也是讲温与热本质相同,只是程度轻、重的差别而已。“火”,是六淫邪气之一。《素问·至真要大论》说:“夫百病之生也,皆生于风、寒、暑、湿、燥、火。”在这六淫邪气里,只有火而没有温、没有热。《黄帝内经》讲六气是根据运气学说来讲的,六气是指厥阴风木、少阴君火、少阳相火、太阴湿土、阳明燥金、太阳寒水,六气太过即是六淫。因为六气中没有温与热,六淫之中当然也就没有温与热。但是从自然界的现象来看,风是冷热空气对流而形成的一种自然现象,冷热空气对流就起风,与自然界有关。寒是温度低的称谓;暑是温度高的称谓。这二者是温度高低的标志,冬季气温很低,就称为寒,夏季气温很高,炎热之极,就称为暑。燥与湿,是指空气中相对湿度的大小。风、寒、暑、湿、燥都是自然界客观存在的现象。但是“火”在一年四季的什么时候存在?哪一个季节自然界有火?当然,有时候会发生“火灾”,但那不是自然界的气候特点。在中医学的发展过程中,人们已经逐渐认识到这个问题,于是就把“火”与热联系起来,称为“火热邪气”,实际上是突出了“热”,淡化了“火”。在日常生活中,标志气温高低的是寒与暑,人们常说的“寒来暑往”,既是指一年四季的变迁,也是指温度的变化。只要是温度低,都可以称为寒。夏季有没有寒?夏季也可以有寒,比如夏季的气温应该是35℃,如果突然降到了20℃,相对来说就是寒。寒当然是冬季的气候特点,但是其它季节也可以有。“暑”则不然,《素问·热论》讲得很清楚:“凡病伤寒而成温者,先夏至日者为病温,后夏至日者为病暑。”可见暑病有严格的时间界限,只有从夏至到处暑,这个阶段自然界才有暑邪,其它季节气温再高也不能称为暑。那么,一年四季之中其它季节的气温高应该如何称呼呢?其它季节的气温高,不能称为暑,更不能称为火,于是就称之为热。热在一年四季都可以存在,所以由热邪而导致的温病范围很广,一年四季都可以发生,而真正发生于冬季的伤寒则相对较少。

除了六气中的“火”,从中医学理论来讲,具体到人体,“火”还有生理与病理两方面的概念。从生理概念来说,火就指人身的阳气。比如,“命门火”就是指肾阳。《素问·阴阳应象大论》说“少火生气”,“壮火食气”,少火,就是指人身之阳气。“壮火食气”的“食”字,是消蚀的意思,从病理概念来说,“壮火”可以消耗人体的正气,可见这里所说的“壮火”就是指火邪。这种火邪往往是由内而生,比如五志化火等。从热与火的关系来说,一般对外感病而言,称为外感热邪,或外感温邪,不称火邪。涉及到火邪的提法,往往是指内生之火。从临床表现来看,火邪往往呈集中、炎上的特点,而热邪多呈弥漫性。

在温病学中,还常常涉及到“毒”字。毒是指由于火、热邪气郁结不散,导致人体局部出现红肿热痛、甚至溃烂的表现，于是就把病因与临床特点结合起来，称之为火毒、热毒。

温病与西医学中的传染病是什么关系呢？有人说温病就是传染病。应该说，这种说法不全面。因为温病的范围相当广泛，而传染病的范围相对狭窄。中医学中的温病包括的病种很多，其中包括多种感染性疾病，传染病属于感染性疾病的范围，但是感染性疾病不一定都是传染病。比如温病学中的风温病，它是感染性疾病，但是它不传染。所以说，中医学中的温病包括了很多传染病，但是并不等于温病就是传染病，它包括的病种比传染病要广泛得多。另外还有一些病种，比如“中暑”，它并不是感染性疾病，更不是传染病，而是物理因素致病，但是它有急性发热的过程，符合温病的概念，所以它属于温病的范畴。还应当说明的是，有些传染病虽然具有传染性，但它不属于中医学的温病范畴，比如肺结核，它是传染病，但它不符合温病的概念，它一年四季都可以发生，与季节无关，也没有急性发热的过程，所以它不是温病。总而言之，判断某个病种是否属于中医学中温病的范畴，不能用是不是传染病来衡量，而应该用温病的概念来衡量它，符合温病概念的就是，不符合的就不是。

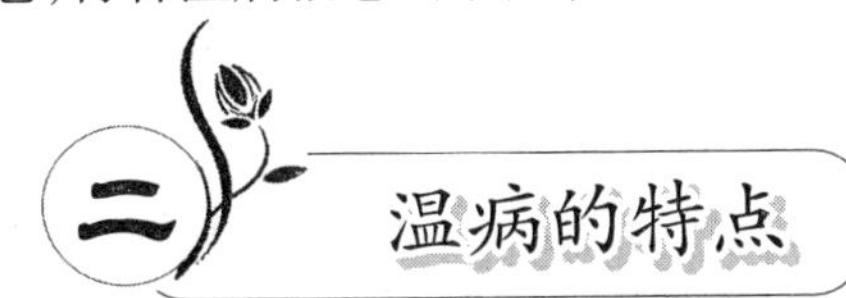

二 温病的特点

在掌握了温病的概念的基础上，下一步就应当掌握温病的特点。就是说，它为什么既不同于内伤杂病，又不同于伤寒，它本身具有哪些与之不同的特点。

1. 有特异的致病因素

温病的第一个特点是，有特异的致病因素，这种特异的致病因素就是温热邪气。笼统地说，温病的病因是温热邪气，凡是属热的邪气导致的病变都属于温病的范畴。但是由于一年四季的气候不同，致病的因素虽然笼统地说都是温热邪气，但是也有所区别。春季自然界温暖多风，温热邪气就容易与风邪相结合，所以就称它为风热邪气，它导致的病种称为风温病。夏季气候炎热，就称为暑热邪气，它导致的病种就是暑温病。长夏季节，也就是夏末秋初，或称为夏秋之交，这个季节降雨量多，气候既炎热又潮湿，所以自然界存在着湿热邪气，它导致的病种就是湿温病。秋季如果自然界既偏热又干燥，就存在着燥热邪气，它导致的病种就是温燥病。冬季应该寒冷，如果气候反常，应寒冷而不寒冷，气温相对偏高，这就称为“应寒反温”，所以自然界也存在着温热邪气，也可以导致温病的发生，这种温病就称为冬温病。由上述内容可以看出，虽然由于气候特点的不同而导致不同季节有不同的病种，而且每个病种都具有各自的特点，但是由于它们的致病因素中都有温热邪气，所以都属于温病的范畴。

吴又可在《温疫论》中还提出了疫气、戾气、异气、疠气等病因学名词，而且指出这种致病因素既不是“非其时而有其气”，又“非风、非寒、非暑、非湿”，而是自然界另有的一种邪气，这种邪气还具有传染性。这种邪气属于什么性质呢？究其实，吴又可的说法无非是强调这种邪气的传染性，并不标志邪气的性质。从临床表现来看，疫气所导致的病变既然符合温病的特点，从邪气的性质来看，当然就属于温热邪气。

温病特点中的第一个题目讲的是有特异的致病因素，强调了温病的病因是温热邪气。也正因为其致病因素有特异性，所以温病既不同于伤寒，更不同于内伤杂病。

2. 有明显的季节性、地域性，大多具有传染性和流行性

温病的第二个特点是，有明显的季节性、地域性，其中大多数具有传染性和流行性。由于自然界一年四季的气候不同，所以存在的致病因素就不一样。比如说，春季温暖多风，自然界就存在风热邪气；夏季炎热，就存在暑热邪气；长夏季节炎热潮湿，就存在湿热邪气；秋季温暖干燥，就存在燥热邪气；冬季气候反常，应寒反暖，也可以有风热邪气。季节不同，病因不同，出现的病种也就不一样，临床表现也不同，虽然都是温病，治疗方法也就有所差异。

我们中国的疆域非常辽阔，东、西、南、北、中的地域差别相当大，气候特点不同，导致的病变也不一样。《叶香岩外感温热篇》中说：“且吾吴湿邪害人最广。”就是说，江苏苏州地区由于水域广阔而湿气特别重，所以湿热病多。在西北地区，由于降雨量少，气候干旱，病种肯定与沿海地区不一样。可见，地区不同，气候不同，自然条件不同，病种也就不同。也就是说，温病与地域关系非常密切，不同地区有不同的病种。

温病还存在大多具有传染性和流行性的特点。就是说，虽然不是所有的温病都传染，但是毕竟大多数具有传染性。《素问遗篇·刺法论》中指出：“五疫之至，皆相染易，无问大小，病状相似。”“染易”就是传染的意思。比如一块白布放到染缸里，里面是蓝色的染料，拿出来的布就变成蓝色的了。一个健康的人，接触病人，就被染上而变成病人了。“易”是交换、传递的意思。就是说，健康人接触了病人，就传递给健康人了，互相传递，互相污染。怎么知道是互相传染呢？无论是大人、小孩，只要是接触了这种疫气，就互相传染，症状都一样，治法也相同。这句话里不仅提出疫病可以传染，而且指出疫病不是一种，而是“五疫”。五，是泛指，表示疫病的种类有很多。《伤寒论·伤寒例》中说:“是以一岁之中,长幼之病多相似者,此则时行之气也。”这里的“时行”,也称为“天行”,就是指“流行”的意思。什么是流行呢?简单地说,由于传染而导致温病在人群中广泛传播,就称为流行,如果波及的范围相当大,就称为大流行。比如吴又可《温疫论》中所讲的,发生在公元1641年的那场温疫,涉及到浙江、江苏、山东、河北四个省,这么大范围的传染,就叫做大流行。温病里有好多病种是可以导致流行,甚至大流行的,最常见、最典型的就是流行性感冒,如果流感造成大的流行,中医学就称为“温疫”。我个人的看法,吴又可《温疫论》中写的那次温疫,就是一次流行性感冒的大流行。就温病来说,其中有很多病种可以导致传染,甚至于造成大流行,但是并不等于温病都是传染病,所以应该说温病“大多”具有传染性、流行性,而不是所有的温病都具有这一特点,其中也有不传染的病种,如中暑就不传染。

3. 病理演变有一定的规律性

温病的第三个特点是,病理演变有一定的规律可循。以前人们没有掌握这个规律,所以就不能掌握温病的辨证论治,自从温病学说形成之后,掌握了温病的发展变化规律,所以就形成了辨证论治体系。这个演变规律可以概括为五个方面:由表入里、由浅入深、由轻转重、由实致虚、由功能失常到实质损伤。由表入里与由浅入深这两句话意思一样吗?不一样。因为温病是外感病,一般来说,凡是新感温病都有一个由表入里的过程,先是表热证,然后才出现里热证。由浅入深当然包括由表入里,但是里热证本身也有浅深的区别,比如说由气分入营分、由营分入血分,或者由气分直接入血分,都是里热证,但是也有浅、深的区别,是一步一步深入地发展,所以由表入里、由浅入深的含义不一样。由表入里、由浅入深,是病位的深入发展,从病情上来说,就是由轻转重。由实致虚,是指开始是实证,然后转化成虚证。实证的概念是邪气盛而正气不衰,正邪相争非常激烈,出现一派亢奋有余的表现。正气与邪气相争的结果,一种可能是正气把邪气驱逐出去,那就康复、痊愈了;另一种可能就是邪气没有被驱逐出去,而是正气衰败了,是因为邪气实而导致了正气虚,由实证转向了虚证,这就是由实致虚。由功能失常到实质的损伤,是指由于正邪相争,首先导致功能失常,再进一步发展,就导致实质的损伤。例如病人邪气盛而正气不衰,正邪激烈相争,出现高热,心烦,口渴,大汗出,脉洪大,这是实证,是功能亢奋。为什么说功能失常呢?是因为正气与邪气斗争,表现为亢奋有余,这不是健康人所应该有的表现,尽管它是实证,但功能是失常的。进一步发展,由于大汗而导致津液大伤,甚至损伤了肝血、肾精,甚至亡阴,这就是实质损伤,实际上就是体内津、液、血、精这些有形物质的损伤。

由实致虚与由功能失常到实的质损伤二者之间是什么关系?应该说由实

致虚包括了由功能失常到实质的损伤,但二者并不等同。比如说,由于正邪激争,而出现高热,口渴,大汗出,脉洪大的里实热证,由于大汗出以致津液与阳气大伤,导致体温突然下降,四肢厥冷,出现了虚脱、亡阳,这是虚证,能不能称为实质的损伤?我认为不能。因为虚脱亡阳是阳气大伤,阳气虽然是物质,但它与津、液、血、精不同。虚脱亡阳的表现是功能衰竭,仍然属于功能失常。由里实热证转为虚脱亡阳证是由功能亢奋转为功能衰竭的过程,属于由实致虚,但它仍然是功能失常的病变,不能说是由功能失常到实质的损伤。

总而言之,温病的病理演变有它自身的规律性,大多数是由表入里,再深入发展则由浅入深,由轻到重,由实致虚,最后由功能失常发展到实质的损伤,甚至亡阴,结局与伤寒大不相同。伤寒是由太阳表寒证发展为阳明里实热证,最后的结局大多数是三阴虚寒证。正因为温病与伤寒的病理演变规律不同,所以治法也就大不相同。

4. 临床表现有其特殊性

温病的第四个特点是,临床表现有其特殊性。这个特殊性是既不同于内伤杂病,又不同于伤寒。由于温病分为温热病与湿热病两大类别,所以温病临床表现的特殊性要按温热病与湿热病两种类型分别论述。

温热病的临床表现是:起病急、传变快、变化多、热象重、易伤阴液。温热病之所以起病急,要从邪气的性质来分析。温热病的起病急是与伤寒相对而言的,伤寒是外感寒邪,寒主收引,感受寒邪后皮肤、肌肉、筋脉收缩牵引,也就是使体表的皮肤、肌肉处于封闭状态,导致腠理闭塞,皮肤、肌肉收缩对人体有保卫功能,它可以把寒邪拒于体表不让寒邪入里。但是在寒邪被拒于体表的同时,人体内的阳气也不能正常宣发到体表,所以伤寒初起恶寒重。邪气什么时候才能入里呢?化热之后才能入里。寒邪化热需要有个过程,所以寒邪由表入里缓慢。温热病则不然,感受温热邪气后,腠理处于开泄状态,温热邪气很快就入里,所以温热病起病急,初起就以发热为主,向里传变也很快,正如《叶香岩外感温热篇》第2条所说:"盖伤寒之邪流恋在表,然后化热入里,温邪则热变最速。"因为温热邪气为阳邪,蒸腾开泄,可以波及多个脏腑,所以在传变的过程中变化也多。比如说,影响到心包,可以出现昏迷;影响到血脉,可以动血,导致各个部位的出血;影响到肝,可以出现动风等等。因为邪气本身是热邪,所以热象非常重,临床可见体温高,面红,小便黄,大便干,舌红苔黄,脉数等表现。由于热重,必然要消耗津液,先是消耗肺津,然后就消耗胃津,最后就消耗肝血、肾精甚至导致亡阴。因为温病发展的结局是伤阴越来越重,最后可以出现亡阴,所以说温热病易伤阴液。

湿热病的临床表现是:身热不扬,多见矛盾症状,脾胃运化功能障碍,水液代谢失常,病程长,缠绵难愈。湿热病为什么会出现身热不扬,多见矛盾症状的特点呢?因为湿热病是湿与热两种邪气同时侵袭人体而导致的温病,湿与热两种邪气是以湿热裹结的形式存在,也就是说,湿与热包裹在一起。热为无形之气,湿乃有形之邪,有形之湿包裹了无形之热,从而形成了裹结状态,也称为"热蕴湿中",所以湿热病初起往往是湿邪的表现突出而热象不明显。湿热病就如同一块粘糕一样,粘糕出锅以后,一会儿表面上的热气就发散了,用手摸它的表面是凉的,但是你把手指插进去里面是热的,甚至能把手指烫出泡来。再比如说,云南的过桥米线,上面是一层鸡油,表面并不冒热气,但是它里面的汤很热,很长时间都不凉,这是因为表面的鸡油有保温作用,热都在油里面捂着呢。湿热病就有这么一个特点,表面看热并不明显,但是里面热,这就是热蕴湿中的表现,从其热型来说,就称为身热不扬。身热不扬,是指体温虽高但外在的热象并不明显,切诊病人的皮肤,初扪之并不灼手,甚至反而是凉的,特别是膝以下的小腿部,可以出现胫冷。然而久扪之则热,用手多扪一会儿,逐渐地就感觉里面的热开始蒸出来了,手下就感觉有热了。这是因为热邪蕴藏在湿里,表面上看不出来,扪的时间长了,热气就逐渐蒸出来了,由于手扪在皮肤上,热发散不出去,所以手下就感觉热了,从热型来说,这种表现就称为身热不扬。但是身热不扬并不仅局限于体温方面,这个概念比较广泛,除了体温之外,还有其他各方面的表现。比如说,发热的病人随着体温的升高,脉搏的跳动当然也要加快,应该为数脉,但是湿热病的病人脉不仅不数,反而迟缓。这是因为热蕴湿中,热被湿裹住了,发扬不出来,不仅不能鼓动血液运行使之加快,反而由于湿邪阻滞气机而致血液运行迟缓,这也是热不能发扬的表现。再比如,体温虽高,大便虽然数日不下,但不仅不干燥,反而稀溏。这种大便数日不下,不是因为热伤津液,而是湿邪下注大肠,阻滞气机,导致腑气不通的结果,因其湿邪重,所以大便稀溏。再从面色上看,这种病人面色不红,反而淡黄。这是因为,热蕴湿中不能发扬,湿邪困阻气机,以致血液运行受阻,面部供血不足,所以面色因缺血而淡黄。另外,体温高的病人应该见口渴,而这种病人却口不渴。这是因为,热蕴湿中津液未伤,而体内又有多余的水湿,所以不需要饮水。以上这些症状,都属于身热不扬的表现。病人体温高而其它方面都没有热的表现,表面上看起来似乎很矛盾,所以说湿热病多见矛盾症状。但是实际上并不矛盾,因为湿为阴邪,热为阳邪,两种性质不同的邪气本身就是一对矛盾,这两种邪气同时侵袭人体,当然会各有各的反映,所以从表面上看,它们反映出来的症状是矛盾的。但是它们反映出来的却是湿与热两种邪气的本质以及热蕴湿中两种邪气共存的病理状态,所以说实际上并不矛盾。

湿热病的第二个临床特点是脾胃运化功能的障碍。从生理功能来说,脾主运化水湿,但是它又恶湿。就是说,体内的水湿要靠脾来运化,但是它运化水湿是有一定限度的,是人体正常代谢的水液,如果超过了正常的量,它就不能运化了。就像清洁工清运垃圾一样,他每天可以清运两吨垃圾,如果某天突然增加到二十吨,他不仅不能运走,反而把他给埋到垃圾堆里了。脾主运化水湿运行的是人体正常的水液,如果外来的湿邪太多,加重了脾的负担,它运化不出去了,反过来水湿就困脾,这就是“脾主湿而恶湿”的道理。脾被湿困就不能升清,胃也就不能降浊,所以脾湿下注大肠就大便溏泄,胃气上逆就恶心呕吐,这都是湿热病中脾胃运化功能障碍的常见表现。

湿热病的第三个临床特点是水液代谢失常。脾主运化水湿的功能障碍,水湿不能正常运化,水液代谢当然就失常,小便不利、大便溏泄这些湿热病的常见症状都是水液代谢失常的表现。

湿热病的第四个临床特点是病程长,缠绵难愈。这个特点是由湿邪的特性决定的。湿邪粘滞而有形,难以速除,它既不同于外感寒邪一汗可散,也不同于外感热邪清透可解,而是像粘糕一样粘滞在体内,祛除湿邪就需要一点一点慢慢刮除,因为湿邪祛除得很慢,也就决定了它病程长,缠绵难愈。

从上面所讲的内容可以看出,温热病有温热病的特点,湿热病有湿热病的特点,但是它们都反映出了温病临床表现的特殊性,都不同于伤寒,这也就决定了温病的辨证论治与伤寒不同。

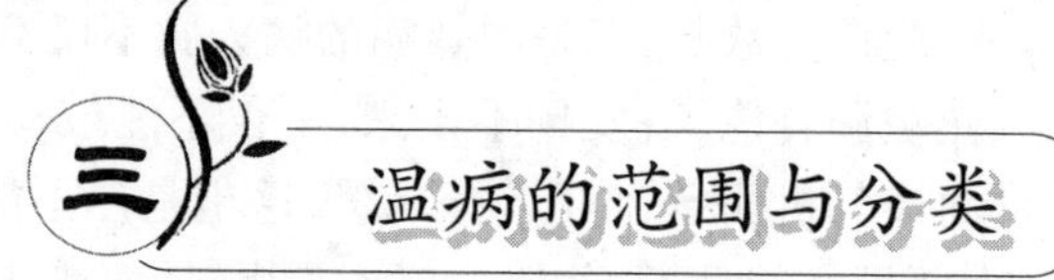

三 温病的范围与分类

所谓温病的范围,就是说哪些病变属于温病。首先,它是外感病,与内伤杂病无关,肯定划不到内伤杂病的范围里去。在外感病里,除了伤寒,都属于温病的范围。

温病的分类方法,比较公认的有三种。一种分类方法是按病名分类。就是说,根据温病的病种不同,分别命以不同的名称,按照温病的名称进行分类。温病的命名依据有以下几种:一种是依据季节命名,比如春温、冬温。春温发生于春季,冬温发生于冬季,就依据季节来命名。再一种命名的依据是根据主气。所谓主气,就是指这一季节的气候特点,比如春季的主气是风,春季温暖多风,所以就把发于春季而又有风热邪气致病特点的温病命名为风温。夏季的主气是暑,所以发于夏季的温病就命名为暑温。长夏季节多湿,气候炎热潮湿,所以就把发于长夏季节而又具有湿热邪气特点的温病命名为湿温。又一种命名的依据是把季节与主气相结合来命名,最典型的是秋燥。秋季的主气是燥，所以就把两者结合起来命名为秋燥。还有一种命名的依据是根据病变的临床特点命名，比如伏暑、温疟、温毒、温疫。伏暑的临床特点主要是暑热或暑湿内蕴，但是它不发生在夏季，而是秋、冬发病。夏季的病发于秋、冬的原因，古人认为是夏季感受了暑热或暑湿邪气，伏藏在体内至秋、冬发病，所以称为伏暑，这是依据暑邪内伏的特点命名的。温疟，据《黄帝内经》记载，它的临床特点是先热后寒，发有定时，于是就依据它既属温病又有疟疾特殊表现的临床特点而命名为温疟。温毒也是温病的一种，它的临床特点主要表现为既有局部的红肿热痛，又有一定的传染性，所以用一个"毒"字来命名，突出它是温热毒邪导致的温病。温疫，突出"疫"字，就是依据传染性强的临床特点而命名。按病名分类有什么作用呢？可以说，每一个名称都是一个具体的病种，每个病种都有它自身的发生发展规律，掌握了每一个病的名称，就可以掌握它发生发展的全过程，不仅便于对每种病进行辨证论治，而且可以知道它的发展趋势而在治疗中控制其发展。

温病的再一种分类方法是按发病类型分类。所谓发病类型，就是指病变初起临床表现的不同类型。也就是说，是根据病变初起的临床表现进行分类，这种分类方法的关键是看发病初起有没有表证。因为表证只见于病变的初起阶段，表证如果不解除，也要入里而转为里证，所以主要是判断它初起有没有表证。一种类型是初起有一个明显的表证过程，然后由表入里，这种发病类型称为新感温病。比如风温病，它的病因是春季外感风热邪气，邪气首先侵袭体表，所以初起就先见表证。另一种类型是初起没有明显的表证，一发病就以里热证为主，这种发病类型称为伏气温病。比如春温病，它的病因是冬季感受寒邪，当时不发病，寒邪藏于体内，郁而化热，到春季阳气升发，腠理开泄，郁热就从里向外发，所以初起就以里热为主。把按发病类型分类与按病名分类这两种分类方法结合起来看，在前面讲过的十种温病里，发于春季的春温，发于秋、冬的伏暑，这两种温病属于伏气温病。另外，按照《黄帝内经》的理论，温疟是冬季感受寒邪，寒邪藏于骨髓，到夏季发病，所以温疟也属于伏气温病。除了这三个病种外，其它都属于新感温病。

温病的第三种分类方法是按病变性质分类。病变的性质取决于邪气的性质，因为温病的致病因素有温热邪气与湿热邪气的不同，所以按其性质可以分为温热病与湿热病两大类。按这种方法分类的目的在于执简驭繁地指导临床实践。比如治疗温热病应该用清热法，在表，清解表热；在里，清泄里热；入营、入血，就清营凉血。总而言之，从始至终都用清法，如果伤阴重，可以在清热的同时加入养阴的药物。治疗湿热病应该以祛湿为重点，要用燥湿药，不论是辛温、苦温还是苦寒，总而言之，是以燥湿药为主。可见，按病变性质分类可以执简驭繁地指导温热病与湿热病两类性质不同的温病的辨证论治。把按病名分类与按病变性质分类结合起来看，湿温病肯定属于湿热病。暑温病到底是属于温热病还是属于湿热病？应该说暑温病既有属于温热病者，又有属于湿热病者。这是因为，夏季的气候与别的季节不同，一方面夏季气温很高，暑热邪气盛，如果感受暑热邪气而发生暑温病，就称为暑热病，它属于温热病的范畴。另一方面，夏季不仅高温，又往往多雨，这种情况下就容易外感暑湿邪气而发病，这种由暑湿邪气导致的暑温病就称为暑湿病，它属于湿热病的范畴。伏暑病如果是因夏季感受暑热邪气至秋、冬发病，也属于温热病的范畴；如果是因夏季感受暑湿邪气至秋、冬发病，也属于湿热病的范畴。温疫也有两种类型，一类属于温热病，临床呈一派热象；一类属于湿热病，临床表现既有热又有湿。风温、春温、温燥、冬温这些温病都属于温热病，温毒类疾病也基本上都属于温热病的范畴。

吴鞠通的《温病条辨》采用的是哪种分类方法呢？它是以三焦为纲，病名为目。所谓以三焦为纲，就是把各种温病的各种证候按照病变的部位分为上焦温病、中焦温病、下焦温病。所谓以病名为目，就是在上、中、下三焦之中，又按病名分门。以“中焦篇”为例，在这篇里，风温、温热、温疫、温毒、冬温为一门。可以看出，这五种温病都属于温热病类。暑温、伏暑为一门，可以看出，这两个病种中的暑热病属于温热病类；暑湿病属于湿热病类。湿温为一门，属于湿热病类。秋燥为一门，属于温热病类。在每一门里，又分别以条文的形式论述各种证候的辨证论治。吴鞠通的这种分类方法实际上是把各种温病按其病名综合分类，分为温热病与湿热病两大类，分别辨证论治。也可以说，它是辨病与辨证相结合，但最终还是落实到辨证上。后世编书一般都是依据吴鞠通的这种分类方法，但是走向了两个不同的方向。一个方向是采用病名分类，突出病种。这种分类方法的特点是以病种为纲，系统地讲述每种温病发生发展过程中出现的各种证候及其辨证论治。以风温病为例，首先讲述风温病初起的证候，然后讲述发展变化过程中所出现的各种证候以及如何辨证论治，《温病学》讲义采用的就是病名分类法。另一个方向就是按病变性质分类，采用温热病、湿热病的分类方法。这种分类方法，不强调病名，而是突出温热病、湿热病发展过程中的各种证候的辨证论治。这两种分类方法各有各的优点，但是也各有各的不足。按病名分类的优点是突出了病种，对病的概念清楚，对每一种病的发生发展过程都讲述得很清晰，但不足之处是难免重复。比如白虎汤证，它在风温病中可以出现，在春温病中也可以出现，在暑温病、伏暑病中还可以出现。要讲清楚每一个病从始至终的发生发展过程，必然要把它的证候全部列出来，风温病、春温病、暑温病、伏暑病都有这个证候，这个证候必然要在各个病中反复出现，这就造成了不可避免的重复。按病变性质分类的优点是，证候之间没有重复。按这种分类方法，不论是哪个病种，只要是温热病，就有相同的证候，其辨证论治也相同，当然就不必要反复讲述。不足之处是，病的概念不清楚，对每个病种的发生发展过程不如病名分类法标示的清晰。可以说，按病名分类是突出辨病，是辨病与辨证相结合的分类方法；按病变性质分类是突出辨证的分类方法。这两种分类方法各自的优点与缺点都很突出，而且其缺点都是无法避免的，只有对这两种分类方法都能全面理解，才能真正学好《温病学》。

四 温病与伤寒

温病与伤寒之间，既有联系，又有区别，下面分两方面讲解。第一方面，先分析伤寒与温病的联系。《难经·五十八难》说："伤寒有五，有中风、有伤寒、有湿温、有热病、有温病。"在这段话里"伤寒"这个词出现了两次，一是"伤寒有五"，一是"有伤寒"。"伤寒有五"是指广义伤寒，它是外感病的统称，泛指所有外感病，既包括外感寒邪所致的伤寒病，也包括外感热邪所致的温病。湿温、热病、温病，都属于温病的范畴，五种伤寒里包括温病，因此可以说温病与广义伤寒是隶属关系。也就是说，温病包括在广义伤寒里。"有伤寒"这个伤寒的范围很具体，是指太阳伤寒，所以它是狭义伤寒。"有中风、有伤寒、有湿温、有热病、有温病"，这五个病种之间没有隶属关系，是平等的，是平列关系。所以说，温病与广义伤寒是隶属关系，与狭义伤寒是平列关系。在历史上很长一段时期内温病学说不能从伤寒学说中独立出来，就是因为忽略了温病与狭义伤寒的平列关系而过分地强调了温病隶属于广义伤寒，认为温病就包括在伤寒里，所以温病学说发展得非常缓慢。

第二方面，关于温病与伤寒的区别，应当首先从病因上进行分析。伤寒的病因是寒邪；温病的病因是温热邪气。邪气的性质不同，就决定了它们导致的病变以及一系列发展变化都不同。《伤寒论》中讲到，寒邪侵袭人体，首先侵犯足太阳膀胱经，称为太阳伤寒证，因为足太阳膀胱经主一身之表，所以其病变是表寒证。而温热邪气侵袭人体，首先侵犯肺系，也就是叶天士所说的"温邪上受，首先犯肺。"对这句话要全面理解，叶天士所说的"首先犯肺"，是指肺系，而不是单纯指肺脏。中医学所说的"肺"不单纯是一个解剖脏器，而是一个整个的系统，这个系统既包括肺脏，又包括手太阴肺经，还包括肺在体表的组织、器官。肺外合皮毛，开窍于鼻。肺脏在里，通过手太阴肺经与体表的组织——皮毛、器官——鼻相联系，构成了一个完整的系统，就是“肺系”。叶天士所说的“温邪上受，首先犯肺”，是指温热邪气第一步先从皮毛、鼻侵入人体，第二步再通过手太阴肺经进入肺脏。在皮毛、鼻、手太阴肺经这个阶段称为邪在卫分，到肺脏阶段就称为邪在气分。总而言之，都是在肺系，所以称为“肺卫”、“肺气”，也就是指肺的卫分证、肺的气分证。卫分证在表层，不涉及肺脏，不是脏病，是组织、器官、经络功能失常的病变，是表证。气分证是肺脏功能失常的病变，是里证。由肺卫进入肺气，是由表入里的发展过程。因为肺主一身之表，所以在五脏之中，只有肺有表证，其它脏腑都没有表证。因为温病是外感温热邪气致病，所以初起是表热证。

从治疗学的角度讲，伤寒的足太阳表寒证非辛不散，非温不化，所以要用辛温解表的药物发散表寒。温病的表热证非辛不散，非凉不清，所以要用辛凉解表的药物清解表热。治疗表寒证与表热证虽然都要用辛味的药物发散表邪，但是药性却大不相同，表寒证要用温性药，表热证要用凉性药，二者截然不同，要严格区别，这个区别是经过了多少代人的奋斗才总结出来的。在温病学说形成之前，一般是不分表寒证与表热证，都用辛温解表法治疗表证。直至明、清时期，温病学家们才提出用辛温解表法治疗温病是“抱薪投火”，不仅耗散津气，而且助长热邪，其后果是“轻者必重，重者必死”。也正因为伤寒与温病初起有表寒与表热的不同，明、清时期的温病学家才确立了辛凉清解表热的治法，从而使温病的治疗彻底脱离了伤寒的框框。

关于伤寒与温病由表入里传变的区别，叶天士说：“盖伤寒之邪流恋在表，然后化热入里”。就是说，感受寒邪之后，由于寒主收引，使毛孔闭塞，体表处于封闭状态，所以寒邪就不能马上进入体内，它要在体表流恋一段时间，要经过一段过程，然后才“化热入里”。《伤寒论》中说：“太阳病，或已发热，或未发热，必恶寒”。就是说，太阳伤寒初起可能不发热，但是必然恶寒怕冷。这就是因为受寒邪的刺激使腠理闭塞，处于封闭状态，把寒邪屏蔽在体表而不能进入体内。但是体内的阳气也不能向外发散，体表得不到阳气的温煦，所以恶寒症状非常突出，这正是寒邪流恋在表的具体表现。但是病变不可能始终处于这种状态，人体内的阳气必然要源源不断地大量向体表调动来驱逐邪气。由于体内的阳气大量向体表调动，体表的阳气充足了，郁勃之阳就奋起勃发，冲破体表的封闭，就与寒邪相接触，阳气就与寒邪交战，正邪交争就出现功能亢奋而使体温升高。这就是太阳伤寒先恶寒，后发热，恶寒重，发热轻的机制。这里应当说明一点，所谓恶寒与发热的重与轻，不是以体温表所标示的温度为标志，而是以患者的自我感受为标志。也就是说，不论体温多么高，但患者自觉特别怕冷，而对发热的感觉并不突出，就称为恶寒重。在正邪相争的过程中，如果人体的阳气充足，源源不断地向体表调动，就促进了寒邪的转化。也就是说，阳气虽然没能把寒邪驱逐出去，但使它由寒邪转化成为了热邪，这就如同把冰块放在炉盖上持续加热，这块冰慢慢就化成水了。再继续给它加热，就变成了热水，热水就具有了流动性，可以流到炉膛里去。这就是叶天士所说的"盖伤寒之邪流恋在表，然后化热入里"。表寒证化热入里，就变成了阳明里热证，这个过程相对较长，需要在表流恋一段时间，然后才逐渐转化入里。在阳气与邪气斗争的过程中，阳气是处于亢奋状态的，而在亢奋过程中它肯定要被消耗，所以由表寒变成里热，是以阳气的消耗为前提的，付出的代价是相当严重的，就像把冰化成热水要消耗燃料一样。

叶天士又讲到："温邪则热变最速。"因为温邪就是热邪，它的性质是蒸腾开泄，热邪侵犯到体表，腠理是开泄的，它很快就可以入里，不需要流恋在表的过程，所以它传变很快。在热邪入里的过程中，必定要消耗人体的津液。温病由表入里后有两种发展趋势，一种趋势是逆传心包营分。营分证的病机是热邪损伤营阴，也就是消耗血中的津液，血中的津液不足了，抵抗力不够了，所以就直接陷入到心包营分了。再一种趋势是顺传阳明气分，就是由上焦的肺顺传于中焦的胃，出现里实热证。

伤寒病寒邪化热入里可以出现阳明里实热证；温病的热邪入里也可以出现阳明里实热证。这二者之间有没有区别呢？有这样一道试题，可以从回答这道试题中得到很大启发。题目是："同是阳明病，伤寒与温病有何区别？"这道试题有深度、有广度、有难度。它考的不是"阳明病"，而是伤寒与温病的区别。如果仅从阳明病本身去思考，是无法回答的。因为不论是伤寒还是温病，其阳明病都是里实热证，临床表现都是身大热，口大渴，大汗出，脉洪大，治疗都用白虎汤。可以说，伤寒与温病的阳明病本身并无区别。这道试题应该怎样回答呢？要瞻前顾后。所谓瞻前，就是往前看，伤寒的阳明病是怎么发展来的？它是表寒化热入里而来，在由寒化热的过程中，大量地消耗了阳气，它虽然出现了阳明里实热证，但却是以阳气的消耗为代价，已经潜伏着阳虚的危机了。温病初起是热邪入里，在热邪入里的过程中，主要是损伤津液，当然，阳气也伤，但是以伤津液为主，所以它已经潜伏着津液不足的危机了。伤寒初起口不渴，温病初起口渴，伤寒初起小便清长，温病初起小便黄少，二者临床表现有明显的不同，说明在传入阳明之前已经潜伏下阳气损伤与津液消耗的不同危机。所谓顾后，就是往后看，阳明病之后，伤寒是向三阴虚寒证发展。因为在阳明病的过程中，它的持续高热还在继续耗伤阳气，虽然也耗伤津液，但阳气已耗而再耗，所以最后多导致阳气衰微而出现三阴虚寒证，甚至亡阳厥逆。温病在阳明高热的过程中虽然既伤津又耗气，但是津液已伤而再伤，所以最后多导致阴液大伤而出现三阴阴虚证，向亡阴脱液发展。由此可以看出，伤寒与温病由于在阳明阶段都表现为里实热证，所以二者的阳明病是相同的，但是二者的病因不同，所以初起的临床表现不同，最后的结局也截然不同。回答这道试题如果只盯着“同是阳明病”，这道题就无法回答，只有着眼于伤寒与温病病因、病机的区别，才能做出答案。在温病学说形成之前，人们之所以不能对伤寒与温病作出区分，就是因为它们都有里实热证这个表现相同的阶段，这也是温病学说长期不能从伤寒的框框里脱离出来的一个原因。

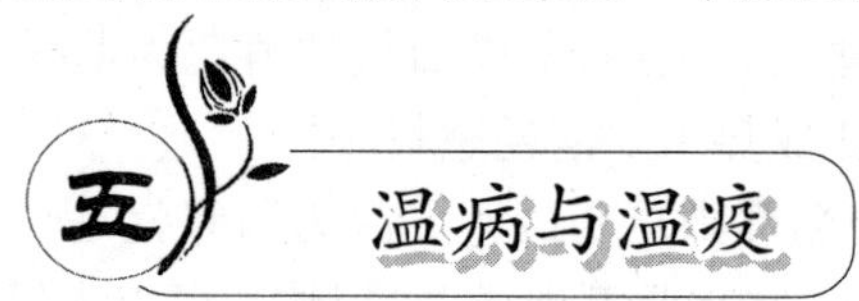

五 温病与温疫

关于温病与温疫的关系，吴又可在《温疫论》中说：“夫温者热之始，热者温之终，温、热首尾一体，故又为热病即温病也。又名疫者，以其延门阖户，如徭役之疫，众人均等之谓也。”可见，吴又可认为温病就是热病，也就是温疫，温病、热病、温疫虽然名称不同，但是并没有区别，都具有传染性。清末的医学家陆九芝在他的著作《世补斋医书》中说：“温为温病，热为热病……与瘟疫辨者无它，辨其传染不传染耳。”可见，陆九芝认为温病与温疫的区别就在于有没有传染性，温病不传染而温疫传染。把这两位学者的话相互对照，应该说二者都过于绝对化。温疫的传染性强，可以导致大流行，才称为“疫”，但是温病也不是绝对不传染。温病可以分为两类，一类是没有传染性的，一类是有传染性的，不过传染性不强，不会造成大面积流行，所以不称为疫。就是说，温病与温疫的区别，就在于温疫有强烈的传染性，能够导致大流行；温病有的不传染，有的虽然传染，但是不会导致大流行，所以不称为疫。从今天的观点来看，温病分为诸多种类，温疫仅是其中的一个种类。也就是说，温病的范围广，温疫的范围窄，温病包括温疫。还应当说明的是，温疫也不是仅指一种病，《黄帝内经》中就有“五疫之至，皆相染易”之说，可见温疫也包括不少病种，它是具有强烈传染性，能够造成大流行的一类温病的统称。

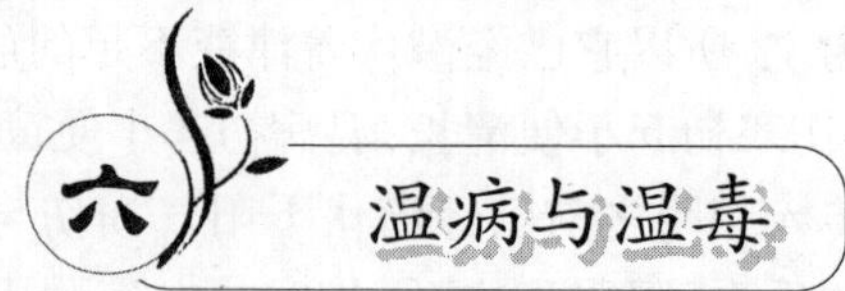

六 温病与温毒

关于温病与温毒的关系，应该说温病包括温毒，温毒是多种温病中的一种类型。“温毒”这个名词有两个概念，一是指病因，它是一种具有“毒”的特点的温热邪气，所以称为温热毒邪，简称为温毒。一是指病名，这种温病的临床特点有两个方面：一是除了全身发热之外，又有某个局部红、肿、热、痛的表现；一是具有一定的传染性，但是它不一定都造成大面积流行，所以不称为疫。温毒的“毒”，是指火热蕴结成毒，具体表现就是出现局部的红肿热痛。因为在一般情况下，温热邪气所导致的温病虽有热象，但不会出现局部红肿热痛，所以把具有这种特殊表现的病变称为温毒，认为它的病因是温热毒邪。比如，痄腮可见发热，两腮红肿酸痛；大头瘟可见高热，头面红肿热痛，甚至两眼不能睁开；烂喉痧可见咽喉红肿疼痛，甚至糜烂。由此可以看出，温毒也不是一种病，而是具有上述两个特点的一类温病的统称。

第三章 温病的病因与发病

这一章的内容分为两部分,第一部分是讲导致温病的致病因素,简称就是病因;第二部分是讲有了病因是不是就一定发病,如果发病,与哪些因素有关。

一 病 因

古人讲:"外感不外六淫,民病当分四气。""外感不外六淫"的意思是说,外感病不外乎风、寒、暑、湿、燥、火这六淫邪气。这里的火邪,前面已经讲过,应该改为温热邪气。"民病当分四气"的意思是说,具体到病变来讲,应该分清季节,由于一年四季的气候特点不同,自然界存在的致病因素有异,所导致的病种也不一样。

1. 风热邪气

风是春季的主气。这个季节气温逐渐上升,天气温暖,所以春季的气候特点是温暖多风,于是自然界就存在着风热邪气,它所导致的病种就称为风温病。如果冬季气候反常,应该寒冷而不寒冷,温度反而偏高,也可以产生风热邪气。这里所说的温度偏高是相对而言,比如说,在正常的情况下冬季的温度应该是零下 10℃,但现在它是 0℃,如果是在春季,这样的温度并不算高,甚至是低温,但是对冬天来说却是高温,属反常现象。因为人类在生活过程中已经适应了四季的变化,一到冬季腠理就密闭,这是为了保存阳气。到零下 10℃,腠理是密闭的,如果气候反常,温度是 0℃,就比正常气温高了 10℃,腠理就相对疏松而容易受外邪的侵袭而发病。因为气候反常,不寒冷而偏于温暖,所以这种致病因素也称为风热邪气,因其发病不是在春季而是在冬季,就另立一个病名,称为冬温病。冬温病的病因也是风热邪气,所以它与风温病相比,只是发病季节不同而已。

风热邪气的致病特点有三个方面。

(1)先犯上焦肺卫 叶天士所说的"温邪上受,首先犯肺,逆传心包。"这句话主要是指风温病。风温病初起,风热邪气首先侵犯上焦肺系。因为风与热都是阳邪,它们的特点是上行、疏泄、发散,所以就容易使腠理开泄而发病。肺为华盖,位居五脏六腑的最上部,所以风热邪气"上受"必然首先侵犯肺系。

在肺系里，第一层就是卫分。风热邪气侵袭肺卫的临床特点是：发热，微恶风寒，无汗或少汗，头痛，咳，口微渴，舌边尖红苔薄白，脉浮数。

(2)易伤津液　叶天士说："风夹温热而燥生，清窍必干，谓水主之气不能上荣，两阳相劫也。"所谓"风夹温热而燥生"，是指风邪与温热邪气相合容易消耗津液而化燥。所谓"两阳相劫"，是指风与热两种阳邪相合而劫伤津液。津伤化燥的临床表现是"清窍必干"。清窍是指头部，"清窍必干"是指头部的官窍产生干燥的表现，如鼻干、唇干、口干、两目干涩等。所谓"水主之气不能上荣"，是指由于津液被耗而致肺不能向上部布散津液，主持濡润作用的水液不能通过气化而濡养上部的官窍，以致出现一系列津伤化燥的临床表现。

(3)变化迅速　风与热都属阳邪，主动，开泄腠理，而且风邪善行数变，变动不拘，所以风热邪气侵犯人体后，使腠理开泄，邪气很快就可以入里，使表证发展为里证，而且里证的发展变化也非常迅速。正因为风温病的发展变化非常迅速，所以在肺卫表证阶段要及时清解表热，同时还要适当加入养阴生津的药物保津液、生津液，使津液充足，人体的抗邪能力增强，邪气就难以内传，这就是治疗温病自始至终要保护津液的道理。

2. 暑热邪气

暑是夏季的主气。《素问·热论》说："凡病伤寒而成温者，先夏至日者为病温，后夏至日者为病暑。"就是说，从夏至到处暑这个阶段感受自然界的暑热邪气而导致的病变就称为暑病。由于暑为热之极，而且暑邪又容易夹湿，所以暑邪导致的疾病种类较多，暑温是暑病中的一种，除了暑温之外，还有冒暑、暑咳、中暑、暑秽等病种，这些都是暑病，但是不能都称为暑温，它们是各自独立的病种，其中最重要的病种是暑温。

暑热邪气的致病特点有三个方面。

(1)直入于里　暑邪为患，可以不经过表证阶段而直接入里，出现气分证。这有两方面的原因，一是与人体的机能状态有关。盛夏气温很高，天气炎热，人的腠理疏松开泄，门户大开，邪气就容易直接入里。另一个原因是与邪气的性质有关。暑为热之极，邪气的致病力很强，所以很容易越过表层而直接入里。这两种原因就导致暑病可以不经过表证阶段，发病就出现里热证。叶天士所说的"夏暑发自阳明"讲的就是暑病的这个特点。暑病是否一定从阳明气分开始呢？那倒不一定，阳明气分只是其中的一种类型。此外，暑热邪气也可以不经过卫分阶段直接入肺脏而导致肺热，也是气分证，但不是阳明病。暑热邪气还可以直接深入厥阴，包括手厥阴心包经与足厥阴肝经。比如中暑，突然昏倒，不省人事，就是手厥阴心包经的病变；再比如暑风，出现抽搐症状，就是足厥阴肝经的病变。也就是说，暑热邪气直接入里，可以直接出现阳明温病，也可以出现太阴温病，也可以出现厥阴温病。这是因为夏季人体腠理空疏而暑热邪气的致病力又非常强，所以它可以深入到各个脏腑而出现各种里热证，叶天士所说的“夏暑发自阳明”只是举例而言。

(2)易耗气伤津　由于暑为阳邪，热势极盛，所以它侵犯人体后非常容易消耗阳气，损伤津液。人们在夏天往往容易出汗，倦怠乏力，精神不振，这就是因为天气炎热，人体通过汗出来调节体温，从而使津液随汗而外渗，阳气也随汗而外泄，以致津液阳气两伤，所以健康人也产生疲劳、缺水的感觉。感受暑热邪气而发生的暑病，阳气与津液不足的表现就更为突出，甚至可以出现虚脱亡阳的危重证。

(3)易夹湿邪　暑邪为病容易夹湿。这是因为，夏季不仅炎热高温，而且降雨量也多，天暑下逼，地湿上蒸，暑热蒸发了地面的水气而使暑湿弥漫在空气中，人生活在这种炎热潮湿的环境下，就容易感受暑湿邪气而发病。在暑与湿两种邪气中是以暑热为主而夹有湿邪，称为热重于湿。暑热夹湿与湿热邪气不同，湿热邪气是以湿为主，呈湿重于热或湿热并重。

应该明确的是，暑邪容易夹湿，但是不等于暑必夹湿，所以王孟英特别对这个“必”字予以批判。如果夏季降雨多，暑就容易夹湿；如果夏季干旱无雨，暑就不可能夹湿。所以说夹湿不是必然的，容易夹湿不等于一定夹湿。

3. 湿热邪气

湿是长夏的主气。湿热邪气为患多发于长夏季节，其它季节也可以有，只要是潮湿而气温又高自然界就存在湿热邪气，但是相比较而言，还是以长夏居多。所谓长夏，就是把夏天延长到初秋，所以它是指夏末秋初或称为夏秋之交的季节。这个季节夏暑虽然已经将要过去了，但是自然界的气温仍然较高，同时降雨量多，相对湿度大，所以自然界湿热弥漫，人在这种气候中最容易接触到湿热邪气而发病。湿热邪气所导致的病变，最典型的就是湿温病。

湿热邪气的致病特点有三个方面。

(1)病位以脾胃为中心　所谓病位以脾胃为中心，就是指湿热邪气最容易困阻脾胃。吴鞠通说的“脾胃为夫妻”，就是指这两个脏腑一阴一阳互为表里，它们相互配合，共同完成水谷的消化吸收与运化。胃主受纳，是指接受并容纳食物，通过消磨的功能把食物磨碎，成为食糜而向下输送到小肠，所以称为主降浊。脾主运化，是指营养物质和水液要通过脾向上输布到心肺，所以称为主升清。脾与胃在五行属土，脾为阴土，胃为阳土，脾为湿土，胃为燥土。脾主湿而又恶湿，胃主燥而又恶燥。所谓脾主湿，是指体内的水湿要由脾来运化。《素问·经脉别论》所说的“饮入于胃，游溢精气，上输于脾，脾气散精，上归于肺，通调水道，下输膀胱”，就是对水液代谢过程的高度概括。由此可见，脾是水液运化、代谢的中间环节，而且是很重要的环节，水湿没有它就不能运化，不能上输到肺，也就不能下输膀胱。但是脾运化水湿是有一定限度的，它的能力是只能运化人体代谢过程中正常的水湿，如果水湿超量了，它就不能负担了，反过来水湿就要困脾。“恶湿”，就是指水湿过重，使脾被湿困了。外感的湿热邪气进入人体，就加重了脾的负担而导致脾不能运化，湿邪就反而困脾，所以湿温病从开始到终了，始终存在湿邪困脾的症状。胃为阳土，因为外感的是湿与热两种邪气，湿邪困脾，热邪就犯胃。所以湿热病的特点是脾湿与胃热并见。概括地说，湿热病自始至终都离不开脾胃的症状，它的表现形式是脾不升清，胃不降浊。脾不能升清，水液不能上输于肺，就下走大肠而出现大便溏；胃不能降浊，纳入的水谷不能下行，逆而向上，就出现恶心呕吐，这是湿温病中最多见的临床表现。

（2）困遏清阳，阻滞气机　湿热邪气容易困遏清阳，阻滞气机。清阳，就是指阳气。因为人身的阳气是清气，所以称为清阳。气机，就是气的升、降、出、入运动。所谓困遏清阳，阻滞气机，就是指由于湿邪停聚，使清阳之气的升降出入运动发生了障碍，这是湿温病最容易出现的表现。比如说，身热不扬，病人的体温很高，但初扪之皮肤并不灼手，甚至手、足反而凉，这就是因为湿邪阻遏了气机，使人体的阳气不能运达到体表，特别是末端的手、足部位，所以像一块热粘糕一样，里面虽热，但表面是凉的。再比如，胸闷、脘痞、腹胀这些湿温病中最容易出现的临床表现，也是因为湿邪阻滞气机，阳气郁而不通所致。上焦气滞不通就胸闷。中焦脾胃的气机不通，升降失常，胃脘部就有痞塞不通的感觉。下焦气滞不通，就感觉腹部胀满。总而言之，从胸到腹都有气机阻滞不通的表现。湿温病虽然多见大便溏泄，但是排便并不顺利，而是溏滞不爽。不爽就是不通利，虽然大便溏，但是向外排出困难，粘粘糊糊排不净也难擦净。这是因为湿邪重浊粘腻，阻滞了肠道的气机，使气不能下行，湿浊也不容易下行，所以就粘滞在大肠而出现便溏不爽的表现。这类病人膀胱的气机也不通畅，所以小便排出也不通利。

（3）传变较慢，病程长，缠绵难愈　湿邪的特点是重浊粘腻，它不同于外感寒邪所致的太阳伤寒证的一汗而散，也不同于外感风热邪气所致的表热证清透可解。因为湿是有形的、粘腻的邪气，它侵犯人体后粘腻阻滞气机，气机不通，湿邪就没有出路，湿越没有出路，气机就越不通，所以它传变较慢，病程长，缠绵迁延，很不容易痊愈。临床治疗湿热病不能急于求功，欲速则不达。因为邪气的性质决定了它传变慢，病程长，所以治疗过程也长。不仅医生在治疗时要有耐心，而且也要告诉病人不要着急，这种病的特点就是缠绵难愈。在临床治疗湿热病的过程中有这种情况：本来你的方药是正确的，但是没有告诉病人要有耐心，往往吃了五剂药没见效，病人就另换别的医生治疗了。这位医生用药和你一样，三剂药就见效了，病人就认为这位医生高明，实际上是两位医生共同治疗的结果，这种事例在临床中并不少见。

4. 燥热邪气

燥是秋季的主气。燥邪致病多发生于秋季，称为“秋燥”。由于秋季的温差较大，所以秋燥病又有“温燥”与“凉燥”之别。初秋季节，“秋阳以曝”，艳阳高照，天气晴朗，气温很高，雨水又少，相对湿度小，在这种情况下自然界就存在着燥热邪气，它所导致的病变就称为温燥，属温病的范畴。过了中秋就进入深秋，自然界是“碧云天，黄花地，西风紧，北雁南飞”的清凉肃杀景象，由于气温下降，气候转凉，而且雨水又少，所以清凉干燥，这种气候条件下所导致的病变就称为凉燥，它不属于温病的范畴。

燥热邪气的致病特点有两个方面。

(1)病位以肺为主　燥热邪气容易犯肺，病位以肺为主。从五行属性的角度来讲，燥属金，肺也属金，同气相求，所以燥邪易犯肺。从人体的结构来讲，肺在上焦，其气通于鼻，外合皮毛，自然界的燥邪侵犯人体，无论是从鼻入还是从皮毛而入，都是先犯肺系，这一点与风热邪气没有区别。但是燥邪有易伤津液的特点，所以燥热邪气侵犯人体除了出现发热，微恶风寒的表现之外，特别容易出现鼻干、干咳这类燥伤肺津的表现。

(2)易伤津液　《素问·阴阳应象大论》说：“燥胜则干。”可见燥热邪气最容易损伤人体的津液而出现各种干燥的现象，如口干、鼻干、口唇干裂、咽喉干、舌干少津、皮肤干燥等。这些表现统称为燥象。燥热伤津主要是损伤肺津，进一步发展可以损伤胃与大肠的津液，一般不会损伤肝肾之阴，所以燥热为病一般较为轻浅。

5. 伏寒化温

寒邪不是温病的直接致病因素，它直接导致的病变是伤寒，但是伏寒化温可以导致温病的发生。所谓伏寒化温，是指冬季感受了寒邪，当时不发病，寒邪伏藏在体内，郁而化热。所谓郁而化热，是指寒邪郁遏了阳气，阳气与寒邪互相斗争，由于人体阳气的作用，把寒邪转化为温热邪气，这种热邪伏藏在体内，就称为“伏邪”。到春季气温升高，阳气升发，腠理开泄，体内的伏热就自内向外发而导致了温病的发生。这就是《素问·生气通天论》所说的“冬伤于寒，春必病温”的理论，是中医学的传统理论。“伏寒化温”是温病的致病因素，但不能说是寒邪直接导致了温病，也不能称为“寒热邪气”，因为寒与热是不可能结合的。准确的说法是伏在体内的寒邪转化为温热邪气，至春季自内外发而发为温病。

6. 疠气

疠气，又称为“疫气”，吴又可还称之为“戾气”、“异气”，它是一种特殊的致病因素，它导致的病变称为温疫。

疠气的致病特点有五个方面。

(1)致病力强　之所以称为疠气，是因为它不同于六淫邪气，它的致病力非常强，强横暴戾，无论男女老少，触之者即病。

(2)具有强烈的传染性，易造成大流行　疠气导致的疾病具有强烈的传染性，甚至可以造成大范围的流行。

(3)多从口、鼻而入　疠气致病，既可以从空气传播，也可因与病人接触而传染，但无论是以哪种方式传染，邪气多是由口、鼻而入。也就是说，是从呼吸道或消化道侵入人体。

(4)疠气致病有多个病种　疠气，是具有强烈传染性这一共同特点的多种致病因素的统称。不同的疠气侵入人体后损伤的脏腑经络不同，临床表现不同，病种也不相同，比如鼠疫、霍乱等。

(5)对受体有选择性　有的疠气只在人类间传染，不传染动物。有的只传染动物，不传染人类。有的是人畜共患，人与动物都可以互相传染。还有的只在牛群里传染，牛与羊在一处，羊却不传染。这就是对受体的选择性。

在温病的病因中，之所以把疠气单独作为一种病因提出来，是因为它有以上五个与六淫邪气致病不同的特点。具体到病变的性质，还是离不开温热与湿热两大类。有的疠气致病就是温热病的表现，有的就是湿热病的表现。所以在讲课中没有把温疫单独列为一类，而是把它分别放在温热病或湿热病中去讲。也就是说，讲义中的各有关病种中都包括了温疫在内。

7. 温毒

温毒，是“温热毒邪”的简称。这种邪气的致病特点有两个方面。一是多数都具有传染性；一是有局部红肿热痛甚至溃烂的表现。从其性质来讲，它属温热，因为它致病具有局部红肿疼痛甚至溃烂的表现，所以就称为温毒。

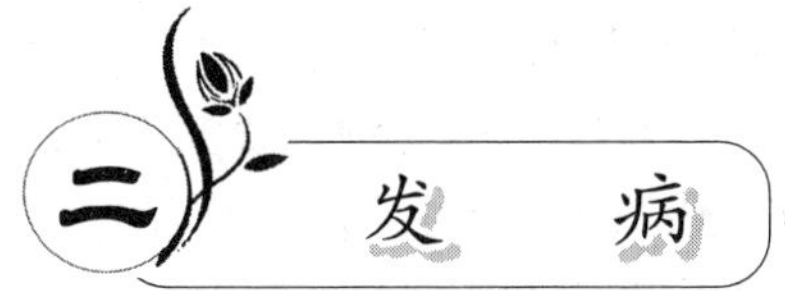

二　发　病

发病，是指疾病发生的机制与规律。温病发病学的内容有发病因素、感邪途径、发病类型三个方面。

1. 发病因素

发病因素，是指影响疾病发生与否的各种条件。没有病因就不可能发病，所以病因是发病的最主要因素。但是有了病因是不是一定发病？也未必。为什么呢？因为还有其它条件的影响，这些条件都属于发病因素，归纳起来有三个方面。

（1）体质因素　温病的发病与否和人体的体质关系非常密切。《黄帝内经》说“正气存内，邪不可干”，“邪之所凑，其气必虚”。就是说，如果人体的正气强盛，邪气就不容易干扰。如果体质虚弱，正气不足，抗邪能力不强，就容易遭受外邪侵袭而发病。这就提示人们，在日常生活中，一方面要注意饮食结构的合理搭配，一方面要适当进行体育锻炼以增强体质，体质强盛了，就不容易发病。

（2）环境因素　人生活在自然界中，自然环境随时都在变化，它对人体的影响非常大，不仅是温病的发病，还包括其它病种的发病，都与环境因素密切相关。近年来肿瘤的发病率上升，是什么原因呢？空气的污染、食物的污染，都对发病有很大影响。空气污染对人体呼吸道的影响可以使抵抗力下降，就容易导致温病的发生。所以说生活在什么样的环境里，对发病的影响是相当大的。特别是在久旱、久涝、暴寒、暴热等气候反常的情况下，自然环境的变化太大，超越了人体的抵御能力，体质再强的人，也可以发生疾病。可以说，体质因素是内在的，是内因，环境因素是外因，内因对发病起着决定作用，但是也不能排除外因的巨大干扰。这就提示人们，不仅要注意增强体质，也要增强环境保护意识，保护好我们的生存环境，减少污染，才能降低发病率。同时，还应当增强对疾病的防范意识，预防疾病的发生，这也就是古人所说的“避其毒气”、“治未病”、“未病先防”的预防思想。

（3）社会因素　古人说的“大乱之后必有大疫”，“大灾之后必有大疫”，这是对社会因素与温病特别是温疫的发生之间的关系的高度概括。1976 年 7 月 28 日，河北省唐山市发生了举世震惊的里氏 7.8 级强烈地震。顷刻之间房倒屋塌，20 多万鲜活的生命在睡梦中亡故。当时的天气酷热阴雨，震亡者的遗体因不能及时清运掩埋而腐烂，水源污染，食物匮乏。在这样恶劣的环境下，在人们的预料中，温疫的发生与蔓延是难以避免的。当时，灾区得到了政府的关怀与全国人民的有力支援，救灾物资源源不断地运入灾区，政府采取了有效的消毒、防疫措施。到年底统计的结果是，唐山市的传染病发病不仅没有上升，反而低于往年。这种人间奇迹，就是社会因素与温病发病与否之间的关系最有说服力的例证。近年来，随着科学技术的发展，治疗水平的提高以及人们生活水平的提高，某些传染病得到了有效的控制，发病率大幅下降，这无疑是人类的福音。但是自然灾害随时都有可能发生，温疫也随时都有可能卷土重来而危害人类，所以人们应该保持高度警惕，防范意识不可稍有松懈。

2. 感邪途径

感邪途径,就是指外感的邪气是从什么途径侵犯人体的。温病的感邪途径有两个方面。

(1)邪气从皮毛而入　所谓邪从皮毛而入,就是指邪气从体表的皮毛进入人体。按照中医的传统理论,从《伤寒论》开始,都认为外感病的邪气是从皮毛而入。外感病初起,邪气先侵犯体表,出现表证。因为皮毛在人体最表层,直接与外界相接触,所以表就是指皮毛。《伤寒论》认为,足太阳膀胱经主一身之表。其理论依据是足太阳膀胱经起于目内眦,从头走足,纵贯全身,经脉的循行路线非常长。膀胱与肾相表里,膀胱本身虽不产生阳气,但是肾阳是它的基础。肾阳就是命门火,膀胱如同一个锅炉,命门火供给了膀胱阳气,通过足太阳膀胱经这条纵长的管道,把阳气输送到全身。而且足太阳膀胱经在背部与督脉并行,督脉总督人体一身之阳,更助长了足太阳膀胱经的阳气,使它形成浩荡的阳气而布散周身,如同一堵篱笆墙一样卫护着人体,所以说足太阳膀胱经是人身的藩篱而主一身之表。正因如此,邪气侵犯人体之表当然也就首先影响足太阳膀胱经而使之发生病变了。所以张仲景把伤寒表证称为太阳病,包括太阳伤寒、太阳中风、太阳温病。凡是表证,都冠以“太阳”二字。总之,《伤寒论》认为足太阳膀胱经主一身之表,其理论依据就是卫气出于下焦,是肾通过足太阳膀胱经向全身输送卫阳之气,以保卫人体,抗御外邪。

按照温病学派的理论,认为是肺合皮毛,主一身之表。这种说法以叶天士为代表,他说:“肺主气,其合皮毛,故云在表。”这就是说,肺主一身之气,主宣发、肃降,通过肺的宣发肃降功能,把阳气和津液敷布到全身,当然也包括敷布到体表。因为是肺把卫气宣发到体表来抵御外邪,产生抗邪能力,所以说手太阴肺主一身之表。因为肺主一身之表,如果外邪侵袭体表,当然是肺系的病变,所以叶天士说:“温邪上受,首先犯肺。”这种说法的理论依据就是卫气出于上焦,即卫气由上焦手太阴肺的宣降功能而布散全身。

从伤寒病来看,病因是寒邪,寒为阴邪,其性下行,先犯足经,所以伤寒学派认为是足太阳膀胱经主一身之表。从温病来看,病因是温邪,温为阳邪,其性上升,先犯手经,所以温病学派认为手太阴肺经主一身之表。从理论上讲,卫气到底是出于上焦还是出于下焦?中医学认为,人体是有机的统一整体,是五脏六腑与经络系统共同配合、协调来完成人体的生理活动的。可以说,卫气是根源于下焦,敷布于上焦,但是没有中焦脾胃的滋生,卫气能够源源不断吗?先天的阳气也要靠后天不断地补充,所以应该说,卫气根源于下焦,滋生于中焦,宣发于上焦。伤寒与温病两个学派之所以对表证有在足太阳膀胱经与在手太阴肺经的不同说法,是因为两个学派从邪气的性质不同,它们对人体损伤的选择性不同，而分别从寒、温来立论。因为立论的角度不同，所以说法各异。实际上人体是有机的统一整体，这两种说法都是对的，不过是立论的角度不同而已。因为《伤寒论》首先强调了邪气侵犯人体是从皮毛而入，这个传统的学说就延续下来了，所以温病学派也认为邪气从皮毛而入。在邪气从皮毛而入这一入侵途径上，两个学派的观点是一致的。为什么强调邪气是从皮毛而入呢？因为外感病初起首先出现皮毛的反应。人体皮毛的反应是非常敏捷的，一受寒，皮肤就收缩，甚至冷得发抖，这就是寒主收引的表现；一受热，皮肤就疏松，或见汗出，这就是热主疏泄的表现。古人观察到受邪之后皮肤的变化非常敏感、突出，所以就从皮毛立论，你能说没有道理吗？所以这种理论一直沿用至今。

（2）邪气从口、鼻而入　鼻是呼吸道的第一关，口是消化道的第一关。所谓邪气从口、鼻而入，就是从呼吸道与消化道感染。除了鼻可以进行呼吸，口也可以进行呼吸，从口腔进来的气，也可以从气管进入到肺。可以说，从广义上讲，口、鼻都属于呼吸系统。就是说，人体接触到自然界的感染源，可以通过口、鼻进入到肺系，引起肺系的一系列病变。初起是肺卫表证，然后由表入里，由肺卫进入肺脏气分。口、鼻都在人体的体表，所以邪气从口、鼻而入初起都可以发生卫分证。从口而入的第二层含义是消化道感染，口气通于胃，从口吃进的食物通过食道进入到胃，如果饮食不洁，致病因素就可以通过口腔进入到胃肠道，也可以导致温病的发生，如痢疾、泄泻等都是邪气由口而入引起发病。

3. 发病类型

所谓发病类型，就是指病变初起有没有表证，根据病变初起有没有表证来对它的发病类型进行分类。有的温病发病初起是先从表证开始；有的温病发病初起没有表证，而是直接就见里证。按这两种类型分类，可以分为新感温病与伏气温病两类。

新感温病的特点是感而即发，就是感受邪气的当时就发病。怎么知道是感而即发呢？最主要的依据是发热的同时伴有微恶风寒。发热与恶寒同时出现，是皮毛卫外失司的表现，肯定是邪气在表。有一分寒热，则有一分表证，根据这个特点，就可以认定邪气是从外入侵而来的，所以称为新感温病，风温、冬温、湿温、秋燥等都属于新感温病。

伏气温病的特点是伏而后发，就是感受邪气的当时没有表现，而是经过很长时间才发病。怎么知道是伏而后发呢？因为发病初起就以里热为主，见高热，心烦，口渴，尿黄，舌红苔黄，脉数等里热盛的表现。古人认为，如果邪气是从表而来，肯定有明显的表证过程，既然它没有表证的过程，就说明是邪气从里向外发。既然邪气是从里向外发，当然是里有邪气。体内的邪气从何而来呢？是在发病之前已经进入体内，而且伏藏在体内，在一定的条件下就借机而发，所以称之为伏气温病，又称伏邪温病。关于邪气所伏的部位，由于历代医家所观察的病种不同，或对同一种病观察的角度不同，所以就出现了几种不同的说法。比如：《伤寒论》认为伏邪是藏于肌肤；《温疫论》认为是邪伏膜原；《通俗伤寒论》认为是舍于营分；《温热逢源》认为是伏于少阴。这些说法都可以作为研究伏气温病的参考。

属于伏气温病的病种，最典型的有两个，一个是春温病，一个是伏暑病。春温病，是冬伤于寒，至春发病，它初起可以发于气分，也可以发于营分，总之都是以里热为主。伏暑病，是夏季伤于暑热或暑湿，至秋、冬发病。暑湿病初起一般都是发于气分，出现以气分暑湿为主的表现。暑热病初起既可以发于气分，也可以发于营分，出现以气分暑热为主或营热阴伤为主的表现。伏气温病的发病，可以是没有任何诱因，伏邪就自内外发，这种类型称为伏邪自发；也可以是由外感邪气诱发体内的伏邪而发病，这种类型称为新感诱发。比如说，春温是冬季感受寒邪，郁而化热，热邪伏于体内，到春天腠理开泄，伏邪自内外发而发病，这就是伏邪自发。还有一种情况，是春季又外感新的邪气，或感受风寒，或感受风热，都可以诱发体内的伏邪而发病，这就是新感诱发。怎么知道是新感诱发了伏邪呢？因为它是以里热为主，但又有短暂的微恶风寒的过程。以里热为主，是体内有伏邪的表现，微恶风寒，是外感邪气的征象，二者结合分析，就可以知道是新感诱发了伏邪。如果初起以发热，微恶风寒为主症而无里热的表现，就是新感温病；如果初起仅见里热炽盛而没有微恶风寒的症状，那就是伏邪自发。这是新感诱发的伏气温病与新感温病、伏邪自发的伏气温病之间的临床鉴别要点。春温病有的发于气分，有的发于营分，这二者都可以是伏而自发，也都可以由新感风热或风寒所诱发。伏暑病与春温病虽然都属伏气温病，但是伏暑病不可能出现伏邪自发，而是必须由新感诱发。为什么呢？因为伏暑发于秋、冬，这两个季节气温低，腠理是收敛、闭塞的，伏邪郁在体内不可能发泄出来，必须有新感去引诱伏邪，才会发病。新感的邪气或是风寒，或是风热，都可以诱发伏邪。所以在临床上伏暑初起是以里热或里湿热为主，而必兼有短暂的微恶风寒的表证过程。

古代对伏气温病的论述应该说是非常详细的，而且在新感温病的学说出现之前，对温病的认识一直是以伏气立论。至于邪气究竟是何时侵入人体的？究竟伏在什么部位？为什么会伏藏那么长的时间而不发病等问题，近年来争议颇多。对于伏气学说，有人持肯定态度，也有人持否定态度。关于这个问题，应当以历史唯物主义的态度去对待，以能指导临床实践为原则，不必陷入无谓的争议空谈之中。

还应当说明的是，温病学的病因与发病学说的形成，是通过长期临床实践的观察、结合季节气候的特点而总结出来的理论，它形成之后，有效地指导了温病的辨证论治。西医学认为感染性疾病与传染病的发病是病原微生物所致，因为病原微生物的种类不一，如细菌、病毒、原虫、螺旋体等，所以病变的种类繁多。因此西医学在治疗上是针对不同的病原微生物而选用不同的药物。中医学与西医学两个医学体系对病因的认识不同，是因为观察方法不同而形成的。中医学是从宏观上把人与自然进行整体综合分析，“审证求因”而形成的病因学说。西医学是通过微观观察，在显微镜下找出了病原微生物而形成的病因学说。因此，两个医学体系对病因的认识有所不同，治疗方法也各异，但在临床实践中都有各自的疗效，而且各有所长。从提高疗效的角度来看，中西医结合，取长补短，往往疗效更好。应当强调的是，在使用中药治疗的过程中应当遵循中医理论的辨证论治原则，而不能机械地认为哪些药可以抗菌、抑菌、杀菌，哪些药可以抗病毒，这样的做法因为脱离了中医理论的指导反而不能取得好的疗效。

中医学与西医学对病因的认识虽有不同，但二者对发病与季节气候的关系的认识应该说是一致的。比如说，流行性脑脊髓膜炎多发于冬、春季节；流行性乙型脑炎多发于夏季。为什么不同季节有不同的病种呢？中医学认为是不同季节的主气不同，因而致病的邪气不同；西医学认为是不同季节有利于不同病原微生物的滋生。另外，有些病种是通过传媒传播的，如流行性乙型脑炎是以蚊虫为传媒，夏季蚊虫多，所以夏季发病率高。总之，中医学与西医学对发病与季节气候的关系都给予了高度重视，说明二者都在临床实践中进行了长期、细致的观察与总结，这对预防疾病的发生有着重大指导意义。

第四章 温病的辨证

温病的辨证纲领，有卫气营血辨证和三焦辨证两大系统，它们对温病的辨证，各有各的指导意义。

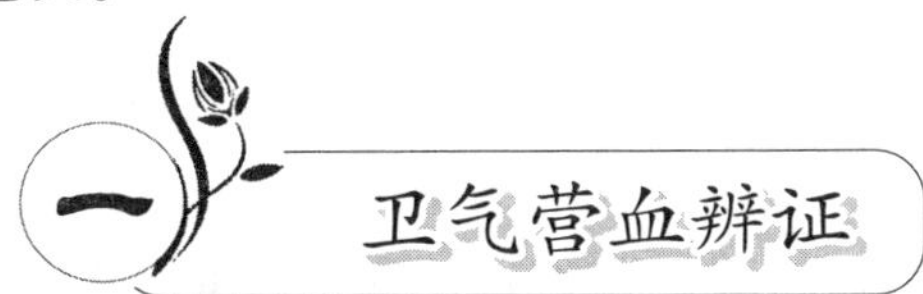

一 卫气营血辨证

卫气营血辨证是清代的温病学家叶天士提出来的，作为温病的辨证纲领，它有效地指导了临床实践。叶天士说："大凡看法，卫之后方言气，营之后方言血。""大凡看法"，是讲规律性，也就是说，温病的辨证规律是卫分证之后才是气分证，营分证之后才是血分证。这句话的重点不在卫与营，而在气与血。也就是说，叶天士的卫气营血辨证，实际上是气血辨证，把温病分为气病与血病两大部分。因为这两大部分范围太宽了、太笼统了，所以在"气"前面又衍生出"卫"，在"血"前面又衍生出"营"，从而把温病分为四个阶段，这样就使辨证过程更为精细、准确了。实际上，从总体上来说他强调的是气血辨证。为什么这么说？他的立论依据是什么？他为什么不用别的名词，不用别的辨证，而特意选择了卫气营血，这个问题很有深度，是有着深厚的理论基础的。要讲叶天士为什么用气病与血病来辨证温病，首先应该复习一遍卫、气、营、血的生理概念。

1. 卫气营血的生理概念

卫、气、营、血的生理概念主要在气与血，气中包括卫，血中包括营。

(1)气　要谈这个问题，首先要讲"气"。中医学所讲的气，作为人体来讲，应该说首先想到是人体一身之气，这个气称为"真气"，也称"正气"，还有人称为"原气"、"元气"、"真元之气"。从人体一身之气的生成来说，它有三个来源：一是来源于先天的气，是受之于父母，与生俱来的气。就是说，在人没有降生之前，还没有见天日的胚胎时期已经存在了，所以称之为"先天之气"。一个是来源于自然界的气，也就是呼吸的清气。婴儿一降生，首先就要呼吸，所吸进来的氧气来自于自然界，所以称之为"自然之气"。一个是来源于饮食的气。小孩要吃奶，长大了以后要吃食物，因为人类维持生存的营养物质来自于饮食物，所以称之为"水谷之气"。人体的一身之气就由这三种成分所构成，这三种成分从来源上看是三个途径，但是它们在人体内是混在一起相互化生、密不可分的。气，是很微细的物质，虽然用肉眼看不见，但是因为它的三种构成成分都是物质，所以应该承认它是物质。气在人体内是不断运动的，永远不会停息，气的运动停止了，人的生命也终止了。人们常说的生命不息，运动不止，就是指气在运动。当然，液态物质也在运动，但是血、精、津、液的运动都要靠气的推动，正因为气在运动，才推动了其它物质的运动。因为气在不断地运动，全身各部位无处不到，所以说它是活力极强的物质，它既是构成人体的基本物质，也是维持人体生命活动的基本物质。就是说，人体的构成没有气是不可能的，它是人体构成成分之一。同时，人体生命活动也需要气来维持，人由生到死，都是气所产生的功能在起主导作用。

气生成之后，分布到五脏、六腑、经络而形成五脏之气、六腑之气、经络之气。这些气与人体一身之气是什么关系？五脏之气、六腑之气、经络之气，实际上就是一身之气的功能活动在不同部位的具体体现。

“心气”，也是由先天之气、自然之气、水谷之气所构成，所以它就是一身之气。一身之气作用于心脏，就称为心气，就产生了心的功能，心脏的功能是主血脉。就是说，心气能够推动血液在经脉中运行。因为血液运行是有轨道的，是在经脉之中运行，所以心不仅主血，而且主脉。至于心主神志，是因为心主血脉，而血是神志活动的物质基础，这是由主血脉而派生的功能。

“肺气”，就是一身之气作用于肺脏而产生的肺的功能，具体来说就是主气、司呼吸、通调水道、朝百脉这几方面。这几方面的功能是通过宣发、肃降的形式来实现的。

“脾气”，就是一身之气作用于脾脏而产生的脾的功能，具体来说就是主运化，是将水谷精微上输于心、肺而敷布周身，所以说脾的运化功能是以“升清”的形式来实现的。

“肝气”，就是一身之气作用于肝脏而产生的肝的功能，具体来说就是主疏泄、主藏血。主疏泄，是指疏通气机；主藏血，是指贮藏血液与调节血量。

“肾气”，就是一身之气作用于肾脏而产生的肾的功能，具体来说就是藏精气，主骨生髓，主人体的生长、发育、生殖，主水液。

六腑之气，就是一身之气作用于六腑而产生的各腑的功能。如“胆气”主疏泄胆汁；“胃气”主受纳、消磨水谷，主通降；“小肠气”主受盛化物、泌别清浊；“大肠气”主传导糟粕；“膀胱气”又称“脬气”，主贮藏津液、排出尿液；“三焦气”主通行阳气与水液。

人体的经络系统由十二正经、奇经八脉以及它们的大大小小的分支即络脉所构成。经络之气就是运行中的脏腑之气。阴经属脏络腑，阳经属腑络脏，通过经脉输送气血，把脏腑互相联系起来，使人体构成了有机的整体。所以经络中的气就是运行中的脏腑之气，也就是运行中的一身之气。奇经八脉虽然与脏腑没有络属关系，但是它们像水库一样，对气血有调节蓄溢作用。蓄就是贮存，溢就是排放。就是说，十二经的气血充盛了，奇经八脉有贮存作用，十二经的气血不足了，通过奇经八脉的调节，可以向十二经排放。可见，奇经八脉的功能是通过其蓄溢作用，来调节十二正经的气血。全身的经络像网络一样遍布全身，输送一身之气，所以说经络之气就是运行中的一身之气。

综上所述，脏腑经络之气实际上就是一身之气。在不同的生理活动中给其冠以不同的名称，就出现了五脏之气、六腑之气、经络之气的名称。

除了脏腑经络之气外，中医学中还有宗气、中气、元气、卫气、营气等名称。这些名称所表述的是综合概念，是一身之气的功能在五个大方面的体现。也就是说，把人体一身之气的功能分为五个大系统，又分别给它们冠以五个名称。

“宗气”，积于胸中，在上焦的膻中部位，它的功能是“以贯心脉，而行呼吸焉。”贯心脉，就是指推动血液运行；行呼吸，就是指调节呼吸。按具体脏器来说，宗气的功能就是心、肺两脏功能的综和。因为心与肺同居上焦，它们两脏在功能上密切相关，比如血液运行要靠心气推动，同时也要靠肺气来辅助，所以就把它们两脏的功能综合起来称为宗气。宗气也是由先天之气、自然之气、水谷之气所构成，所以说宗气就是一身之气，它涵盖了心、肺两脏的功能，是循环、呼吸两大系统功能的综合。

“中气”，居于中焦，是指人体的消化、吸收功能，也就是脾、胃的功能。脾与胃一脏、一腑，胃主受纳、主消磨，脾主运化，它们在水谷的消化吸收及精微物质的输布过程中相互配合得非常密切。这种消化吸收、运输精微的功能单用脾气或胃气都难以完全概括，所以综合起来称为中气。中气就是中焦之气，是脾、胃之气的统称，也就是消化系统的称谓。

“元气”，藏于下焦肾。元气是不是先天之气？不能这样说。因为肾所藏的元气既有先天的成分，又有后天的成分。肾所藏的元气是在贮藏先天之气的基础上，又随时在纳入水谷之气与自然之气而得到后天之气的不断补充，才能产生其生理功能。所以说它也是一身之气而不单纯是先天之气。由于元气对人体全身各个脏腑经络的生理功能都有激发与推动作用，而且它对后代的繁殖也起主导作用，所以就把它称为元气。元，是原始之意，不过是突出它的重要性而已。实际上它就是一身之气的功能在泌尿生殖系统与新陈代谢系统的综合体现。

“卫气”的卫字，是保卫之意。人体的一身之气对人体所产生的保卫功能就称为卫气。卫气行于脉外,并脉而行。脉内是营气,脉外是卫气,可见只要有经脉的部位都有卫气,而人体的经脉及其分支络脉遍布全身,所以卫气就游行于全身的各个部位,内而脏腑、腔隙,外而肌肉、皮毛,无处不到。在体表,它能温煦肌肉、皮毛、抵御外邪;在体内,它能温煦五脏、六腑腔隙,从而使人体保持恒定的体温。可以说,卫气就是一身之气的功能在抵御外邪、调节体温方面的综合体现。

"营气",是行于脉中的气。就是说,它与血液一同在脉中运行。气与血都在脉中,血液中含载着气,气推动着血液的运行,所以血中之气就称为营气。温病学中经常提到的"营阴",是指血中津液。可以说,同用一个"营"字,它的含义不同。营气是血中之气,营阴是血中的津液,实际上是血液中的两种组成成分。因为它们都行于脉中,都是血液的组成成分,都是人体的营养物质,所以都称为营。但是就其功能与属性而言,又有营气与营阴之分。《黄帝内经》中关于"营"的解释,有三种含义。一种含义是指人体的营养物质,作"营养"解,在古代也写作"荣"。另一种含义是指"营运",也就是指营行于脉中,它是在脉中不断运行的。第三种含义是指"营垒",引申来说,就是指范围。《黄帝内经》中说:"壅遏营气,令无所避,是谓脉。""壅遏"就是把它限定在脉的范围里面运动,不能逃逸,也就是说脉是营气运行的管道。归纳起来说,营气实际上就是人体一身之气进入血脉,推动着血液不断地运行。在温病学理论中,"营"主要是指血中津液。

在掌握了气的生成、分布与功能的基础上,还应该进一步掌握气与脏腑的关系。人体一身之气的生成以及输布必须依赖于脏腑,可以说,没有脏腑的功能活动就不存在气的生成与输布。反过来,脏腑的功能活动又是靠气的激发、推动而产生,是一身之气的功能在具体脏腑的活动中的体现,也可以说,没有气就不可能有脏腑的功能活动。由此看来,气与脏腑实际上是相互依存、相互为用的辩证关系。

叶天士为什么用卫气营血辨证作为温病的辨证纲领呢?其中的气病又是指什么病理变化呢?气所涉及的范围很广,它包括所有脏腑经络的功能。那就是说,凡外感热邪导致人体脏腑经络功能失调的病变,统称都是"气分证",都属气病。气分证可以涉及到一个脏腑,可以涉及到两个脏腑,也可以涉及到多个脏腑。如果用脏腑辨证,只能一个脏腑一个脏腑地辨,而热邪侵袭人体涉及的范围很广,它有时可以同时涉及几个脏腑,脏腑辨证就不适用了,而用气病就能够概括,因为几个脏腑功能失调,统称都是气病。温病初起,邪气在表,并未入里,还没有影响到脏腑功能,只是导致人体的卫外功能失常,就称之为卫分证。其实卫分证也属气病的范畴,但它比气分证要轻浅,病在表,不在脏腑,所以把气病分为卫分证与气分证两个阶段,因此就有了“卫为气之表”的说法。

(2)血　血是在血脉中不断流动的红色液体,它是构成人体的基本物质,也是维持人体生命活动的基本物质。血由水谷精微所化生,它在人体的运行形式就是周而复始地不断循环。所谓血病,实质上就是热邪影响到血液的组成成分与运行所发生的病变。在温病中,血的病变有两种表现形式,一种是耗血,一种是动血。耗血,是指热邪消耗血液而导致血液粘稠,进而凝聚成瘀;动血,是指热邪鼓动血液,使血溢出脉外。所以临床中血的病变主要是血瘀与出血两种类型。在血病的初起病情较轻,没有严重到耗血、动血的程度,只是血中的水液被热邪所消耗而见血中津液不足的表现,就称为营分证。营分证与血分证的病变部位都在血脉中,二者没有本质的区别,但程度的轻重却有不同。为了把血病中的轻证与重证区别开,所以就把血病分为营分证与血分证两个阶段,因此有了“营为血之表”的说法。这里所说的“表”,不是指表证,是指营分证是血分证的轻浅阶段。

为了使气血辨证更便于指导临床实践,叶天士在气病与血病两大阶段的每个阶段前面又增加了一个轻浅阶段,气前加卫,血前加营,于是就形成了卫气营血辨证。

2. 卫气营血的证候与病机

叶天士说:“大凡看法,卫之后方言气,营之后方言血。”在这句话中气与营之间没有连接词,只有语气的停顿。卫与气同列,营与血同列,就是申明卫与气是一个阶段,营与血是一个阶段,而这四个阶段其实是两个大阶段。卫与气都是功能失常的病变,统称都是气病,但卫与气又有所区别。气分证是指脏腑功能失常。卫分证是指人体体表的保卫功能失常。总而言之,无论是脏腑功能失常还是卫外功能失常,都属功能失常的范畴,所以分而言之有卫、气之别,统而言之都属气病。温病涉及到营与血,都是实质性的损伤,也就是对人体内有形的液态营养物质的损伤。这种损伤的程度又有轻、重的不同,血的损伤称为血分证,或是血瘀,或是出血,都是血液严重受损的病变。但在它的前期,没有达到那么严重的程度,损伤的仅是血中津液,就称为营分证,营与血都行于脉中,营是血的组成成分,所以分而言之有营、血之别,统而言之都属血病。

由上面所讲的内容可以看出,卫气营血辨证学术思想的核心是气血辨证,也就是功能失常与实质损伤这两大病变类型。可以说,由卫分到气分这个阶段的发展变化虽然是由表入里、由浅入深、由轻转重,但都属于功能失常的病变,二者并没有本质的变化,所以属于渐变、量变的过程。由营分到血分这个阶段的发展变化，是由损伤血中津液，进一步发展到损伤血液的过程，虽然程度加重了，但其本质还都是血液成分的变化，所以也属于渐变、量变的过程。而由气到营这个阶段，是由功能失常到实质损伤的变化，就不是量变而是突变、质变了。叶天士在气与营之间不用连接词，是为了加重语气，强调气病与血病是两个本质不同的阶段。为了更清楚地表明温病的发展变化过程，又在气前加卫，在血前加营，构成了四个阶段，这样就把温热邪气侵犯人体由表入里、由浅入深、由轻转重、由实致虚、由功能失常到实质损伤这五个方面的变化标示得清清楚楚。

卫气营血辨证中的卫、气、营、血四个字分别代表着四类不同的证候，所以下边都加"证"字，分别称为卫分证、气分证、营分证、血分证。为什么用"分"字呢？它是多音字，读作 fèn，又读作 fēn。在这里读作 fèn，但是含义同 fēn，就是分界的意思，引申为界限，再引申为阶段。就是说，卫分证、气分证、营分证、血分证四者的发展阶段不同，证候类型不同，治法也不一样。它们四者之间是有分界的，分为四个不同的阶段，简称为"四分"。概括地说，卫分证是温热邪气侵袭体表，导致卫外功能失常的病变，它是温病的初起阶段。气分证是邪气入里，导致脏腑功能失常的病变，一般来说是温病的高热阶段，或称为极期阶段。营分证是热邪深入血脉，热邪盛而致血中津液损伤，因邪实而导致正虚的虚实夹杂阶段。血分证是热邪深入血脉，耗血、动血，导致血液瘀滞或出血的危重阶段。卫、气、营、血四个阶段虽然各自表现为不同的证候类型，而且在发展过程中还可能发生各种变化，但是万变不离其宗，只要掌握了每一个阶段的特征、主症，就可以明确地做出辨别。卫气营血辨证的问世，为温病的辨证与论治奠定了深厚的理论基础并提供了临床范例，对临床实践有重大的指导意义，所以后世称叶天士为开创温病学派的一派宗师，原因就在于此。

下面就分别讲述卫气营血四类证候。

(1)卫分证候　卫分证，是温热邪气侵袭体表，导致人体卫外功能失常的病变阶段。其病机是温热袭表，卫外失司，肺失宣降。临床表现是：发热，微恶风寒，无汗或少汗，头痛，咳，口微渴，舌边尖红苔薄白，脉浮数。辨证要点是发热，微恶风寒。

所谓辨证要点，就是抓主症。主症，又称为必有症，它是对证候作出判定的最主要依据，其它症状则称为兼症，也称为或有症。卫分证的主症是发热与微恶风寒同时存在，简称为寒热并见。如果只发热而不恶风寒，那就不是表证。新感温病初起先见表证，就是指发热与微恶风寒同时出现，这就是常说的"有一分寒热，则有一分表证"。从病机来分析，卫分证是外感温热邪气而发，邪气在表，正气就要驱逐邪气，于是就因正邪相争而导致功能亢奋，具体表现就是体温升高，临床中称为发热。这种热势一般不高，多呈中等度以下的热，在38℃左右，同时伴随着轻微的恶风寒。产生微恶风寒的原因，是因为温热邪气开泄腠理，邪气要从皮毛向里进，阳气要从体内向外敷布，邪气阻滞了卫阳之气敷布的道路所致。皮毛就像房间的门一样，外面有人要进来，里面有人要出去，门虽然敞开着，但是里出与外进互相顶撞，就造成了进出不通畅的局面。同样道理，温病的卫分证是温热袭表，邪气要向里进，阳气要向外宣，邪气与体内的阳气在体表互相顶撞，体表的气机当然不通畅，所以温病初起虽然不是"表闭"，但却有"表郁"。由于邪气郁阻了体表的气机，导致卫阳之气的宣发障碍而卫外功能失常，所以就出现恶风寒的症状，但它毕竟是表郁而不是表闭，皮毛并没有完全闭塞，所以它恶寒轻微。卫分证的主症是发热与微恶风寒并存，这是邪气袭表的重要标志，是辨证的关键。如果把微恶风寒这个症状去掉，即使其它症状都存在，也不能诊断为卫分证。

(2)气分证候　气分证，是邪气在里，导致脏腑功能失常的病变阶段。其病机是正邪激争，热炽津伤，脏腑功能失常。气分证的范畴相当广泛，其病变可以涉及肺、胃、肠、脾、肝、胆、胸膈等诸多部位，所以证候类型较多。气分证的共同特点是：壮热，不恶寒反恶热，渴喜冷饮，小便短赤，舌红苔黄，脉数有力。辨证要点是壮热恶热，渴喜冷饮，舌苔黄。

气分证的病机是邪气盛而正气不衰，正邪激烈相争。病人之所以出现壮热，从邪气的角度来讲，当然是邪气盛。但是在气分阶段正气还没有受到严重的损伤，所以说正气不衰。应当注意的是，邪气盛而正气不衰这句话，不能改为邪盛正盛。这是因为，在气分高热正邪相争的过程中，人体的津液和阳气必然会受到消耗，已经不像健康人那样充盛了，但是损伤尚不严重，仍然有抗邪能力，所以称为正气不衰，可以说正气不衰是处于盛与衰的中间状态。由于邪气盛而正气不衰，正气与邪气就激烈相争，从而导致人体的功能活动极度亢奋，就出现壮热。壮热就是高热，也称为大热，体温一般在39℃以上，这个阶段就不恶寒，反恶热了。不恶寒是因为邪不在表，反恶热是因为体内有高热，内环境温度高，就需要外环境温度低，才能使里热外散。如果外环境的温度高于体温，里热不能外散，病人当然难以忍受，所以就恶热。如果体温是40℃，外环境是20℃，就容易散热，病人就感觉舒服。如果外环境是42℃，比体温还高，病人当然难以忍受，这就称为恶热，这种病人的表现是不喜穿衣，不喜盖被，而喜冷饮，喜枕冰袋。

渴喜冷饮，是因为热邪消耗了津液，津液不足就需要饮水来补充，这是"引水自救"，是人体自己救助自己的本能反应。不仅喜饮，而且喜冷饮，是因为体内有热，饮冷水可以降温，这与恶热喜冷的道理相同，都是自救的需求。

舌苔黄，是因为热邪熏蒸。像烤面包一样，面包是白色的，烤了以后就变黄，再烤就糊了，变灰、变黑。温热病的舌苔变化一般来说是白→黄→灰→黑的发展变化过程。

至于气分证是不是一定有大汗，应该说是不一定，这要视邪气所在的部位而论。比如说，热邪在手太阴肺与足阳明胃的气分，就有蒸蒸汗出，如笼屉蒸馒头一样，向外冒热气，出大汗，这种热型称为蒸腾之热，是热邪从里向外蒸腾津液的表现。但是也有的病人里热很重，小便黄而少，口渴，舌红苔黄，却不见汗出，这是热郁在肝胆气分，由于肝胆失于疏泄，气机不畅，热郁于体内发散不出来，津液也就不能向外泄，所以就没有汗，虽然高热而无大汗，这种热型称为郁闭之热。这里之所以强调有汗与无汗的问题，就是要说明温病的气分证不一定都有大汗，也就是说大汗出不是气分证的主症。

气分证大多表现为里实热证。气分有没有虚证呢？可以肯定地回答说有。气分证是热邪在里，导致脏腑功能失常的阶段。功能失常，既可以表现为功能亢奋，也可以表现为功能衰竭。功能亢奋，是邪气盛而正气不衰，正邪激争所致，它表现出的当然是里实热证。里实热证如果持续不解，在正邪激争持续高热的过程中，既消耗津液，又消耗阳气。如果津液阳气大伤，正气就开始衰败了，抗邪能力也就下降，甚至无力抗邪了，这时还能呈现高热吗？体温高达40℃，说明邪气盛病情重，但是从另一个角度来看，体温能够高达40℃，也说明病人正气不衰，有抗邪能力。如果正气衰败，就不能与邪气抗争了，就不能维持高热了。临床上有的病人持续高热大汗，骤然间体温就急剧下降，甚至降到比正常人体温低，不仅体温骤降，还伴见面色苍白，大汗淋漓，脉微欲绝，这是因为高热消耗正气，导致津气欲脱。再发展就出现冷汗淋漓，四肢厥冷而亡阳的危重证。津气欲脱与亡阳都是功能衰竭的表现，属于气分的虚证。由此可见，在温病过程中，气分证以实热证为多见，是主流。但是气分高热持续不解，其发展趋势有两种，一种是入营分，伤营阴，或窜入血分；一种是仍在气分，由气分的实证转为气分的虚证，也就是功能由亢奋而转入功能衰竭。这两种发展趋势都属于前面讲过的由实致虚的范畴。

(3)营分证候　营分证，是热邪深入血脉病变的初期阶段。其病机是热灼营阴，心神被扰。临床表现是：身热夜甚，心烦躁扰，甚或时有谵语，或斑点隐隐，口反不甚渴或竟不渴，舌红绛苔少或无苔，脉细数。辨证要点是身热夜甚，心烦谵语，舌红绛。

营分证是热邪深入血脉的初期阶段，热邪深入血脉，必然要消耗血中津液，其病机就概括为热灼营阴。

身热夜甚，是指24小时持续发热，但夜间体温比白天更高。比如白天是

39℃,夜间就升到40℃,比白天高了1℃。这是为什么?可以说,24小时持续身热是因为营分热邪盛,正邪相争,功能亢奋,所以体温升高。而夜甚,则是因为营阴损伤。人体的卫气昼行于表,夜行于里。因为白天人要活动,要消耗阳气,消耗能量,所以卫气行于表,供给人的需要。夜间静止了,不需要这么多阳气,所以卫气大部分进入体内潜藏起来。这是人类历代遗传的生理状态,健康人就是在这种运动状态下保持动态平衡而维持体温的恒定。而营分证是热邪深入于里,营热盛而阴伤,体内的阴阳动态平衡状态已经被破坏,夜间卫气入里,已伤之阴不能制约,阴阳更失于平衡,阳气相对更盛,所以夜间体温更高。就是说,夜间体温更高,是由于阳入于阴,阴不能制阳而造成的。到次日清晨阳气出于体表,体温就降下来了,但也不是降到正常。简而言之,身热是由于正邪相争,夜甚是阳入于阴的结果。

心主血脉,血脉中有热,心当然就有热。心主神志,血液是神志活动的物质基础。血脉、血液、心都是热的,神志就必然被热邪扰动。比如说,把鱼放在鱼缸里,水温正常,鱼就很自由地在水里游,如果给水加温,随着水温的升高,水液因蒸发而减少,鱼就在水里乱蹦。营分证的神志失常与鱼在热水中的道理一样,血是热的,而且津液被耗,心神就不能内藏了,因而就导致心神外越而出现心烦躁扰,甚至时有谵语。其病机就概括为热扰心神。

营分证的辨证要点还有舌质红绛。叶天士说:"绛,深红色也。"气分证见红舌,是因为热邪鼓动血液,使血液运行加快而致血脉扩张,舌面充血。营分证见舌绛,是因为热邪消耗血中津液,血中的水分减少了,但血液中的红色成分并没有消耗,血液因水液减少而浓缩粘稠,颜色就转深,所以出现红绛舌,这是血液因浓缩粘稠而瘀滞的征象。在临床中只要见到身热夜甚,心烦谵语,舌质红绛这几个主症,就可以确定热邪已入营分,这是辨证的关键。

营分证见口反不甚渴或竟不渴,是因为热邪在血脉中蒸腾血中津液,把血中津液上蒸到口腔,以致口腔反而有滑润不渴的感觉。这种口不渴与气分证的口大渴相比较,口不渴者病情更重。气分证的口大渴是热邪损伤胃中的津液,渴而喜饮是引水自救,这就如同到市场去购物,市场上虽然没有货物了,但仓库里有储存,可以从仓库里调来补充。营分证的口不渴是热邪蒸腾了血中津液上潮于口腔,也就如同把仓库里的库存都调动出来了,看似货物充足,实际上库存枯竭了,所以病情更重,再进一步发展津液就枯竭了,最后就发展到亡阴脱液。按西医学的说法,气分证的口渴属于高渗性脱水,营分证的口不渴属于低渗性脱水。

(4)血分证候　血分证,是热邪深入血脉病变的深重阶段。其病机是热入血脉,耗血动血。临床表现是:身热灼手,躁扰不安,甚则昏狂谵妄,衄血、吐血、便血、尿血、非时经血、发斑，舌质绛紫，脉数。辨证要点是出血见症与舌质绛紫。

血分证的病机是耗血与动血。耗血，是指热邪消耗血中津液，使血中的津液减少而血液凝聚，出现热凝而瘀，是由血热而导致凝血。动血，是指热邪灼伤血络，迫血妄行，导致血脉破裂而出血。这种病人往往是耗血与动血同时发生，瘀血与出血同时存在。血分证的热势很高，但由于热邪耗血而使血中津液大伤，无源作汗，所以一般是没有汗而干烫灼手。

衄血、吐血、便血、尿血、非时经血、发斑，都是出血见症。血从鼻孔而出是衄血；血从嘴中而出是吐血；大便中有血或无便而肛门出血是便血；尿中有血是尿血；妇女不是月经期而阴道出血是非时经血；发斑是皮下出血，也就是肌肉部位出血瘀于皮下，西医学称为紫癜，中医学又称为肌衄。血分证所出现的各部位出血见症，是因血热动血而致。但各部位所出之血多呈紫色或紫黑色，与舌质绛紫的病机相同，都是热邪耗血导致血中津液不足而使血液凝聚的标志。由于血分证的血热阴伤程度更甚于营分证，所以血分证的神志改变也比营分证更重，表现为躁扰不安，甚则昏狂谵妄。

3. 卫气营血证候的病位浅深与传变

卫、气、营、血四个阶段在病变的发展过程中并不是孤立存在的，而是相互联系的。一般来说，邪气侵犯人体，先侵犯体表，导致卫分证。卫分证不解，则深入气分。气分证不解，则深入营分。营分证不解，则进一步发展为血分证。就是说，由体表的卫外功能失常，进一步导致脏腑功能失常，脏腑功能失常到一定的程度就消耗血中津液而深入营分，营分证再发展就要耗血、动血，深入血分。可以说，温病的一般发展规律是按卫→气→营→血传变而逐步深入发展。

卫→气→营→血的传变模式也不是绝对的，在发展过程中也会出现各种变化。如有的病人卫分证未解，气分证已起，按八纲辨证来讲是表里同病，按卫气营血辨证来讲就称为卫气同病。比如一个人进门的时候，一只脚已经进入到门槛里而另一只脚还在门槛外面，这就如同卫气同病。其临床表现多为发热，微恶风寒，但热势高，口渴，心烦，舌红苔薄黄，脉数。有的病人卫分证未解，又直接传入营分而见卫营同病，也有的病人初起就是营分兼表而呈卫营同病，伏气温病就有这个特点，表现为身热夜甚，微恶风寒，心烦不寐，口反不甚渴，舌红绛，脉细数。还有气分证未罢，营分证已起，在见气分高热的同时，出现了身热夜甚，舌绛等营分证的表现，这种证候称为气营两燔。燔，是指火旺貌，是火烧得很旺的意思。气营两燔，就是气分高热与营热阴伤并见。也有的病人在气分高热的同时突然就出现鼻衄、吐血或发斑，这是气分高热窜入血分所致，称为气血两燔。在温病中有没有气营血三燔的证候呢？这种情况是可以发生的，但是由于血分热盛就包括了营分热盛，气血两燔就包括了气营两燔，所以就没有必要再提出营字了，实际上气血两燔就是气营血三燔。

总而言之，在临床上温病发展过程中的传变是错综复杂的，各种情况都可能出现，除了按卫→气→营→血的顺序传变外，还可能出现卫气同病、卫营同病、气营两燔、气血两燔等多种形式。但是不管怎样变化，涉及到哪个阶段必然有哪个阶段特点，比如气营两燔必有气分热盛与营热阴伤的特点。所以只要掌握了卫、气、营、血各阶段的辨证要点，就能对证候做出准确的判断，从而确定治疗方法。

温病按卫→气→营→血的趋势发展，是逐步深入，病情加重。如果反过来，由血分出营分，由营分出气分，由气分出卫分，是病情越来越轻，逐渐痊愈的良好趋势。叶天士提出的“入营犹可透热转气”，就是指通过用药物治疗，使营分的热邪向气分透出，再透表而解，这就是用治疗手段来促进病情向好的方向转化。

卫气营血辨证在临床应用中，对温热病与湿热病这两类温病中的哪一类更有指导意义呢？应该说对温热病更具指导意义。因为温热邪气侵袭人体后的发生发展规律往往是由表入里、由浅入深、由轻转重、因损伤气阴而由实致虚、由功能失常到实质损伤，这种发展过程，完全符合卫气营血的传变规律。而湿热病的病因是湿与热两种邪气，湿邪具有弥漫的特点，热邪又蒸动湿邪，热蒸湿动，往往弥漫表里，病变初起邪气虽然在表，但同时也向里弥漫，困阻脾胃。所以病变初起虽然可见发热，恶寒的卫分症状，但同时又有胸闷，脘痞，腹胀，不思饮食等气分证的表现，一般初起就呈卫气同病的态势，卫分与气分的界限不清。再者，湿热病是以湿邪为主，湿热裹结，热蕴湿中而热势不扬，湿不去则热不伤阴，一般不入营分、血分。由于湿热病初起卫分与气分的界限不清，不伤阴又不入营分、血分，由此看来，卫气营血辨证难以概括湿热病的发展变化规律，所以吴鞠通又大力倡导三焦辨证。

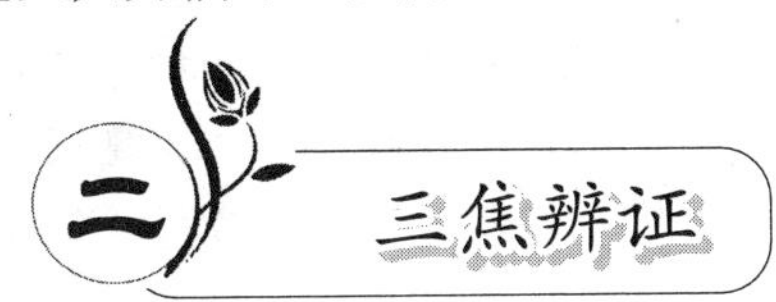

二 三焦辨证

三焦辨证虽然由吴鞠通所倡导，但是应当说他在很大程度上是受到了喻嘉言、叶天士等前辈学者的影响。喻嘉言提出：“上焦如雾，升而逐之，兼以解毒；中焦如沤，疏而逐之，兼以解毒；下焦如渎，决而逐之，兼以解毒。”喻氏在这里讲的是三焦的治法。上焦升而逐之，是指用升散的药物向外透邪；中焦疏而逐之，是指疏通气机，宣气化湿；下焦决而逐之，是指决通水道，使湿邪下驱。叶天士提出："再论气病有不传血分，而邪留三焦，亦如伤寒中少阳病也。彼则和解表里之半，此则分消上下之势。"叶天士在这里强调了治疗湿邪流连三焦用分消走泄法。喻嘉言与叶天士关于三焦治法的论述，无疑对吴鞠通的学术思想产生了重大影响。因为湿邪有从上流下的特点，所以对湿热病按上、中、下三焦辨证，比卫气营血辨证更为实用。当然，吴鞠通的三焦辨证不是单为湿热病而立，对温热病也适用，但是它对湿热病的指导意义更大。

1. 三焦的生理概念

《黄帝内经》与《难经》中关于三焦的论述，综合起来有四种说法。

(1)三焦是阳气运行的通道　阳气运行的通道，简称就是气道。"焦"字从火。汉字中的"灬"，有多种用法，一是从水，如点字，就是水点的意思。一是从爪，如熊字，就是指动物有四个爪的意思。再有就是从火，如焦字，就是物遇火则焦的意思。因为三焦是通行阳气的，阳气是人身的少火，所以用"焦"字命名。《难经·六十六难》说："三焦者，原气之别使也，主通行三气，经历于五脏六腑。""原气"，指的是真气，也就是一身之气。"别使"是指被原气所使，也就是三焦能够通行原气。原气为什么被称为"三气"呢？因为原气分布到上、中、下三焦，就被称为上焦的宗气、中焦的中气、下焦的元气，"主通行三气"，就是指通行上、中、下三焦之气。"经历于五脏六腑"，实际上就是使一身之气在五脏、六腑、胸腔、腹腔及全身各部位运行，而全身各部位都包容在三焦之中，所以说三焦是人体阳气运行的通道。

(2)三焦是水液运行的通道　水液运行的通道，简称就是水道。《素问·灵兰秘典论》说："三焦者，决渎之官，水道出焉。""渎"，是水沟。"决"，是疏通。"决渎"，就是疏通水沟的意思。"水道出焉"，就是指水道出于三焦。也就是说，三焦是人体水液运行的通道。《难经》说三焦是气道，《黄帝内经》说三焦是水道，它到底是气道还是水道？这两种说法矛盾不矛盾呢？并不矛盾。因为水液的运行要靠阳气推动，阳气含载在水中而推动水液运行，所以气与水是在同一条通道中运行的。比如水管里运送的是热水，这条管道是热的通道还是水的通道？因为热与水是不能分离的，所以说它是热与水的共同通道。相同的道理，阳气是在水中推动水液运行，二者是不能分离的，所以说三焦是气道也必然是水道。

(3)三焦是对人体三大部位的概括　用三焦来划分人体，是把人体概括地划分为上焦、中焦、下焦三大部位。上焦，指膈以上的胸腔，内有心、心包与肺。中焦，是指膈以下脐以上，内有胃、脾、肝、胆等脏器。下焦，是指脐以下的下腹部，内有小肠、大肠、膀胱、肾等脏器。从解剖部位来看，肝、胆与脾胃同居中焦,但吴鞠通在《温病条辨》中把肝划入下焦,称为下焦肝与肾。这是因为肝血与肾精乙癸同源,温热伤阴,消耗肝血就必然损伤肾精,损伤肾精就必然消耗肝血,肝与肾的病变密切相关,如果把肝划入中焦,把肾划入下焦,就破坏了三焦辨证的系统性,所以吴鞠通从辨证的角度把肝与肾的病变一起划入了下焦温病的范畴。这种说法并不违背中医学理论,因为中医学脏象学说的重点不在于解剖部位,而是更重视生理功能。吴鞠通从三焦辨证的需要出发,把肝与肾一同归属于下焦,从生理功能与病理变化上强调了肝与肾二者的密切联系,更有利于指导临床实践。从解剖部位来看,大肠应该在下焦,但吴鞠通在《温病条辨》中把大肠的病变放在了"中焦篇"。这是因为胃与肠的关系密切,胃热进一步发展就导致肠燥。如果把胃热的病变放在中焦,把肠燥的病变放在下焦,就破坏了三焦辨证的系统性,所以他把大肠划入中焦,使手、足阳明的病变都在"中焦篇"中讲述,这也是从生理功能与病理变化上强调了胃与大肠之间的密切联系,而不拘泥于解剖概念。按照这种说法,三焦的概念实际上是把人体脏腑划分为三个部位。这个概念与前两个概念矛盾不矛盾呢?并不矛盾。三焦既是气道又是水道,阳气推动着水液在三焦通道中运行,从而经历上、中、下三焦的各个脏腑,供给各脏腑阳气与水液,用阳气温煦脏腑,用水濡润脏腑。同时,这些脏腑在代谢过程中所产生的浊气废物也通过三焦通道排出体外。可以说,这三种说法是从不同的角度阐述三焦的概念,把三者综合起来看,不仅不矛盾,而且更全面。

(4)三焦是传化之腑中的一腑 《素问·五脏别论》说:"夫胃、大肠、小肠、三焦、膀胱,此五者……名曰传化之腑。""传化之腑",是指参与饮食物的消化、吸收、传导变化的五个腑。在六腑中,胆与五个传化之腑不同。六腑都是管腔或者囊腔器官,饮食物从口腔进入,通过胃、小肠、大肠、三焦、膀胱进行消化、吸收、排泄。胆汁进入小肠参与消化,但胆不直接与水谷接触,所以它虽然属六腑之一,但又属奇恒之腑,而不属传化之腑。胃、小肠、大肠、三焦、膀胱,这五个是传化之腑。在六腑中,除三焦之外,其他五腑都有形态,都有具体位置,而三焦究竟在什么部位?《灵枢·本输》说:"三焦者,中渎之府也,水道出焉,属膀胱,是孤之府也。""孤",是独一无二的意思。称三焦为"孤之府",是指它是人体内最大的独一无二的传化之腑。关于三焦是"孤之府"的问题,张景岳在《类经·藏象类》中解释说,它是"脏腑之外,躯体之内,包罗诸脏,一腔之大府也。""一腔",是指胸腔与腹腔。也就是说,三焦是胸腔、腹腔内最大的腑,它像一个大包裹一样,把其它十一个脏腑都包罗在内了。因为三焦之大是其它脏腑无法与之相比的,所以称为"孤之府"。张景岳的解释很有道理,因为三焦是全身阳气与水液运行的通道,它又能经历于五脏六腑,所以说它是最大的腑。《难经》中还提出了三焦“有名而无形”的观点，所以后世就对三焦产生了争论。争论的焦点之一，是三焦到底有形无形。有人认为，正如《难经》所说，三焦是“有名而无形”的，它只是一个功能单位的概括。也有人认为，其它脏腑都有形，三焦为什么无形？既然有三焦之名，就应该有其形。争论的焦点之二，是三焦既然有形，它在人体的什么部位？有人说它是胰脏，还有人说它是淋巴系统等等。应该说，中医学所讲的藏象，是重在功能单位，而不是强调解剖部位。对三焦的概念应当从其功能上全面分析，至于三焦有形与无形，并不影响中医学对三焦学说的理论阐述，也不影响三焦辨证对临床辨证论治的指导意义。

《黄帝内经》与《难经》关于三焦的四种说法，虽然论述的角度不同，但四者又密切相关。把这四种说法综合起来看，三焦实际上是气化的场所。饮食物的受纳、消化，精微物质的吸收、输布，气血、精、津、液这些精微物质在输布过程中的相互转化以及糟粕的排泄，这个复杂的过程就是气化的过程，而气化的全过程都是在三焦这个场所进行的，所以这个过程就简称为三焦气化，也称为新陈代谢。新陈代谢是哲学名词，所谓新陈代谢，就是陈谢新代。陈，是指旧事物。新，是指新事物。旧事物不断地凋谢、消亡，新事物不断地上升而取代旧事物，这就是新陈代谢的过程。人类的新陈代谢表现为老一代的不断消亡，新一代的不断兴起，“人事有代谢，往来成古今”，古、今就是新陈代谢的过程。具体到每一个人，一生中也是在不断地进行新陈代谢。吃进来的饮食物经过消化吸收变成了营养物质，营养物质被人体消耗了，糟粕排泄出去了，又要进食新的饮食物，这就是在不断地进行新陈代谢，人体的新陈代谢就是以三焦为场所进行的。人体的新陈代谢一旦发生障碍就是病变，病变无论涉及哪个脏腑，都离不开三焦这个大场所。正因为三焦所包含的范围非常广，用三焦辨证可以概括各个脏腑的病变，所以吴鞠通在《温病条辨》中采用了以三焦为纲的辨证体系。可以说，三焦辨证高度地概括了外感温邪所导致的各种新陈代谢失常的病变，而且能反映出“始上焦，终下焦”的传变规律，因此对温病的临床辨证具有非常重要的指导意义。

2. 三焦的证候与病机

从生理上讲，三焦是新陈代谢的场所。从病理上讲，三焦的病变就是新陈代谢失常的反映。而三焦辨证，就是把外感温邪所致的温病按病变部位划分为三个阶段，即上焦温病、中焦温病、下焦温病。上焦温病的脏腑定位首先是在肺，如果手太阴肺的邪气不解，有两种传变形式，一种形式是在上焦逆传于心包，心包的病变实际上就是心的病变，这种传变形式就是叶天士所说的“温邪上受，首先犯肺，逆传心包”，也就是吴鞠通所说的“肺病逆传，则为心包”。

之所以称为逆传,一是因为它没有按上焦→中焦→下焦的顺序渐次传变,不顺则为"逆"。另一方面是指邪气猖獗,由上焦手太阴肺直接陷入心包,直犯心主,来势凶猛,病情危重,预后凶险,属于逆证。另一种传变形式是吴鞠通所说的"上焦病不治,则传中焦",中焦是指脾、胃与大肠。胃为阳土,脾为阴土;胃为燥土,脾为湿土。如果是温热病,传到中焦就表现为阳明胃热,进一步发展就是大肠燥结;如果是湿热病,传到中焦就表现为太阴脾湿。中焦病不解,继续传变,就是吴鞠通所说的"中焦病不治,即传下焦",下焦是指肝与肾。肝藏血,肾藏精。温热邪气深入下焦肝、肾,就要消耗肝血和肾精,最后导致真阴耗损。概括地说,肺病逆传,则为上焦的心包,肺病顺传,则为中焦的脾、胃、大肠,中焦病不解,则传下焦肝、肾。由此可以看出,三焦辨证实际上是把温病按病变的部位划分为三个阶段,其传变规律就是吴鞠通所说的"始上焦,终下焦"。因此可以说,掌握了三焦辨证的体系,也就掌握了温病的发展变化规律。

(1)上焦证候　上焦证候,是指手太阴肺与手厥阴心包的病变。心包是心主之宫城,所以它的病变也就是手少阴心的病变。

手太阴肺的病变有两种类型,第一种类型是温热邪气侵袭体表,导致卫外失司,肺失宣降。临床表现是:发热,微恶风寒,无汗或少汗,头痛,咳,口微渴,舌边尖红苔薄白,脉浮数。从卫气营血辨证的角度看,它属卫分证。卫分的病位在上焦肺系,所以它属上焦证候。第二种类型是热邪壅肺的里热证。临床表现是:身热,汗出,咳喘,或胸闷、胸痛,舌红苔黄燥,脉数。从卫气营血辨证的角度看,它属肺的气分证。从病变部位看,仍属上焦证候。肺系的病变,无论是卫分证还是气分证,按三焦辨证来划分,都属上焦证候。

肺病如果逆传,就是痰热蒙蔽心包的病变。临床表现是:身热灼手,四肢厥逆,痰壅气粗,神昏谵语或昏聩不语,舌謇,色鲜绛苔黄燥,脉细滑数。从卫气营血辨证的角度看,它属营分证。从病变部位看,仍属上焦证候。

(2)中焦证候　如果上焦手太阴肺的病变不是逆传心包而是顺传足阳明胃,导致胃热炽盛,里热蒸腾,就是中焦温病。临床表现是:壮热,恶热,面赤,大汗出,渴喜冷饮,喘急鼻煽,舌红苔黄燥,脉浮洪或滑数有力。

如果胃热大汗伤津,严重消耗肠道的水分而导致大便燥结不通,就出现肠腑热结证。临床表现是:日晡潮热,手足濈然汗出,大便秘结,或下利清水气味恶臭,腹部胀满硬痛拒按,时有谵语,舌红苔黄燥,甚则焦燥,脉沉实有力。肠腑热结证的病位在大肠,大肠的解剖部位在下焦。但是胃与肠的关系非常密切,胃热很容易导致肠燥,所以吴鞠通把胃与大肠的病变一同划入中焦,统称阳明温病。足阳明胃热虽然盛,但是无形,所以称为无形热盛;手阳明大肠的病变是有形的燥屎内结，所以称为有形热结。

湿热病的中焦证候主要在足太阴脾，是湿热困脾，气机郁阻的病变。临床表现是：身热不扬，汗出而热不解，胸脘痞闷，恶心欲吐，身重肢倦，舌苔腻，脉濡等。

总之，中焦温病的证候有两种类型，一种类型是温热邪气在胃、肠，统称阳明温病；一种类型是湿热邪气困脾，称为太阴温病。从卫气营血辨证的角度看，它们都属气分证。从病变部位看，都属中焦证候。

(3)下焦证候　中焦温病不解，就渐次传入下焦。中焦胃、肠燥热不解，就要消灼真阴，消耗肝血肾精而出现下焦肝肾阴虚的证候。临床表现是：低热稽留不退，手足心热甚于手足背，咽干口燥，齿黑唇裂，神倦欲眠，耳聋，手指但觉蠕动，甚或瘈疭，心中憺憺大动，舌光绛痿软，脉虚细等。从卫气营血辨证的角度看，它属热邪耗血的血分虚证。从病变部位看，它属下焦证候。

3. 三焦证候的病程阶段与传变

简要地说，上焦温病、中焦温病、下焦温病就是三焦证候发展过程中的三个阶段。三焦证候的传变规律一种是“肺病逆传，则为心包”，这是逆传的传变规律；一种是“上焦病不治，则传中焦……中焦病不治，即传下焦……始上焦，终下焦”，由上到下渐次传变，逐步深入发展，这是顺传的传变规律。概括地说，三焦温病的病程可以分为上焦、中焦、下焦三个阶段，它的传变规律一是逆传，一是顺传。

三　卫气营血辨证与三焦辨证的关系

继叶天士创立卫气营血辨证之后，吴鞠通又倡导三焦辨证。这两种辨证体系在临床应用中各有侧重，卫气营血辨证侧重于划分病变的阶段，而三焦辨证则侧重于划分病变的部位，因此在临床实践中二者往往穿插使用，从而使温病的辨证更为精细、准确。

卫气营血辨证与三焦辨证的关系，概括地说，上焦温病是指肺与心包及心的病变。肺的病变包括卫分证与气分证，称为太阴卫分证与太阴气分证；心包的病变称为厥阴温病，心的病变称为少阴温病，二者统属营分证，其中少阴温病也可以出现血分证。中焦温病是指脾、胃、大肠的病变。脾的病变称为太阴温病，属气分证；胃与大肠的病变统称为阳明温病，都属气分证，二者有无形热盛与有形热结之别。如果阳明气分热盛窜入营分、血分，也可以出现气营两燔或气血两燔证。下焦温病是指肝与肾的病变，分别称为厥阴温病、少阴温病，因为肝藏血，肾藏精，二者乙癸同源，所以下焦温病的肝肾阴伤证统属血分虚证。总之，卫气营血辨证是标示温病按卫、气、营、血四个阶段由浅入深的发展阶段，可以说是横向地步步深入。三焦辨证主要是标示病变的部位，它虽然也能标示温病由浅入深的发展过程，但是比较笼统，不能标示在表还是在里，不如卫气营血辨证具体而又层次分明。所以在临床中把这二者结合起来使用才具有更大的指导意义。

第五章
温病的常用诊法

诊法，属于《中医诊断学》的内容。为什么这一章又特别提出温病的常用诊法呢？这是因为温病的临床诊断有一定的特殊性，有些内容需要加以特别强调。

临床辨证论治首先要进行四诊，通过四诊收集临床资料，再把全面收集的临床资料运用中医学的理论进行加工、分析，然后才能辨证。也就是说，辨证必须先"诊"，然后才能"辨"，最后才能落实到"治"。诊、辨、治是一系列的过程，缺一不可。在学习温病学的过程中，有一些特殊的临床症状和体征要特别加以强调，另外还有一些症状和体征要进行鉴别。比如说，同是昏迷的病人，但由于昏迷的表现不同，病因、病机、治法就都不一样，当然就需要认真鉴别，这就属于诊法所要讲的内容。这一章有些内容可以自学，有些内容要重点讲述。

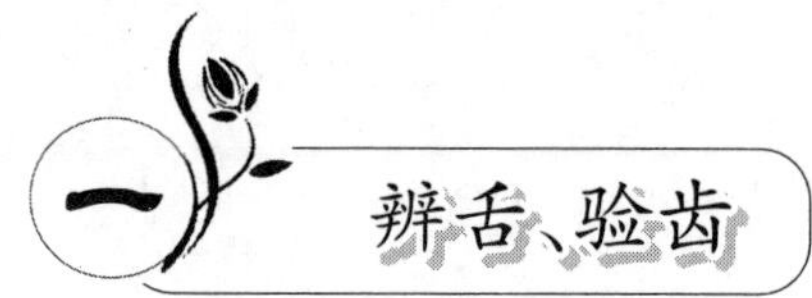

一、辨舌、验齿

辨舌、验齿也就是舌诊和齿诊，是通过观察病人舌象的变化或牙齿的变化作出诊断的诊法。

1. 辨舌

辨舌，分为望舌苔与望舌质两部分。人的舌长在口腔，它虽然体积很小，但是对疾病的诊断有着非常重要的意义。舌肌称为舌质、舌体，是肌肉脉络组织，它内联五脏六腑。五脏六腑的经络有的直接与舌联系，有的间接与舌联系，它们的功能状态都能通过经络反映到舌面上来，所以舌质的变化能反映五脏六腑的病变。舌肌上的经脉是相当丰富的，所以它的血液很充盈，颜色是鲜红的。因为它上面覆盖了一层薄白苔，所以透过舌苔看舌质就是淡红的了。舌苔是附着在舌面上的苔状物，由胃气蒸化胃津夹浊气而生成。在正常的情况下，舌苔是薄白的。正常的薄白苔应该是透过舌苔能够隐隐约约地看到淡红的舌质。如果看到的舌质是鲜红光剥的，那就说明没有舌苔了。如果只见舌苔而看不到舌质，那就是厚苔。通过望舌质的变化，可以观察脏腑的虚实、气血津液的盈亏、阴阳的盛衰。通过望舌苔的变化，可以观察感受邪气的性质、病位的浅深、胃气的强弱。在温病的发展过程中，卫分证与气分证邪浅、病轻，以实证为主，所以舌象的变化主要反映在舌苔上。营分证、血分证因为损伤了血中的津液，甚至于损伤血液，舌象的变化主要反映在舌质上。

(1)辨舌苔　舌苔的变化主要见于卫分证与气分证。总的来说，舌苔薄与白就标示着邪浅病轻，舌苔厚与黄就标示着邪深病重。关于舌苔的生成与变化，在《叶香岩外感温热篇》第12条下章虚谷的注释中说："舌苔如地上初生之草。"这句话是说，舌上正常的薄白苔就如同地上春天初生的草一样，嫩草茸茸，并不茂盛，薄薄一层，透过小草可以看见地皮。在第14条下他又注释说："邪入胃则生苔，如地上生草也。然无病之人常有微薄苔如草根者，即胃中之生气也。若光滑如镜，则胃无生发之气，如不毛之地，其土枯矣。胃有生气而邪入之，其苔即长厚，如草根之得秽浊而长发也。"章虚谷以地上生草比喻舌上生苔，这个比喻非常恰当。草的生长，一是需要土壤，一是需要阳光，一是需要水分，一是需要肥料。舌上生苔与地上生草一样，生成舌苔的土壤是舌体，阳光就是人体的阳气，因为胃为后天之本，所以这里是指胃的阳气，简称为胃气或胃阳。水分就是人体内的津液，也主要来自于胃，简称胃阴或胃津。人体内的肥料是什么？是浊气。健康人有没有浊气呢？有。因为人在生存的过程中不断地在进行新陈代谢，也就是气化，这个气化过程要不断地产生浊气，但是健康人体内的浊气有一定的量，不可能没有，但也不会过多。上述这些条件都具备了，就可以生成舌苔。可以说，胃中的阳气蒸化胃阴，又夹杂着浊气布于舌面，就形成了正常的薄白苔，所以章虚谷比喻正常人的舌苔如"初生之草"，但是它必须有根。就如同地上刚刚长出来的小草，虽然嫩而矮小，但是有根，人体正常的舌苔就应该是薄白而有根。所谓有根，就是紧紧地附着在舌面上，擦之不掉，刮之不去。一刮就掉的是浮苔，是无根之苔。如果前面所说的几个条件发生变化，草的生成也就发生变化。比如说，阳光不充足，草就枯黄了。水分不足，草就干枯而死了。没有肥料的不毛之地，草也不能生长。在人体内，如果胃的阳气不足，无力蒸化，就不能生成舌苔。胃的津液不足，也不能生苔。人体内没有浊气是不可能的，有生命的人就存在新陈代谢，就会产生浊气，但是浊气必须靠胃气的蒸化才能分布到舌面生成舌苔。胃中的阳气不足与胃中的阴液不足都不能生成舌苔，舌面都是光的，二者如何区别呢？要望舌质。胃阳不足的舌质是淡白的，这是因为，阳气不足，对血液的推动力不够，血液不能营养舌面而致舌面缺血，所以舌质的颜色比正常浅。胃阴不足的舌质是鲜红的，这是因为，津液不足，血液浓缩，所以舌质的颜色比正常深。形成厚苔的原因是浊气盛，这与肥料充足草就疯长的道理一样，浊气多了舌苔就厚。在外感病中，外界的邪气侵犯人体，体内的浊气增多，就可以形成厚苔。

在温病过程中，观察舌苔主要反映卫、气这两个阶段的病变。一般来说，热邪在卫分多见薄白苔。这是因为，热邪在表，还没有入里，脏腑功能还没有发生变化。如果再进一步发展，邪渐入里，把舌苔烤黄了，就出现薄黄苔。但是因为还没有完全入里，所以舌苔不厚。如果热邪深入到气分，就见黄苔。因为气分热盛必然损伤津液，所以舌苔不仅黄，而且燥。由于热邪深入到脏腑，干扰了人体的正常生理功能，使新陈代谢发生障碍而致浊气盛，所以舌苔就变厚。总之，气分证的舌象特点是可见黄厚干燥苔。如果热邪特别盛，再发展就可以形成灰苔、黑苔。这个道理就如同烤馒头一样，先烤黄了，再烤就糊了，变成灰、黑色。在湿热病中，舌苔不仅厚而且腻。由于湿热病是外感湿与热两种邪气，所以舌苔的变化还与湿和热两种邪气的比重有关。病变初起以湿邪为主，舌苔见白而厚腻。如果热邪逐渐显露，就出现淡黄厚腻苔，热再重，就可以出现黄厚腻苔。如果湿热逐渐化燥，还可以见黄厚干燥苔。

总而言之，温病的卫分证与气分证主要反映在舌苔的变化上。从舌苔的薄与厚，可以判断邪气的轻重、病位的浅深；从舌苔的颜色，可以判断邪气的性质以及程度的轻重。

（2）辨舌质　营分证、血分证主要反映在舌质的变化上，其特点是舌质色绛。这是因为，热邪已经深入到血脉之中，不仅胃阴已大伤，而且进一步导致了血中津液的损伤，阴液大伤就不能生苔。所以一般来说，营分证、血分证多呈舌光绛无苔。《叶香岩外感温热篇》第14条说："再论其热传营，舌色必绛。绛，深红色也。"其所以呈深红色，是因为血中津液损伤，血液浓缩而使舌的颜色变深，再进一步发展，就由绛变紫。

总之，在温病的过程中尽管有三焦所属脏腑与卫气营血各个阶段的变化，但是从舌象来看，不外舌苔与舌质的变化。舌苔主要反映卫分、气分的病变，舌质主要反映营分、血分的病变。望舌苔主要是望舌苔的薄厚，以观察浊气的多少；望苔色白、黄、灰、黑的变化，以判断热邪的浅深轻重；望舌苔的润燥，一般情况下润者多为津液未伤或有湿邪，燥者多属热盛津伤。望舌质，主要是观察其颜色红、绛、紫的变化，以判断营、血损伤的程度。在临床实践中，必须要把舌苔与舌质结合起来观察，一般来说，卫气同病、卫营同病、气营两燔、气血两燔这类证候的舌苔与舌质都有变化，必须综合分析。比如说，病人舌质绛紫，苔黄燥，就可以判断黄燥苔是气分热盛，而舌质绛紫说明血液损伤也很严重，二者结合起来看，就可以明确诊断为气血两燔证。

2. 验齿

关于验齿的问题，在《叶香岩外感温热篇》第30条中写得非常简明扼要。叶天士说："再，温热病看舌之后，亦须验齿。齿为肾之余，龈为胃之络，热邪不燥胃津,必耗肾液。”这段话指出了验齿分为望牙齿与望齿龈两个方面。

(1)牙齿干燥　在温病的过程中,牙齿干燥是因为热邪损伤津液所致。牙齿干燥又可以分为两种类型,一种类型是牙齿表面干燥但有光泽,在《叶香岩外感温热篇》第31条中称为“光燥如石”。就是说,牙齿表面虽干,但形体不枯。叶天士说:“齿若光燥如石者,胃热甚也。”这种情况是胃热炽盛而消耗胃津,以致津液不能濡润牙齿,所以它表面干燥。但热邪并未损伤肾精,肾精不虚,精能生髓而充养牙齿,所以表面虽干但仍有光泽。叶天士又说:“若无汗恶寒,卫偏盛也,辛凉泄卫,透汗为要。”这句话就是说,温病初起无汗,恶寒,牙齿表面干燥,但有光泽,这是由于外邪侵袭,卫分邪气盛,阳气被邪气阻遏,肺的宣发功能障碍,不能正常地输布津液于牙齿,所以牙齿表面干燥。这种情况就用宣表法治疗,用辛凉的药物透泄表邪,使表解汗出,卫气通畅,就能够输布津液于牙齿。牙齿干燥的第二种类型是燥如枯骨色。所谓干燥如枯骨色,是指牙齿不仅表面干燥,而且里面也干燥,就是像枯骨一样,灰白晦暗没有光泽。叶天士说:“若如枯骨色者,肾液枯也,为难治。”就是说,热邪深入下焦,使肾阴耗竭,精枯髓干不能充养牙齿而致燥如枯骨。因为齿为骨之余,所以通过观察牙齿如枯骨色,就可以推断全身的骨骼也同样是干枯的,这种情况当然难治。叶天士通过观察牙齿的变化就能看出这么深刻的问题,他的这种判断非常符合临床实际。在临床上,肝肾衰竭的病人,到后期如果见到牙齿如枯骨色,一般都难以救治。

(2)齿缝出血　齿缝出血,就是指齿龈出血。齿龈出血也有两种情况,有实与虚之分。《叶香岩外感温热篇》第33条说:“而初病齿缝流清血痛者,胃火冲激也;不痛者,龙火内燔也。”就是说,如果温病初起齿缝流血清稀而色鲜红,伴见齿龈肿痛者,是因为胃火冲激损伤龈络,属实证。如果齿缝流血而不伴见齿龈肿痛,是因为“龙火内燔”。所谓“龙火内燔”,就是指龙雷之火上炎,也就是肾阴虚而相火旺,虚火上炎损伤龈络,属虚证。

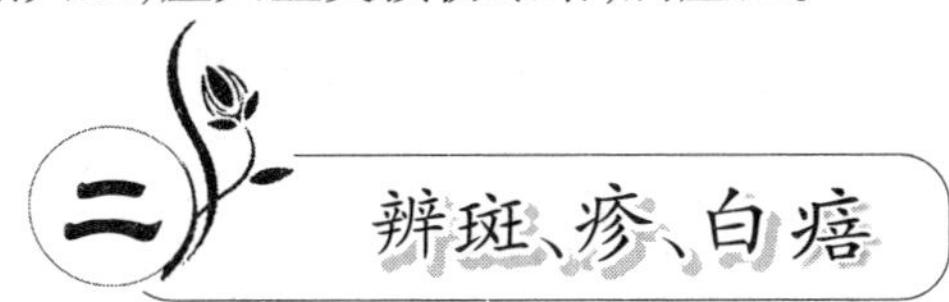

二　辨斑、疹、白痦

斑与疹见于温热病,白痦见于湿热病。对斑、疹、白痦的形态、色泽、分布情况进行观察,对疾病的诊断及判断预后具有重要意义。

1. 辨斑、疹

斑见于血分证,疹见于营分证。二者既有区别,又有联系,临床中要认真观察分析加以判别。

(1)斑、疹的形态　斑，是形如粟米(粟米就是小米)，或如大豆，甚或连接成片，斑斑如锦纹，不高出皮肤，拂之不碍手，压之不褪色的皮下紫斑。也就是说，斑的形态是大小不一。发斑初起一般先见小斑点，如小米粒样，或者如豆粒样，继续发展往往就连接成片，几个密集的豆粒状的斑融合在一起，形成片状斑块。《金匮要略方论·百合狐蜮阴阳毒病脉证治》篇说："阳毒之为病，面赤斑斑如锦纹。"锦纹，是指丝织品上的花纹，就如同一块绸布上面织出一片大红花的样子，标示出血量多。斑是出血性疾患，是肌肉出血瘀于皮下所形成的，初起的时候出血量少，就呈现点状，形如粟米。继续出血，小点就变成了大点而形如大豆。出血特别多，大点就融合成片，以致斑斑如锦纹。从时间上来看，初起出现的少，时间越长越多。从出血量来看，出血量越多，斑的面积越大。因为斑是肌肉部位出血，血瘀在皮下而不在皮上，所以一般情况下不高出皮肤，用手去抚摸就没有碍手的感觉。但也不是绝对的，如果出血量特别多，反复出血，斑块重叠，也可以突起来而高出皮肤。压之不褪色，是辨别斑的关键，无论它是否高出皮肤，用手按压下去，原来是什么颜色，手抬起来之后还是什么颜色，斑的颜色绝对不会消退。为什么呢？因为斑是出血所致，血已经溢出脉外，不在血脉中了，所以用手按压血液没有回路而不能褪色。

疹，是形态如粟米，高出皮肤，抚之碍手，压之褪色的皮下红色丘疹。就是说，疹的状态是小米粒样大的红点。疹是皮肤上细小血络中充血所形成，因为血络细小，所以疹的形态是小红点，不会太大。细小的血络因充血而突起，所以疹高出皮肤。因为疹高出皮肤，所以用手去抚摸有碍手的感觉。但是疹用手按压可以褪色，这是辨别疹的关键。也就是说，用手按压下去，红点可以消退。但不是永远消失，很短的时间内红色就恢复了，疹点又起来了。疹之所以压之褪色，因为它不是出血，而是皮肤表面细小血络中充血所形成的。充血是血液瘀滞在血络中，所以血络因血液不流通而突起。但是血液并没有脱离血络，用手按压，它可以在血络中回流，所以红色可以暂时消退。因其病变并没有解除，瘀血并没有消散，所以很短的时间内血液又回来，红疹就又出现了。

压之褪色与不褪色，是辨别斑与疹的关键。

(2)斑、疹的形成机制　关于发斑的机制，陆子贤说："斑为阳明热毒。"就是说，发斑是阳明气分胃热炽盛，气分高热窜入血分而导致的气血两燔的病变。气分高热突然窜入血脉之中，对血脉与血液都有所损伤，一方面是灼伤血络，一方面是迫血妄行。所谓灼伤血络，是指高热窜入血络，特别是小的血络，使其因受高热灼伤而变得焦脆，容易破裂，出现出血倾向。所谓迫血妄行，是指热邪进入血络之后，鼓动血液，使其运行速度加快，单位时间内的血流量增大，加大了对血络的冲击力，而使血液容易冲出血络，出现出血倾向。比如说，河堤在春季、秋季、冬季水少的季节一般不会决口，而夏季降雨量过多就容易决口，这就是因为水流量增大了，流速加快了，加大了对河堤的压力所造成的。发斑的道理也是一样，比如说，同是这一段血络，在正常的体温下每分钟通过40ml 血液，如果体温升高，血液流速加快，血流量增大，每分钟通过的血液增加到 60ml，对这段血络的冲击力就必然加大，再加上热邪对血络的灼伤，血络变得焦脆，压力加大后血络就很容易被冲破，血液就溢出脉外而出现出血症状。如果血液从肌肉部位的血络溢出，因为外面有一层皮肤包裹，血就瘀在皮下而形成斑。因为斑是肌肉部位出血，所以又称为肌衄。因其是血络外的瘀血，所以压之不褪色。

概括起来说，发斑的机制是气分高热窜入血分，形成气血两燔之势，热邪灼伤血络，迫血妄行，使血不循经，溢出脉外，瘀于皮下而形成皮下紫斑。

关于发疹的机制，陆子贤说："疹为太阴风热。"就是说，发疹是风热邪气侵袭手太阴肺卫，同时又窜入营分而导致卫营同病的病变。热入营分就是热入血络，而全身的血络都通于心，血络有热当然就导致心热。人体的血液是从心脏向周身流动的，心营热盛必然使血液运行加速，向体表流动当然也就加速，血液中的热邪如果能从体表散出去，就不会发疹。但卫营同病的病人体表有风热邪气郁阻气机，使体表的细小血络不通畅，营分的热邪就没有出路，细小血络中的热邪就不能向外发散。内外夹攻，就形成了卫有邪阻，营有热逼的形势，致使血液瘀滞在皮肤的细小血络之中，血络因充血而突起，就形成了细小的红色丘疹。所谓细小血络，就是指细小的血管，比如经络学说中所说的浮络，就是指皮肤表面的细小络脉，实际上就是皮肤表面的毛细血管。因为瘀血是瘀在浮络之中，并没有脱离血络，所以用手按压可以褪色。

概括起来说，发疹的机制是卫分风热窜入营分，形成卫营同病之势，卫有邪阻，营有热逼，使血液瘀于肤表的细小血络之中而形成丘疹。

斑的发出部位是肌肉；疹的发出部位是皮肤。胃主肌肉，所以也有人说斑发于胃；肺合皮毛，所以也有人说疹发于肺。

(3)斑、疹外现的临床意义　斑与疹的出现说明热邪已经深入营分、血分，所以标志着病情重。但是从另一个角度来看，在温热病中能够出现斑、疹也未必是坏事。为什么呢？它说明营分或血分的热邪有向外的趋势，是热邪在找出路。一般在斑、疹将发未发之际，往往出现高热，烦躁，口渴，舌绛苔黄，脉数，这是热邪郁在体内发泄不出来的表现。而斑、疹发出之后，热象往往就减轻。比如说，发斑之前见高热，头脑昏闷不清，甚至出现耳聋，斑发出之后就减轻了；发疹之前见高热，胸闷，咳嗽，疹发出之后胸闷，咳嗽都减轻了。这就说明通过斑、疹外发热邪也随之外散，有了出路。总之，这都说明热邪是在向外发泄,所以从这个角度来讲,发斑、发疹也是热邪透出的一种出路。斑、疹发出之后的预后如何呢?当然有病情减轻的,也有病情并不减轻,甚至越来越重的,那就应该从各方面去进行观察了。前人总结出的经验,一是观察斑、疹的色泽,一是观察它的形态是紧束还是松浮,一是观察它的分布是稀疏还是致密。另外,还需要结合全身症状进行综合分析。

观察斑、疹的色泽。色,是指颜色;泽,是指光泽。斑、疹的色泽应以红活荣润为顺。荣,是指颜色鲜红而有光泽。润,是指晶莹而不干枯。活,是指活泛而不紧束。这说明血液运行流畅,热邪有外达的趋势,是好现象,属顺证。如果色艳红如胭脂,说明血热炽盛。紫赤如鸡冠花,说明热毒深重,是血中津液损伤严重,血液浓缩瘀滞的标志。色黑,标志热毒极盛,血液耗损严重,所以病情危重。但是色黑之中又分为几种不同情况,如果黑而尚有光泽,说明虽然热毒盛,阴伤重,但是还有生机。如果黑而隐隐,四旁赤色,说明虽然热邪郁于里,但是气血尚活,还能流通,这时候用大剂清凉透发的方药,还有转成红色而可以救治的希望。如果黑而晦暗,像煤烟一样没有光泽,就说明血中的津液被大量消耗,血液已经凝聚了,元气已衰败而热毒仍然锢结难解,邪无出路,所以最为难治,预后不好,属逆证。总之,无论是斑还是疹,其颜色越深,说明血中津液的消耗越重,病情当然也就越重。雷少逸说:“红轻、紫重、黑危。”这句话高度地概括了斑、疹的色泽与病情轻重及预后的关系。

观察斑、疹的形态。斑、疹的形态与病情的轻、重以及预后有很大的关系。余师愚在《疫疹一得》中说:“苟能细心审量,神明于松浮、紧束之间,决生死于临症之顷。”这就是说,医生必须要细心观察斑、疹的形态是松浮还是紧束。所谓松浮,就是浮布在皮肤表面,用手触摸有松动感,很活泛。所谓紧束,就是指用手触摸提捏而不动,像扎了根一样。一般来说,斑、疹松浮活泛,如洒于皮面者,标志邪毒外泄,热邪有出路,预后大多良好,属顺证。如果斑、疹紧束有根,从皮里钻出,如余师愚所说的“如履透针,如矢贯的”,则标志热毒深伏有根,锢结难出,血液干涸瘀结,预后不好,属逆证。斑、疹紧束如同有根,有人称之为“斑钉”,形容如同钉子钉在木板上一样,提之不动拔之不出。余师愚所说的“如履透针,如矢贯的”这句话形容得非常形象。履,是指鞋。做鞋要纳鞋底,纳鞋底的时候要先拿锥子扎眼,再用大针往来穿绳子,而拔针是很不容易的。“如矢贯的”也是形容词。的,是射箭的靶子。矢,是指箭头。把箭头射在靶上,也很难拔出。这种情况就说明热毒深伏,血液凝聚瘀结,邪无出路而阴液干涸,所以病情重,预后不好。还有的斑呈“饼塔”状,这是形容它像烙饼一样,烙出一张放在盘子里,再烙出一张就摞在上面,一层层往上摞,斑如果像烙饼一样层层摞搭,说明是肌肉部位反复出血而不止，反复发斑，当然属于危象。

观察斑、疹分布的疏密。斑、疹分布的疏密可以反映热邪的轻重。如果斑、疹的分布稀疏均匀，说明热邪轻浅，邪出有路，一般预后良好，属顺证。如果斑、疹的分布稠密，融合成片，说明热毒深重，预后不好，属逆证。所以叶天士说："宜见而不宜见多。"

辨斑、疹除了注意斑、疹本身的色泽、形态、疏密之外，还要结合全身症状综合分析才能有助于正确地辨证。如果斑、疹透发之后热势降低，神清气爽，说明通过发斑、发疹热邪有出路而外达了。外解则里和，邪气外解，里面的脏腑自然就安和。如果斑、疹发出后热仍不解，甚或反而升高，或者斑、疹甫出即没，刚刚发出几个就不再往外发了，这说明正气衰败，没有力量托邪外出。如果再见神志昏聩聩，四肢厥冷，脉沉伏不出，更说明热毒内闭，正气衰败，预后不好。总的来说，结合临床全面观察，有助于斑、疹的辨证及判断预后。

关于斑、疹的治疗，在各论中要专题讲述，但是在这里也要先作概括地提示。简单地说，治疗原则是斑宜清化，疹宜透发。所谓斑宜清化，就是指清热凉血化斑，用叶天士的话说就是"凉血散血"。因为斑是热邪灼伤血络，迫血妄行，使血溢出脉外，瘀于皮下而形成的，所以治疗首先是清热凉血，同时还要消散瘀血。散血的方法是养阴药与活血药并用，通过养阴来释稀血液，使它具有流动性，再加上活血药的推动，使瘀血消散，以化斑汤和犀角地黄汤为代表方剂。所谓疹宜透发，就是指宣表清营透疹。因为疹是卫分风热走窜营分，卫有邪阻，营有热逼而使血液瘀于肤表血络之中而形成的，所以治疗应该用透热外达的方法，使卫分与营分的热邪向外透达。具体来说就是用辛凉质轻的药物使邪气外透，邪有出路，血络通畅则疹自透发。关于斑、疹的治疗禁忌，前人提出："斑宜清化，勿宜提透。"提，是指升提。透，是指透发。就是说治斑不能用升提、透发的药物。因为发斑是血热导致的出血，越用升提透发的药物，出血越多，甚至出现痉厥的重证，所以只能清化，不能提透。"疹宜透发，勿宜补气"，就是说，治疹应该用透热的药物宣畅气机而不应该用补气之品，以防其壅滞敛邪。

在临床中，有的时候斑与疹同时存在，这种现象称为"夹斑带疹"。一般是先发疹，而后又发斑，疹与斑夹杂出现。疹的形成机制是卫营同病，斑的形成机制是气血两燔。如果卫分的热邪不解，进而则传入气分，营分的热邪不解，进而则传入血分，于是就形成卫营同病与气血两燔并存的局面，从而出现夹斑带疹的临床表现。这种病人既有斑又有疹，二者初起都是小红点，鉴别的方法是用手去按压，压之褪色的是疹，压之不褪色的是斑。这有什么临床意义呢？由疹向斑发展意味着病情加重，所以要细心观察。春温病的病人开始是发疹,而后逐渐发斑,就出现夹斑带疹。这说明病变初起是因卫营同病导致体表的细小血络中血液瘀滞而发疹,进一步发展则由卫营同病而致气血两燔,使血溢出脉外瘀于皮下而发斑。这种病人的治疗要看具体情况而定,不能一概而论。初起以发疹为主者,应该以透邪为主,给邪气找出路,使它透表而解,热邪有出路了,自然就不再逼入血分,而斑也就不再发。因为已见斑点,可以适当加入凉血化斑的药物,但量不能大,防止过于寒凉而遏阻气机,反而使邪气没有出路。如果斑已经融合成片,就应该治以凉血化斑,而不能再用宣透的药物。

温病的发斑是由于热邪动血而形成的,热属阳邪,所以称为"阳斑"。临床上还有一种"阴斑",是由于脾气虚不能统血,也就是气不摄血,使血不循经,溢出脉外,瘀于皮下而形成的。这种斑的颜色青紫晦暗,不伴有热象,却伴见气虚的表现,如面色苍白或萎黄,倦怠乏力,舌质淡,脉弱等。如果进一步发展而致脾阳虚,甚至肾阳虚,还可以出现形寒肢冷等表现。阴斑与阳斑的病因不同,治法也大不相同。脾不统血,见气虚表现的,用大剂量的人参或党参、黄芪补气摄血。脾肾阳虚的,在补气摄血的基础上加干姜、肉桂、附子温振元阳,引火归原。

2. 辨白痦

白痦,见于湿热病,吴鞠通在《温病条辨》中称之为"白疹"。白痦的形态是形如粟米的小水疱,内有淡黄色浆液,小水疱破溃后有浆液流出。白痦一般见于胸、腹部和颈、项部,背部偶尔可见,四肢与面部极少见。一般可以自行消退,退后不留瘢痕,也不留色素沉着。白痦一般在湿热病一周左右出现,往往与汗并见,出一次汗,发一次白痦。

湿热病中发白痦的机制是湿热郁蒸。一般来说,是在湿热并重的情况下,热蒸湿动,就使湿热向全身弥漫,湿热弥漫到体表,有毛孔之处湿邪就从毛孔蒸出而为汗,没有毛孔之处湿邪不能蒸出,就把皮肤拱起来而发白痦。所以白痦是与汗并见,出一次汗发一次白痦。这种病人的汗不是持续地出,而是出一阵就止,止后又出。这是因为,热与湿并重,热把湿蒸发到体表,湿从汗出,热也随汗而泄,热就没有那么大鼓动力了,于是就热泄汗止,体温也随之稍有下降。汗止之后,体内的阳气又与郁在体内的湿邪斗争,热势就逐渐地上升,于是就鼓动湿邪而再出汗,同时也再发白痦。随着汗与白痦的发出,湿热邪气外泄,体温虽然稍有下降,但因湿热邪气并未尽解,所以汗止之后体温又上升。这种病人的特点是出一次汗发一次白痦,体温稍降,但继而复热。白痦与汗都出于体表,可以说是表证,但其病机却是湿热郁蒸于里而发于表,所以说这种情况属于有表证而无表邪。

治疗白瘖应该用宣气透瘖法，正如吴鞠通所说："纯辛走表，纯苦清热，皆在所忌，辛凉淡法，薏苡竹叶散主之。"因为白瘖的发出是湿热郁蒸，外达肌表之象，所以其治疗应当因势利导，透热与祛湿共施。吴鞠通所说的"辛凉淡法"，就是指辛凉透表与淡渗利湿的药物同用，使湿热下渗，则气机通畅，腠理通达则邪从表解。如果单纯用辛散解表之药，因其湿热在里，则不可能从表而解；如果单纯用苦寒清热之药，因其湿热并重，又恐冰伏湿邪，所以"纯辛走表，纯苦清热，皆在所忌"。

白瘖的出现，一方面说明湿热并重，郁蒸难解，但另一方面也说明正气能够托邪外出，湿热有向体表自找出路的趋势。所以正常出现的白瘖是晶莹饱满，亮晶晶的小水疱，这就说明湿热虽盛，但正气不衰，正因为正气不衰，正气才能鼓动湿热邪气外发。如果白瘖色如枯骨，干枯空瘪而没有光泽，就说明阳气与津液均将枯竭，正气已经没有力量鼓动邪气外出，这属湿热病的危象，治疗就应该采用补益气阴的方法。

三 辨常见症状

中医诊断学中的症状，包括体征和症状。体征，是客观的临床反映，比如发热，用手触摸有灼手的感觉，用体温表测量可以标示出体温升高。症状，是病人的主观感觉，比如头痛，只是病人的自我感觉，很难做出客观检查。这一节所讲的温病的常见症状，其中也包括体征。在温病中，有些主要症状的出现可以标志病情发展的阶段。另外，对某些相似的症状也必须进行鉴别，才能做出正确的诊断以避免误诊，所以说辨常见症状是温病诊断中的重要内容。

1. 发热

发热，是指体温升高，它是温病的最主要症状。温病是外感四时温热邪气所引起的，以发热为主要临床特征的多种急性热病的总称。可以说，没有发热就不是温病。所以发热是温病必见的、最主要的症状。除了温病之外，伤寒也有发热，内伤杂病也可以出现发热，如何鉴别？温病与伤寒发热的鉴别主要在病变初起时寒、热的程度不同。伤寒是恶寒重，发热轻；温病是发热重，恶寒轻。温病与内伤杂病发热的鉴别要点是，内伤杂病的发热一般多见低热，而且是逐渐形成的，其来也渐，其退也慢，病程较长。内伤杂病中属虚证的气虚、血虚、阴虚、阳虚都可以导致发热；实证中的瘀血、痰饮、气滞、食积也都可以导致发热；还有，营卫不和也可以导致发热。总而言之，内伤脏腑，功能失调，可以出现发热，但它是逐渐发生的，往往病程较长，而且伴见脏腑内伤的其它临床表现，与外感病明显不同。除了与伤寒、内伤杂病鉴别外，温病的发热也有各种各样的发热类型，也必须加以区分，特别是要掌握每一种发热类型的病机，只有把病机搞清楚，才能做出鉴别，才能做出正确的临床诊断。

（1）发热恶寒　发热恶寒，是指发热与恶寒同时存在，病人既有发热又有恶寒，而且特点是发热重，恶寒轻，这是温热邪气侵袭体表的主要标志，是卫分证的诊断依据。它与伤寒不同，伤寒是恶寒重，发热轻。外感病中发热与恶寒的轻重不是以体温的高低为标志，而是以病人的自我感觉为标志。比如说，伤寒的病人恶寒重，发热轻，他的体温可能是39℃，甚至可能是40℃，但是病人的突出感觉是怕冷，不感觉热。这是因为，寒邪闭塞腠理，使阳气郁于里而不能宣发到体表，体表得不到阳气的温煦，所以自觉恶寒很重。而温病的发热，体温可能是38℃，但是病人自我感觉热重，恶寒是次要的。所以说伤寒与温病的恶寒与发热轻重是以自我感觉为主，不是用体温表来衡量。

温病表证发热的特点是患者自我感觉发热重，燥热难耐，有的病人形容鼻子像冒火似的，实际上体温并不很高，一般是在38℃左右，同时还有轻微的恶寒，如果没有恶寒，就不是表证。温病表证出现发热的原因是因为温热邪气侵袭体表，人体的正气调动到体表与邪气抗争，正邪相争，功能亢奋，所以体温升高而见发热。温病表证见轻微恶寒的原因是温热邪气袭表，虽然使腠理开泄，阳气能够向体表宣发，但是因为体表有邪气阻滞，邪气欲进而使体表的气机不畅，阳气向外宣发受阻，所以也有恶寒症状。但仅是表郁而不是表闭，腠理并没有完全闭塞，所以恶寒轻。

概括起来说，伤寒初起是寒邪束表导致表闭，腠理闭塞，卫气不能宣发于表，所以恶寒重。温病初起是温热邪气袭表，导致表郁，卫气宣发虽然受阻，但并没达到表闭的程度，所以恶寒轻。

（2）寒热往来　寒热往来，是指恶寒时不发热，发热时不恶寒，恶寒与发热不是同时出现，而是交替出现，这种热型见于邪在少阳。少阳，是指足少阳胆经与手少阳三焦经。在温病中，热邪郁于足少阳胆经，或湿热邪气郁于手少阳三焦经，都可以出现寒热往来。也就是说，温热病、湿热病都可以出现寒热往来的症状。少阳病之所以出现寒热往来的症状，是因为气机的升降出入失常。少阳是人体气机升降出入的枢纽，具体来说，手少阳三焦经主持人体气机的上下升降，是升降之枢；足少阳胆经主持人体气机的表里出入，是出入之枢。人体是有机的统一整体，气机的升降与出入是相辅相成的，气机的升降与出入某一方面失常，另一方面也必受其影响而失常。就如同南北纵向与东西横向两条道路，其中任何一条道路发生堵塞，则另一条道路也会相应堵塞。所以在温病过程中，手、足少阳的病变往往互相影响而导致气机的升降出入失常。寒热往来的症状，是表里出入失常的表现。表里出入之枢是在半表半里之间，它就像门轴一样，管理门的开关。邪气侵袭少阳，就如同一只脚在门里，另一只脚在门外，横跨在半表半里之间。邪气从门外的半表向门里进，它就阻塞了阳气向外宣发的通路，使阳气不能宣发于体表，于是就见恶寒。由于阳气受阻，未与邪气抗争，所以只恶寒而不发热。由于半表半里部位被邪气侵犯，全身的阳气必然要向这个部位调动，阳气源源而来，越来越充足，正气就奋起与邪气抗争，于是就出现发热，由于阳气充足，就不恶寒了。阳气在与邪气斗争的过程中必有损伤，损伤到一定程度，抵抗邪气的力量不足了，邪气就又要向里进，就又出现恶寒。但是阳气并没有衰竭，稍事休息后，又从全身源源不断地向半表半里调动与邪气抗争，于是又出现发热。可以说，少阳病是正气与邪气在半表半里之间处于拉锯状态，所以就形成寒热往来交替出现的局面。总之，寒热往来的病机可以概括为一句话：邪进则寒，正争则热。

应当说明的是，不要认为寒热往来的症状仅见于疟疾。疟疾是少阳病，所以它有寒热往来的症状，但它的寒热往来是有规律的，比如间日疟是隔一天恶寒与发热交替出现一次，其时间是固定的。但是寒热往来的症状不仅见于疟疾，还可以见于其它病变的少阳病，除疟疾外的少阳病寒热往来就不一定有时间规律了，而是一天可以发作数次，甚至数十次。

寒热往来的病机是足少阳气机表里出入失常，但是手少阳经气机升降失常也必然会导致出入失常，所以手少阳三焦的病变也同样表现为寒热往来。寒热往来这种发热类型按卫气营血辨证属于哪个阶段？是卫分还是气分？有人说半表半里证的半表是卫分，半里是气分，所以它是卫气同病。这种说法不对，因为半表半里证既不是表证，也不是里证，而是邪气侵袭手、足少阳而导致少阳枢机不利，升降出入功能失常的证候，因为是胆与三焦功能失常的病变，所以它属气分证范畴。

(3)壮热　壮热，又称为高热，或大热。是指热势炽盛，体温在39℃以上的发热类型。它的特点是持续高热，但恶热而不恶寒。壮热多见于气分证，是热邪入里，邪气盛而正气不衰，全身的阳气都集中在病变部位与邪气抗争，正邪激争于里，人体功能活动极度亢奋，体温居高不下的阶段。这个阶段是温病的极期，也称为高热期，它是温病发展的转折点。为什么说是极期？因为这个阶段的体温最高，体温高的原因是因为邪气盛，而且正气不衰，正邪相争极为激烈。为什么说它是转折点？因为再继续发展，病情就要发生转化了。气分证的转化有两种趋势，一种趋势是正气强盛，能够胜邪，病情就向愈发展；一种趋势是正气没有力量驱逐邪气，或正气衰败，病情就向深、向虚发展，或窜入血分而导致气血两燔，或消耗营阴而深入营分，或出现虚脱、亡阳的气分虚证。

所以说，这个阶段是转折点，也是治疗的关键时刻。这个阶段如果用药及时、正确，体温比较容易降下来，如果治疗不及时，犹豫彷徨，或者是用药错误，很快就向虚的方向发展。

气分壮热可以见于上焦手太阴肺的气分证，也可以见于中焦手足阳明的气分证，还可以见于胸膈、肝、胆热盛。可见，其涉及的脏腑相当广泛，可以说，凡是邪气盛而正气不衰，正邪相争激烈，热势鸱张而又没有入营分、血分者，都属气分壮热。

(4)日晡潮热　日晡潮热，是指发热以下午 3～5 时为甚。日晡，是指申时，就是下午 3～5 时。潮，是指像海水涨潮落潮一样，有规律性。就是说，这种病人的热型是持续性高热，而到下午 3～5 时热势更高。比如说，其他时间体温是 39℃，到下午 3 时体温就开始上升，升到下午 5 时，这两个小时之间升到 40℃甚至 41℃，很有规律，每天如此，就称为日晡潮热。这种热型多见于肠腑热结证，是手阳明大肠腑有燥屎内结，同时伴见腹满痛拒按，舌苔黄燥，甚则黑有芒刺，脉沉实有力。阳明热结腑实证出现日晡潮热与十二经分十二时辰主令的规律有关。申时是阳明经气主令，阳明是多气多血之经，正气充盛而抗邪有力，正邪相争最为激烈，所以申时体温最高。由于日晡潮热是正邪激争，功能亢奋的表现，所以这种热型属气分证范畴。

(5)身热不扬　身热不扬，应当从两个方面理解。一个方面是指热型，另一个方面是指全身症状。从热型来看，身热不扬的病人体温高，用体温表量可能是 39℃，但是皮肤表面不灼手，甚至手、足、胫部反而发凉。身热不扬的热型见于湿热病初起，是因为湿热裹结，热蕴湿中，热被包裹在湿中发泄不出来所致。体内有湿热邪气，正气就要与邪气相争，正邪相争就导致发热，所以病人的体温是升高的，但是热郁在湿中发扬不出来，所以身虽热而不灼手。这就如同火在灰中埋着一样，里面是一团火，但表面看不出来。身热不扬的病人皮肤初扪之不灼手，但久扪之则热。这是因为用手扪的部位热不能发散出去，时间长了手下就逐渐感觉到热势上升了。就如同刚出锅的粘糕一样，表面的热气散出去了，所以看起来是凉的，但里面是热的，因为里热不能发扬于外，所以热象不显。

身热不扬除了指热型外，也包括全身症状。从全身症状来说，里热盛应该面红，但这种病人面部不仅不红，反而淡黄；脉搏不数反而濡缓；大便数日不下，但是一旦排便却并不干燥，反而溏滞；发热的病人应该烦躁，这种病人不仅不烦躁，反而呆痴，反应迟钝。身热不扬是湿热裹结，热蕴湿中不能发扬于外所致，是功能失常的病变，所以这种热型属于气分证范畴。

(6)身热夜甚　身热夜甚，是指 24 小时持续发热，而到夜间体温更高。

比如说,其它时间体温是39℃,到夜间就升到40℃。这种热型见于热灼营阴证,是热邪深入血脉,损伤血中的津液,既有热邪盛又有营阴伤的反映。因为热邪盛,正邪相争,所以持续发热,体温达到39℃。到夜间体温更高,是营阴不足所致。人体的阳气昼行于表,夜行于里,夜间阳气入里,阴虚不能制约阳气,所以热度升高到40℃。白天阳气出于表,体内阳气相对减少,阴阳失衡缓解,体温就稍降,但不是降到正常,而是仍降到39℃。因为身热夜甚的病机是热灼营阴,营热盛而营阴伤,所以这种热型属营分证范畴。

(7)夜热早凉　夜热早凉,是指夜间有低热,早晨则热退身凉,体温恢复正常。这种热型见于温病后期,是余邪未尽,邪伏阴分的后遗症。温病通过治疗,大部分邪气已经解除,但是余邪未尽,潜伏在血脉之中,部位很深,所以称为邪伏阴分。由于大部分邪气已经解除,所以体温降下来了,白天不发热。夜间出现低热,是因为热邪潜伏在阴分,夜间阳入于阴,而阴分本有伏热,就导致阴不能制阳,阴阳失调而出现低热。早晨阳出于阴,阳气出表,热自然就退了。因为邪在阴分而不在表,所以热退无汗。夜热早凉的病机是余邪深伏于血脉之中,所以这种热型可以归属于血分证范畴,不过它仅是后遗症而已,邪伏的部位虽深,但邪气并不重。

这种热型与身热夜甚不同,身热夜甚的病机是热邪盛而营阴伤,所以是持续发热而夜间更甚;夜热早凉的病机是余邪伏于阴分,邪气并不盛,所以白天不发热,仅见夜间低热。

(8)低热　低热,是指体温在38℃以下的持续性发热。这种热型多见于温病后期的肝肾阴虚证。低热的出现,是因为热邪深入下焦,损伤肝血、肾精,导致肝肾阴虚,阴不制阳,阴虚阳亢而发热。往往伴见手足心热甚于手足背,两颧红,牙齿干燥如枯骨,神倦欲眠,舌绛无苔,脉沉细散大等津血大亏,亡阴脱液的危重表现。因为低热是见于温病后期热邪耗损肝血肾精,邪少虚多的证候,所以这种热型属血分虚证范畴。

2. 汗出异常

在温病过程中,汗出异常也是主要症状之一。在一般情况下,健康人出汗是一种生理现象。《黄帝内经》中说:“阳加于阴谓之汗。”就是说,人体的阳气蒸化了体内的津液,通过毛孔渗出体外就是汗。健康的人出汗有调节体温的作用,比如在天热的时候,为了调节体温,就通过出汗向外散热,所以夏天出汗多。进热的饮食后,体内热量增多,也通过出汗向外发散以调节体温。剧烈运动后脏腑功能亢奋,体内就产热,体内的热也要通过出汗向外发散。总而言之,人体能够保持恒温,就是通过汗来调节。汗的出与不出,是由卫气来控制的,健康的人应该出汗时就出汗,不应该出汗时就不出。在温病过程中的出汗就不正常,应该出汗时它可能不出,不应该出汗时它却不自主地外出,这就称为汗出异常。

(1)无汗　温病中的无汗,是指体温升高,应该出汗但却不出汗。温病的无汗有两种情况,一种情况见于卫分证,其表现是发热,无汗,同时伴有恶寒。这是由于热邪侵袭体表,热邪要向里进,阻滞了气机的通路而导致表郁,使卫气的宣发失常,津液代谢发生障碍,卫气不能把津液宣发到体表,所以汗不能出。但是温病的表郁无汗与伤寒的表闭无汗不同,伤寒的表闭无汗皮肤是干燥的;温病的表郁无汗皮肤并不干燥,是潮润的,甚至还可能有少量的汗出,但是汗出不畅。

温病无汗的另一种情况是营分证的身热,无汗。营分证的身热是里热,而且体温很高,可以达到39℃以上,为什么无汗呢?这是因为热邪损伤了血中津液,导致营阴不足,汗源亏乏而无汗可出。营热无汗往往与身热夜甚,心烦躁扰,舌红绛,脉细数并见,用大剂清营养阴药物清营热,滋汗源,往往可以使病人汗出热退。

(2)时有汗出　时有汗出,是指汗出热减,继而复热。这种病人是持续发热,时有起伏,在热势升高时就有汗出,但是汗不多,量少而粘,汗出后体温稍降,汗也随热降而止。汗止后热势又升,升到一定程度则又有汗出,反复不已。这种汗出见于湿热病,是气分湿热郁蒸的结果。热邪在体内熏蒸,鼓动湿邪,热蒸湿动而使湿邪向体表弥漫,通过毛孔渗出体表就是汗。因为出汗可以散热,所以汗出后体温就稍有降低,但也不是降到正常体温,这就称为汗出热减。出汗散热之后,体内热量不够了,没有力量鼓动湿邪了,汗就不出了。汗止之后湿热又继续郁蒸,体温就又逐渐升高,这就称为继而复热。因为湿邪粘腻,不可能一汗而解,所以汗出热减,继而复热反复发作,缠绵不已。这种汗不是津液所化,而是热邪鼓动湿邪所生,湿邪粘腻,所以汗少而粘。这种汗出往往伴见外发白㾦,出一次汗发一次白㾦。

(3)大汗　在温病过程中,大汗有三种情况。一种情况是蒸蒸汗出,见于肺胃热炽的气分里实热证,在大汗的同时伴见高热,面红气粗,喘急鼻煽,烦渴饮冷,脉洪大有力。这种大汗出是肺与胃的热邪炽盛,鼓动津液,使津液大量地向外渗出的结果。由于这种大汗是高热迫津而出,所以是热汗,就像用水壶烧开水一样,从壶里向外蒸发热气,因此形容它是“蒸蒸汗出”。

温病大汗出的另一种情况是冷汗淋漓,见于虚脱亡阳的危重证候,在大汗的同时,伴见形神衰惫,喘喝欲脱,脉微细欲绝。这是由于高热大汗大量地消耗津液与阳气而导致。阳气大量外脱而不能固表摄津,所以大汗不止。气脱阳衰,不能温化水液,所以汗液清冷。如果再进一步发展,阳气继续大量耗散外脱，就出现四肢厥逆的亡阳危象，亡阳是虚脱的进一步发展。

温病大汗出的又一种情况是汗出如油，见于亡阴脱液的危重证候，在大汗的同时伴见低热，齿枯舌痿，目眶塌陷，脉微细欲绝或散大无根。这种大汗是重度脱水，津液枯涸，阴液将亡的征象，所以又称为绝汗。

总之，温病中的大汗有实证与虚证之分。大汗伴见高热，热汗蒸蒸而出，是功能亢奋的表现，属气分实证。虚脱亡阳的大汗，是冷汗淋漓，伴见全身的寒象，是功能衰竭的表现，属气分虚证。亡阴脱液的汗，量多而粘，汗出如油，伴见一派津液枯涸的表现，属血分虚证。

(4)战汗　战汗，是指在温病的过程中病人突然全身寒战颤抖，继而全身大汗出的病状。战汗的“战”字，可以从两方面解释。一方面是讲病机，是指正邪交争而战，也就是正邪激烈相争交战的意思。另一方面是形容症状，也就是出现全身战抖的症状。温病不可能刚发病就出现战汗，战汗多见于气分证的高热期，一般是在发病的第五六天出现。在气分高热阶段，邪气强盛，但正气不衰，正邪对峙，势均力敌，正邪相争激烈，人体功能极度亢奋，就可能出现战汗。战汗的前提是邪气盛与正气不衰这两方面缺一不可，如果邪气不盛，正气一鼓作气祛邪外出，就不可能出现战汗；如果正气衰，无力与邪气抗争，也不可能出现战汗。从战汗的病机来讲，是邪气盛而正气不衰，正邪对峙，势均力敌，正气与邪气都集中在病变部位互相对峙，激烈相争，人体功能极度亢奋，所以出现高热。但是由于全身的阳气都集中到邪气所在的部位与邪气抗争，阳气就不能布达于周身了，所以就出现全身发冷而寒战。正邪交战到一定的程度，逼迫津液外出，就出现通身大汗，这就称为战汗。战汗的特点是先寒战而后汗出。汗出之后，一般有四种情况。

第一种情况是战后汗出，汗出之后体温下降，称为“汗出肤冷”。一般来说，汗出之后高热渐退而周身转凉，体温可能恢复到正常温度；也可能比正常体温还低，周身发凉，这两种情况都属于“汗出肤冷”。同时还可见神形衰惫，昏昏欲睡，脉弱无力，脉搏虽然无力，但并不躁动，平静和缓，这是好现象，标志着通过战汗正气把邪气驱逐出去了，所以体温下降了。在正邪激争的过程中，正气虽然驱逐了邪气，但是正气也必然受到损伤，由于阳气不足，病人的功能呈低下状态，所以神形衰惫，昏昏欲睡，脉弱无力，甚至皮肤发凉，体温低于常人。遇到这种情况不必惊慌，因为脉虽无力但从容和缓，这说明正气虽然受损，但并未虚脱，而且战汗后邪气已退，经过一段时间，正气自然就会恢复。在这种情况下医生或家属不要去扰乱病人，比如一会儿问他要不要喝水，一会儿问他要不要小便，或频繁地翻病人的眼皮，看他瞳孔有没有变化，或反复地去看他还有没有呼吸等等。这样做，反而扰乱病人的神志，使他精神紧张，烦躁不安，消耗正气。正确的护理方法是让病人静卧休息，以使阳气自行恢复。

第二种情况是战后汗出，汗出之后出现肤冷，而肤冷之后仍然汗出不止，称为“肤冷汗出”。“汗出肤冷”与“肤冷汗出”的含义大不相同。汗出肤冷，是指战后汗出身凉，身凉后汗就不再出了，而且脉虽无力，但从容和缓。肤冷汗出，是指战后汗出身凉而汗还在继续出，不仅汗继续出，体温还继续降，同时见四肢逆冷，烦躁不安，脉微欲绝或躁疾。这说明正气没能战胜邪气，是正气衰败，虚脱亡阳的征兆。肤冷之后的汗出，是阳气外脱，不能收敛津液所致。四肢逆冷，是由于阳虚不达于四肢。烦躁不安，是虚阳浮越，浮阳内扰心神的表现。脉躁疾，是指脉搏跳动的节律不整，幅度忽大忽小，三五不调，但脉率又很快，这是由于阳气浮越，虚阳扰动，使血行失常而致脉搏失常。总而言之，肤冷之后仍然汗出，标志着正不敌邪，将要出现虚脱亡阳，是病情危重的表现。

第三种情况是战而不汗。就是说，战后无汗出，同时伴见精神萎靡，疲乏衰惫，脉微弱。出现这种情况标志着正气虚无力鼓邪外出，或津液亏乏，无源作汗，总之是正虚不能托邪外出的表现。因其正虚邪踞，所以属危候。正如吴又可所说：“但战而不汗者危，以中气亏微，但能降陷，不能升发也。”

概括地说，汗出肤冷，是邪从汗解；肤冷汗出，是阳从汗亡；战而无汗，则说明正气不足，无力托邪外出。

第四种情况是一战不解，隔一、二日再战。这是指战后虽有汗出，但汗出后体温又逐渐上升，隔一、二日后又出现战汗。这说明正气虽然不衰，但邪气非常强盛，正气不能一战而鼓邪外出，所以一战不解，隔一、二日再战，反复战汗而解。我在临床中曾经遇见过连续战汗 20 天的病人，她所患的是湿热病，属于湿热并重的证候，因为湿热胶结难解，邪气不能一汗而祛，所以反复多次地出现战汗。

3. 口渴

口渴，也是温病的常见症状之一。但是在温病过程中口渴的表现并不相同，有的口渴欲饮，有的口渴却不欲饮。对温病口渴症状的分析，有助于判断津液的损伤程度及其运行敷布的情况。

(1) 口渴欲饮　口渴欲饮，是指口渴想喝水，这是津液损伤的表现。温病初起，邪在卫分，津伤不甚，口渴程度较轻，所以虽欲饮水，但所饮不多。温病中大渴而欲冷饮者，多见于肺胃热炽的气分证，往往伴见高热，大汗。由于高热大汗而致津液大伤，病人就要大量地饮水以自救，这是病人求生欲望的表现，是自然反应。病人之所以喜饮冷水，是因为冷水能降温。概括地说，就是因为热盛津伤，所以渴欲冷饮。

(2) 口渴不欲饮　口渴不欲饮，可以分为三种类型：一种是湿热内蕴；一种是温病夹痰；一种是热入营分。

第一种类型见于湿热病中湿重于热或湿热并重的证候。由于湿热裹结，热与湿互相煎熬，像熬胶一样，热只煎熬湿，并不消耗津液，津液未伤，所以一般表现为口不渴。也有的病人有口渴的表现，但口虽渴而不欲饮。这种口渴不是因为津液损伤，而是因为湿阻气机，气化不利，阳气不能敷布津液，以致津液不能上承到口腔而出现口干、口渴。但是因为体内有多余的水湿，所以口虽渴而不欲饮，或饮水则呕。

第二种类型见于温病夹痰。平素痰湿体质的人又患温病，就容易形成温病夹痰的病变。痰与湿同类，容易阻滞气机而导致津不上承，所以也会导致渴不欲饮。也有的病人渴喜热饮，但饮水不多，多饮则吐，这是因为痰湿得阳气则化，少量热饮可以助阳气，使痰湿松动。但多饮却又助长痰湿，所以多饮则吐。可见，渴喜热饮者所喜的是热而不是水。

第三种类型见于热灼营阴的证候。热邪深入营分，蒸腾血中津液，使血中津液上潮于口，口腔里得到津液的滋润，所以不渴。这种口不渴往往伴见身热夜甚，舌光绛无苔，脉细数等，说明营阴损伤很严重。所以这种口不渴不是吉兆，而是热邪深入营分消耗营阴的危重证。

4. 神志异常

神志异常也是温病的常见症状之一。在温病的过程中，通过观察神志的异常变化，可以判断病变的发展阶段。

(1)神昏谵语　神昏，是指神志昏迷。谵语，是指语言错乱，语无伦次，是在昏迷状态下无意识的胡言乱语。出现神昏谵语，标志着病情严重，但是在程度上也有所差别，有的是在营分，有的是在血分，还有的是在气分。因为病变的阶段不同，神昏谵语的表现也不一样。

营分证的神昏谵语表现为：身热夜甚，心烦躁扰，甚或时有神昏谵语，口反不甚渴或竟不渴，舌红绛苔少或无苔，脉细数。营分证的病机是热灼营阴，营热阴伤。也就是说，热邪深入血脉，损伤血中的津液，既有热邪盛，又有营阴损伤。出现神昏谵语是营热扰心与营热阴伤两方面的原因。营分证的热邪是伏在血脉之中，心主血脉，所以营分有热必然就导致心热，心有热就内扰心神，又加营热不足而心神失养，两方面的原因导致心神外越，所以就出现神志不清，阵发性谵语。但是营分证与血分证相比还是处于轻浅阶段，所以病人主要表现为烦躁不寐，躁动不安，时有神昏谵语，处于半昏迷状态。

血分证的神昏谵语表现为：身热灼手，躁扰不安，甚则昏狂谵妄，衄血、吐血、便血、尿血、非时经血、发斑，舌绛紫，脉数。热邪深入血分比营分证病情更为严重，所以神昏谵语，躁动不安的程度也更重，往往是持续性昏迷而不是时有神昏。二者虽有程度轻重的差别，但本质是一样的，都是血热内扰心神，导致心不藏神，心神外越的反映。就如同把鱼放在热水里，水既少又热，鱼在水里初起先是乱蹦，躁动不安，进而就陷入昏糊躁动状态。

热入心包的神昏谵语表现为：身热灼手，四肢厥逆，痰壅气粗，神昏谵语或昏愦不语，舌蹇，色鲜绛苔黄燥，脉细滑数。这种证候又称为痰热蒙蔽心包。因为“心主血属营”，心包是心主的宫城，热邪深入到心包，必然要损伤营阴，所以也属营分证范畴。但是这种证候不仅有营阴损伤，而且还有热痰，所以它不同于单纯的热灼营阴证，而应该说是气分有热痰，营分有阴伤的气营两燔证。从病机来看，这种证候的神志改变是由于痰蒙热扰所致。出现神昏谵语，是因为营热内扰心神。但是气分有热痰，热痰蒙蔽了心包，使心神内闭而不能外越，所以病人虽谵语却并不躁动，而是在昏昧状态下出现谵语，再进一步发展就进入昏愦状态连谵语都没有了。这种情况就如同把鱼放在热水盆里，又在盆上加一层盖板，把鱼盖在里面，鱼想蹦也不能蹦出来，所以只能听见盆里有声，而从外面见不到鱼在躁动。如果再给水加热，就把鱼烫死了，盆里也就没有声音了。这种情况就称为心神内闭，它标志着昏迷的程度更深。

从上面所讲的内容可以看出，营分证、血分证的神昏谵语分为两种类型。一种类型是神昏谵语伴见躁扰不安，属于心神外越型；一种类型是神昏谵语而不躁动，属于心神内闭型。这两种类型的病机不同，治法也大不相同。心神外越型是热邪内扰所致，治疗应当用清营凉血法，清热就可以醒神。心神内闭型既要清热，又要豁痰开窍，开窍才能醒神。

气分证也可以出现神昏谵语，它的表现是：日晡潮热，腹满痛拒按，神昏谵语，循衣摸床，撮空理线，舌红苔黄燥或焦燥，脉沉实。“循衣摸床”，是指病人在神昏谵语的状态下做出的无意识的动作，两手捻衣服边，或摸床边。“撮空理线”，是指病人无意识地两手乱抓，好像在空中捯线，实际上什么也没抓着。这是阳明腑实证的表现，属气分证，其病机是燥屎浊热由大肠上扰心神，简称浊热扰心。燥屎浊热与痰不同，它虽然是浊气，但是它并不蒙蔽心包，是浊热扰心而使心神外越，所以在神昏谵语的状态下伴见循衣摸床，撮空理线的无意识动作。

(2)昏愦不语　昏愦不语，是指病人陷入深度昏迷，沉沉昏昧，既不谵语，也没有任何反应。这种类型往往是由痰热蒙蔽心包证的神昏谵语发展而来。初始有神昏谵语，但是不狂躁，继续发展就逐渐陷入深度昏迷，就连谵语也没有了，病情非常危重。

(3)神志昏蒙　神志昏蒙见于湿热病，它的病机是气分的湿热酿痰蒙蔽心包。因为是湿与热两种邪气致病，湿热在体内郁蒸，热邪煎熬湿邪，到一定程度就聚湿成痰而酿生湿痰,呈现既有热、又有湿、又有痰的状态。湿痰形成之后就可以蒙蔽心包而致神志昏蒙。湿热酿痰蒙蔽心包证的表现是:身热不扬,神志呆痴,时昏时醒,昼轻夜重,昏则谵语,醒则神呆,呼之能应,舌苔白腻或黄腻,脉濡或濡数。这种病人不是深度昏迷,而是处于意识朦胧或浅昏迷、半昏迷状态,呈阵发性昏迷,不昏迷的时候也不像正常人那样清醒而是发呆。这种病人虽然因湿痰蒙蔽心包而心神内闭,但并不严重,所以对外界刺激有反应,呼之能应,说明意识没有完全丧失。

湿热病中的湿热酿痰蒙蔽心包要与温热病中的痰热蒙蔽心包相鉴别。湿热酿痰蒙蔽心包的痰是湿痰,热邪裹在湿痰之中,所以热邪不入营分,不伤营阴,这种病人舌苔白腻或黄腻,脉濡或濡数,属气分证。因为热裹在湿中,没有伤阴,不入营分,所以病情轻,呈意识朦胧或浅昏迷、半昏迷状态,虽然意识模糊,时昏时醒,但对外界刺激有反应。痰热蒙蔽心包的痰是热痰,热痰蒙蔽在外,热邪灼伤于里,热邪入营,损伤营阴,所以它属气营两燔证。热痰蒙蔽于外,热邪扰心于内,痰蒙热扰,所以呈神昏谵语或昏愦不语状态,昏迷程度深重。

(4)神志如狂　温病中神志如狂的表现是:身热,少腹急结或硬满按之疼痛,神志如狂或发狂,舌绛紫而暗,脉沉实或沉涩。这种情况见于下焦蓄血证。在温病过程中,热邪深入下焦,消耗血中津液而使血液粘滞成瘀,则导致瘀热蓄积在下焦的血脉之中。心主血脉,下焦血脉中的瘀热上扰心神,就导致了神志失常,表现为轻则如狂,重则发狂。如狂,是指似乎疯狂了,但是还有自制能力。发狂,是指完全没有自制能力了。虽然都是狂躁的表现,但病情有轻重之别。少腹急结或硬满,舌紫暗或有瘀斑,脉象沉涩,都是蓄血瘀结在下焦的表现。

5. 痉厥

痉与厥是两种证候。痉,是指四肢抽搐,或颈项强直,角弓反张,两目上视,或牙关紧闭,又称为动风。厥,有两种含义,一是指昏厥,也就是神志昏迷;一是指肢厥,也就是四肢逆冷。因为在温病过程中痉与厥往往同时出现,所以常常痉厥并称。比如病人神志昏迷,四肢抽搐,同时出现手足逆冷,就统称为痉厥。但是“神昏痉厥”,这种说法就不对了,因为厥本身就包括神昏,再提出“神昏”,不仅是重复,也说明对厥的概念理解得不准确。

(1)痉　痉,又称为动风,因为它不是外感风邪,而是肝的功能失常而引起的动风,所以称为肝风内动。在温病过程中,动风有两种类型,一种是实风,一种是虚风。

温病中的实风内动是由于热邪炽盛导致筋脉拘挛而动风,所以称为热极生风,临床表现为:壮热,四肢抽搐,两目上视,颈项强直,角弓反张,头晕胀痛,手足躁扰,甚或神昏狂乱,四肢厥逆,舌干绛无苔,脉弦数。这种病人四肢抽动非常有力,想用手拉是不能拉直的。颈项强直,是指脖子僵硬。角弓反张,是指像一张倒拉的弓一样,身体向上挺,卧不着席。这种类型的动风病机是热邪炽盛,灼伤筋脉,使筋脉发生了拘挛,简单说就是热灼筋挛。就如同把新鲜的牛蹄筋放到开水锅里煮,它马上就收缩卷曲了。请问:刚刚把蹄筋放在开水里,筋里的水分损伤得严重吗?其实水分并没有消耗多少,但是马上它就卷曲了,这说明不是因筋里的水分减少而是由于热的刺激,使它发生了拘挛。也就是说,这种病人虽然有高热,高热当然会伤阴,但是阴伤与热盛的程度相比较,还是以热邪盛为主而阴伤并不严重,是因热灼筋挛而动风,所以称为热极生风,属实风内动。按卫气营血辨证来划分,热极生风应该属血分证。这是因为,肝藏血,血养筋,肝热则血热,热血作用于筋,使筋因受热的刺激而拘挛抽搐,所以这类证候属于血热动风。

热极生风除了血热动风外,还可以见于营分证。因为营与血没有绝对界限,营热则血热,不过它是血分的轻浅阶段而已。有的病人身热夜甚,口不渴,心烦躁扰,时有神昏谵语,舌红绛无苔,脉弦细数,同时又见四肢抽搐,这是营分证的表现,其动风的机制是营分热盛。营热盛则血中津液热,血中津液也归藏于肝,所以营热则导致肝热而引起动风。因为肝热是由营分热盛而来,所以这种类型称为营热动风。

除了血分热盛、营分热盛可以导致动风外,气分热盛也可以引起动风。比如说,病人壮热恶热,大汗出,喘急鼻煽,舌红苔黄燥,渴喜冷饮,脉浮洪,同时也可以出现四肢抽搐。再比如,病人日晡潮热,手足濈然汗出,大便秘结,腹满痛拒按,舌红苔黄燥或焦燥,脉沉实有力,同时也可以出现四肢抽搐。也就是说,气分无形热盛与气分有形热结之证都可以出现动风,这是因气分热邪窜入血分而引起的肝热动风。因为肝热是由气分热邪窜入,病变中心在气分,所以称为气热动风。

《陈平伯外感温病篇》中有两个名词与动风有关,一个名词是“金囚木旺”,一个名词是“风火内旋”,这两个名词都是指气分热盛引动肝风。“金”,是指肺,“木”,是指肝。所谓“金囚木旺”,就是指因肺热盛而致肺金被热邪所困、所囚。由于肺金被热邪所囚困,它就不能正常地制约肝木,以致肝木偏旺而反侮肺金。可见,“金囚木旺”实际上就是指由肺热而导致肝热。肺热可见高热,咳喘,大汗,口渴;肝热就可导致筋挛而出现动风。所以说,“金囚木旺”就是指肺热引动肝风的病变。“风火内旋”,是指肺、胃热盛,移热于肝而导致肝风内动。比如病人大热,大渴,咳喘,呕吐,这是肺气上逆与胃气上逆的表现。如果肺、胃的高热窜入肝而引起肝风内动,就称为“风火内旋”。

在湿热病中,气分湿热也可以引起动风。湿热动风的病机是湿热邪气阻滞气机,导致阳气不通,津液与血的运行发生障碍,以致筋脉得不到阴血的滋养而拘挛抽搐,发生动风。湿热动风属气分实证,它既不是热极生风,也不是虚风内动,而是湿阻气机导致血不养筋发生的动风。湿热动风在临床中并不少见,比如暑湿病中的动风就多属湿热动风。

温病中的虚风内动见于温热病的后期,是由于热邪深入下焦,消耗肝血肾精,导致肝肾阴虚不能柔养筋脉,以致筋失所养而发生拘挛动风。因为肝与肾乙癸同源,肾阴虚则肾水不能滋养肝木以致肝阴虚而动风,所以这种动风称为水不涵木,虚风内动。吴鞠通描述虚风内动的临床表现是“手指但觉蠕动”或“瘈疭”。“手指但觉蠕动”,是指手指轻微地颤动或抽动。“瘈疭”,是指四肢缓慢地抽动,用手可以拉直。总之,“手指但觉蠕动”与“瘈疭”都是指抽搐徐缓、无力,这与实风内动截然不同。实风内动是抽搐急迫、有力,伴见高热等实证的表现;虚风内动是抽搐徐缓、无力,伴见低热,两颧红赤,手足心热甚于手足背等肝肾阴虚的表现。

(2)厥　厥证分为昏厥与肢厥两类。昏厥是指神志昏迷,属前面讲过的神志异常病变,这里主要讲肢厥。

肢厥,是指四肢逆冷,又称为四肢厥冷或四肢厥逆,实际上就是指手足冷。《伤寒论》第 337 条说:“凡厥者,阴阳气不相顺接,便为厥。厥者,手足逆冷者是也。”可见,厥字的含义一是指病机,是指阴阳气不相顺接;一是讲症状,是指手足逆冷。在病理状态下,由于某种原因使人体阴阳气的循环发生了障碍以致不能相接续,就可以出现手足逆冷的厥证。导致阴阳气不能接续的原因很多,或者由于实,或者由于虚,都可以致厥。因实致厥,往往是由于某种原因堵塞了气机的通路;因虚致厥,往往是由于正气不足,气不能正常流动,所以厥证在临床比较常见。比如气厥,既有实证,也有虚证,气郁不通可以致厥,气虚不运也可以致厥。血厥,也有实证与虚证之分,瘀血阻滞可以致厥,血虚失荣也可以致厥。此外,还有痰厥、食厥、蛔厥、热厥、寒厥等等。厥证为什么叫做逆冷呢?这个“逆”字,是指逆血流方向而言。血液是从心脏向周身流动的,而病人的手脚冷与血流方向恰恰相反,是从末梢向上发展,开始先见于末端,而后逐渐向上,而且越向上病情越严重,呈向心性加重。比如说,如果冷在手指第一节,说明阳气能够到达第二指节,如果三节手指都冷了,就说明阳气只能到达手掌,如果冷到手腕,说明手腕以下都没有阳气达到。如果冷到肘,说明肘以下都没有阳气了。所以说,冷的部位越逆着血流方向向上发展则病情越重。一般来说,手冷过肘,足冷过膝,死不治。

在温病过程中，出现四肢厥逆一般有三种情况。一种情况是由于热，称为热深厥甚。就是说，体温越高，手脚越冷，而且冷的部位越向上发展病情越重。这是因为热邪盛而正气不衰，正邪相争非常激烈，全身的阳气都调动到病变的部位来与邪气抗争，由于阳气集中抗邪而没有余力到达人体最远端的四肢，所以就出现四肢逆冷，称为“热厥”。这种情况要使用清热药物清泄热邪，邪气解除了，手、足的温度自然恢复。再一种情况是由于高热大汗导致阳气虚脱甚至亡阳。在正邪相争的过程中，正气被大量消耗，最后正气不支而虚脱亡阳，因阳气虚不能到达四肢而致手足冷，同时伴见体温骤降，冷汗不止等一派气脱阳亡的寒象，称为“寒厥”，这种情况与热厥不同，一是全身都见寒象；一是全身高热而手足冷，临床中要严格区分。另一种情况，见于营分证、血分证。是由于热邪大量消耗血中津液，使血液粘稠，运行缓慢涩滞，因血瘀气滞而致阳气不通，不能到达四肢，也可以出现手足冷，这种情况属营分、血分虚证。

第六章 温病的治疗

温病的治疗与其它病变的治疗一样，都离不开辨证论治，这是总的前提。辨证论治首先要分析证候，找出病因，根据病因进行治疗，所以归根结底是审因论治。笼统地说，温病的病因是温邪，但不同季节的温邪往往又兼夹不同的邪气，如风热、暑热、湿热、燥热等，治法当然也有所区别，所以温病的治法比较广泛，叶天士与吴鞠通分别提出了卫气营血与三焦的治疗原则。关于卫气营血各阶段的治疗原则，叶天士说："在卫汗之可也；到气才可清气；入营犹可透热转气……入血就恐耗血动血，直须凉血散血……"关于三焦温病的治疗原则，吴鞠通说："治上焦如羽，非轻不举，治中焦如衡，非平不安，治下焦如权，非重不沉。""治上焦如羽，非轻不举"，是指治疗上焦温病要用轻扬宣透的药物以举邪外出。"治中焦如衡，非平不安"，是指治疗中焦温病要调整中焦脾胃升清降浊功能的平衡，以使人体恢复安和。"治下焦如权，非重不沉"，是指治疗下焦温病要用沉降的药物，使之入下焦，补肝肾，重镇潜阳。叶天士与吴鞠通所说的治疗原则，高度概括了温病治疗的大纲大法。在这些治疗原则的指导下，历代温病学家在临床中又对温病各类证候的治疗总结出各种具体的治法。

一 温病的主要治法

温病的主要治法，是指各种温病所出现的各种主要证候的具体治疗方法，归纳起来可以分为十类。

1. 解表法

解表法，是祛除表邪，解除表证的治疗方法，它具有宣通腠理，疏通气机，使邪气外达的作用，笼统地说，解表法属于"八法"中的汗法。但是温病的解表与伤寒不同，治疗伤寒病用辛温解表法发汗散寒，当然属于汗法，而温病的解表法并不都是指发汗，要具体问题具体分析，不同的邪气导致的病种不同，采用的解表法也不一样，可以分为四种类型。

(1)疏风透热法　疏风透热法，是用轻扬宣透的药物组成辛凉解表之剂，就是叶天士所说的"辛凉轻剂"。这种方剂具有味辛、性凉、质地轻的特性，能够疏散风热，使风热邪气向外透而解除表邪，适用于风温病初起，风热邪气侵袭肺卫,导致卫外失司的证候。临床表现是:发热,微恶风寒,无汗或少汗,头痛,咳嗽,口微渴,舌边尖红苔薄白,脉浮数。代表方剂如银翘散。

(2)解表清暑法　解表清暑法,是用解表散寒、清暑化湿的药物组成方剂以外散表寒,内祛暑湿的治法,适用于夏季外感寒邪,但体内又蕴有暑湿而致的寒邪束表,暑湿内蕴,表里同病的证候。临床表现是:发热,恶寒,无汗,头痛,身形拘急,脘痞,心烦,口渴,尿黄,舌苔薄腻而黄,脉濡数。代表方剂如新加香薷饮。

(3)宣表化湿法　宣表化湿法,是用辛温宣透、芳香化湿的药物组成方剂以宣透在表之湿邪的治法,所以又称为辛宣芳化法,适用于外感湿热邪气,初起以湿邪为主,热蕴湿中,热象不显的证候。临床表现是:恶寒,无汗或少汗,身热不扬,午后热甚,身重肢倦,头重如裹,表情淡漠,面色淡黄,四肢发凉,胸闷脘痞,舌苔白腻,脉濡缓等。代表方剂如藿朴夏苓汤。

(4)疏表润燥法　疏表润燥法,是用辛凉清润的药物组成方剂以疏散表邪,濡润肺燥的治法,适用于肺卫燥热证候。临床表现是:发热,微恶风寒,头痛呛咳,痰少而粘,或咳痰带血,唇干鼻燥,咽干口渴,舌边尖红苔薄黄而干,右脉数大。代表方剂如桑杏汤。

使用解表法要注意两个问题:第一,温病是外感温热邪气,不是寒邪,所以不能用辛温解表,麻黄汤、桂枝汤是绝对禁忌。第二,表证解除之后药物就要停用,中病即止,防止过度用药而损伤正气。

2. 清气法

清气法,是清解气分热邪的治疗方法,属于“八法”中的清法,适用于温病中的气分证。所谓气分证,是热邪入里的证候,凡热邪不在表,又没有深入血脉者,都属于气分证,所以气分证的范围最广。在气分阶段,邪气盛,正气不衰,正邪相争激烈,所以这个阶段是温病的极期,以高热为主要临床特点。气分阶段决定着病变的发展趋势与预后,因为这个阶段邪气虽盛但正气不衰,如果治疗及时,采取的措施得法,邪气就能解除;如果治疗不及时、不得法,就深入发展,或者向气分的虚证发展而导致虚脱亡阳;或者向营分、血分深入。气分证无论向哪一方向发展,都是危重证。所以说,在温病的治疗中清气是关键。由于证候类型不同,清气法可以分为三种类型。

(1)轻清宣气法　轻清宣气法,是用轻清的药物组成方剂以透泄热邪,宣畅气机的治法,适用于气分证初起,邪气不盛,热郁胸膈的证候。临床表现是:身热不甚,心烦懊侬,坐卧不安,舌苔略黄,脉数。因为邪不重,所以用药也轻,轻清宣气。代表方剂如栀子豉汤。

(2)辛寒清气法　辛寒清气法,是用辛味、寒凉入气分的药物组成方剂以清泄气热，达热出表的治法，适用于里热蒸腾的证候。临床表现是：壮热恶热，面赤，大汗出，渴喜冷饮，喘急鼻煽，舌红苔黄燥，脉浮洪。这类证候的特点是里热向外蒸腾，所以称为蒸腾之热，治疗就要因势利导，选用辛寒的药物，内清外达，使邪气外解。代表方剂如白虎汤。

(3)苦寒直折法　苦寒直折法，是用苦寒的药物组成方剂以清泄热邪，使热邪下降的治法。苦寒直折法与辛寒清气法同属清气法，但作用不同。二者的不同点在于，辛寒清气法的适应证是热邪有向外发越的趋势，属蒸腾之热，所以治疗就因势利导，内清外透，在清热的同时又使热邪外达。苦寒直折法的适应证是热邪虽盛，但不向外发越而是郁于里，属郁闭之热，所以治疗就要用苦寒清泄的药物，使热邪下行。因为苦寒药的作用是使热邪下降，所以称为“苦寒直折”。同时还要配伍清凉宣透的药物，以使热邪外散。苦寒直折法适用于热灼胸膈的证候。临床表现是：身热，烦躁不安，胸膈灼热如焚，唇焦咽燥，口渴，或便秘，舌红苔黄燥，脉滑数。代表方剂如凉膈散。

因为气分证的范围广，涉及的脏腑多，所以在气分证的治疗中，除了上述治法外，还要根据病情灵活变通化裁。比如气分证初起，卫分证仍未罢而呈卫气同病者，应在清气中加入透表之品，称为清气透表法。热邪壅肺证是典型的气分证，但是热邪壅滞不散，所以在清气的同时要配伍宣肺的药物，既清气热，又宣通肺气，使热邪容易发散，邪有出路，这就称为清热宣肺法。气分证如果出现热毒壅结的表现，比如大头瘟头面部红肿，咽喉肿，甚至目不能开，痄腮两腮肿，都是热毒的表现，治疗要在清气药中配伍解毒消肿之品，这就称为清热解毒法。如果由于气分高热消耗津液而见气热津伤之证，治疗既要清气，又须配伍生津的药物，这就称为清气生津法。

使用清气法要注意三个问题：第一，“到气才可清气”，如果是卫分证，不能过早使用清气法。因为热邪在表不在里，过早使用寒凉药容易损伤阳气，遏阻气机，反而使邪气凝滞不解。第二，在湿热病中，由于湿热胶结难解，可以出现高热，汗出，心烦，口渴的症状，看起来热势很高，但是因其湿热胶结，单纯使用清气法必然冰伏湿邪，所以必须在祛湿的前提下清热而不能单用清气法。第三，阳气不足者使用清气法要慎重，剂量要轻，中病即止，以免损伤阳气。

3. 和解法

和解法，是具有调和气机，解除滞障作用的治疗方法，属于“八法”中的和法。由于温病有温热病与湿热病之分，病变部位有在手、足少阳与募原之别，所以和解法的具体运用可以分为四种类型。

(1)清透少阳法　清透少阳法，是用宣透表邪与清泄里热的药物组成方剂以透半表之邪，清半里之热的治法，适用于春温病初起，伏热自里向外发于少阳之证。临床表现是:寒热往来,热重寒轻,或但热不寒,口苦而渴,干呕,心烦,小便短赤,胸胁不舒或胁痛,舌红苔黄,脉弦数。因为病机是少阳枢机不利,热邪郁于里而不能发越于外,所以治疗既要清少阳之热,又要疏通气机,透邪外出。代表方剂如黄芩汤加豆豉、元参、柴胡、栀子方。

(2)分消走泄法　分消走泄法,是针对湿热病而设。"分",是指祛湿要因势利导,分别从不同部位给湿邪找出路,如:治上焦应宣通肺气,宣气祛湿;治中焦应辛开苦降,使湿从燥化;治下焦应淡渗利湿,使湿邪从小便而祛。"走",是指宣通气机,使气行则湿走。"消"与"泄",是指消除湿邪,使之泄出体外。总之,分消走泄法是用祛湿与行气的药物组成方剂,因势利导,使弥漫于三焦的湿邪分道而消,泄出体外的治法,适用于湿热流连三焦,气化失司的证候。临床表现是:寒热往来,胸闷脘痞腹胀,小便不利,舌苔白腻,脉濡。代表方剂如温胆汤。温胆汤的作用是通过分消湿邪而使气机通畅,湿去则热不独存而外解。可以说,温胆汤是清胆热之方,因为这个方剂是通过清胆热而使胆恢复到温和的本性,所以称为温胆汤。

(3)清透分消法　清透分消法,是指清透少阳与分消走泄合用的和解法,适用于足少阳胆与手少阳三焦同病的证候。临床表现是:寒热往来,热重寒轻,午后身热较重,入暮尤剧,口渴,心烦,胸脘痞闷,两胁胀痛,呕恶,口苦,天明汗出,诸症稍减,但胸腹灼热不除,舌苔黄腻,脉弦滑数。代表方剂如蒿芩清胆汤。方中用青蒿、黄芩清透少阳;用温胆汤加减分消走泄,通利三焦。

(4)开达募原法　开达募原法,对称开达膜原法,是用辛开苦降,燥湿行气的药物组成方剂以疏利气机,透达伏于募原的湿热邪气的治法,适用于湿热伏于募原半表半里的证候。临床表现是:初起先恶寒而后发热,寒热往来,继则但热不寒,昼夜发热,日晡益甚,身痛,有汗,手足沉重,恶心呕吐,脘腹胀满,舌苔白厚浊腻,脉不浮不沉而数。代表方剂如达原散、雷氏宣透膜原法。

使用和解法要注意两个问题:第一,和解法中使用的药物都偏于燥,如果是热重阴伤者不能单独使用。第二,和解法虽然属于气分证的治法,但它与清气法又有所不同,这两法要区别开,如果是气分热盛,要用清气法而不能用和解法。

4. 祛湿法

祛湿法,是用辛宣芳化、辛开苦降、淡渗利湿的药物以祛除湿浊,宣通气机,调理脾胃,通调水道的治疗方法。祛湿法的范围较广,具体选用哪类药物,要根据湿邪所在的不同部位来决定,所以祛湿法可以分为三种类型。

(1)宣气化湿法　宣气化湿法,又称辛宣芳化法,是用宣透气机、芳化湿邪的药物组成方剂以宣气化湿,达邪外出的治法,适用于邪在上焦,湿重于热的证候。临床表现是:恶寒,无汗或少汗,身热不扬,午后热甚,身重,肢倦,头重如裹,表情淡漠,面色淡黄,四肢发凉,胸闷脘痞,纳呆不饥,甚或呕恶,大便溏滞不爽,小便不利,舌苔白腻,脉濡缓。代表方剂如藿朴夏苓汤、三仁汤。

(2)辛开苦降法　辛开苦降法,又称燥湿泄热法,是用辛温、苦温、苦寒的药物组成方剂以开郁燥湿,泄热祛邪的治法,适用于邪在中焦,湿重于热或湿热并重的证候。湿重于热者,临床表现是:身热不扬,脘痞腹胀,恶心呕吐,口不渴,或口干不欲饮,或喜热饮,大便溏滞不爽,小便混浊,舌苔白腻,脉濡缓。治疗应该以辛温与苦温药物相配,以开郁燥湿,代表方剂如雷氏芳香化浊法。湿热并重者,临床表现是:发热,汗出热减,即而复热,口渴不欲多饮,心中烦闷,胸脘痞闷,小便短赤,大便溏泄,色黄味臭,舌苔黄腻,脉濡数。治疗应该辛温、苦温与苦寒药物相配,以开郁燥湿泄热,代表方剂如王氏连朴饮。

(3)淡渗利湿法　淡渗利湿法,是用淡渗利湿的药物组成方剂以利尿渗湿,导湿热从小便而出的治法,适用于下焦湿重于热的证候。临床表现是:身热不扬,热蒸头胀,身重疼痛,恶心呕吐,神志昏迷,小便不通,渴不欲饮或不渴,舌苔白腻,脉濡。代表方剂如茯苓皮汤。

祛湿法的重点在于祛湿,使用时要注意三个问题:第一,选药一定要针对病变部位,上焦、中焦、下焦部位不同,选药也不同,要有重点,同时也要兼顾三焦。第二,要分清湿重于热、湿热并重、热重于湿这三种证候类型,湿重者要重用辛温、苦温,湿热并重者要辛温、苦温与苦寒并用,热重者应以清泄热邪为主,温药应慎用。第三,湿已化燥或阴虚体质者使用祛湿法应谨慎,要防其损伤阴液。

5. 通下法

通下法,是用通下的药物通导燥屎、积滞或瘀血,使腑气通畅,邪气外解的治疗方法,属于"八法"中的下法。通下法在温病中的具体运用,可以分为四种类型。

(1)通腑泄热法　通腑泄热法,是用苦寒攻下的药物组成方剂以荡涤腑实,泄除实热的治法,适用于温病过程中燥热损伤津液,导致大肠燥结,燥屎内存,腑气不通的证候。临床表现是:日晡潮热,手足濈然汗出,大便秘结,时有谵语,腹满痛拒按,舌苔黄燥,甚则焦燥,脉沉实有力。代表方剂如大承气汤、小承气汤、调胃承气汤。

(2)导滞通下法　导滞通下法,是用清热祛湿、行气导滞与通下的药物组成方剂以通导湿热积滞的治法,适用于湿热病中热重于湿,湿热夹积滞蕴阻胃肠,导致腑气不通的证候。临床表现是:身热,胸腹灼热,恶心呕吐,大便溏滞不爽,色如黄酱,夹不消化食物,舌苔黄腻或垢腻,脉濡数。因为其证候是湿热夹积滞蕴阻胃肠，不是燥结，所以治疗方剂中要清热、祛湿、消食导滞、行气、通下五类药合用。代表方剂如枳实导滞汤。

(3)增液通下法　增液通下法，是用苦寒攻下与滋阴增液的药物组成方剂以攻补兼施，增液通下的治法，所以又称为“增水行舟”法，适用于温病过程中腑实已成，津液损伤严重，虚实夹杂，“无水舟停”的证候。临床表现是：身热，大便秘结不通，腹满痛拒按，口干唇裂，甚至齿燥，舌苔焦燥，脉沉细。代表方剂如增液承气汤。

(4)通瘀破结法　通瘀破结法，是用通下与活血的药物组成方剂以泄热逐瘀，破散下焦蓄血的治法，适用于热邪深入血脉，导致血中津液损伤，血液浓缩粘稠，凝滞成瘀蓄结在下焦血脉之中的证候。临床表现是：身热，少腹急结或硬满，神志如狂或发狂，舌绛紫而暗，脉沉涩。代表方剂如桃仁承气汤。

通下法所用的药物如大黄、芒硝等，都是猛攻急下之品，对正气损伤较重，所以使用中要注意四个问题：第一，无形热盛，用清不用下。通下法是针对有形热结而用的，所以气分的热势无论多么高，只要没有形成燥屎，就不可用通下法。第二，如果病变过程中由于高热伤津而致阴亏肠燥，不能纯用下法，要在滋阴的基础上攻下。第三，如果病变过程中除了大肠有燥结之外，还有其它兼夹症，单纯用攻下也不可能解决问题，要配合相应治法。比如，肺有痰热，大肠有燥结，就要宣肺化痰与攻下腑实并用，方如宣白承气汤。第四，攻下不及时，应下失下，损伤了正气，导致气阴两伤，不能再纯用攻下，而应攻补兼施，方如新加黄龙汤。

6. 清营凉血法

清营凉血法，是用清营凉血的药物清泄营分、血分热邪的治疗方法，属于“八法”中的清法。为什么在温病的治法中把清营与凉血并称呢？因为营是血中津液，营分证与血分证只是程度轻重的不同而已，没有本质的区别，清营的药就能凉血，凉血药也能清营，所以二者并称。根据病变情况的不同，清营凉血法可以分为三种类型。

(1)清营养阴，透热转气法　清营养阴，透热转气法，是用清营泄热、滋养营阴、宣透气机的药物组成方剂以清透营分热邪，滋养营阴的治法，适用于热灼营阴的证候。临床表现是：身热夜甚，心烦躁扰，甚或时有谵语，或斑点隐隐，口反不甚渴或竟不渴，舌红绛苔少或无苔，脉细数。营分证的特点是营热盛而营阴伤，所以营分证的治疗除了用清营凉血的药物外，还要滋养营阴。另外，在清营的同时，还要考虑降低气分的热势，宣畅气机，才能使营分的热邪有出路，透转气分而解，这就称为“透热转气”。代表方剂如清营汤。

(2)凉血散血法　凉血散血法，是用清热凉血、养阴生津、活血化瘀的药物组成方剂以清热止血，消散瘀血的治法，适用于血热动血的证候。临床表现是：身热灼手，躁扰不安，甚则昏狂谵妄，衄血、吐血、便血、尿血、非时经血、发斑，斑色紫黑成片，舌绛紫，脉数。血分证的病机是热邪深入血脉，灼伤血络，迫血妄行，鼓动血液溢出脉外而导致出血；同时又消耗血中津液，使血液凝聚成瘀。因其既有出血又有瘀血，所以在治疗中用凉血的药物清血分之热以止血。散血，是指用养阴药与活血药相配伍，以养阴药稀释血液，以活血药推动血行，从而使瘀血消散。代表方剂如犀角地黄汤。

(3)气营(血)两清法　气营(血)两清法，是用清气与凉血的药物组成方剂以清泄气热，清营凉血的治法，适用于气营两燔或气血两燔的证候。气营两燔证的临床表现是：壮热，口渴，烦躁不安，舌红绛苔黄燥，脉数。代表方剂如加减玉女煎。气血两燔证的临床表现是：壮热，口渴，心烦躁扰，甚则昏狂谵妄，衄血、吐血、便血、尿血、发斑，舌绛紫苔黄燥，脉数。代表方剂如化斑汤或清瘟败毒饮。

清营凉血法属于清法的范畴，但是它与清气法不同，所以使用中要注意三个问题：第一，热在气分，还没有进入营、血，不能过早使用清营凉血法，以防引邪深入。第二，热入营分、血分必然有血中津液的消耗，所以使用清营凉血法时往往要配合滋阴法。第三，热入营分、血分而出现窍闭、动风者，应配合开窍法、熄风法。

7. 开窍法

开窍法，是开通心窍的治疗方法。中医学理论认为心主神志，在温病的过程中很容易出现心窍闭阻，神志昏迷的病变，所以开窍法所针对的是窍闭神昏的病变。应当说明的是，神志昏迷不一定都是窍闭所引起的，所以不是窍闭的神昏不包括在开窍法的治疗范围之内。开窍法一般可以分为两种类型，一类是针对温热病，一类是针对湿热病。

(1)清心豁痰开窍法　清心豁痰开窍法，是用清心凉营、养阴生津、豁痰开窍的药物组成方剂以清营养阴，豁痰开窍的治法，适用于温热病痰热蒙蔽心包的证候。临床表现是：身热灼手，四肢厥逆，痰壅气粗，神昏谵语或昏愦不语，舌蹇，色鲜绛苔黄燥，脉细滑数。这种证候是既有热邪深入营分，损伤营阴，又有气分痰热蒙蔽心包，所以治疗既要用清宫汤清心凉营养阴，又要用安宫牛黄丸豁痰开窍，或用至宝丹、紫雪丹代替。代表方剂如清宫汤送服安宫牛黄丸或紫雪丹、至宝丹。

(2)芳香化浊开窍法　芳香化浊开窍法，是用芳香走窜的药物组成方剂以燥湿化浊，芳香醒神开窍的治法，适用于湿热病湿热酿痰蒙蔽心包的证候。临床表现是：身热不扬，午后热甚，神志呆痴，时昏时醒，昼轻夜重，昏则谵语，醒则神呆，呼之能应，舌苔白腻或黄腻，脉濡滑或濡滑数。这种证候的痰不是热痰而是湿痰，是湿痰蒙蔽心包，治疗要用芳香走窜的药物燥湿化浊以开心窍，所以称为芳香化浊开窍法，简称芳香开窍法。代表方剂如菖蒲郁金汤送服苏合香丸或至宝丹。如果是湿重于热，以湿痰为主者，选用苏合香丸；如果是湿热并重者，选用至宝丹。

使用开窍法要注意两个问题：第一，开窍法中的两个类型一定要加以严格区分，二者不能混用。第二，神昏未必都是由窍闭所引起，非窍闭引起的神昏狂躁者，应该用清热法，不可用开窍法。

8. 熄风法

熄风法，是具有熄风止痉作用的治疗方法，适用于温病过程中肝风内动的证候。温病中出现动风有两种类型，一种是由高热而致的热极生风；一种是由肝肾阴虚而致的虚风内动，所以熄风法也分为两种类型。

(1)凉肝熄风法　凉肝熄风法，是用清热凉肝的药物组成方剂以清热凉肝，熄风止痉的治法，适用于热极生风的证候。临床表现是：壮热，四肢抽搐，两目上视，颈项强直，角弓反张，头晕胀痛，手足躁扰，甚则神昏狂乱，四肢厥逆，舌干绛无苔，脉弦数。代表方剂如羚角钩藤汤。

(2)滋阴熄风法　滋阴熄风法，是用滋阴潜阳的药物组成方剂以滋阴潜阳，平熄虚风的治法，适用于温病后期真阴大伤，水不涵木，虚风内动的证候。临床表现是：手指蠕动，甚或瘈疭，神倦肢厥，舌干绛而痿，脉虚细。代表方剂如二甲复脉汤、三甲复脉汤、大定风珠。

凉肝熄风法与滋阴熄风法的区别在于，凉肝熄风法是针对实热动风，其抽搐急迫有力，伴见手足躁扰，脉弦数有力；滋阴熄风法是针对虚风内动，其抽搐徐缓无力，伴见一派肝肾阴虚，重度脱水的表现。这两种类型虚实有别，不可混淆。

使用熄风法要注意四个问题：第一，在温病过程中所出现的动风类型较多，不一定都是上述两种类型，治疗也应该有所区别。比如说，气分无形热盛淫及于肝而引动肝风，治疗应该以清泄气热为主，佐以凉肝熄风，用白虎汤加羚羊角、钩藤。如果是气分有形热结而引动肝风，治疗应该以攻下燥结为主，佐以凉肝熄风，用承气汤加羚羊角、钩藤。再比如，营分热盛淫及于肝而引动肝风，治疗应该用清营汤加羚羊角、钩藤。也就是说，气分或营分热盛引动肝风者，应当以治疗本病为主，兼以凉肝熄风，而不应以凉肝熄风为主。第二，由于小儿后天未充，发育不完善，所以在温病过程中容易出现动风，治疗时要根据病变情况，治病求本，不可一见动风就用凉肝熄风法。第三，某些散风止痉的虫类药，如蜈蚣、全蝎等，因其燥烈而易伤津液，一般不宜使用。第四，在使用滋阴熄风法时，要分清虚实，不可早用、过用填补柔腻之品，防其恋邪。

9. 滋阴法

滋阴法，是用生津养阴的药物滋补阴液的治疗方法，属“八法”中的补法，适用于温热邪气损伤阴液的证候。温病过程中使用滋阴法，要根据温热邪气对阴液损伤的程度以及病变部位的不同，分别采取不同的方法，一般来说，可以分为三种类型。

（1）滋养肺胃法　滋养肺胃法，是用甘寒濡润的药物组成方剂以甘寒清养，补充肺胃津液的治法，适用于温病气分证后期邪气已解，肺胃阴液不足的证候。临床表现是：身热不甚或不发热，干咳，痰少而粘，口舌干燥，渴欲饮水，舌红少苔，脉细。代表方剂如沙参麦冬汤、益胃汤。

（2）增液润肠法　增液润肠法，是用甘寒与咸寒的药物组成方剂以生津增液，润肠通便的治法，属润下法的范畴，适用于温热邪气已解，但津液严重消耗，导致大肠干燥，无水舟停，大便不通的证候。临床表现是：大便秘结，口燥咽干，舌红少苔，脉细。代表方剂如增液汤。

（3）填补真阴法　填补真阴法，是用咸寒滋阴的药物，特别是属于“血肉有情之品”的动物药组成方剂，以填补肝血肾精的治法，适用于温热邪气深入下焦，损伤肝血肾精，导致真阴不足的证候。临床表现是：低热，颧赤，手足心热甚于手足背，咽干口燥，唇裂，齿黑，神倦欲眠，手足瘈疭，心中憺憺大动，舌绛苔少，脉虚细结代等。代表方剂如加减复脉汤、大定风珠等。

使用滋阴法要注意两个问题：第一，这类方剂多以滋腻药为主，必须在邪气不盛或已无邪的情况下才能使用，如果邪气仍盛，即使有津液损伤，也不能单纯用本法，要防其敛邪。第二，湿热病化燥的过程中虽有阴伤，但仍有湿邪者应该慎用，必须掌握滋阴而不碍湿，祛湿而不伤阴的原则。

10. 固脱回阳法

固脱回阳法，是用益气、敛阴、温阳的药物治疗虚脱、亡阳的急救方法，适用于温病过程中由于邪气消耗而致虚脱、亡阳的证候。由于病情程度的不同，固脱回阳法可以分为两种类型。

（1）益气敛阴固脱法　益气敛阴固脱法，针对虚脱证而立，是用益气、滋阴、收敛的药物组成方剂以益气敛阴固脱的治法，适用于津气欲脱的虚脱证候。临床表现是：身热骤降，大汗不止，喘息气微，精神萎靡，舌淡苔少，脉散大或微细欲绝。虚脱，是指阳气外脱。在温病过程中，由于大汗、吐、泻、失血，都可以导致气随液脱，都可以用益气滋阴，收敛固脱的方法治疗。代表方剂如生脉散。

（2）固脱回阳救逆法　固脱回阳救逆法，针对亡阳证而立，是用益气、温阳的药物组成方剂以固脱回阳，挽危救逆的治法，适用于温病亡阳的证候。其临床表现除虚脱的见症外，又见：冷汗淋漓，四肢逆冷，面色苍白等。亡阳证是虚脱证的进一步发展，它与虚脱证的主要区别就在于四肢是否逆冷。如果在虚脱的基础上又见四肢逆冷，冷汗淋漓不止，就可以诊断为亡阳证。因为亡阳证是由虚脱证进一步发展而来，所以它的治疗要在固脱的基础上回阳救逆。代表方剂如参附汤。

使用固脱回阳法要注意四个问题：第一，用药要及时、快速。第二，药物剂量要大，比如用人参30g浓煎，顿服。第三，病人一旦脱止阳回，就应当调整药物。脱止阳回的标志是汗出已止，手足温度恢复，体温逐渐恢复到正常。如果病人体温又逐渐上升而高于正常，就应当辨别是实热还是虚热而辨证论治。第四，应当注意观察病人在虚脱、亡阳的同时有无邪气内闭心包的表现，如果是外脱与内闭同时出现，就应该采取固脱回阳法与开窍法并用的急救措施。

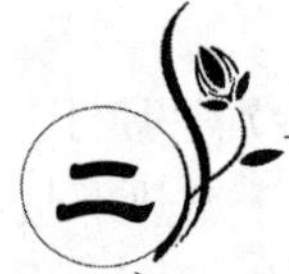

二 温病过程中常见病理产物的治法

在温病过程中，无论是温热病还是湿热病，由于邪气的作用而导致人体新陈代谢功能失常，往往会生成某种病理产物，临床常见的有痰饮、瘀血、食滞、气郁等。这些病理产物形成后，又可以作为致病因素而导致相应的病变，在治疗温病的同时，对这些病理产物也必须采用相应的治疗方法。

1. 痰饮

在温病过程中，温热邪气可以灼液成痰而产生热痰；湿邪与热邪互相裹结，热邪煎熬湿邪，也可以聚湿成痰而产生湿痰。这种在温病过程中形成的病理产物，属于有形之痰，治疗应该用化痰法。如果是热痰，就应该清化热痰，常用药物如贝母、瓜蒌、胆南星、竹沥、竹茹、菖蒲、郁金、黛蛤散等。如果是湿痰，就应该燥湿化痰，常用药物如半夏、制南星等。

2. 瘀血

在温热病过程中，由于热邪损伤血中津液，可以导致血液凝聚成瘀，治疗应该活血化瘀。应特别强调的是，因津液严重损伤而致的血液凝聚成瘀，必须在滋养血中津液的基础上活血化瘀，应养阴生津药与活血化瘀药并用，以消散瘀血，温病中常用的活血化瘀药有丹皮、赤芍、丹参、桃仁、益母草等。

3. 食滞

在湿热病过程中，由于湿热困阻脾胃，导致脾胃功能呆钝，消化能力下降，往往容易形成饮食积滞，治疗应该用消食导滞药，常用药物如山楂、神曲、麦芽等。

4. 气郁

在温病过程中，由于热邪壅滞，郁而不宣，或湿邪阻滞气机，都可以导致气机郁滞，治疗应该用行气药，常用药物如枳实、厚朴、大腹皮、陈皮、苏梗、藿梗等。但是要注意，在温病治疗过程中使用的行气药应以下气为主，以使气机下行。不能使用升提的药物，以免邪随气升而上攻心包、清窍。

还应当说明的是，痰饮、瘀血、食滞、气郁这些病理产物不一定都是在病变过程中形成的，也可能病人体内平素就有痰饮或有瘀血，或有食积，或肝郁气滞。治疗也与上述治法一样，在治疗温病的同时，有痰的化痰，有瘀血的活血，有食滞的消食，有气郁的行气。

三 温病的善后调理法

温病的善后调理法，是指温病通过治疗后邪气已去，正气未复的治疗方法。

在温热病的过程中，由于热邪耗伤正气，发展到后期，往往出现邪气已去但正气未复的津液亏损证或气阴两虚证，治疗应该以甘寒清养为法，而不能用滋腻峻补的药物，防其敛邪。如果见津液亏损的证候，治疗用养阴生津法，代表方剂如益胃汤、增液汤。如果见气阴两虚的证候，治疗用益气养阴法，代表方剂如三才汤。如果气阴两虚而又兼余热未清的，治疗应该益气养阴法与清热透邪法并用，代表方剂如竹叶石膏汤。

在湿热病的过程中，由于湿热损伤脾胃，发展到后期，往往出现邪气虽去但脾胃呆钝的表现，治疗用芳香醒胃法，以振奋脾胃，消除余邪，代表方剂如薛氏五叶芦根汤。

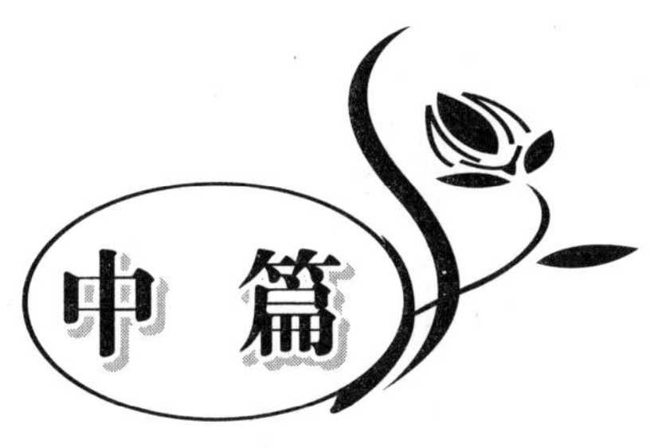

各　论

第一章 风温

风温病是春季感受风热邪气所引起的温病。初起以发热，微恶风寒，头痛，咳，口微渴，舌边尖红苔薄白，脉浮数为主要临床特点。因为春季气温上升，气候温暖而又多风，所以自然界就存在着风热邪气，由风热邪气所引起的温病就称为风温。如果冬季气候过暖，应寒反温，也可以有风热邪气存在，它导致的病变也是风温病，但是因为它发生在冬季，所以另立“冬温”这个名称。由于病因相同，所以冬温与风温实际上是发生于不同季节的同一个病种。

风温这个名词最早见于《伤寒论》。《伤寒论・辨太阳病脉证并治》篇第6条说：“若发汗已，身灼热者，名风温。”这里是指伤寒病误用辛温发汗剂引起的变证，不是现在所讲的这个风温病的概念。首先把风温作为春季的新感温病立论的是叶天士，他说：“风温者，春月受风，其气已温。”这句话是说，风温病是春季风邪与温邪两种邪气相结合而致病，所以病名叫做风温。继叶天士之后，陈平伯在《外感温病篇》中说：“风温为病，春月与冬季居多，或恶风，或不恶风，必身热，咳嗽，烦渴。”他这句话明确地指出了这个病种的发病季节与初起的临床特点。

西医学中的流行性感冒、急性支气管炎、支气管肺炎、病毒性肺炎、大叶性肺炎、麻疹合并肺炎等病，可以参考风温病辨证论治。

一 病因病机

风温病的病因是风热邪气。因为春季气候温暖多风，所以人体容易感受风热邪气而发病。如果冬季气候反常，应寒反温，也可以感受风热邪气而发病，正如吴坤安在《伤寒指掌》中所说：“凡天时晴燥，温风过暖，感其气者，即是风温之邪。”

风温的病机是邪气从口、鼻、皮毛而入，先侵犯肺系。肺系，是指以肺脏为中心的肺系统，它包括体表的器官和组织口、鼻、皮毛，属于卫分；还包括手太阴肺经，也属于卫分；也包括肺脏，属于气分。风温病是新感温病，发病初起风热邪气从口、鼻、皮毛而入，侵袭体表，导致手太阴肺经的经气不利，体表的气机不畅，肺的宣发肃降功能障碍而出现发热，微恶风寒，咳，舌边尖红苔薄白，脉浮数等表证的症状,这就是邪袭肺卫的卫分证候。如果病人的体质好,治疗又及时、得当,这个阶段比较容易治疗。如果病人体质差,或者治疗不当,或者邪气很盛,就可以由表入里,也就是由卫分进入气分而引起肺脏病变,出现高热,汗出,咳喘,舌红苔黄,脉数等里热盛的症状,这就是热邪壅肺的气分证候。肺热不解,进一步传变,有两种发展趋势。一种趋势是向下顺传于中焦而犯胃,出现中焦阳明胃、肠气分热盛的证候。另一种发展趋势是由手太阴肺的卫分证或者气分证逆传心包,出现身热灼手,神昏谵语或昏愦不语,舌謇肢厥,舌红绛苔黄燥,脉细滑数等痰热蒙蔽心包的症状,这就属于营分证候。如果风温病中热邪窜入血络,也可以导致发疹。在风温病的过程中,由于热邪损伤阴液,到后期往往出现肺胃阴伤的证候。

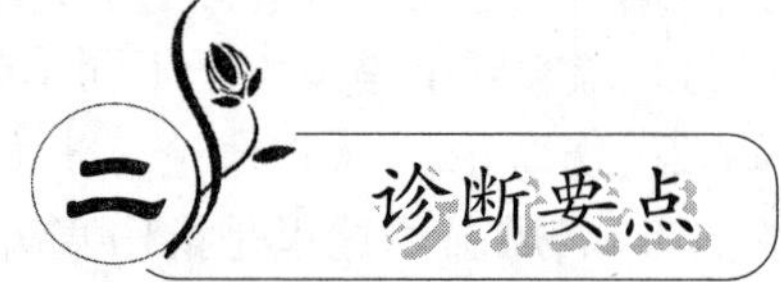

二 诊断要点

诊断要点是讲诊断这个病的要点是什么,它与其它病怎么鉴别,也就是讲诊断与鉴别诊断。

风温病的诊断要点有三个方面。

一是发生于春、冬两季的外感热病应该首先考虑风温病,这个季节的病人很可能是风温病。

二是发病初起有发热,微恶风寒,咳,头痛,口微渴,舌边尖红苔薄白,脉浮数等肺卫证候的表现,进一步发展出现热邪壅肺的气分证,后期出现肺、胃阴伤。如果病变过程按照这个规律发展,就可以诊断为风温病。

三是风温病要与春温病相鉴别。风温与春温都发生在春季,但是风温初起有明显的表证过程;春温初起无表证,或者表证很短暂,初起就以里热为主。

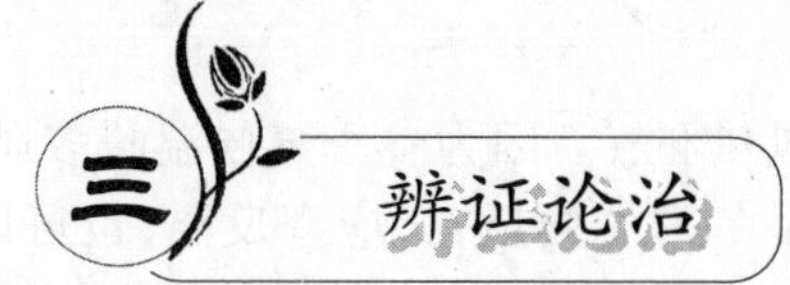

三 辨证论治

风温病可以分为初、中、末三期。初期用辛凉轻解法治疗。因为病在上焦,所以要用辛散、凉清、轻宣的药物来疏风清热,解除表邪。中期有气分热盛与热陷心包两种类型。气分热盛者,用清泄气热法治疗,如果是肠腑热结成实,可以用通下法。逆传心包营分,用清营养阴,豁痰开窍法治疗。到末期,邪气基本上解除了,但是由于在初期、中期的发热过程中消耗了阴液,往往出现肺、胃阴伤,所以治疗用甘寒生津的药物来清养肺胃。

1. 风热邪气侵袭肺卫

风热邪气侵袭肺卫，是指风热邪气袭表而导致的卫分证，简称邪袭肺卫。这类病变有两种类型，一种是导致人体卫外功能失常，以发热，微恶风寒为主症的卫外失司证；一种是导致肺的宣发肃降功能失常，以咳为主症的肺失宣降证。这两种证候类型的病机与临床表现不同，所以治疗也有差异，临床中要加以区分。

(1)卫外失司

【临床表现】发热，微恶风寒，无汗或少汗，头痛，咳，口微渴，舌边尖红苔薄白，脉浮数。

【证候分析】为什么会出现发热？因为邪气侵袭到体表，正气就必然要调动到体表来祛邪，就如同敌人打到哪里，就要往哪里派兵反击一样。因为正气与邪气都集中在体表，正邪就相争于表，从而使体表的功能亢奋，具体表现就是体温升高而出现发热。因为是病变初起，邪气侵袭的部位表浅，邪浅病轻，正气与邪气斗争并不很激烈，所以发热不重，热势不很高，一般是中度发热，体温在38℃左右。为什么微恶风寒？是因为体表有风热邪气。风热虽然是阳邪，可以开泄腠理，但是腠理虽然开泄了，阳气向外宣发却并不通畅。为什么呢？因为邪气要向里进，阳气要向外发散，这样正气与邪气就在体表相争，阳气向外宣发就受到了阻碍，这种情况称为表郁。由于邪郁于表，体表的气机不畅，阳气的宣发受阻，所以病人体表的阳气不足，就出现了轻微的恶风寒症状。风温病初起的恶风寒与太阳伤寒初起比较要轻得多。因为伤寒初起是寒邪束表，阳气内闭，不能宣发到体表，这种情况称为表闭，所以病人自觉恶寒重。风温初起不是表闭，而是表郁，阳气向体表宣发虽然受阻，但并不是完全闭于里，体表的阳气虽然不足，但并不像伤寒初起那样严重，所以恶寒轻而发热症状更为突出。风温病初起邪袭肺卫，既可以无汗，也可以有少量汗出，为什么呢？因为病人感受的是风热邪气，风热邪气与正气相争，使功能亢奋，体温升高，体内的气血运行就加快，所以津液被热邪蒸发而随着阳气向体表调动，就可能有汗。如果热势不重，蒸发津液的力量不大，也可能无汗。这种病人表气虽然不通畅，腠理却并不完全闭塞，津液能够渗出到体表，所以虽然无汗但皮肤并不干燥，是潮润的。总的来说，这种病人的特点是有汗也不会是大汗，无汗皮肤也不会干燥，而是潮润的。头痛，是风热上攻所致。因为风与热都是阳邪，这两种阳邪都主升，风热阳邪上攻，就逼迫气血上行，使气血壅滞在头部，头部充血，所以头部的经络就不通畅，不通则痛，就出现头痛。因为病人有汗，所以身痛不明显。咳，是由于表有邪气，肺的宣发肃降功能障碍，肺气上逆所致。在生理状态下，肺气的运行一方面是向上、向外，通过皮毛、鼻与自然界进行气体交换,这就称为肺主宣发。一方面是向内、向下,这就称为肺主肃降。这种病人因为有邪气郁在表而出现表郁,肺的宣发功能不正常,肃降功能也就不正常。这就如同只开门而不开窗,空气就不能对流,把门窗一起打开,空气就对流了一样。所以肺的宣发功能失常,肃降功能也就失常了。肺气向外宣、向下降都受阻,它就只能向上去,这是形成肺气上逆的机制。肺气向上是不是都称为上逆呢?不是。在正常的生理状态下,肺气既向表宣,又向上宣,所以才能司呼吸。既向内行,又向下降,所以才能通调气机和水道。肺气的宣发与肃降功能是相辅相成、对立统一的整体调节功能。在这种生理状态下,肺气向上是正常的生理功能,不能称为上逆。在邪袭肺卫的情况下,由于表有风热邪气,使肺的宣发与肃降功能受阻,向体表宣发与向内、向下肃降的道路不通畅了,就只能向上行,气流向上来得多了,呼吸道就不通畅了,这才是肺气上逆。由于肺气逆而上行,冲击了呼吸道,就出现了咳声。口微渴,是次要症状。风温病初起由于风热两种阳邪耗伤津液,可以出现口干、口渴。但是邪气在表,损伤津液并不严重,所以口渴程度轻微,也可能不渴。舌边尖红,是因为舌尖属上焦,邪在上焦,气血充塞在属上焦的舌尖部,所以舌边尖部呈红色。因为邪气在表而未入里,所以舌苔无变化,仍呈薄白苔。脉浮,是因为邪在表,气血就要调动到体表来抗邪,所以使脉浮在皮毛,轻取即得。脉数是因为有热,热邪鼓动气血,使气血运行加快,而导致脉搏跳动频数。

风温病卫外失司证与太阳伤寒初起的鉴别点是:太阳伤寒初起是恶寒重,发热轻。因为寒主收引、主凝滞,使皮肤、肌肉、血脉收引,血液凝滞,而致气血不通,不通则痛。所以病人头痛、身痛、腰痛、骨节疼痛,全身各个部位疼痛很严重。风温病卫外失司证是发热重,恶寒轻,而且只表现为头痛,身痛并不严重。再一点,伤寒是表闭,所以无汗,风温病卫外失司证是表郁,所以可见有汗。太阳伤寒初起脉浮紧,像牵绳转索一样。那是因为寒主收引、主凝滞,经脉收缩,血液凝滞,以致血液运行发生障碍,所以脉象有转索样的紧急感。风温病卫外失司证是数脉,脉不紧。风温病卫外失司证与伤寒的太阳中风证更需要鉴别:从病因来讲,太阳中风是外感风邪。既然是外感风邪,为什么把它列入伤寒的范畴呢?是因为它以风邪为主而又夹寒邪。太阳中风与太阳伤寒相比较,太阳伤寒是寒邪,太阳中风是以风邪为主又夹寒邪。风温病的病因是热邪为主而又夹风邪。由于太阳中风与风热侵袭肺卫两个证候的病因有风寒与风热的不同,所以二者的临床表现与治法就必然不同。太阳中风汗出的机制是卫强营弱。就是说,因为体表卫分的风邪强,使腠理开泄,进而鼓动津液外泄而为汗。由于汗出而使营阴受损,营气削弱,正气不足,而致脉浮缓。由于是外感风寒,所以病人的舌边尖不红,也不口渴。而风热邪气侵袭肺卫,则是风热邪气鼓动津液外泄而为汗。由于热邪鼓动血行，损伤津液，所以脉浮数，舌边尖红，口渴。

【治法】辛凉轻解，疏风透热。

【方药】银翘散（《温病条辨》）

连翘一两（30g） 金银花一两（30g） 苦桔梗六钱（18g） 薄荷六钱（18g） 竹叶四钱（12g） 生甘草五钱（15g） 芥穗四钱（12g） 淡豆豉五钱（15g） 牛蒡子六钱（18g）

上杵为散，每服六钱（18g），鲜苇根汤煎，香气大出，即取服，勿过煎。肺药取轻清，过煎则味厚而入中焦矣。病重者约二时一服，日三服，夜一服；轻者三时一服，日二服，夜一服。病不解者，作再服。盖肺位最高，药过重，则过病所，少用又有病重药轻之患，故从普济消毒饮时时清扬法。

【方解】银翘散出自《温病条辨》，是辛凉轻解，疏风透热法的代表方剂。辛凉轻解，疏风透热法的治疗作用就是宣肺透邪。因为病变的部位是在肺系的卫分，所以通过宣通肺气就可以使邪气从表而透，这种治法不是发汗法。为什么这样说呢？吴鞠通在《温病条辨》中反复强调太阴温病不能发汗，在银翘散的方论中他就明确地指出“按：温病忌汗，汗之不惟不解，反生它患。盖病在手经，徒伤足太阳无益；病自口、鼻吸受而生，徒发其表亦无益也。且汗为心液，心阳受伤，必有神明内乱，谵语癫狂，内闭外脱之变。再，误汗虽曰伤阳，汗乃五液之一，未使不伤阴也……温病最善伤阴，用药又复伤阴，岂非为贼立帜乎？此古来用伤寒法治温病之大错也。”在“上焦篇”第16条中，他又提出：“太阴温病，不可发汗，发汗而汗不出者，必发斑、疹；汗出过多者，必神昏谵语。”从吴鞠通的分析可以看出，温病不同于伤寒，它是外感风热邪气而不是寒邪。如果误用了辛温发汗的药物，不仅不能解除邪气，而且因为发散力量太过，既损伤心阳，同时也损伤心阴，等于是火上浇油。不仅不能解除病邪，反而助长了邪气，损伤了正气，于是就出现了神昏、动风、发斑、发疹，甚至内闭外脱等变证、坏证。

关于风热邪气侵袭肺卫的治疗，叶天士提出了“在表，初用辛凉轻剂”的治法。辛，是指药物的味，辛味能散、能行，有发散表邪的功效。凉，是指药性，凉性有清热的功效。轻，是指药物的质地，质轻的药物有轻扬升浮，宣透表邪的功效。用辛散、凉清、轻宣的药物组成方剂，就可以达到疏风清热，宣肺透邪的目的。吴鞠通所说的“治上焦如羽，非轻不举”，也是强调治疗上焦肺系的病变要用轻扬宣透的药物。在这一原则的指导下，吴鞠通总结叶天士的临床处方用药经验，制定了银翘散这个方剂。银翘散里加上鲜苇根共有十味药，君药是甘寒的银花与苦寒的连翘，臣药是辛温的芥穗与豆豉，芥穗就是荆芥的穗。在银翘散中，芥穗与豆豉是辛味药，但它们却是温性；银花与连翘是凉性药，但它们却不是辛味。可以说，银翘散中具体到每一味药物来讲，并不具备既是辛味又是凉性的特性。那么，为什么说它是辛凉之剂呢？这就涉及到中药学中“五味”的概念与方剂学中“方剂”的概念问题。

中药的“味”，有天然味与功能味两个概念。天然味，是指药物本身固有的味道。比如说，麻黄、桂枝、细辛、生姜、荆芥是辛味，用舌头尝一尝，它们确实有辛辣的味道，这种味道就是天然生成的。而有些药物，比如石膏，用舌头品尝未必有辛辣的味道，但中药学却认为它是辛寒药。之所以说它是辛味，是因为它有“解肌”作用，能使足阳明胃经的热邪从肌肉向外发散，就以它的“散”热功能符合辛味能散的特性而说它是辛味，这类药的辛味就属于功能味。从药物的特性来看，凡是具有天然辛味的药物，一般都属于温性，而既具有天然辛味又是凉性的药物实属罕见。所谓“辛凉解表”药，实际上是以这类药物具有清解表热的功能而归类的。也就是说，它们一般不具有天然的辛味，说是辛味，其实是指的功能味。

治疗外感风热的证候，既需要天然的辛味来发散风邪，又需要药物的凉性来清除热邪，就不是天然味的“辛凉解表药”所能奏效的了。因此，就需要用辛温与寒凉的药物来组成方剂，共同起到疏风与清热的作用。中医学的方剂组成，并不是多种药物的堆砌，而是有着严格的组方要求的。方剂中的“方”字，是方方正正、规规矩矩的意思。矩，是画出方形图案的工具，就是曲尺。规，是画出圆形图案的工具，就是圆规。所谓“无规矩不能成方圆”，就是指做事要有标准，要符合规矩。怎样才能使一个方剂方方正正、中规中矩、符合临床治疗的需要呢？这就需要遵循中医学的理论，依据药物的性、味、归经、升降浮沉功用，按照君、臣、佐、使的组方配伍原则，把众多的药物组合到一起，使它们的治疗作用互相促进，以增强疗效，同时各药物之间又互相制约，以降低、消除毒副作用。也就是说，在方剂中，各药物之间的相互配合，起到了增效、减毒作用。方剂中的“剂”字，繁体字写作“劑”，是一个会意字。左边是一把刀，右边把刀反过来写，是个反刀，两边一边一把刀，中间是个“丫”字，形容枝枝杈杈，不整齐，左边一刀砍下，右边一刀砍下，再加上旁边还有一个“刂”，是一把竖立的刀，再砍一刀，经过反复砍削，枝枝杈杈就被砍削得整整齐齐了。可以说，剂者，齐也。方剂二字，就是方正整齐、符合规矩的意思。

中医师的处方，和厨师做菜是一个道理。做菜要用很多调料，比如要做酸辣白菜这道菜，就要放醋和辣椒，还要放少量白糖，就成了具有酸、辣、甜味的“酸辣白菜”了。白菜本身酸吗？甜吗？辣吗？都没有。加入调料，所需要的味道就出来了。中医师调配方剂和厨师的调味是一样的道理，在治疗疾病时，根据病情，把性味不同的药物调配在一起，使它们共同发挥作用，才能达到临床治疗的要求。银翘散这个方剂里的银花与连翘两味君药是凉性，芥穗与豆豉两味臣药是辛味。取臣药的辛味，取君药的凉性，就共同产生了辛与凉的作用。芥穗与豆豉是辛温药，这里只需要它的辛味，不需要它的温性，所以方中银花、连翘的用量是各一两，用量大；而芥穗的用量是四钱、豆豉是五钱，用量小。另外，芥穗与豆豉在辛温药中是比较平和的，温性不像麻黄、桂枝那样大，所以在方中的作用可以说是取其辛而制其温，取它的辛味，而用银花与连翘的凉性制约了它的温性。就像往开水里兑凉水一样，往少量的开水里兑入大量的凉水，最后热水也变凉了，把它的温性给矫正过来了。从这四味药的质地来看，银花是花，连翘是外壳，芥穗是穗，也都符合轻扬的原则。这四味药共用，就奠定了辛凉轻剂的基础。关于豆豉，由于炮制方法不同，药性也有所不同，一种炮制方法是用少量麻黄、苏叶与大量黑豆同煮后发酵，所以性味是辛温的。另一种炮制方法是用桑叶、青蒿与黑豆同煮后发酵、晾晒，所以性味是辛凉的。银翘散中使用的豆豉是辛温的。为什么说它是辛温而不是辛凉的呢？因为在《温病条辨》中治疗发疹性疾病的方剂“银翘散去豆豉加细生地丹皮大青叶倍元参方”中，为了防止辛温之性太过，去掉了豆豉，可见银翘散中使用的豆豉是辛温的。

银翘散中以君药银花、连翘与臣药芥穗、豆豉配伍共同组成辛凉之剂，有疏风、清热、透表的作用，给热邪以出路，使从表入之邪，还从表解，遏制了邪气向里传变的道路。方中的其它药物是佐药、使药，薄荷辛凉轻扬，清热透表，辅助君药与臣药透解表邪。牛蒡子辛平，疏散风热，利咽喉。这种病人由于风热邪气上攻，使咽部气血壅滞充斥，往往有咽红、咽痛的兼症，所以用它清热利咽止痛。苦桔梗配生甘草是《伤寒论》中的桔梗汤，能利咽喉，止咽痛。同时，桔梗还能宣肺止咳。银花、连翘、芥穗、豆豉祛邪宣肺就有止咳的作用，再加苦桔梗就更增强了宣肺止咳之功。竹叶寒凉，轻扬宣透，向外清透热邪。竹叶还能下行，从小便中泄热，给热邪找出路，使热邪从下而祛。因为热邪易伤津液，所以用鲜苇根汤煎药。鲜苇根就是鲜芦根，有甘寒清热，保津生津的功效。银翘散中的十味药共同发挥辛散、凉清、轻宣、疏风清热，祛除表邪的作用，同时兼顾了保津生津，是辛凉轻解法的代表方剂。所以吴鞠通在方论中说：“此方之妙，预护其虚，纯然清肃上焦，不犯中、下。无开门揖盗之弊，有轻以去实之能，用之得法，自然奏效，此叶氏立法所以迥出诸家也。”

吴鞠通在方论中为什么强调“用之得法”这句话？这个方剂怎么用才算“得法”呢？这就要求后学者临床使用本方要严格遵循吴鞠通所提出的用量、煎法与服法。银翘散是什么剂型？是汤剂还是散剂？方名是银翘散，当然是散剂。但是为什么散剂还要煎服？说明它与一般的散剂和汤剂都有所不同，它的剂型是“煮散”。为什么用散呢?“散者散也”,它有发散在表的风热邪气的作用。但是银翘散与五苓散又不一样,五苓散是把五味药研成细末,用米汤或者热水送服。银翘散是把除鲜苇根外的九味药捣成粗末,制成粗散,先煎鲜苇根,再用煎鲜苇根的水来煎银翘散,煎后热服,使药物的散邪作用更强。

吴鞠通在银翘散的煎服法中所说的“上杵为散”,就是把方中的九味药共五两六钱,也就是 168g,捣成粗末,就成了散剂,它比未捣碎的生药更容易煎出有效成分,以避免煎煮时间过长而失效。“每服六钱(18g)”,就是说,每次的剂量是从总量中取六钱煎煮。怎么煎呢?先煎鲜苇根,不能把鲜苇根与粗散一起煎。因为煎出鲜苇根的有效成分所用的时间长,而煎出粗散的有效成分所用的时间短,所以先煎鲜苇根 20 分钟,再用煎出的水去煎粗散,这就是用“鲜苇根汤煎”的道理。煎到什么程度呢?吴鞠通强调:“香气大出,即取服,勿过煎。”“香气大出”就是指药味最浓的时候,一般来说也就是水煮沸以后,再用文火煎 5 分钟左右就香气大出,药的香味就最浓了。就是说,这些药里所含的挥发油都煎出来了。煎的时间长了,那些挥发油就都挥发出去了,就没有香味了。吴鞠通之所以强调“勿过煎”,是因为人们一般都认为汤药煎的时间越长效果越好,但是这个剂型不是,这是“煮散”,是要取药物的辛味,辛味最易挥发,所以不能过煎。吴鞠通分析“勿过煎”的原因是“肺药取轻清,过煎则味厚而入中焦矣”。就是说,病在上焦手太阴肺系,只有辛散、凉清、轻宣、味薄的药物才能入肺系。过煎的结果是使能入上焦肺系的味薄辛散的作用消失了。辛味没有了,那就只剩味厚的苦味和甘味了,药的作用就不入上焦而入中焦了,就等于去治胃了。病在肺,用药去治胃,不是白吃药吗?可见银翘散的煎法是很重要的,煎法不对,就没有疗效。

关于服法,吴鞠通说:“病重者约二时一服。”就是说病情重者,比如体温较高、咳重、头痛重,两个时辰服药一次。吴鞠通这里所说的“二时”,是指中国古代的计时法,一昼夜是 12 个时辰,每个时辰就是 2 小时。“二时一服”就是 4 小时服药一次。“日三服,夜一服”,是说白天 12 个小时服三次药,夜间还要再服一次,一昼夜要服药四次。“轻者三时一服,日二服,夜一服”,是指病轻者每 6 小时服药一次,白天 12 小时服药二次,夜间再服一次,一昼夜服药三次。“病不解者,作再服”,是说一昼夜后病情没有好转,第二天仍按前一天的服法继续服药。从银翘散的煎服法中可以看出来,无论一昼夜服 4 次还是服 3 次,每次所用的六钱药,都是新药。这次拿六钱煎了,下次不是再煎原来的药了,而是又换新的了,每次都换新药,就不存在“勿过煎”的问题了。关于为什么采用这种煎法与服法,吴鞠通的解释是:“盖肺位最高,药过重,则过病所,少用又有病重药轻之患,故从普济消毒饮时时清扬法。”这段话是说,肺为五脏六腑之华盖,位置在上焦,主一身之表。治疗肺系的表热证,应该用辛凉轻剂来疏风透热。这类药物都不能煎煮时间太长,如果作成汤剂,药量就要重,煎煮时间势必过长,就会导致轻扬辛散作用消失,造成味厚而入中焦。如果汤剂中的药量太轻,则力量不够,也达不到祛邪除病的目的。所以采用煮散的方法,每次药量虽然不大,煎煮时间虽短,但每次都用新药,增加服药次数,使药物持续发挥作用,就可以达到疏风透热的目的。他这种做法是仿照普济消毒饮的煎服法,煮散频服,使药物始终在上焦肺系起作用。在这里主要强调了两点:一是不能过煎;一是服药次数要多,要频服,不能只是早、晚各一次。吴鞠通的说法确实是经验之谈,临床中按他所说的方法用药,疗效是肯定的。当前使用银翘散的临床疗效怎么样?一般认为疗效不太好,这是什么原因呢?不是这个方剂不好,是因为剂型或者煎法、服法不对。有人把银翘散作汤剂使用,这种剂型可以用,但是要先用芦根煎汤晾凉后浸泡药物。为什么用凉水泡药呢?因为有些药里含有淀粉,用热水泡,淀粉就把药的表面粘住了,有效成分就煎不出来了,所以泡药必须用凉水,不能用热水。浸泡20分钟后,用武火煮沸,再用文火煎5分钟左右,香气大出,即取服,这样煎服疗效最好。如果煎的时间过长,香气挥发了,反而没有作用了。这就是说,银翘散作汤剂使用效果不好的原因,是因为煎法的错误。另一方面的原因是服法错误。一般的服药习惯是早、晚各服一次,每天两次,夜间不服药,这种服法不对。应该是"病重者日三服,夜一服;轻者日二服,夜一服"。还有一种剂型是丸剂,比如银翘解毒丸,或是银翘解毒丸中加入羚羊角,称为羚翘解毒丸。有的制成蜜丸,有的制成浓缩丸,还有的制成颗粒剂。蜜丸的服法一般是一次1丸,每天服三次,效果好不好呢?效果不好。这是因为药量太小,力量不够。蜜丸一般是每丸三钱,就是9g,这9g里有一半是蜂蜜,药量只有4.5g,也就是一钱半,只有原书用量的四分之一,而且蜜有甘缓作用,加上蜜之后,反而把药物的发散作用给牵制住了,更降低了药效。所以一次1丸,每天服三次效果不好。我的用药经验是突出首次量,第一次服4丸,4丸的重量是36g,去掉18g蜜,纯药量是18g,正好是六钱。为了抵消蜜的甘缓牵制作用,服药时用生姜煎汤送服,促进药物的宣透作用。首次用突击量之后,体温一般都能降下来,症状大为减轻,第二次就改为服2丸,第三次服1丸,夜间还要服1至2丸。羚翘解毒丸中因为加了羚羊角,增强了清肺热的功效,所以比银翘解毒丸的效果好,用量和服法与银翘解毒丸相同。浓缩丸和颗粒剂因为高温加工时间过长,药物的发散作用大部分丧失了,所以疗效最差。银翘散还有一种剂型,是把银翘散捣成粗末,装在绵纸袋里,制成袋泡剂,用开水冲服,这种剂型的疗效最好。为什么呢?因为这种剂型基本上相当于"煮散",与吴鞠通用药的原意是一样的。

前面已经讲过,辛凉轻解法不是发汗法。因此,银翘散也不是发汗的方剂。因为辛凉之剂是以凉性为主,它与辛温解表剂以温性为主不同,所以它不发汗。就如同在一般情况下,人喝热水可以出汗而喝凉水不会出汗一样,而叶天士却提出了"在卫汗之可也"的治法,这又怎么解释呢?应该说,叶天士所说的"汗之"的"汗"字,是使动词,"之"字是代词,"汗之"就是使人出汗。不用发汗法怎么使人出汗呢?这就应该从出汗的机制来进行分析。《黄帝内经》中说:"阳加于阴谓之汗。"阳,是指属阳的因素,包括人体的阳气、自然界的阳气、属阳的饮食物、属阳的邪气以及属阳性的药物等。阴,是指人体的津液。也就是说,属阳的因素作用于人体,蒸发体内的津液,使津液从毛孔外渗而出,就是汗。在生理状态下,如果人体剧烈运动或者喝热水等,就会导致阳气亢盛,蒸发津液外渗而使人出汗,这种汗是生理性的汗出。在病理状态下,如果人体内有热邪,或是实热,或是虚热,都属阳邪,也可以逼迫津液外渗而出汗,这种汗属病理性汗出。在病变过程中,比如寒邪侵袭人体,往往因为寒邪束表而导致表闭无汗,在这种情况下,用辛温解表的方剂发汗散寒,就可以收到邪从汗出,汗出病解的效果。辛温的药物属阳,它是通过药物的阳热作用发散寒邪,通达阳气,鼓动津液外渗而出汗,这种汗属药理作用的汗出。服用银翘散之后也可以汗出,这种汗是不是药理性的汗出呢?可以说,不是。为什么这样说呢?因为外感风热邪气的病人由于风热邪气的鼓动,往往有少量的汗出,但是因为风热袭表而导致表郁,虽然有汗但汗出不畅,而且有汗而热不解,这种汗属病理性的汗出。服用银翘散之后,祛除了在表的邪气,表郁自然就解除了,体表的气机通畅了,阳气与津液就能正常地向全身敷布,津液敷布于表,就可以有少量的汗出。这种情况属于病解以后的汗出,可以说是通过银翘散辛凉轻解的药理作用,使邪气解除而正常生理功能恢复之后的汗出,是不发汗而得汗。辛温解表剂与辛凉轻解剂的区别就在于:辛温解表剂是通过发汗而散除寒邪,必然先汗出而后病解,临床表现是先出汗而后热退,热退之后而汗自止,所以称之为汗出病解。辛凉轻解剂是通过疏风透热而散除风热邪气,在病解之前就有病理性的汗出,而服药后病解热退,仍然有汗,这就说明热退之后所出的汗不是药物的发汗作用,而是生理功能恢复的正常汗出,所以称之为病解汗出。简要地说,辛温解表剂与辛凉轻解剂临床作用的区别就在于汗出病解与病解汗出的不同。还应该说明的是,服用银翘散病解之后,是不是就一定有汗出呢?不一定。也可能有汗出,也可能无汗出,无汗出病也能解。这就是说,服用银翘散之后出汗与不出汗,不是病解的主要标志,而热退才是病解的标志。由此可以证明银翘散不是发汗的方剂,而是通过疏风透热以使人体机能恢复正常的方剂。银翘散应该说是《温病条辨》中的第一方,它以良好的临床疗效而成为辛凉解表法的代表方剂并被后世广泛应用。这个方剂之所以被重视，是因为它的组方用药严格遵循了中医学的方药理论并有所发扬。关于本方的组方原则，吴鞠通在银翘散方论中指出："本方谨遵《内经》'风淫于内，治以辛凉，佐以苦甘；热淫于内，治以咸寒，佐以甘苦'之训，又宗喻嘉言芳香逐秽之说。"可见本方是遵循《内经》的法则，用辛凉、苦甘的药物疏散风热，用咸寒、甘苦的药物清热保津。喻嘉言在《尚论篇·详论温疫以破大惑》中论述温疫的治法说："未病前先饮芳香正气药，此为上也。邪既入，急以逐秽为第一义。上焦如雾，升而逐之，兼以解毒……"吴鞠通又采纳了喻嘉言芳香逐秽解毒以及病在上焦用"升而逐之"的说法，用轻扬的药物，上行逐邪。方中的银花、薄荷、芥穗都是芳香轻扬的药物，确实符合喻嘉言的芳香逐秽之说。方中药物的性味，辛、苦、甘味与凉性都符合《内经》的原则，但是却没有咸寒药。这是为什么呢？我经过分析，认为吴鞠通在制定银翘散这个方剂的时候，原来是使用了咸寒的元参，在后来修订的过程中又去掉了元参而改为鲜苇根，所以方中就没有咸寒的药了。这样说的根据是什么？根据是《温病条辨》成书于公元1798年，刊行于1813年，从成书到刊行经过了15年的时间，在这段时间里，吴鞠通对书稿反复修订是在所难免的。在现行的《温病条辨》中，银翘散方出自该书"上焦篇"第4条，方中确实没有元参。但是，在"上焦篇"第16条中，治疗温病发疹有"银翘散去豆豉加细生地丹皮大青叶倍元参方"，它的方剂组成是："即于银翘散内去豆豉，加：细生地四钱(12g)、大青叶三钱(9g)、丹皮三钱(9g)、元参加至一两(30g)"。方剂名称中有"倍元参"之说，用量是"加至一两"，可见银翘散原方中不仅使用了元参，而且用量是五钱，所以加减方里才有"倍"字与"加至一两"之说。因为风热邪气侵袭肺卫的证候是表证，伤津并不严重，而且元参属滋阴药品，表证无须用它，所以吴鞠通把元参改为甘寒轻灵的鲜苇根。这种改法更符合临床需要，但是吴鞠通在加减方里却未加修改，所以就遗留了"倍元参"的说法。还需要附带说明一点，《温病条辨》中的元参，正规名称应该是玄参。玄，就是黑色，因为玄参是黑色的，所以正名为玄参，别名黑参。因为清代的康熙皇帝名玄烨，清代的人要避圣讳，所以清代的医学书籍中把玄参改成了元参。

因为银翘散是辛凉解表的代表方剂，在温病治疗学中占有非常重要的地位，所以我在这里讲得比较详细，而且加入了自己的看法和临床体会。这个方剂疏风透热作用很好，而且非常平和，所以吴鞠通称它为"辛凉平剂"。这里所说的"平"，与叶天士所说的"辛凉轻剂"的"轻"字并不矛盾。轻，是指药物的质地轻。平，是指方剂的作用平和。从方剂的组成来看，它仍然属于"辛凉轻剂"的范畴，这一点要全面理解，不要造成误解。

(2)肺失宣降

【临床表现】但咳,身热不甚,口微渴,舌苔薄白,脉浮。

【证候分析】从临床表现来看,但咳,身热不甚,口微渴,是以咳的症状最为突出,而发热与口渴都不明显。就是说,主症是咳,而且只咳不嗽,没有痰,这些症状都说明邪浅病轻。由于风热袭表,导致肺的宣发肃降功能失常,所以主要表现为肺气上逆,咳声不止。因为邪气不重,所以发热、口渴症状都不严重,舌象、脉象也没有太大的变化。

【治法】辛凉轻解,宣肺止咳。

【方药】桑菊饮(《温病条辨》)

杏仁二钱(6g)　连翘一钱五分(4.5g)　薄荷八分(2.4g)　桑叶二钱五分(7.5g)　菊花一钱(3g)　苦梗二钱(6g)　甘草八分(2.4g)　苇根二钱(6g)

水二杯,煮取一杯,日二服。

【方解】方剂以桑菊命名,君药当然是桑叶、菊花。臣药是杏仁、桔梗。桑叶与菊花质地都很轻,都是凉药,轻凉宣透,清透风热邪气而宣肺,肺气宣通了,咳自然就止。桔梗上行而开肺气,杏仁苦平而降肺气,一宣一降,调整肺气,使它恢复正常的宣降功能。肺气的宣通必须以表邪的解除为前提,所以方中以桑叶、菊花为君,桔梗、杏仁为臣。配伍薄荷疏透风热,甘草调和诸药,苇根保津液,共同组成了辛凉轻解,宣肺止咳的方剂。

银翘散与桑菊饮这两个方剂都属于辛凉轻解的方剂,它们的区别在哪里?银翘散是通过疏风透热而解除表邪,所以它的主要作用是清解表热,退热的效果好。桑菊饮的主要作用是宣肺,通过宣肺而止咳,止咳的效果好。在临床上以发热,微恶风寒为主症者,选用银翘散;以咳为主症者,选用桑菊饮。吴鞠通把银翘散称为"辛凉平剂",把桑菊饮称为"辛凉轻剂"。《温病条辨》的第一方是"辛凉平剂银翘散",第二方是"辛凉轻剂桑菊饮",第三方就是"辛凉重剂白虎汤"。这三个方剂都属于辛凉之剂,都作用于肺系。不过,银翘散、桑菊饮作用于肺的卫分,而白虎汤作用于肺的气分。因为这三个方剂中的药物作用有轻重之分,所以吴鞠通有"轻剂"、"平剂"、"重剂"之说。实际上,银翘散与桑菊饮中的药物质地大多属于轻扬升浮之品,所以这两方都属叶天士所说的"辛凉轻剂"的范畴。

2. 热入气分

风温病卫分的表证不解,继续发展,往往就传入气分。气分证的范围相当广泛,可以涉及多个脏腑,但是它们具有共同的特点。如果邪气盛而正气不衰,正邪相争激烈,就导致脏腑功能亢奋而出现以高热为特点的气分实热证;如果在正邪相争过程中正气衰败,脏腑功能低下,就出现虚脱甚至亡阳的气分虚证。总起来看,临床中以气分实热证居多。

(1)热邪壅肺

【临床表现】身热,汗出,咳喘,或胸闷、胸痛,舌红苔黄燥,脉数。

【证候分析】身热而不恶寒,说明热邪已不在表而是入里。因为有咳喘的症状,就可以定位在肺,标志热邪由肺系的浅层进入了肺脏。因为邪气入肺,全身的正气就大量调动到肺部来抗邪,正邪相争非常激烈,所以体温就升高,可以高达39℃、40℃,这种发热是高热。由于里热盛,鼓动体内的津液外渗,就有汗出。肺是清虚之脏,它只能容纳清气,不能容纳邪气,大量的热邪壅滞在肺,就导致肺的宣发、肃降功能障碍,肺气被逼而上逆,就出现咳,甚至喘息气促。气粗、气促、喘这三个名词,都是形容呼吸功能失常,但是它们之间又有所区别。气粗,是指呼吸气粗,气流量大,有呼哧呼哧的声音,一般见于实证。气促,是指呼吸频率加快,呼吸急促,因为一呼一吸称为一息,所以气促也称为息促,它既可以见于实证,也可见于虚证。见于实证者,多伴见气粗;见于虚证者,多伴见气息微弱,呼吸表浅。喘,是指呼吸时伴见张口、抬肩,表现为张口呼吸,肩膀摇动,说明鼻子呼吸不够用了,要张口呼吸,还要扩胸运动,由扩胸而引起肩膀摇动,甚至于腹式呼吸也加重,腹壁也跟着上下运动,称为挺胸撷肚。温病过程中高热与咳喘息促并见,就意味着肺热壅盛,宣降失常。由于肺热壅盛,气机不畅,气血壅滞不通,所以出现胸闷、胸痛的胸膜刺激征。肺热盛迫使血液运行加快,血流量加大,血液充斥在舌面,所以舌红。里热盛,熏烤舌苔,损伤津液,所以舌苔色黄而且干燥。热邪鼓动血液,运行加速,所以脉数。

【治法】清热宣肺,止咳平喘。

【方药】麻黄杏仁甘草石膏汤(《伤寒论》)

麻黄四两(9g)(去节)　杏仁五十个(9g)(去皮尖)　甘草二两(6g)(炙)　石膏半斤(18g)(碎,绵裹)

上四味,以水七升,煮麻黄减二升,去上沫,内诸药,煮取二升,去滓。温服一升。

【方解】麻黄大辛大温,它有三个方面的作用:一是发汗解表;一是宣肺平喘;一是利尿消肿。这三种作用的发挥,与药物的配伍有密切关系。如果需要发汗解表,常用麻黄配桂枝,解表力非常强。在外感寒邪,皮肤、肌肉收引闭塞的情况下,麻黄可以作用于皮肤,使毛孔张开,腠理开通;桂枝的作用是解肌,能使肌肉松解。麻黄开腠理,桂枝解肌,它们共同使用,使肌肉、皮肤都得到松解,汗才能出来,如果不用桂枝,麻黄的发汗力量就没有那么大了。如果需要宣肺平喘,常用麻黄配杏仁,如果是肺热咳喘,用麻黄配石膏效果最好。如果需要利水消肿,则常用麻黄配白术、生姜等药。在这里强调麻黄的三种作用,主要是提示大家不要狭隘地把麻黄理解为发汗作用很强的药物而不敢使用，其实麻黄不配桂枝，发汗作用并不太强。如果能配伍得当，它平喘、利水的作用都很好。

在麻杏甘石汤中，石膏辛寒，清透肺热；麻黄辛温，宣肺平喘。它们配合起来就不在于发汗了，而是清热宣肺，止咳平喘。这个方剂的作用是清肺热，宣肺气，属于辛寒清气法。在《伤寒论》中，麻黄与石膏的用量是1∶2。张仲景在煎服法中指出："以水七升，煮麻黄减二升，去上沫。"先煮麻黄的原因，一方面是为了"去上沫"，防止出现心烦的副作用；另一方面是煎煮时间长，可以减低麻黄的辛温燥烈之性。因为石膏是矿物药，药的作用不易煎出，而麻黄、杏仁、炙甘草都是温性药，所以麻杏甘石汤这个方剂基本属于平性。在临床中，如果热势很重，可以加重石膏的用量，一般来说，用到30g才能达到清热宣肺平喘的目的。石膏是辛寒药，既能清热，又能解肌，使热邪从肌肉外透。它与苦寒燥烈的黄连、黄芩不同，它清热而不燥，不伤津液，还有泄热保津的作用，所以在温热病气分证中使用最多。治疗热邪壅肺的证候，石膏配伍麻黄，清肺热宣肺气，开泄腠理，使热邪有出路，就可以透表而解，咳喘自然平复。方中的杏仁降肺气，止咳平喘。甘草调和诸药。因为方中的麻黄大辛大温，石膏辛甘大寒，一热一寒，用甘草来调和，使它们更好地协同发挥作用，同时甘草还有扶助正气、防止正气损伤的功效。麻杏甘石汤属辛凉之剂，但是它与银翘散、桑菊饮不同。它的辛寒之性更强，作用不在于解表，而在于清宣肺脏之热以平喘。临床使用麻杏甘石汤时，如果病人肺热咳喘而痰多的，要加清化热痰药，如浙贝母、瓜蒌、竹沥、车前子、葶苈子等。病人大便不干者，用瓜蒌皮宽胸化痰，大便干者，瓜蒌皮与瓜蒌仁同用，称为全瓜蒌，既宽胸理气化痰又润畅通便。瓜蒌与竹沥都要用大剂量，一般用30g。肺热很重，热邪损伤肺络，出现咳痰带血者，可以加凉血止血药，如白茅根、藕节、仙鹤草等。如果痰热瘀阻，使血肉腐败成脓而出现咳吐腥臭脓血痰者，可以在方中加生苡仁、冬瓜子、桃仁、芦根、桔梗等。生苡仁、桔梗都有很好的排脓作用，可以用到30g。如果热毒炽盛，高热不退者，可以加银花、连翘、蒲公英、紫花地丁、鱼腥草，以增强清热解毒的作用。鱼腥草性味辛寒，清热解毒作用好，可以用到30g，但是不耐久煎，要后下。如果肺热喘息很重，甚至鼻翼煽动者，可以加黄芩、地龙。地龙咸寒，是很好的支气管解痉药，平喘作用强。如果用黄芩清肺，要与芦根同用以保津液。

(2)肺胃热炽

【临床表现】壮热恶热，面赤，大汗出，渴喜冷饮，喘急鼻煽，舌红苔黄燥，脉浮洪或滑数有力。

【证候分析】这个证候在伤寒病中也可以出现，是太阳伤寒的表寒证化热入里而转化成阳明里实热证，所以在《伤寒论》中称之为阳明经热证，是足阳明胃经热盛的证候。吴鞠通在《温病条辨》中首先把这个证候列入“上焦篇”中，称之为“太阴温病”，而后在“中焦篇”中又列入了这个证候，称之为“阳明温病”。这个证候到底是“太阴温病”，还是“阳明温病”呢？也就是说，病变部位到底是在肺，还是在胃呢？可以说，病变部位既在肺，又在胃，是肺胃同病，所以称为“肺胃热炽”。在《温病条辨·上焦篇》中，第一个方剂是“辛凉平剂银翘散”，第二个方剂是“辛凉轻剂桑菊饮”，第三个方剂就是“辛凉重剂白虎汤”。“上焦篇”第 7 条说：“太阴温病，脉浮洪，舌黄，渴甚，大汗，面赤，恶热者，辛凉重剂白虎汤主之。”由此可见，吴鞠通是用白虎汤来清肺热的。“中焦篇”第 1 条说：“面目俱赤，语声重浊，呼吸俱粗，大便闭，小便涩，舌苔老黄，甚则黑有芒刺，但恶热不恶寒，日晡益甚者，传至中焦，阳明温病也。脉浮洪躁甚者，白虎汤主之；脉沉数有力，甚则脉体反小而实者，大承气汤主之。”在这条里，吴鞠通是通过脉象来区别手、足阳明的病变。“面目俱赤……日晡益甚者”，是手、足阳明热盛的共有症状，所以统称为“阳明温病”。但是阳明胃热属于无形热盛，所以“脉浮洪”，应该用白虎汤清胃热；手阳明大肠热属于有形热结，所以“脉沉数有力，甚则脉体反小而实”，就应该用大承气汤攻下热结。由这条可以看出，白虎汤是用来清胃热的。综合这两条所述，可以看出，白虎汤既能清肺热，又能清胃热，是肺胃同治的方剂。吴鞠通在《温病条辨》中把白虎汤的应用范围由清胃热扩展到肺、胃两清，实际上是对《伤寒论》的一大发展。

在风温病的发展过程中，风热邪气“首先犯肺”，出现卫分证，或导致卫外失司，治疗用银翘散；或导致肺失宣降，治疗用桑菊饮。进一步发展，就由卫分传入气分，导致热邪壅肺，轻证用麻杏甘石汤治疗，重证用白虎汤治疗。再深入发展，则有两种趋势，一是顺传于胃，在由肺传胃的过程中，可以出现肺热不解而胃热又起的肺胃热炽证，治疗仍然用白虎汤；一是逆传心包。为什么肺热容易传胃呢？这有四个方面的原因。第一，从体表的器官来讲，肺开窍于鼻，胃开窍于口。鼻与口在外面看是两个器官，但都向里都进入口腔，外感邪气从鼻入、从口入，都是既可以入肺，又可以入胃，所以肺与胃往往同时发病，导致肺胃热炽。第二，从体表的组织来讲，肺合皮毛，胃主肌肉，皮肤与肌肉紧密相连，不可分割。热邪从皮毛而入，必然内传于肺，皮毛受邪也可以通过肌肉内传于胃，引起肺胃热炽。第三，从经脉循行来看，《灵枢·经脉》说：“肺手太阴之脉，起于中焦，下络大肠，还循胃口，上膈，属肺。”可见，手太阴肺经与胃的关系非常密切，肺有热通过经脉传于胃，胃有热通过经脉传于肺，都是势所必然的。第四,从生理功能来讲,肺主一身之气,与气的运行有关;肺朝百脉,与血液的运行有关。肺通过宣发、肃降的形式推动气血运行于周身,肺脏热盛,也通过宣发、肃降的形式向周身散热。胃是水谷之海、十二经气血之源,全身的气血都由胃消化水谷精微而产生,全身经络中的气血都是来自于胃,胃腑热盛,也通过气血的运行散布到周身。总之,从生理上的联系来看,肺、胃热盛都可以相互影响而敷布到全身,所以,在温病的发展过程中,肺热与胃热往往互相传递,呈现肺胃同热的证候。

肺胃热炽证之所以呈壮热之势,是因为邪气盛而正气不衰,正邪相争激烈,这种病人的体温一般都在39℃以上。肺主宣发肃降,合皮毛;胃为十二经气血之源,主肌肉。肺胃热炽,必然向体表的肌肉皮毛散发,所以这种热势是里热外蒸,称为蒸腾之热。因为它里热虽盛,但还未形成有形的实邪,如燥屎之类,所以称之为无形热盛。由于里热外蒸,就要求外环境的温度低,才能更好地向外散热,所以病人恶热喜冷。热邪持续蒸发津液外渗,就导致大汗不止,就如同蒸馒头一样,热气向外蒸,就向外冒出大量的水气。大汗伤津,就导致口渴喜饮,这是人体需要补充津液的自然反应,中医学称之为引水自救。这种病人喜冷饮而不是热饮,是因为冷水可以降温。热邪迫肺,肺气上逆,就出现喘息气急。如果气逆过甚,就出现鼻翼煽动。面赤与舌红,是热邪鼓动气血上行,充斥于面部与舌面所致。舌苔黄燥,是因为热炽津伤。脉浮,是因为热邪内蒸,气血外涌使脉搏随之而浮于表。洪脉如钩,是因为热邪鼓动,气血涌盛,就像刮大风吹得水起波浪一样,波浪到高峰之后,由于地球引力的作用就打个旋儿而突然下落,使波峰下降而出现"钩"。波峰到来波形长,所以称为"来盛",波峰突然下落波形短,所以称为"去衰"。脉象如波涛汹涌,来盛去衰,是热盛而气血不衰,气血涌越的结果。总而言之,脉浮洪标志着气血涌越,向体表鼓动。滑数脉也是实脉,也是气血涌盛的标志。

【治法】辛寒清气,泄热保津。

【方药】白虎汤(引《温病条辨》)

生石膏(研)一两(30g)　知母五钱(15g)　生甘草三钱(9g)　白粳米一合(10g)

水八杯,煮取三杯,分温三服。病退,减后服。不知,再作服。

【方解】肺胃热炽的热型特点是里热蒸腾,热邪有自内向外发越的趋势,所以治疗就要因势利导,用辛寒清气的药物内清外透以解除热邪。为什么用泄热这个词而不说清热呢?因为泄热比清热范围广。清热,是指用寒药以制热,使热势解除,它只是有降温作用而没有透热作用。泄热,则既包括内清,又包括外透,不仅从里面降温,而且有外透作用。中医学经常使用泻、泄这两个字,它们读音虽然相同,但含义却有区别。泻,是指液体很快地流,液体流动当然是向下。泄，又写作洩，是指液体或气体向外排出。液体与气体排出不仅是向下，而且也向四周弥散，可见泄字的含义比泻字要广泛得多。所以说，用泄热这个名词，既包括清热，又包括透热，正符合白虎汤的特点。方中石膏辛甘大寒，入肺经与胃经，清热解肌，是方中的君药，它既能从里面清肺、胃的热邪，又能透热解肌，使热邪从肌肉外解。吴鞠通所说的“白虎本为达热出表”，就是指白虎汤中的君药石膏既能清肺、胃之热，又能辛散透泄，给热邪找出路，使热邪从表而出。因为白虎汤中以辛甘大寒的石膏为君药，所以吴鞠通称其方为“辛凉重剂”。知母苦寒，它在苦寒药中是特殊的一味。说它特殊，是因为一般的苦寒药都燥，知母不仅不燥，而且还能滋阴生津。石膏、知母配伍，既能清透热邪，又能保津、生津。甘草与粳米有保胃气的作用，是佐使药。石膏大寒，肺、胃热炽虽然应该用大寒的药来泄热，但是大热的病用大寒药难免对脏腑有所伤害。比如说，用铸铁锅烧水，把水烧干了，铁锅烧红了，马上往锅里倒冷水，由于热胀冷缩，锅就炸裂了。热铁锅突然遇冷都会炸裂，又何况人的胃腑呢？为了防止高热的胃腑不被大寒的药物损伤，所以用甘草与粳米来保护胃气，使石膏、知母清肺、胃之热而又不伤正气。粳米就是旱田里生长出的稻米，因为它产量太低，现在很少有人种植了，一般就用水稻米代替。

白虎汤的方剂组成非常严谨，既能清气泄热，又能保胃气、存津液，是临床治疗肺胃热炽的常用方剂。因为方中的石膏大寒，用之不当，副作用也很大，所以吴鞠通在《温病条辨·上焦篇》第9条分注中说：“白虎慓悍，邪重非其力不举，用之得当，原有立竿见影之妙，若用之不当，祸不旋踵。”踵，就是脚后跟，旋踵，就是指转身，形容给病人喂药后还没转过身来，危险就表现出来了，所以吴鞠通在《温病条辨·上焦篇》第9条中就指出了使用白虎汤的四禁，也就是有四种情况不可用。他说：“白虎本为达热出表，若其人脉浮弦而细者，不可与也；脉沉者，不可与也；不渴者，不可与也；汗不出者，不可与也。常须识此，勿令误也。”在这四句话里，两句是讲脉象，两句是讲症状。应当怎样理解呢？不要把它看成是讲脉象与症状。实际上，这四句都是在讲病机，是说脉象不相符、症状不相符，就意味着病情不相符，是病机不同，所以就不能用白虎汤。分析这段条文，要以脉象测证、以症状测证来分析证候。

第一种情况是“脉浮弦而细者，不可与也”。白虎汤证的脉象应该是浮洪，是因为邪气盛而正气不衰，正邪激争，气血涌盛，所以脉浮洪有力，属于实脉类。脉浮弦而细者，虽然也是浮脉，但不是洪大，而是弦细。脉细主阴伤，脉弦是由于阴液损伤了，阴液不能养筋，筋脉因失养而拘急，已有阴虚动风的趋势。在温病中，脉弦细为什么又浮呢？一种可能是阴伤不能敛阳，而致阳气浮越，所以脉象有浮的趋势；另一种可能是又外感表邪，所以脉浮。无论是阴虚阳浮，还是阴虚又有外感表邪，都是以阴虚为本，所以都不能用白虎汤。吴鞠通在这里提出“脉浮弦而细”，你就要以脉来测证，这种脉象应该出现低热，颧红，甚至有手指蠕动，瘈疭，舌红绛少苔等症状，它当然不是白虎汤证。

第二种情况是“脉沉者，不可与也”。沉脉主病有两种类型，一种是沉而有力；一种是沉而无力。脉沉而有力者，以脉测证，往往伴见日晡潮热，大便数日不下，腹满痛拒按，手足濈然汗出，舌苔黄燥或焦燥。这种证候虽然也是阳明病，但它病在手阳明大肠，是有形热结之证。治疗必须用下法以釜底抽薪，用白虎汤无异于扬汤止沸，反而延误时机而致阴液大伤，深入下焦，所以不能用白虎汤。脉沉而无力者，是肾阳虚。如果是气虚，应该是弱脉而不是沉脉。肾阳虚的病人还会误用白虎汤吗？这种情况是有的，我在临床中就曾经遇到过。这例病人经西医诊断是急性粒细胞性白血病，到后期合并了败血症。他的临床表现是身大热，口大渴，大汗出，面赤。医生确实就用了白虎汤，而且还与银翘散、犀角地黄汤合用。这种治疗方案对不对呢？不对，是误治。为什么会误治呢？是因为误诊。这例病人虽然有大热、大渴、大汗、面赤，但都是假象。白虎汤证的病人是高热恶热，而这例病人体温高达40℃，的确是身大热，但是不恶热，却怕吹风，要关窗，盖厚被，正如《伤寒论》第11条所说：“病人身大热，反欲得衣者，热在皮肤，寒在骨髓也。”所谓“热在皮肤”，说明热在浅表。“寒在骨髓”，说明寒在里，是内寒外热。内寒是肾阳虚所致，外热是浮阳外越的表现。因为肾主骨生髓，所以“寒在骨髓”就是指肾阳虚。因阳虚而生寒，导致阴寒内盛。阴盛于内，格阳于外，导致浮阳外越而出现内真寒外假热的现象。假热也可以是高热，所以张仲景称之为“身大热”。但从中医理论来讲，它不是阳盛之热，而是阴盛阳浮的虚热，所以称之为假热。病人口大渴，但不欲冷饮，而是喜少量的热饮，说明他不是想喝水，而是喜热，因为阳气太虚，所以他喜热饮以助阳散寒。病人确实有大汗出，甚至顺着头发梢向下滴汗，但却是冷汗。白虎汤证是蒸蒸汗出，是热汗。这例病人出冷汗，这是因为阳气大衰，不能固密腠理而致津液外泄，是阳不敛阴的表现。这例病人还有面赤，但却是浮红娇嫩，在㿠白的面部有一抹淡淡的红色浮在颧部的皮肤表面，这是浮阳上越的表现，是戴阳证。我认为这例病人是真寒假热证，是里面阳气太虚而阴寒太盛，阳气被阴寒给逼到体表而出现的假热。这种证候应该温补阳气，所以处方用六君子汤补气，加附子、肉桂、仙茅、仙灵脾温阳散寒，引火归原，这就是中医治疗学中“热因热用”理论的临床运用。为了防止内寒格拒热药而引起呕吐，采用热药冷服的方法，以起反佐作用。病人下午3点钟服药，到晚上体温就从40℃降到37℃多一点，第二天早上就降到36℃。这例病人虽然通过“热因热用”治疗的方法收到了暂时的效果，但是最后还是因为过于危重而死亡了。举这个病人为例，是说明虽然有白虎汤证的疑似症状，但要以脉测证，分析病机，切不可盲目地滥用。内真寒外假热的病机，可以用北方农村烧炕的道理作比喻。北方农村冬季睡火炕是为了取暖驱寒，需要每天烧火。夏季气温高，就不能每天烧火了。但是炕是用土坯搭起来的，夏季潮湿，长期不烧火，土坯就容易受潮而坍塌，所以隔几天就要给它烧火以驱潮气。冬季每天烧炕，炉火很容易燃烧，热气很快就进入炕洞，炕很快就热了。而夏季隔几天烧一次，炉火就很不容易燃烧，起初是只向外冒烟，不起火，这是因为炕洞内的阴霾潮湿之气太重，而致炉火被逼于外，也可以说是“阴盛于内，格阳于外”。过一段时间，炉火越烧热量越大，把炕洞里的潮湿之气驱逐出去了，炕就热了，这就如同用温热药助阳散寒而引火归原。

第三种情况是“不渴者，不可与也”。不渴的病人为什么容易误用白虎汤呢？比如说湿热病的病人，在湿热并重或热重于湿的情况下，也可以出现高热，体温可以达到39℃以上。由于湿热郁蒸，也可以有汗出，但是病人口不渴，或渴喜热饮，舌苔黄腻而不是黄燥，脉濡数而不是浮洪。这种情况，就不能用白虎汤，而应当用清热祛湿法治疗。这里是以口渴的症状论病机，因为病机不同，所以治法不同。

第四种情况是“汗不出者，不可与也”。《温病条辨·上焦篇》第22条说：“形似伤寒，但右脉洪大而数，左脉反小于右，口渴甚，面赤，汗大出者，名曰暑温，在手太阴，白虎汤主之。”第24条说：“手太阴暑温，如上条证，但汗不出者，新加香薷饮主之。”吴鞠通在本条分注中说：“证如上条，指形似伤寒，右脉洪大，左脉反小，面赤，口渴而言。”这就是说，新加香薷饮证与白虎汤证有相似之处，但不同点在于“汗不出”。这句话实际上也是以“汗不出”的症状来论病机，新加香薷饮证是夏季外感寒邪，内蕴暑湿的证候，它虽然与白虎汤证有相似症状，但是因为有寒邪束表，所以没有汗出，这个证候就不能用白虎汤，而应该用新加香薷饮疏表散寒，涤暑化湿。

吴鞠通所强调的白虎四禁，对临床确实有指导意义，应当引起重视。

前面讲了热邪壅肺的证候用麻杏甘石汤，这里讲肺胃热炽用白虎汤，这两个证候都有肺的气分热盛，两个方剂都有清肺热的作用，怎么鉴别？这两个方剂中虽然都有石膏，但是在麻杏甘石汤中是用石膏配伍麻黄；白虎汤中是用石膏配伍知母。热邪壅肺证是上焦气分证的初起阶段，热邪壅滞在上焦肺，还没有深入到中焦胃，所以用麻杏甘石汤，以石膏配伍麻黄清热宣肺，重点在于宣肺而不涉及清泄胃热。肺胃热炽证是热邪已由上焦肺传入中焦胃，热势更重，是气分证的极期，所以用白虎汤，以石膏配伍知母，辛寒清气，泄热保津，肺与胃同治。

(3)肺胃热炽,津气两伤

【临床表现】壮热,大汗出,渴喜冷饮,微喘鼻煽,倦怠乏力,背微恶寒,舌红苔黄燥,脉洪大而芤。

【证候分析】壮热,大汗出,渴喜冷饮,舌苔黄燥是肺胃热炽的临床表现。由于持续高热大汗出而使津液与阳气外泄,必然导致津气两伤。倦怠乏力,背微恶寒是阳气不足的表现。气虚而推动功能低下,所以倦怠乏力。阳气伤则温煦功能低下,所以恶寒。因为督脉行于背部,总督人体一身之阳,所以恶寒先见于背部。本证属实中夹虚证,是因热邪消耗而导致津气两伤,从正邪两方面的关系来讲,还是以邪气盛为主,所以仍然呈高热状态而恶寒仅见于背部,既不同于表证的发热恶寒,又不同于阳虚证的全身寒冷。本证的大汗出与单纯的肺胃热炽也有所不同,它既有高热迫津外泄的原因,也有气虚不能敛津的原因。微喘鼻煽与喘急鼻煽不同,喘急是热邪迫肺所致,微喘则是肺气不足,少气不足以息的征兆。从脉象来看,洪大而芤是指轻取洪大,但按之豁然而空。脉管空虚是因为津液大伤不能充脉所致,轻取洪大是因为津液不能敛气而致脉管中的阳气浮越,支撑脉管,使它仍然维持洪大状态。由于脉中津伤气浮,所以按脉如按葱管,稍用力就空瘪了。如果再继续发展,津气耗伤更重以至阳气失去支撑能力,脉搏就微细欲绝了。

【治法】清气泄热,补气生津。

【方药】白虎加人参汤(引《温病条辨》)

即与前方内加人参三钱(9g)。

【方解】肺胃热炽,津气两伤证属实中夹虚证。因为热邪仍盛,热不退则津气不能复,所以治疗仍以白虎汤为主方,辛寒清气,泄热保津。因其津气已伤,所以加人参补气生津,就是吴鞠通所说的“白虎退邪阳,人参固正阳”。

(4)虚脱亡阳

【临床表现】身热骤退,大汗不止,喘息气微,精神萎靡,甚或冷汗淋漓,四肢厥冷,面色苍白,舌淡白,脉微细欲绝,或散大。

【证候分析】本证是白虎加人参汤证的进一步发展,是由于高热大汗伤津耗气未得到及时控制,最终导致虚脱,甚至亡阳。虚脱,是指津气欲脱。因为正气大衰,无力抗邪,所以身热骤降。温热病治疗得法,身热逐渐下降而神清脉静,是向愈的表现。但是大汗不止而身热骤降,体温在短时间内突然由40℃降到36℃甚至更低,则标志正气衰败欲脱,无力抗邪。由于气虚不能固表,所以汗出不止,这种汗虽然还不至于是冷汗,但也不同于白虎汤证的高热大汗蒸蒸而出,而是身冷汗出。喘息而呼吸微弱,说明不是热邪逼迫肺气上逆的实喘,而是肺气欲绝,呼吸功能低下的虚喘。精神萎靡,是气虚功能低下的表现。这些症状都标志着津气大亏,正气不支而将要脱离人体,所以称为虚脱证。如果虚脱没能得到有效控制,再进一步发展,就要出现阳气大衰的亡阳证。亡阳的"亡"字,是逃亡、丢失的意思,不能理解为死亡。阳气大量外耗而不能内守,不能收敛津液,就出现大汗淋漓,由于阳气极虚,所以汗液冰冷。阳气虚衰不能达于四末,所以四肢厥冷,而且随着病情的加重,四肢厥冷也呈向心性加重。阳气大衰无力鼓动血行,血液不能上荣于面部与舌,所以面色苍白、舌色淡白。津亏不能充盈脉管,阳气虚鼓动无力,所以脉微细欲绝。如果阳气亡失,不能收敛津气,还可以出现散若扬花,飘忽不定,按之无根的散大脉。虚脱与亡阳是两个证候,但二者联系密切。一般来说,虚脱得不到控制,必将导致亡阳,二者的区别就在于有没有冷汗与四肢厥冷。

【治法】补气固脱,回阳救逆。

【方药】生脉散、参附汤。

生脉散(引《温病条辨》)

人参三钱(9g)　麦冬(不去心)二钱(6g)　五味子一钱(3g)

水三杯,煮取八分二杯,分二次服,渣再煎服。脉不敛,再作服,以脉敛为度。

参附汤(《妇人大全良方》)

人参一两(30g)　附子五钱(15g)

人参另炖,熟附子水煎,取汁合服。

【方解】生脉散是补气生津,敛阴固脱的方剂。因为证候是由津气欲脱而致,所以用人参大补元气以固脱,同时还有生津作用。麦冬甘寒,五味子酸温,二药配伍,酸甘化阴以养阴生津。五味子味酸,有敛汗之功,汗止则阳气不外泄,所以称之为守阴留阳。本方三药配伍,使阳气得固则汗不外泄,阴液内守则阳不外脱,共同达到补气生津,敛阴固脱的目的。津气恢复则脉象可以由洪大而芤或散大而恢复正常,因而以"生脉"作为方名。

参附汤是由《伤寒论》的四逆汤与生脉散两方中各取一味君药组成,是固脱回阳的代表方剂。因为亡阳证是虚脱证的进一步发展,是由气脱进而导致阳亡,所以回阳必先固脱。方中用人参大补元气而固脱,用附子大辛大热以回阳救逆。如果冷汗不止,四肢厥冷不复,需要加大附子的用量,可以用至一两(30g),但必须煎至1小时以上,以减其毒性。近年来,在临床使用参附汤时往往加入龙骨、牡蛎以增强潜阳敛汗固脱的作用。

白虎汤、白虎加人参汤、生脉散这三个方剂都能治疗大汗与喘,三者有什么区别?白虎汤证、白虎加人参汤证、生脉散证是气分证过程中,由邪气盛而正气不衰的气分实证向正气不足、功能衰退的气分虚证逐步发展的过程。白虎汤证的大汗出是里热蒸腾迫津外渗，所以是蒸蒸热汗。喘，是因为肺胃热炽，热邪迫肺，肺气上逆，所以喘急鼻煽。白虎汤证是里实热证，所以治疗要泄热保津。白虎加人参汤证是实中夹虚证，以肺胃热炽为主，又有津、气两伤，它的汗出与喘，是由热与虚两方面造成的，所以治疗既要泄热，又要兼补气生津。生脉散证的汗出与喘是津、气欲脱的表现，汗多但不热，喘息而无力，所以治疗要补气生津，敛阴固脱。这三个证候，病机不同，所以组方用药也不一样，在临床中一定要注意鉴别。可以说，白虎汤纯属清气法，白虎加人参汤是清气法与补法相结合，生脉散则纯属补法。

（5）肠腑热结

【临床表现】日晡潮热，手足濈然汗出，大便秘结，或下利清水，气味恶臭，腹部胀满硬痛拒按，时有谵语，舌红苔黄燥，甚则焦燥，脉沉实有力。

【证候分析】肠腑热结证，是指大肠燥热，津液亏乏而导致的热邪与燥屎互结在肠道不能排出的证候，也称为阳明腑实证，这个证候往往是由肺胃热炽证发展而来。肺胃热炽证热邪虽盛，但内无结聚，所以称为无形热盛，肠腑热结证因为有燥屎内结，所以称为有形热结，二者有很大的区别。日晡潮热，是热邪在手阳明大肠腑的热型。日晡是午后申时，也就是下午3点到5点，这个时辰是阳明经气主令，阳明经是多气多血之经，正气充盛，抗邪有力，所以在持续发热的基础上这个时辰的体温更高。热邪蒸迫津液外渗，所以有大汗出，甚至手、足汗出不止。由于阳明气分高热大汗大量消耗津液而导致肠燥，大便里的水分被消耗了，就形成了燥屎。热越盛则肠越燥，肠越燥则热邪越没有出路，形成恶性循环，从而导致大便秘结，数日不下，甚至用手能触摸到腹中有燥屎五、六枚。由于燥屎阻滞气机，导致气血不通，所以腹部胀满硬痛，用手按压腹部会更加重气血不通，所以疼痛拒按。燥屎是浊气，它与热邪裹结在一起，浊热上扰心神，就可以出现神昏谵语，循衣摸床，撮空理线。肠腑热结的病人，在大便秘结，腹部胀满硬痛的同时，还可以见下利清水，气味恶臭。所谓下利清水，就是指从肛门排出的纯粹是水而没有粪便，但是气味很臭，古人称之为"热结旁流"。热结，是形容燥屎粪团结聚而堵塞在肠道。旁流，是形容因为高热而导致肠道出汗，汗水从燥屎的旁边渗下，由肛门排出而下利清水。因为水是从燥屎的旁边渗下，所以气味恶臭。对古人的这种说法我有不同看法。我认为，病人有腹满痛拒按，说明燥屎堵塞得很严密，肠道的气机不通而气不能下行，既然气都不能通，水液就更不可能由燥屎的旁边下行。所以说，是因为热结而导致水液旁流这种说法是难以服人的。我的看法是，不应该称为热结旁流，而应该称为上结下流。就是说，燥屎粪团结聚的部位高，在肠道的上段，接近于胃，是大肠的高位梗阻，因为粪团梗阻在大肠的上段，下面还有很长一段肠道，所以下段没有燥屎堵塞的肠道出汗以后水液能向下通过肛门流出来。这就是说，水液不是从粪团的旁边流下来，而是从粪团下面的肠道流出来，所以应该称为上结下流。正因为是热结于上，接近于胃而肠道下段无燥屎堵塞，所以因燥屎内结而出现下利稀水的病人与燥屎内结而不下利稀水的相比较，腹部胀满硬痛并不突出。病人舌红，是里热逼迫血液充斥于舌面所致。苔黄而干燥，甚至由黄而进一步发展为灰、黑干焦，标志里热盛而津液大伤。由于燥屎阻塞气机，气血不通，脉搏被挤压而不能弹起来，所以脉沉，邪气虽盛而正气不衰，所以脉沉而有力。

【治法】攻下热结，通腑泄热。

【方药】大承气汤、小承气汤、调胃承气汤（引《温病条辨》）。

大承气汤

大黄六钱(18g)　芒硝三钱(9g)　厚朴三钱(9g)　枳实三钱(9g)

水八杯，先煮枳、朴，后纳大黄、芒硝，煮取三杯，先服一杯，约二时许，得利，止后服。不知，再服一杯。再不知，再服。

小承气汤

大黄五钱(15g)　厚朴二钱(6g)　枳实一钱(3g)

水八杯，煮取三杯，先服一杯，得宿粪，止后服。不知，再服。

调胃承气汤

大黄三钱(9g)　芒硝五钱(15g)　生甘草二钱(6g)

【方解】三个承气汤都来源于《伤寒论》，在《温病条辨》中也都有运用。但是因为肠腑热结证在伤寒病中是由寒邪化热入里而成，在温病是热邪直接入里而成，比伤寒病伤津更重，所以吴鞠通在方剂中把厚朴、枳实的用量都适当减少了，以防其燥烈伤津。承气，是指津气相承。在生理状态下，人体的气机通畅，阳气推动津液运行于全身，环流不息，这就称为津气相承。在热结肠腑的病理状态下，由于燥屎阻滞气机，气血不通，津液被耗，所以阳气与津液不能正常环流，两不相承。用方中的药物攻下燥屎，使气机通畅，则津气自然相承而恢复正常环流，所以方剂称为承气汤。因为这三个方剂作用的大小及针对的部位不同，所以有大、小、调胃三个名称。

使用大承气汤要具备痞、满、燥、坚、实这五个临床特点。痞，是指心下胃脘部痞塞不通；满，是指从胃脘以下全腹部都胀满；燥、坚，是指大便燥结、坚硬；实，是指邪气虽盛，但正气不衰。因其病情最严重，攻下力量要大，所以要用大承气汤以峻下肠腑热结。因为它作用峻猛，无坚不摧，所以称为峻下实热法。方中大黄大苦大寒，攻下热结，荡涤腑实，力量非常峻猛。也就是说，它能够强烈地促进肠蠕动，使燥屎排出。芒硝咸寒，软坚通下。它是含盐类的药物，进入肠道后可以增加肠道的渗透压，把肠道外面的水液吸收到肠道里面来，增加肠道的水分，把大便泡软，因为它能把坚硬的燥屎变软，所以称它有软坚作用。大黄促进肠蠕动，芒硝吸水软坚，这两味药相配合，就使大便容易下行而排出。由于燥屎阻滞气机，气滞得很严重，气不行则大肠不易蠕动，所以用厚朴、枳实两味降气药增强推动力，使气下行，促进肠蠕动。这四味药共用，在三个承气汤中攻下的力量最强，所以一般情况下要慎用。还要说明的是，大承气汤有"急下存阴"的作用，这是指因为燥屎不下而津液耗伤，燥屎不去则津液不复，所以急下、峻下就可以祛除燥屎而保存津液，不能就此而理解为大承气汤有滋阴作用。芒硝虽然可以软坚，但是并不滋阴。

小承气汤的适应证是以痞、满、实为主而燥、坚不严重。病人感觉脘腹部痞满，但是燥结的时间不长，大便还不很坚硬，腹部胀满的症状也比大承气汤证轻，所以就去掉了软坚的芒硝，只用大黄、枳实、厚朴三味药，因此可以称为行气通下法。小承气汤中这三味药虽然与大承气汤相同，但是剂量都减少了，这就说明，小承气汤证的所有症状都比大承气汤证轻，所以方名有大、小之别。

调胃承气汤的方名，不以大、小而论，而是称为"调胃"，就说明它的作用重点是在胃而不是大肠，通过清胃热，泻肠燥而保津液。因为证候以胃中燥热为主，所以方中不用燥烈的厚朴、枳实。方中用大黄、芒硝泄热软坚攻下，用甘草甘缓调中。从调胃承气汤的药物组成可以看出，它不用行气药，所以适应证是燥、坚、实而无痞满。调胃承气汤最适用于热结旁流证，这是因为燥屎堵塞在大肠的上段，梗阻的部位高，接近于胃。用甘草的甘缓之性，使大黄、芒硝缓慢吸收，使它们的作用缓慢下行，在胃里停留的时间延长，逐渐地向下渗透，从而起到软坚散结，攻下泄热的作用。如果用厚朴、枳实降气，药物的作用很快就进入肠道，在胃与大肠上段停留的时间短，因而不仅不能攻下高部位的燥屎，反而容易耗伤津液。加入甘草，缓解了大黄、芒硝的急趋下行之性，使药物逐渐地向下渗透，把燥屎浸泡变软，进而推动它排出来，所以称为缓下实热法。吴鞠通对此有非常精辟的分析，他在《温病条辨·中焦篇》第7条说："阳明温病，纯利稀水无粪者，谓之热结旁流，调胃承气汤主之。"他在本条的分注中又说："热结旁流，非气之不通，不用枳、朴，独取芒硝入阴以解热结，反以甘草缓芒硝急趋之性，使之留中解结。不然，结不下而水独行，徒使药性伤人也。吴又可用大承气汤者非是。"

(6)痰热阻肺，肠腑热结

【临床表现】潮热，便秘，痰涎壅滞，喘促不宁，舌苔黄腻或黄滑，脉右寸实大。

【证候分析】这个证候是肺与大肠这一对相表里的脏腑同病。它的形成往往是由于肺热壅盛，煎熬津液，把津液凝聚成痰，使痰热壅滞在肺，阻塞气机，而导致肺失宣降。肺与大肠相表里，肺气不降大肠腑气也就不能通降，腑气不通，大便就秘结不下，由于燥热消耗肠液，大肠的津液不足，进而就形成了燥屎。上焦的肺中有痰热阻滞，中焦的大肠中有燥屎内结，热痰与燥结都阻滞气机而使气机不通，热痰与燥结就没有出路，从而就形成了恶性循环。潮热，是指日晡潮热，这是阳明燥结的特点。痰涎壅滞，呼吸时喉间有痰鸣声，说明肺中有痰。由于痰阻气机，肺失宣降，就上逆而致喘促不宁，呼吸急促。因为肺有热痰，所以见黄腻苔或黄滑腻，而不是像单纯肠燥热结证所见的黄燥苔。右手的寸脉候肺与大肠的病变，本证病在肺与大肠，而且是实热证，所以右手寸脉实大有力。

【治法】化痰宣肺，通腑泄热。

【方药】宣白承气汤(《温病条辨》)

生石膏五钱(15g)　生大黄三钱(9g)　杏仁粉二钱(6g)　瓜蒌皮一钱五分(4.5g)

水五杯，煮取二杯，先服一杯，不知再服。

【方解】方剂名称之所以称为“宣白承气汤”，是因为肺在五行中与白色相应，宣白，就是指化痰宣肺。承气，就是指通过通腑泄热以使津气相承。这个方剂的药物不多，但是它组成很严密，是从《伤寒论》的攻下法发展来的。《伤寒论》中只有三承气汤，这里演化出的宣白承气汤是《伤寒论》中所没有的方剂，但是它也有承气汤的作用，所以仍然沿用了“承气汤”的方名。吴鞠通在《温病条辨·中焦篇》第17条分注中分析宣白承气汤的功用说：“以杏仁、石膏宣肺气之痹，以大黄逐胃肠之结，此脏腑合治法也。”这就是说，因为有痰热阻肺，以致肺气闭塞不通，所以用杏仁降肺气；石膏清透肺热，两味药共同“宣肺气之痹”。用大黄攻逐胃肠之内的燥屎。瓜蒌皮宽胸理气，清化热痰。原方中瓜蒌皮仅用一钱五分，量太轻，临床使用可以用一两(30g)，瓜蒌皮这味药非常平和，对正气没有损伤，可以大量使用。方中用的是瓜蒌皮，重在宣肺化痰，但是病人又有大便燥结，用全瓜蒌效果更好，皮与仁一起用，既能宣肺化痰，又能润肠通便，帮助大黄通下。方中的杏仁粉也有润肠通便的作用。宣白承气汤这个方剂从表面上看，是用石膏、杏仁、瓜蒌三味药清热化痰宣肺，用一味大黄通下腑实。实际上，杏仁、瓜蒌也有辅助大黄通下的作用，用药虽少，但肺与大肠两相兼顾，可以说是药少而力专的方剂。

本证是上有痰热阻肺，下有热结肠腑，相表里的脏腑同病。单纯化痰宣肺，则因腑实不能去而痰热也不能除，单纯通下，则因肺气不降而腑实也不能去，所以吴鞠通有“下之不通”之说。用宣白承气汤宣上与通下并施，宣肺气就可以“提壶揭盖”而使腑气通，大便下；通下腑实则气机畅而肺气宣，痰热除。所以吴鞠通称宣白承气汤为“脏腑合治法”。如果痰多难以排出，可以在方中加竹沥30g，以增强清化热痰的功效。

(7)肺热下移，肠热下利

【临床表现】身热，咳嗽，下利色黄热臭，肛门灼热，腹不硬痛，舌苔黄，脉数。

【证候分析】这个证候是肺的气分热邪向下传递到大肠而形成的。因为肺与大肠经脉相通，手太阴肺经属肺络大肠，手阳明大肠经属大肠络肺，它们互为表里，关系非常密切，所以肺脏有热很容易下移到肠腑。因为肺与大肠热盛，所以身热，而且热势较高。肺热下移到大肠，但是肺热并没有解除，所以仍然有肺气上逆的咳嗽症状。热邪下移到大肠之后，有两种趋势。一种趋势是热邪逼迫津液外渗，汗从体表而出，导致大肠津亏而形成燥屎；另一种趋势是热邪逼迫津液下渗，汗从肠道而出，水液与粪便相混而下，所以出现下利。这两种情况由于津液的趋向不同，大便就出现了两种截然不同的变化。汗从表出则肠燥便秘，汗从肠出则下利便稀。应当说明的是，这里所说的“下利”，是指泄泻而不是痢疾。下利所见的大便色黄、热臭、肛门灼热都是肠热的征兆。肺与大肠热盛，所以舌苔黄，脉数。

肠热下利证与肠腑热结证中出现的热结旁流要进行鉴别：热结旁流是指大肠里有燥屎内结，热邪逼迫肠道出汗，水液从燥屎梗阻部位以下的肠道下渗而见下利稀水，虽然气味恶臭，但从肛门排出的却是纯清水，不夹杂粪便，因为肠道有燥屎堵塞，所以腹部按之硬痛。肠热下利证是热邪逼迫津液下渗，汗从肠道而出，水液与粪便相混而下，排出的是热臭的黄色稀便而不是稀水，也没有腹部硬痛的症状。

【治法】清热止利。

【方药】葛根黄芩黄连汤(《伤寒论》)

葛根半斤(15g)　甘草二两(6g)(炙)　黄芩三两(9g)　黄连三两(9g)

上四味，以水八升，先煎葛根，减二升，内诸药，煮取二升，去滓，分温再服。

【方解】方中葛根甘辛平，既能解除手太阴肌表之邪而退热，又能升津液、升阳气而止下利。下利是水液下泻，用葛根的升提作用使津液、阳气上升而不下行，就能达到止利的目的。黄芩、黄连苦寒清热。黄芩入肺经与大肠经，既能清肺热，又能清大肠。黄连也入大肠经而清肠。这两味药同用，清肠热而止利的作用非常好。炙甘草甘缓和中，调和诸药，制约芩、连的燥性。葛根芩连汤是临床治疗肠热泄泻的常用方剂。

(8)痰热结胸

【临床表现】高热，面赤，渴欲凉饮，饮不解渴，得水则呕，按之胸下痛，便秘，溲短，舌苔黄滑，脉洪滑。

【证候分析】这个证候的病变部位在胸脘。一般来说，是病人胸脘部素有痰饮，外感热邪入里之后，与痰饮互结于胸脘而形成痰热结胸之证。因为痰热邪气内结，但正气不衰，正气奋起驱邪，正邪相争激烈，所以出现高热。热邪鼓动气血上行，导致面部充血，所以病人面部红赤。渴欲凉饮，一方面是因为里热盛，欲饮凉水以解渴降温，更主要的原因是痰饮停滞胸脘，阻滞气机，导致气化的道路阻塞，水液不能正常敷布，津液不能上承，所以口渴而欲饮水，而饮水之后仍不能气化，所以饮不解渴。饮水之后不能气化，水液必然停蓄于胃脘，胸脘部本有痰饮，再加水液停蓄不化，水满则外溢，所以得水则呕。由于痰热聚结在胸脘，阻滞气机，气血不通，所以胸下的胃脘部按之疼痛。气机阻滞则腑气不降，所以大便秘结不通。气化不利则水道不通，所以小便短少不利。舌苔黄主里热盛，滑腻是内有痰饮的标志。热邪盛而正气不衰，所以脉搏洪大有力，脉滑主痰饮内停。

痰热结胸证要与白虎汤证相鉴别：这两个证候都是里实热证，都有高热，面赤，渴欲凉饮，舌苔黄，脉洪的临床表现，二者多有类似之处。但是，白虎汤证是肺胃的无形热盛，胸脘部没有痰热互结，所以渴喜冷饮，饮入则舒，得水不呕，舌苔黄燥而不滑腻，也没有按之胸下痛的感觉。痰热结胸证也要与承气汤证相鉴别：这两个证候虽然都有大便秘结，但承气汤证的便秘伴见腹满痛拒按，而不是胸下按之作痛，舌苔黄燥或焦燥，而不是黄滑苔，脉沉而有力，而不是洪滑。

【治法】清热化痰，降气开结。

【方药】小陷胸加枳实汤(《温病条辨》)

黄连二钱(6g)　瓜蒌三钱(9g)　枳实二钱(6g)　半夏五钱(15g)

急流水五杯，煮取二杯，分二次服。

【方解】痰热结胸证的形成是痰饮与热邪互结在胸脘，痰饮为有形之邪而热为无形之邪，所以治疗的关键在于化痰饮，痰去则热无所依附而易清。方中半夏辛苦温，化痰降逆止呕。瓜蒌甘寒，宽胸理气化痰。黄连苦寒，清泄热邪。枳实苦辛寒，降气开结。四药配伍，清热化痰，降气开结而解除结聚于胸脘的痰热之邪。方中半夏的用量最大，是五钱，主要取其化痰降逆止呕作用。半夏配黄连是典型的辛开苦降法，用半夏的辛味化痰开结；用黄连的苦味降泄，使热邪下行。枳实苦辛而寒，降气开结，既有助于半夏的辛开，又有助于黄连的苦降，更增强了辛开苦降的作用。可以说，吴鞠通在《伤寒论》小陷胸汤的基础上又加一味枳实，疗效比原方的作用更强。

(9)肺热发疹

【临床表现】身热，皮肤发出红疹，咳嗽，胸闷，舌红苔薄黄，脉数。

【证候分析】这个证候是风温病中的肺热发疹性病变,它既可以见于卫营同病,也可以见于气营同病。因为它是由肺系的热邪影响到营分,而不是纯粹的营分证,所以列入气分证中。前面已经讲过,发疹的原因是风热邪气侵袭手太阴肺的卫分,同时又向里窜入营分而导致卫营同病。由于卫分有邪而致体表的气机不通畅,营分有热而逼迫血液行于表以向外散,卫有邪阻,营有热逼,就使血液瘀滞在皮肤表面的细小血络之中,使皮肤突起而形成细小的红色疹点。如果卫分的邪气进一步发展,进入气分,也可以出现气营同病的发疹。这是因为,气分有热邪壅滞,可以导致体表的气机不通畅,同时气分热邪也可以内窜入营。表气不通,营分的热邪又向外逼迫,血液也可以瘀滞在皮肤表面的细小血络而发疹。身热,是邪气侵袭,正邪相争,功能亢奋所致。如果是卫营同病,则伴见微恶风寒;如果是气营同病,则但发热而不恶寒。所以在临床上发疹的病人有的伴见微恶风寒,有的则不恶寒。因为表气不通,肺气不宣,所以出现咳嗽、胸闷。因为热邪盛,所以舌红苔薄黄,脉数。这个阶段由于热邪初入营分,还没有严重地损伤营阴,所以舌红而不绛,脉数而不细。

【治法】清热宣肺,凉营透疹。

【方药】银翘散去豆豉加细生地丹皮大青叶倍元参方(《温病条辨》)

即于前银翘散内去豆豉,加:

细生地四钱(12g)　大青叶三钱(9g)　丹皮三钱(9g)　元参加至一两(30g)

【方解】本证是肺系的卫分或气分热邪窜入营分而导致发疹,所以治疗首先要清透热邪而宣通肺气,同时再加凉营的药物以清透营分热邪。肺气宣,营热透,疹自然外发而病解。方中用银翘散宣肺透邪,不论是邪在卫分,还是在气分,这首方剂都可以用。它不仅可以清透卫分之邪,还可以清透气分之邪而宣肺。在银翘散中去豆豉,是因为邪已入营,要减少辛温的作用。实际上,豆豉非常平和,临床使用时不必去掉。因为邪已入营而导致发疹,所以要加入清营的药物以清透营分热邪。方中生地甘寒,元参甘咸寒,这两味药既能凉营,又能养阴,有很好的清营热,养营阴的作用。丹皮是辛寒药,因为它是辛味,所以它既凉营,又能使营分的热邪外透,同时还能活血,使瘀滞在皮肤表面血络中的血液消散而起到透疹的作用。大青叶既能清解气分热毒,又兼凉血清营。这个方剂可以用于发疹性病变的全过程。发疹初期,出现几个小疹点,但是不多,这意味着疹点要向外发,这时候用这个方剂可以使疹透发,疹点发出则热邪有出路,可以随疹而解。疹点已经发出来了,还是用这个方剂宣透。透,就能使疹点出齐、消退。简要地说,疹点将发未发者,透之使发;已发者,透之使畅;已出齐者,透之使退。可以说,治发疹的病变自始至终要掌握一个“透”字,因为邪气是从表向里而来,治疗就应该使它从里向表而去,邪有出路,病证自解。临床上所见的疹点发出之后热退神清,咳嗽,胸闷症状消失,就是邪随疹出的表现。

3. 热入心包

热入心包,又称痰热蒙蔽心包,是指热邪由卫分或气分进而深入营分的病变。由于热邪的来路不同,热入心包又分为两种类型:一种是热陷心包;一种是热入心包。热陷心包是指手太阴肺的卫分或气分的热邪,不经过阳明气分,不顺传于中焦胃,而从肺系直接传入心包。而不论是从肺系传入心包,还是从中焦阳明胃、肠传入心包,都可以称为热入心包。这就是说,热入心包这个名词包括的范围广,它也包括了热陷心包。

(1)热陷心包

【临床表现】身热灼手,四肢厥逆,痰壅气粗,神昏谵语或昏愦不语,或四肢抽搐,舌蹇,色鲜绛苔黄燥,脉细滑数。

【证候分析】叶天士说:"温邪上受,首先犯肺,逆传心包。"这里所说的"逆传心包",就是指热陷心包证。心包是心的包膜,心主的宫城,它代心用事,也代心受邪,心包的病变实际上就是心的病变。热陷心包肯定要损伤心阴,消耗心气,所以它属于营分证。逆传心包的"逆"字,有两方面的含义。第一个方面是指热邪不是由上焦肺系顺传于中焦气分,而是直接就陷入上焦营分,所以称这种传变形式为逆传;第二个方面的含义是指这种传变形式对人体有实质性的损害,损伤了血中津液,是心阴心气不足而邪气内陷的危重证,所以病情凶险,预后不良,属于逆证。热陷心包的"陷"字,是指热邪没有传入中焦气分,而是直接就侵犯心主,危及君主之官,就如同强敌来犯,长驱直入,直接就攻陷了皇宫,因宫城陷落而危及君主,"主不明则十二官危",意味着病情凶险,预后不良。

还应该搞清楚一个问题,叶天士所说的"温邪上受,首先犯肺",究竟是指肺的卫分证还是肺的气分证?叶天士所说的肺,是指肺系,它既包括卫分,也包括气分。也就是说,不论由肺的卫分还是肺的气分传入心包,因为都没有经过顺传中焦阳明气分的过程,所以都称为"逆传心包",不能狭隘地理解为只有从肺的卫分传入心包才是逆传。

逆传心包证的证候特点是既有热,又有痰。热,是由外感的热邪逆传而来。痰是怎么生成的呢?有两个方面的可能性:一种情况是热邪灼液生痰。津液是人体的营养物质,由水谷精微所化生。津液中既有水分,又有其它营养物质,热邪消耗了津液,使津液中的水分减少,其它物质就浓缩了,因凝聚而不流动了,不流动就不能营养人体,就变成了病理产物,这就是痰。痰生成之后,与热邪裹在一块,热越重痰越粘,痰越粘热越没有出路,从而形成恶性循环,蒙蔽了心包。再一种情况是病人平素就是痰盛体质，热邪入里之后，与痰结合，热邪煎熬痰液，热越熬则痰越粘，痰越粘则热越滞，从而蒙蔽了心包，这就是叶天士所说的“或平素心虚有痰，外热一陷，里络就闭。”

身热灼手，说明病人体温很高，在39℃以上，但干热而无汗。身热，是热邪深入到营分，正邪相争所致。热入营分必然损伤营阴而导致营阴不足，无源作汗，所以热虽高而无汗。四肢厥逆，是因为胶粘的热痰阻滞了气机，导致阴阳气不相顺接而阳气不达于四肢。因为四肢是人体的最远端，阳气最不容易达到，所以寒冷先从四肢末梢开始，并呈逆血流方向加重，也就是向心性加重的趋势。这种肢厥属热厥，热势越高，厥冷越重，也就是通常所说的“热深厥甚”。热痰阻滞气机，肺气不宣而上逆，所以出现痰浊上壅，呼吸气粗，喉间痰鸣。热扰心神，神志昏迷，就出现谵语。但是心包外面被热痰包裹蒙蔽，心神不能外越而内闭，所以病人只谵语而不躁动。可以说，神昏而不狂躁是因于痰蒙，而谵语则是因于热扰，简单地说就是痰蒙热扰。如果痰热蒙蔽更为严重，甚至会出现连谵语都没有而陷入深度昏迷，呈昏睡状态，对外界刺激没有任何反应，这就称为昏愦不语。这就如同把鱼放在热水盆里，再把盆盖上，鱼受热就在盆里躁动，想跳出来，但是盆被盖住了，跳不出来，所以在外面只能听见鱼动的声音而看不见它跳动。如果再给水加热，鱼被煮得不能动了，就连声音也听不见了，这就是进入了昏愦状态。病人还有可能出现四肢抽搐而动风，这是因为心包营分的热邪影响到肝而引动了肝风。热入营分也就是深入到血脉，肝藏血，血热则肝热，肝所供给筋脉的血液也是热的，热灼则筋挛而出现动风。这种类型的动风，是心包热盛而引动肝风，是由手厥阴而影响到足厥阴，所以称为两厥阴的病变。病人既有昏厥，又有肢厥，这就是厥证，同时还有四肢抽搐的发痉，所以合称痉厥。舌蹇，是指舌体转动不灵活，谵语含混不清，这是由于痰热阻滞经络所致。手少阴心经的别络系舌本，由于心经有痰热阻塞，就导致经脉拘挛，把舌体拉向后缩使舌体因短缩而转动不灵，谵语含混不清。舌质鲜绛，是指舌红绛而有光泽，就是叶天士所说的“纯绛鲜泽者，包络受病也”，这是热邪损伤营阴，导致血液浓缩，凝聚成瘀的征兆。舌苔黄燥，是因为气分有热痰。脉细主营阴损伤，是脉管因血中津液不足而收缩的结果。脉滑，是因为有痰。脉数，是因为有热。综合起来看，脉细滑数，是营阴伤而痰热盛的反映。因为热陷心包证是既有气分痰热又有营热阴伤的病变，所以应该说它属气营两燔证。

热陷心包证在风温病中属于危重证候，是由肺系热邪逆传而致。肺系的热邪不顺传中焦气分而逆传心包的原因，可从三个方面进行分析。第一个方面的原因是平素心气或心阴不足而又有宿痰内伏，就是叶天士所说的“或平素心虚有痰，外热一陷，里络就闭”。叶氏所说的“里络”，是指心包络。因为病人素体正气虚，心气、心阴不足，邪气就乘虚而入，直陷心包。第二个方面的原因是邪气太盛，超越了人体的抗御能力，在病变初起阶段就损伤了营阴，进而就长驱直入，内陷心包。第三个方面的原因是误治，这种情况在临床中最为多见。吴鞠通说：“太阴温病不可发汗，发汗而汗不出者，必发斑、疹；汗出过多者，必神昏谵语。”这里所说的“必神昏谵语”，就是指热陷心包证。风热邪气侵袭肺卫，应该用辛凉轻解法，而不能辛温发汗。汗为心之液，如果误用了辛温解表药而导致大量汗出，则既伤心阴又耗心气，正气一虚，邪气就必然乘虚而入，这就是吴鞠通所说的“开门揖盗”，也就是引邪深入。除了误用辛温解表药外，如果邪在卫分而过早使用清气药，或者无形热盛而误用苦寒攻下药，也都可以导致阳气损伤，正虚不能敌邪而致引邪深入，内陷心包。所以叶天士强调“到气才可清气”，就是告诫后学者邪气没到气分不能过早使用清气药。

【治法】清营养阴，豁痰开窍。

【方药】清宫汤送服安宫牛黄丸或紫雪丹、至宝丹。

清宫汤（《温病条辨》）

元参心三钱（9g） 莲子心五分（1.5g） 竹叶卷心二钱（6g） 连翘心二钱（6g） 犀角尖（磨冲）二钱（6g） 连心麦冬三钱（9g）

安宫牛黄丸（引《温病条辨》）

牛黄一两（30g） 郁金一两（30g） 犀角一两（30g） 黄连一两（30g） 朱砂一两（30g） 梅片二钱五分（7.5g） 麝香二钱五分（7.5g） 真珠五钱（15g） 山栀一两（30g） 雄黄一两（30g） 黄芩一两（30g）

上为极细末，炼老蜜为丸，每丸一钱，金箔为衣，蜡护……每服一丸……大人病重体实者，日再服，甚至日三服。小儿服半丸，不知，再服半丸。

紫雪丹（引《温病条辨》）

滑石一斤（500g） 石膏一斤（500g） 寒水石一斤（500g） 磁石水煮二斤（1000g）

捣，煎，去渣，入后药：

羚羊角五两（150g） 木香五两（150g） 犀角五两（150g） 沉香五两（150g） 丁香一两（30g） 升麻一斤（500g） 元参一斤（500g） 炙甘草半斤（250g）

上八味，并捣锉，入前药汁中煎，去渣，入后药：

朴硝、硝石各二斤（各1000g），提净，入前药汁中，微火煎，不住手将柳木搅，候汁欲凝再加入后二味：

辰砂（研细）三两（90g） 麝香（研细）一两二钱（36g），入煎药拌匀，合成，退火气，冷水调服一、二钱（3g、6g）。

局方至宝丹（引《温病条辨》）

犀角(镑)一两(30g)　朱砂(飞)一两(30g)　琥珀(研)一两(30g)　玳瑁(镑)一两(30g)　牛黄五钱(15g)　麝香五钱(15g)

以安息香重汤燉化,和诸药为丸一百丸,蜡护。

【方解】因为热陷心包证是既有气分痰热又有营热阴伤的气营两燔证,所以治疗就要气营两清。清宫汤的作用是清营养阴,安宫牛黄丸或紫雪丹、至宝丹的作用是豁痰开窍。清宫汤的药物中,犀角用尖部,是因为尖部清心凉营作用最强。其它药物都用心,是依照比象取类法,认为心能入心经。在临床使用时,除莲子心外,其它药物可以不用心。方中犀角咸寒,清心热,凉营血,因为犀牛是一级保护动物,所以现在禁用犀角,可以用水牛角代替。水牛角的功用与犀角近似,但是用量要大,可以加5~10倍。莲子心苦寒,清心热,但是它的清心作用与犀角不同,犀角是入血分凉血以清心,莲子心不入血分,它的作用是清心经的气分热。竹叶与连翘都是寒凉清热药,都能配合莲子心清心热,它们又是轻扬宣透的药物,有透热转气作用,可以给热邪找出路,使进入心营的热邪透出气分而外解。麦冬甘寒,元参甘咸寒,既能清心营之热,又能滋养营阴。这个方剂综合起来有清心凉营、滋养营阴、透热转气三个方面的作用,但是它没有豁痰的功效,所以必须配合清心豁痰的药物才能开窍醒神。

安宫牛黄丸、紫雪丹、至宝丹这三种成药是治疗温病窍闭动风证候,开窍熄风作用最好的药物,因为非常宝贵,所以合称治疗温病的“三宝”。因为它们都是寒凉开窍的药物,所以称它们的作用是“凉开”。因为这三个方剂中有共同的药物,所以它们的共同作用是清热解毒,开窍熄风。但是由于三方中又有不同药物,所以临床作用又各有侧重,安宫牛黄丸以牛黄、犀角、麝香为主要成分,其它成分也以寒凉药物为主,所以它清心豁痰开窍的力量最强,治疗痰热蒙蔽心包而致的窍闭神昏证,以它为首选之药。紫雪丹,是以石膏、寒水石、磁石、羚羊角、犀角为主,药性大寒,主要作用是凉肝熄风止痉,它豁痰开窍作用不如安宫牛黄丸与至宝丹。至宝丹中也有犀角、牛黄、麝香,但是它里面有大量安息香,安息香芳香但不寒凉,所以它是以芳香取胜,通过芳香走窜而开窍醒神,可以说它是芳香凉开的药物,豁痰作用不如安宫牛黄丸强。治疗热陷心包证,应该首选安宫牛黄丸,其次是至宝丹,再其次才是紫雪丹。“三宝”都是中成药,由于方中都用了珍贵的细料药,如犀角、牛黄、麝香、羚羊角等,所以价格较贵,而且有的药物药源短缺,所以这三种成药可以代替使用。如果“三宝”都短缺难购,可以在清宫汤中加竹沥、胆南星、菖蒲、郁金代替。竹沥与胆南星都是清热豁痰药,竹沥是水剂,可以用30g,兑到汤药里服用,胆南星可以用10g至15g入煎。菖蒲虽然是辛温药,但是它有芳香化痰开窍的作用。郁金辛寒,能行气而畅气机,气机通畅了,痰就容易化。菖蒲与郁金往往共同配伍使用，称为“对药”，它们的用量都以10g为宜，不必过大。这四味药相配伍，可以代替安宫牛黄丸豁痰开窍。总而言之，用豁痰开窍药清除气分的热痰，就能使气机畅达而营分热邪有外透之机，实际上就起到了透热转气的作用。近年来开发的新药“清开灵”就是以安宫牛黄丸为基本方，制成口服液和注射液，可以口服，也可以静脉点滴，作用与安宫牛黄丸相同。

（2）内闭外脱

【临床表现】身热灼手，四肢厥逆，痰壅气粗，神昏谵语或昏愦不语，进而身热骤降，汗出不止，喘息气短，脉细无力，甚或面色苍白，冷汗淋漓，四肢厥逆，舌淡白，脉微细欲绝或散大。

【证候分析】内闭外脱证是热陷心包证的进一步发展，是由气营两燔向功能衰竭转化的过程中所形成的危重证。身热，痰壅气粗，四肢厥逆，神昏谵语或昏愦不语，是痰热内盛所致。痰热内盛，正邪相争，就见身热。痰壅气粗是热痰阻滞，肺气上逆所致。痰热阻滞气机，阳气不达于四末，就见四肢厥逆，这种厥证属于热厥。神昏谵语或昏愦不语是热痰蒙蔽心包所致。由于热痰蒙蔽，心窍闭阻，所以称之为“内闭”。如果病情继续发展，因高热耗气伤津而导致津气欲脱，就会出现身热骤降，汗出不止，喘息气短，脉细无力。如果在虚脱的基础上进而亡阳，就出现面色苍白，冷汗淋漓，四肢厥逆，舌淡白，脉微细欲绝或散大。亡阳证的四肢厥逆，是阳气大衰而不达于四末所致，属于寒厥，与热厥的病机截然不同。病人已经出现津气外脱，甚至亡阳，但神昏仍然没有解除，内闭仍然存在，所以称为内闭外脱证，病情更为危重。

【治法】豁痰开窍，固脱救逆。

【方药】安宫牛黄丸合生脉散、参附汤（方均见本章）。

【方解】安宫牛黄丸豁痰开窍醒神，以开心包之闭。生脉散补气生津，敛阴固脱。参附汤回阳救逆。安宫牛黄丸与生脉散或参附汤合用，一方面开心包之闭，一方面救津气之脱，或回阳救逆，从理论上说是挽危救亡的急救之法，但是从临床实践来看效果未必理想。这是因为，内闭要凉开，外脱要补、敛，内闭与外脱都属重证，而凉开与补敛又互相矛盾。开，就恐促其脱，补敛，又恐助其闭，所以病危难治。

（3）热入心包，肠腑热结

【临床表现】身热，神昏，痰壅气粗，四肢厥逆，便秘，腹满痛拒按，渴欲冷饮，饮不解渴，舌蹇，质绛苔黄燥，脉沉数有力。

【证候分析】身热，神昏，痰壅气粗，四肢厥逆，舌蹇，质绛是热入心包的表现。便秘，腹满痛拒按，脉沉有力是肠腑热结的表现。舌苔黄燥，脉数是二者共有的见症。由临床表现可以看出，这个证候是上有痰热蒙蔽心包，下有肠腑热结。至于二者之间的关系，既可以因痰热内蕴消耗津液而导致肠燥腑实，也可以因燥热灼液形成热痰而蒙蔽心包。总而言之，上有热痰闭窍，下有燥屎阻滞，三焦气机不通而形成恶性循环。出现渴欲冷饮，饮不解渴是因为大肠的燥热消耗了肾阴，而导致真因耗损，全身阴液大亏。饮冷水虽可降温并补充胃中津液，但肾阴不复则渴不能解。吴鞠通在《温病条辨·中焦篇》第17条中说："阳明温病，下之不通，其证有五……邪闭心包，神昏舌短，内窍不通，饮不解渴者，牛黄承气汤主之。"在本条的分注中又说："此条是已下而不通，舌短神昏，闭已甚矣，饮不解渴，消亦甚矣，较前条仅仅谵语，则更急而又急，立刻有闭脱之虞，阳明大实不通，有消亡肾液之虞，其势不可少缓须臾，则以牛黄丸开手少阴之闭，以承气急泻阳明，救足少阴之消，此两少阴合治法也。"在这个证候中，痰热蒙蔽心包实际上是闭阻心窍，病在手少阴心，肠腑热结，消耗肾液，直接损伤足少阴肾，所以吴鞠通认为病在"两少阴"。

【治法】豁痰开窍，攻下热结。

【方药】牛黄承气汤(《温病条辨》)

即用前安宫牛黄丸二丸，化开，调生大黄末三钱(9g)，先服一半，不知再服。

【方解】安宫牛黄丸有豁痰开窍之功，就是吴鞠通所说的"以牛黄丸开手少阴之闭"。生大黄末攻下腑实燥结，泻热存阴，使津气相承，就是吴鞠通所说的"以承气急泻阳明，救足少阴之消"。因为方剂是安宫牛黄丸与具有承气作用的生大黄末共用，所以称为牛黄承气汤。

4. 余热未净，肺胃阴伤

【临床表现】身热不甚或不发热，干咳，痰少而粘，口舌干燥，渴欲饮水，舌红少苔，脉细。

【证候分析】这个证候见于风温病的后期，可以说是后遗症。风温病经过治疗后热邪渐退，但退而未净者，仍然可以见发热，因为邪已不盛，所以身热不甚，仅见低热。如果热邪已退净，也可以不发热。但因在高热过程中肺胃的津液被耗，到后期津液未复，就会出现一派津亏内燥之象。干咳，是肺燥气逆所致。津液因耗损而粘聚，所以痰少而粘，难以咯出。肺胃津亏，所以口舌干燥而渴欲饮水。舌红少苔，脉细也都是津液不足的表现。总之，这个证候邪气不重，以肺胃阴伤未复为主。

【治法】甘寒清养，滋润肺胃。

【方药】沙参麦冬汤(《温病条辨》)

沙参三钱(9g)　玉竹二钱(6g)　生甘草一钱(3g)　冬桑叶一钱五分(4.5g)　麦冬三钱(9g)　生扁豆一钱五分(4.5g)　花粉一钱五分(4.5g)

水五杯，煮取二杯，日再服。久热、久咳者，加地骨皮三钱(9g)。

【方解】方中沙参、玉竹、麦冬、花粉四味药都是甘寒清养之品，既能生津液以滋养肺胃，又能清余热。生甘草、生扁豆和胃益气。冬桑叶轻凉，宣肺气而透余邪。本方药物轻灵，养阴而不留邪，祛邪而不伤正，是风温病恢复期善后调理的常用方剂。

在风温病这一章里，不仅要求大家掌握每一类证候的临床表现以及治法、方药，更主要的是要掌握这个病种由表入里的发展变化规律，只有这样，才能对风温病的全过程形成全面而清晰的印象。下面将风温病的传变规律以及每类证候的证治以简表的形式进行归纳，以便于大家更好地掌握。后面的各章都将以这种形式进行归纳，就不再加以说明了。

风温病传变规律及证治简表

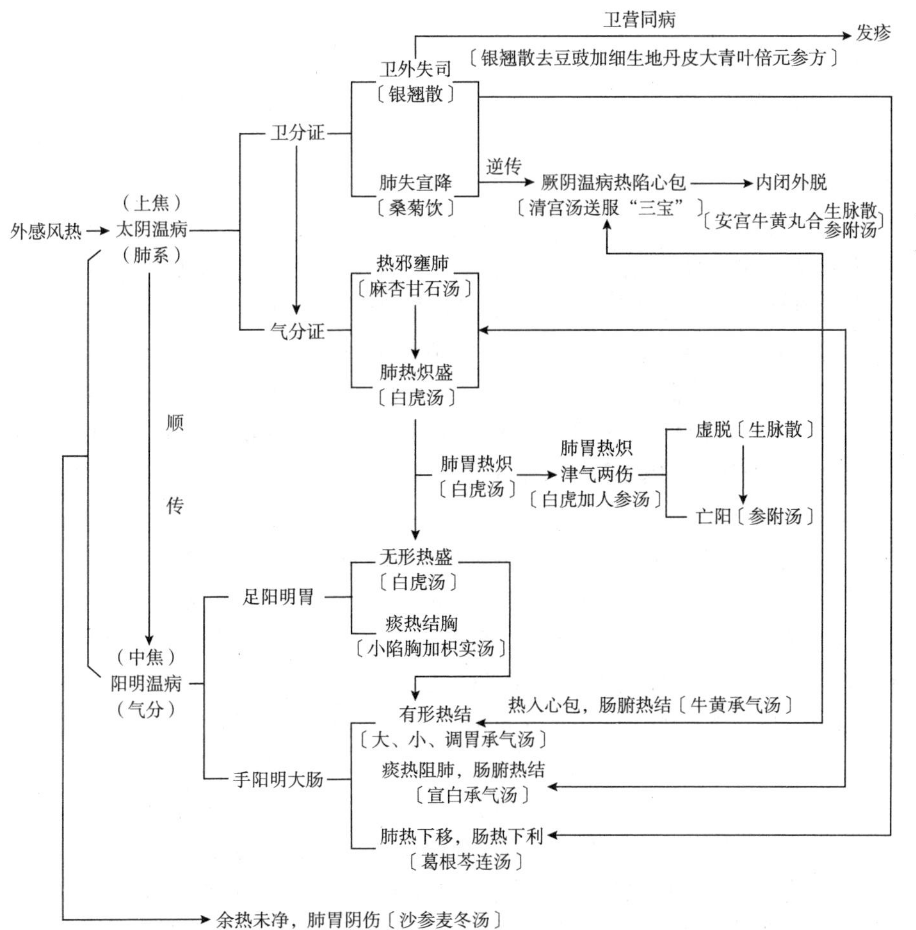

第二章

春　温

春温病是发生于春季的初起即以里热为主的温病。春温病发病急骤，初起就可见高热，烦渴，甚则痉厥。一般来说，变化较多，病情较重。

自《黄帝内经》提出"冬伤于寒，春必病温"的观点之后，历代医家多遵从此说，认为春温是冬季感受寒邪，潜伏于体内，郁而化热，至春季阳气升发，腠理开泄，邪气自内而发，出现以里热为主的证候，所以称之为伏气温病。这种学说对后世影响很大，一直到宋代以前，医界都认为春季发生的温病是伏寒化温所致。

宋代的郭雍在《伤寒补亡论》中提出："医家论温病多误者，盖以温为别一种病，不思冬伤于寒，至春发者，谓之温病；冬不伤寒，而春自感风寒温气而病者，亦谓之温；既春有非节之气，中人为疫者，亦谓之温。三者之温，自不同也。"郭氏在这里把春季发生的温病分为三类，一类是冬伤于寒，伏寒化温，至春季发病的伏气温病，也就是现在所说的春温病。一类是春季感受外邪而发的新感温病，也就是现在所说的风温病。一类是春季发生的传染性强的温疫病。这种分类方法是非常符合临床实际的。元末明初的医学家王履在《医学溯洄集》中对春温病的病机及治法做了概括的论述，他说："温病、热病后发于天令暄热之时，火郁自内而达于外，郁其腠理，无寒在表，故非辛凉或苦寒或酸苦之剂不足以解之。"清代的叶天士对春温病的论述是最为系统全面的，他在《叶香岩三时伏气外感篇》第1条中说："春温一证，由冬令收藏未固，昔人以冬寒内伏，藏于少阴，入春发于少阳，以春木内应肝胆也。寒邪深伏，已经化热，昔贤以黄芩汤为主方，苦寒直清里热。热伏于阴，苦味坚阴，乃正治也。知温邪忌散，不与暴感门同法。若因外邪先受，引动在里伏热，必先辛凉以解新邪，继进苦寒以清里热。"叶天士明确指出了春温病的病因是冬季感寒，伏寒化温，至春季里热外发而发病。而且叶天士还提出了春温病的两种发病形式，一种是伏邪自发，治疗要用"苦寒直清里热"，一种是外感诱发，也就是新感引动伏邪，治疗要"先辛凉以解新邪，继进苦寒以清里热"。吴鞠通在《温病条辨·上焦篇》第1条中列出了九种温病的病名，他说"温病者：有风温、有温热、有温疫、有温毒、有暑温、有湿温、有秋燥、有冬温、有温疟。"在这九种温病中，没有春温，但他所说的"温热"，就是指春温病，这种说法是同病而异名。邵仙根在《伤寒指掌》评注中说："春温病有两种，冬受寒邪不即病，至春而伏气发热者，名曰春温；若春令太热，外受时邪而病者，此感而即发之春温也。辨证之法，伏气春温但热不寒而口渴，此自内而发于外也；感而即发之春温，初起微寒，后则但热不寒，此由肺卫而受也。”这里所说的两种病，前一种是春温病，而后一种实际上是风温病，这种说法是异病而同名。可见，古代对春温病的说法比较混乱，读书时要加以鉴别区分。

西医学中的重型流行性感冒、流行性脑脊髓膜炎、化脓性脑膜炎、中毒性脑炎、败血症等病，可以参考春温病辨证论治。

一 病因病机

按照传统的说法，春温病的病因是“冬伤于寒”。就是说，冬季感受寒邪，寒邪伏于体内，郁而化热，至春季发病，所以把这种病因称为伏寒化温。应该强调的是，春温病不是寒邪直接引起发病，虽然原始的因素是寒，但发病的时候寒邪已经转化成温热邪气，所以说寒邪不是春温病发病的直接因素。关于春温病的病因还有一种说法，是冬季摄生不当，导致阴精不足，正气已虚，春季又感受了温热邪气，热邪乘虚而入里，所以初起即见里热证。由于春温病发病初起的临床表现不同，其发病类型可以分为两种：一种是初起即见里热炽盛的，称为伏邪自发；一种是以里热为主，又兼微恶风寒表证症状的，称为新感诱发。

春温病的发病与病机，和邪气的轻重及病人的体质密切相关。有的病人初起就发于气分而见气分证；有的病人初起就发于营分而见营分证。发病初起之所以会有两种不同的类型，与病人的体质有很大关系。如果病人平素嗜酒，或好吃辛辣、肥甘油腻的食物而内有蕴热，或者是虽无蕴热，但正气不虚，这类病人发病初起因阳气不衰，正邪相争激烈，一般都出现气分证，或发于太阳气分，或发于少阳气分，或发于阳明气分，总而言之是出现三阳的气分实热证。如果病人是阴虚内热体质，冬季外感寒邪后郁而化热，伏寒化热以后又继续耗伤阴液，这种体质的人，因为营阴已伤，所以容易发于营分而见营热阴伤的证候。这两种发病类型，初起的表现形式不同，发展趋势也不一样。发于气分者，进一步发展往往是气分高热深入营分而形成气营两燔证，或直接窜入血分，表现为气血两燔证而导致动血，出现各部位出血的见症。这种类型的证候，虽然也有血分的损伤，但是因为它是以邪气盛为主，呈现一派高热，所以称为血分实证。发于营分者，进一步发展也会入血分，但是往往表现为以耗血为主的特点，最后发展到消耗肝血、肾精而导致虚风内动甚至亡阴的危重证，这种证候类型，因为以耗血伤阴为主，所以称为血分虚证。概括地说，春温病的发病类型取决于人的体质因素，体质强盛或素有蕴热者，多发于气分，出现实证；阴虚内热的病人容易发于营分，出现虚实夹杂证。从发展趋势来看，发于气分的容易出现动血，发于营分的容易出现耗血。初起发病类型不同，结局也不一样。

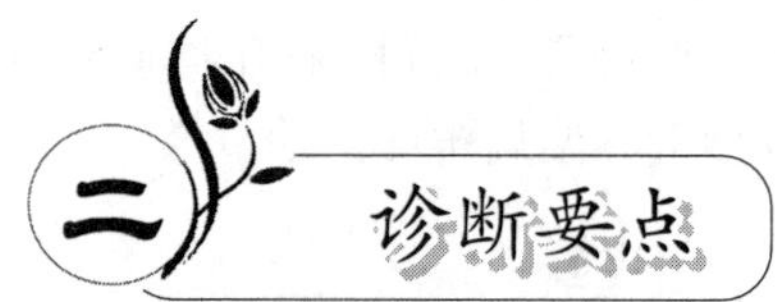

二 诊断要点

春温病的诊断要点有三个方面。

一是病发于春季，起病急骤，初起即见高热烦渴，有汗而热不解，小便黄赤等气分热盛的表现，或初起就见热邪灼伤营阴，营热盛而营阴不足的表现。因新感引动伏邪而发病的病人，发病初起在里热盛的同时可以兼见恶寒，头痛，无汗等卫分症状，但卫分症状时间短暂，很快就消失而呈里热炽盛。

二是在病变过程中容易出现发斑、痉、厥的重证，病变的后期容易出现肾阴耗损，水不涵木，虚风内动，甚至亡阴的危重证。

三是要与风温病相鉴别。春温病与风温病都发生于春季，二者的区别在于：春温病属伏气温病，初起就以里热为主，即使兼有表证，时间也很短暂；风温病属新感温病，初起有明显的肺卫表热证过程，然后才由表入里。

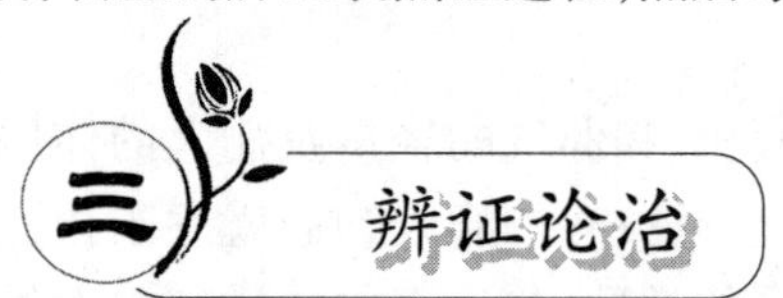

三 辨证论治

春温病是伏邪内发的病变，初起就以里热为主，所以总的治疗原则是清泄里热，同时要顾护阴液。初起发于气分者，要清泄气热；初起发于营分者，要清营养阴，透热转气。不论发于气分还是营分，初起兼卫分表证者，都要在清里热的同时，加入解表达郁的药物，给邪气以出路。随着病情的发展，如果出现肠腑热结，就要攻下热结，如果还有其它兼证，还要在攻下的同时顾及兼证。如果出现热盛动血，要凉血散血。出现热盛动风，要凉肝熄风。到后期出现肝肾阴虚，虚风内动者，要滋阴潜阳熄风。

还应该强调的是，春温病的热势重，极易伤阴，所以治疗用药要掌握泄热而不伤阴的原则，因此有四个方面应该注意。一是不能用辛温发散药。二是不能纯用苦寒药，防其苦燥伤阴。在使用苦寒药时，要配伍甘寒或咸寒药以保津液、生津液。正如吴鞠通在《温病条辨·中焦篇》第 31 条所说：“温病燥热，欲解燥者，先滋其干，不可纯用苦寒也，服之反燥甚。”三是忌利尿。在温热病的过程中很容易出现小便不利，小便不利的原因是热邪伤阴而致尿少难下，越利尿则越伤阴，所以不能用淡渗利尿药。正如吴鞠通在《温病条辨·中焦篇》第30条所说：“温病小便不利者，淡渗不可与也，忌五苓、八正辈。”四是忌早用腻补。春温病初起虽有阴伤，但以热盛为主，所以治疗应以清热为主，同时可以加入甘寒轻灵，清热生津的药物来保津、生津，这类药物补阴而不敛邪，称为清补药，比如生地、麦冬、元参等。所谓腻补，是指龟甲、鳖甲、阿胶这类药物，它们补阴力强，有填补作用，但过于滋腻，容易敛邪，必须在春温病后期纯虚无邪的情况下才可以使用，热邪仍盛者绝不能用，防其敛邪而致邪无出路。

1. 热在气分

热在气分，是指春温病中出现的各种气分证候。这些证候的出现，一类是春温病初起，伏邪发于气分，可见热郁少阳、热郁胸膈、肺胃热炽等证；一类是发于气分并继续在气分传变而出现的证候，如热灼胸膈、肠腑热结等证。这两类证候虽然浅深轻重不同，但因为都是气分证，所以统称热在气分。

（1）热郁少阳

【临床表现】寒热往来，热重寒轻，或但热不寒，口苦而渴，干呕，心烦，小便短赤，胸胁不舒，或胁痛，舌红苔黄，脉弦数。

【证候分析】热郁少阳证，是春温病初起伏邪从少阳气分而发的证候。在温病中，温热病可以出现少阳病，湿热病也可以出现少阳病。温热病的证候主要表现在足少阳胆，湿热病的证候主要表现在手少阳三焦。但是胆与三焦同属少阳，它们共同主持人体气机的升降出入，胆的出入失常，三焦的升降也失常，三焦的升降失常，胆的出入也失常，二者可分而又密切相关。这个证候虽然主要在足少阳胆，但也涉及到手少阳三焦。这里的热郁少阳，是指少阳胆经还是少阳胆腑？是经证还是腑证？在《伤寒论》中，太阳病有经证、有腑证，阳明病有经证、有腑证，而少阳病却没有经证与腑证之分。《伤寒论》第263条少阳病提纲中说：“少阳之为病，口苦，咽干，目眩也。”这段条文没有说它是经证还是腑证，这就说明它是经、腑同病。温病中的少阳胆病也是经腑同病。因为春温病是伏寒化温，里热发于少阳，发病之时热邪郁于里，阻滞气机，使足少阳胆经的经气不利，出入失常，热邪不能外发，郁滞在半表半里，卫气不能宣发于表，就出现了恶寒。邪气阻滞在半表半里，正气要驱逐它，正邪相争就发热。邪阻则恶寒，正争则发热，于是就出现了寒热往来的症状。这个证候的发热与恶寒相比较，表现为热重寒轻。这是因为，邪气不是由表入里，而是郁热由里外发于表，所以发热重恶寒轻。可以说，春温病初发于少阳者，邪气的部位是在半表半里而又偏于半里；伤寒的少阳病，邪气是由外界侵入人体，所以它初起是在半表半里又偏于半表。二者虽然都是半表半里证,但是又有偏于半里与偏于半表的不同,所以恶寒与发热的轻重程度就会有所不同。如果里热很重,热势很高,也可以表现为只发热,不恶寒,这种情况就称为但热不寒。口苦,是由胆热逼迫胆汁上逆于口所导致的。口渴、小便短赤是里热伤津的表现。干呕,是胆木乘于胃土所致。肝、胆在五行中都属木,胆为甲木,肝为乙木。胆郁则气机出入不利,三焦的气机升降也就不通畅,从而导致了胃气不降,上逆而呕。郁热内扰心神,就出现心烦。足少阳胆经的循行路线经过胸胁部,热郁胆经,少阳经气不利,就出现胸胁胀闷不舒,甚至胁痛。舌红苔黄,脉数,都标志里热盛,脉弦则主胆郁气滞。这种高热的病人为什么没有汗出呢?这是因为,热郁于里,少阳经气不利,表里出入枢机阻塞,体内的津液不能向外蒸腾而外泄,所以就不出汗。因为高热而无汗,就把这种热型称为郁闭之热,它虽然也属无形热盛,但与肺胃热炽的蒸腾之热不同。因为肺主宣发,胃为十二经水谷之海,它们都是向外发布的,所以肺胃热炽是蒸腾之热,高热,口渴,同时大汗出。而胆是主疏泄的,它出现病变则气机阻滞,疏泄功能失常,阳气与津液不能向外输布,所以同样是高热但却无汗。

【治法】苦寒泄热,宣郁透邪。

【方药】黄芩汤加豆豉元参方(《温热逢源》)

黄芩三钱(9g)　芍药三钱(9g)　甘草(炙)一钱(3g)　大枣(擘)三枚　淡豆豉四钱(12g)　元参三钱(9g)

水五杯,煮取八分三杯,温服一杯。日再服,夜一服。

【方解】黄芩、芍药、炙甘草、大枣这四味药是《伤寒论》中黄芩汤的原方,清代柳宝诒的《温热逢源》中又加入了豆豉与元参。方中黄芩苦寒,入少阳经而清泄胆热。方中的芍药应当用酸寒的白芍,白芍配伍甘草,酸甘化阴而生津液。大枣性甘温,在这里作用不大,可以去掉。豆豉微辛微温,能宣发伏邪,宣郁透热,给热邪找出路。元参甘咸寒,养阴清热。这个方剂专入少阳,既能清泄热邪,又能宣郁透热,还有保津生津之功,是治疗热郁少阳的代表方剂。柳宝诒论伏气温病说:"寒邪潜伏少阴,得阳气鼓动而化热。苟肾气不至虚馁,则邪不能容而外达。其最顺者,邪不流连于阴而迳出于三阳,则见三阳经证……少阳则寒热往来,口苦胁痛,治以芩、豉、合柴胡、山栀等味。"这就是说,如果热邪郁于少阳,还应当在方中加柴胡疏利少阳气机,宣郁透邪。加山栀配合黄芩以苦寒折热,使热邪下泄。柴胡配伍黄芩,就是小柴胡汤的主要组成成分,能和解少阳,既宣且降,使邪有出路。另外,柳氏还特别强调治疗伏气温病要注意保护津液,他说:"邪已化热,则邪热燎原,最易灼伤阴液,阴液一伤,变证蜂起。故治伏气温病当步步顾其阴液。"柳宝诒这种保津液的学术观点对治疗春温病有很大的指导意义。

《温病条辨·中焦篇》第19条说："阳明温病，干呕，口苦而渴，尚未可下者，黄连黄芩汤主之。不渴而舌滑者，属湿温。"条文中虽称这个证候为"阳明温病"，但其症状见"干呕，口苦而渴"，应该是热郁少阳证。黄连黄芩汤的组成是：黄连二钱(6g)　黄芩二钱(6g)　郁金一钱五分(4.5g)　香豆豉二钱(6g)。这个方剂与黄芩汤加豆豉、元参方的组方原则基本相同。这两个方剂中都用黄芩，柳宝诒又用了栀子而吴鞠通用的是黄连，药虽不同，但性味都是苦寒，作用相近。二方中也都用豆豉宣郁。吴鞠通没有用柴胡而是用郁金，二者疏利气机作用也相类，但郁金辛寒不燥，较之用柴胡又有特色。吴鞠通这个方剂的缺点在于没有考虑到固护阴液，在临床使用时可以在方中加白芍、甘草、元参。

热郁少阳证初起，如果是新感引动伏邪而兼有微恶风寒，身形拘急的风寒表证，可以在方中加葱豉汤。方中本来就有豆豉，再加两根葱白，以表散风寒。如果是外感风热而见微恶风寒，头痛，咽痛者，可以加银花、连翘，以清透表热。如果病人呕吐频繁剧烈，甚至呈喷射状呕吐，可以加大剂量的竹茹以清热止呕。如果肝胆热炽，还可以加羚羊角。

黄芩汤加豆豉元参方、黄连黄芩汤与白虎汤都是清气分大热的方剂，但是其组方用药原则却大不相同。热郁少阳证是郁闭之热，里热内郁而不外蒸，所以治疗用黄芩汤加豆豉元参方或黄连黄芩汤，一方面要用苦寒泄热的药物折热下行，一方面要用疏利气机的药物宣郁透邪，使邪气有外达之机。肺胃热炽证是蒸腾之热，里热有外越的趋势，所以治疗要用白虎汤，以辛寒清气的药物达热出表，而无需理气宣郁之品。但是因为这两个证候都有热盛伤津的趋势，所以治疗中在泄热的同时都要考虑保津、生津。

(2)热郁胸膈

【临床表现】身热不甚，心烦懊侬，坐卧不安，舌苔略黄，脉略数。

【证候分析】热郁胸膈的证候是春温病初起，热邪发于胸膈所致。所谓胸膈，就是指横膈以上的胸腔。热邪不在脏腑，而且热邪也不重，所以身热不甚，体温不很高。因为热势不盛，所以身虽热而无汗。突出的表现是心烦懊侬，坐卧不安，这是胸膈郁热扰乱心神所致。所谓懊侬，就是自觉心中郁闷微烦，似有一团热气在搅扰。"侬"字与"恼"字通用，是指病人很烦恼。舌苔略微发黄，脉略数，都说明里有热，但热势并不重。

【治法】清宣郁热。

【方药】栀子豉汤(《伤寒论》)

栀子十四个(6g)(擘)　香豉四合(9g)(绵裹)

上二味，以水四升，先煎栀子得二升半，内豉，煮取一升半，去滓，分为二服，温进一服（得吐者，止后服）。

【方解】方中用栀子苦寒泄热。栀子不仅能清热，而且苦寒直折下行，可以导热从小便而出。豆豉宣透郁热，能使热邪外达。栀子下引，豆豉外透，这两味药共用，给胸膈的郁热找了两条出路。如果初起兼有表证，可以加透表的药，例如薄荷、蝉衣、银花等。如果热郁影响到胃，使胃失和降而欲呕吐，可以加生姜汁、竹茹以清热止呕。

（3）热灼胸膈

【临床表现】身热，烦躁不安，胸膈灼热如焚，唇焦咽燥，口渴，或便秘，舌红苔黄燥，脉滑数。

【证候分析】胸膈是指膈以上的胸腔，热邪虽在胸腔，但是它可以焚灼到胸膈部位附近的各个脏腑，不仅见高热症状，而且有脏腑热盛的见症。心在胸腔，膈热扰心，就烦躁不安。膈热焚灼肺胃，消耗肺胃的津液，就出现口唇干焦，咽喉干燥，渴欲饮水。膈热耗损肠液，可以导致肠燥便秘。可见，胸膈热盛可以影响到心、肺、胃、肠等脏腑。热在胸膈不能发散，邪无出路而灼于胸腔，所以患者自觉胸膈灼热如焚，胸腔里像火在燃烧一样。因为热盛于里而津液耗伤，所以舌红苔黄干燥，脉数。

【治法】清泄膈热。

【方药】凉膈散（《太平惠民和剂局方》）

川大黄　芒硝　甘草爁各二十两（各600g）　山栀子仁　薄荷叶去梗　黄芩各十两（各300g）　连翘二斤半（1250g）

上粗末，每二钱（6g），水一盏，入竹叶七片，蜜少许，煎至七分，去滓，食后温服。小儿可服半钱（1.5g），更随岁数加减服之。得利下住服。

【方解】所谓清泄膈热，一方面指从里面清热，一方面指向外透热，再一方面指向下导热，是从三条渠道给热邪找出路。凉膈散中向外透的药物是薄荷、连翘、竹叶。竹叶没写在方剂组成中，而写在煎服法里了，是作为引经药。薄荷、连翘、竹叶都是质地轻的凉性药，清凉宣透，使胸腔的热邪从表而出。栀子、黄芩、连翘、竹叶清胸膈气分之热，从里面降温，而且黄芩、栀子、连翘、竹叶都属苦寒药，不仅能清热，而且有折热下行的作用。大黄、芒硝、甘草是调胃承气汤，它能从大肠泄热，给热邪找另一条出路，使热邪从下而出。栀子、竹叶还可以导热从小便而出。通大便，利小便，使热邪从下泄。这个方剂组织非常严谨，可以从不同的渠道给热邪找出路，使胸膈的热邪内清外解。因为凉膈散中的调胃承气汤是通过大肠泄热，而且在方剂中药量不大，所以没有大便秘结也可以用，也可以去掉芒硝。凉膈散的剂型也是煮散，这种剂型既有利于散邪，又便于服用。如果做成汤剂，要注意不宜久煎，以免失去发散作用。热灼胸膈与热郁胸膈都属于胸膈气分证,但二者病情轻重不同,所以治疗用药也有轻重之别。

(4)肺胃热炽

【临床表现】壮热,恶热,面赤,大汗出,渴喜冷饮,喘急鼻煽,舌红苔黄燥,脉浮洪或滑数有力。

【治法】辛寒清气,泄热保津。

【方药】白虎汤(方见风温章)

说明:春温病初起,邪气可以由少阳发出,可以由胸膈发出,也可以由阳明发出,初起就见阳明胃的无形热盛,里热蒸腾之证,进而可以由胃影响到肺,形成肺胃热炽的证候,临床表现、治法都与风温病中的肺胃热炽证相同。不过,风温病的肺胃热炽证是风热邪气袭表,初起先见卫分证,进而再由太阴卫分传入太阴气分,由太阴气分又传入阳明气分而形成肺、胃两个脏腑热势炽盛的证候。这种类型属新感温病,是由表入里,逐渐发展。在春温病中,是伏邪初发于足阳明胃,进而由胃传于手太阴肺而形成肺胃热炽证,这种发病类型属伏气温病,是由里向外发。这两种发病类型虽然不同,但临床所表现的证候相同,所以治法相同,这就是中医学异病同治思想的体现。这个证候和它的治疗方法在风温病中已经讲过,就不再重复了。

(5)肠腑热结

【临床表现】日晡潮热,手足濈然汗出,大便秘结,或下利清水,气味恶臭,腹部胀满硬痛拒按,时有谵语,舌红苔黄燥,甚则焦燥,脉沉实有力。

【治法】攻下热结,通腑泄热。

【方药】大承气汤、小承气汤、调胃承气汤(方均见风温章)。

说明:春温病初起发于气分者,不论是发于少阳、发于胸膈、还是发于阳明,如果进一步发展,高热伤津,都可以导致津亏肠燥而出现大便秘结不通的肠腑热结证,临床中可根据病情而分别选用大承气汤、小承气汤、调胃承气汤。这些内容在风温病里已经讲过,也不再重点讲解。不过,春温病与风温病不同,它是伏气温病,伏寒化温之后在体内伏藏时间较长,伏热在体内已经损伤阴液,发病之后高热又进一步伤阴,因此春温病阴液损伤的表现非常突出,甚至阴伤及气,导致气阴两伤。所以春温病肠腑热结证的变化比较多,在临床上可以出现各种兼证、变证,下面分别讲述三种证候。

1)肠腑热结,阴液大亏

【临床表现】身热,大便秘结不通,腹满痛拒按,口干唇裂,甚至齿燥,舌苔焦燥,脉沉细。

【证候分析】这种证候类型属于肠腑热结证的变证,它的形成有两种可能，一种可能是本来就是阴虚之体，热邪传到大肠后，燥热反复伤阴，阴液因越伤越重而致大亏。另一种可能是腑实热结久聚，过度消耗津液。总之，这个证候是燥热既盛，阴伤又重。《温病条辨·中焦篇》第17条说："阳明温病，下之不通，其证有五……津液不足，无水舟停者，间服增液，再不下者，增液承气汤主之。"这个证候是已经用过攻下法，但大便仍然不下，原因是阴液大亏，肠道失于濡润，用攻下法虽然推动力强，但肠道过于干涩，所以"下之不通"。这就如同河道里没有水，船搁浅了，在无水的河道里推船是推不动的，只有增加河道里的水，才能使船前行。这个证候既有热结，又有严重的阴伤，是虚实夹杂之证。身热，大便秘结不通，腹满痛拒按，脉沉是腑实证的表现；口干唇裂，甚至齿燥，脉细是阴伤的征兆。燥热盛而阴液大伤，所以舌苔焦燥。

【治法】滋阴通下，增水行舟。

【方药】增液汤、增液承气汤(《温病条辨》)。

增液汤

元参一两(30g)　麦冬(连心)八钱(24g)　细生地八钱(24g)

水八杯，煮取三杯，口干则与饮，令尽，不便，再作服。

增液承气汤

即于增液汤内加大黄三钱(9g)、芒硝一钱五分(4.5g)。

水八杯，煮取三杯，先服一杯，不知再服。

【方解】按照吴鞠通的治疗方法，第一步是先用增液汤滋阴润肠通便，如果服两剂后大便仍然不下，就用增液承气汤。增液汤中元参、麦冬、细生地的用量都相当大，是取其滋阴增液，润肠通便的作用。如果服增液汤两剂后大便仍不下，说明推动力不够，就要加入大黄、芒硝，组成增液承气汤以攻补兼施，增水行舟。吴鞠通称这种治法为"一腑中气血合治法"。一腑，是指大肠腑，为什么称为"气血合治法"呢？增液汤是用来滋阴的，阴与血同类，所以用增液汤滋阴而补阴血；承气汤是用来攻下的，攻下就可以通气机。因为这个方剂有滋阴血、通气机的作用，所以称为"气血合治"法。

2)肠腑热结，气阴两虚

【临床表现】身热，便秘，腹满痛，口干咽燥，齿黑唇裂，倦怠少气，精神萎靡，甚至神志昏迷，目不了了，循衣摸床，撮空理线，肢体震颤，舌苔黄燥或焦燥，脉沉细弱。

【证候分析】这种证候类型是肠腑热结证未能及时攻下所导致的变证。身热，便秘，腹满痛，脉沉，说明有肠腑热结的阳明腑实证。口干咽燥，齿黑唇裂，脉细，说明阴液损伤很严重。倦怠少气，精神萎靡，脉弱，说明气的损伤也很严重。病变虽然在气分，但是由于燥屎内结，气阴两伤，浊热上扰心神，就可以出现神志昏迷，目不了了，循衣摸床，撮空理线的神志失常症状。阴液大亏而影响到肝，导致肝阴不足，筋脉失养，拘急挛缩，就出现四肢震颤抽搐，虚风内动的症状。因为燥热盛而阴液大伤，所以舌苔黄燥或焦燥。这个证候是虚实并重的虚实夹杂证。《温病条辨·中焦篇》第17条说："阳明温病，下之不通，其证有五：应下失下，正虚不能运药，不运药者死，新加黄龙汤主之。"为什么"下之不通"呢？是因为肠腑热结证应该及时用攻下法，但是医者未能及时攻下，延误了时机，导致热结不去而气阴大伤，以至正气大衰，胃肠功能衰竭，失去了蠕动能力，药物不能吸收、运化了，药不能到病所，所以大便不下。正虚不能运药，当然也就不能运化饮食物了，这实际上就是后天生化之源将要断绝的表现，病人当然就没有生机了，所以吴鞠通用"不运药者死"以说明病情的危重程度。

【治法】攻下热结，补益气阴。

【方药】新加黄龙汤(《温病条辨》)

细生地五钱(15g)　生甘草二钱(6g)　人参一钱五分(4.5g)(另煎)　生大黄三钱(9g)　芒硝一钱(3g)　元参五钱(15g)　麦冬(连心)五钱(15g)　当归一钱五分(4.5g)　海参(洗)二条　姜汁六匙

水八杯，煮取三杯，先用一杯冲参汁五分、姜汁二匙，顿服之，如腹中有响声或转矢气者，为欲便也。候一二时不便，再如前法服一杯。候二十四刻不便，再服第三杯。如服一杯即得便，止后服，酌服益胃汤一剂，余参或可加入。

【方解】吴鞠通在新加黄龙汤的方论中说："此处方于无可处之地，勉尽人力，不肯稍有遗憾之法也。"为什么说得这样严重呢？因为病人的正气已经衰竭了，但热结仍然未去，处于虚不能补，实不能攻的状态。实邪仍盛，应当攻逐热结，但是正气已经大衰，攻下又恐导致津气外脱。气阴两虚，应当补益气阴，但是又有实邪，补则恐其敛邪，所以治疗用药处于攻、补两难的境地，只能用攻补兼施法勉为一试。新加黄龙汤是攻补兼施的代表方剂，方中的药物可以分成四类：一类补阴、一类补气、一类攻下、一类醒胃气。细生地、元参、麦冬就是增液汤，用以滋阴增液，另外又加海参两条。海参是动物药，血肉有情之品，咸寒而大补元阴，补而不腻。这四味药共用，滋阴增液的力量很强。用人参大补元气。方中用了两种参，海参补阴，人参补气，可见其补益气阴的作用是非常强的。人参要另炖冲服。生大黄、芒硝、生甘草就是调胃承气汤，用以攻下热结。诸药共用，组成攻补兼施的方剂。方中当归与姜汁这两味药用得很特殊。当归是辛温药，很少用于治疗温病，但是《温病条辨》治疗温热病的方剂中有两个方剂用了当归，一个是新加黄龙汤，一个是桃仁承气汤。吴鞠通在新加黄龙汤方论中说当归在方中的作用是“宣血中气分之用”。这句话的意思是说，用当归来行血中之气。因为病人阴液大伤，血中津液必然亏损，血液就会因粘稠而运行涩滞。当归辛温，是血中气药，它能行血中之气而促进血液运行，血行则药力易于发挥。关于方中生姜汁的作用，吴鞠通在方论中说：“微点姜汁，宣通胃气，代枳、朴之用……姜汁为宣气分之用。”这就是说，用姜汁的目的是用它的辛温来醒胃，促进胃蠕动以宣通胃气。在这个方剂中用姜汁，就相当于大承气汤中枳实、厚朴的下气作用。方中姜汁与当归配伍，用姜汁醒胃气，促进胃功能的恢复以消化吸收药物；用当归行血中之气，使药力随气血运达病所而发挥治疗作用。新加黄龙汤是由陶节庵《伤寒六书》的黄龙汤加减而来，黄龙汤原方是以大承气汤加甘草、人参、当归、桔梗、生姜、大枣组成。吴鞠通把黄龙汤里的枳实、厚朴、桔梗、生姜、大枣去掉，加入姜汁、增液汤、海参而另成新方，用以治疗虚实夹杂的危重证候。这个方剂是攻补兼施的代表方，临床使用时要分辨虚实的轻重，以决定攻邪与补益药物的用量。

3）肠腑热结，小肠热盛

【临床表现】身热，便秘，腹胀痛，小便涓滴不畅，尿时热痛，尿色红赤，时烦渴甚，舌红苔黄燥，脉数。

【证候分析】这个证候是既有阳明腑实，又有小便排泄障碍的兼证，属大、小肠同病。中医理论认为，小肠主受盛化物，泌别清浊。胃所消化的水谷进入小肠之后，由小肠吸收。在吸收的过程中，它对水谷进行分清泌浊的分类，把营养物质吸收，再把水谷的浊气进行分类，谷物的糟粕下输大肠，水液的糟粕通过气化输入膀胱。按照中医理论的说法，膀胱中的水液有两条来路：一条来路是小肠气化进入膀胱；一条来路是肺通调水道下输膀胱。所以出现膀胱中小便代谢失常的问题，一是责之于肺，一是责之于小肠。因为小肠在五行中属火，为火腑，所以出现小便涩滞热痛的病变，就是火腑小肠热盛下移膀胱所致。膀胱里的水液不是清水而是浊水，也就是说水液里含有大量代谢的废物，浊水里的水分被热邪消耗，其中的废物就浓缩而粘稠，热邪与浊水互结，于是就导致小便粘滞不利。大肠里是热邪与谷物的浊气互结形成燥屎而致便秘，腹胀痛。膀胱里是热邪与浊水互结，使水液浓缩粘稠，而致小便涩滞，涓滴不畅，尿道热痛，尿液排出障碍。涓，是形容水流细，涓滴不畅就是形容小便滴沥而出，尿流细而且排出不通畅。因为膀胱热盛，所以排尿时尿道热痛。如果热伤血络，血液外溢就可以见尿色红赤。烦渴，是热邪消耗津液所致。舌红苔黄燥，脉数，都是大、小肠气分热盛的表现。吴鞠通在《温病条辨·中焦篇》第 17 条说：“阳明温病，下之不通，其证有五……左尺牢坚，小便赤痛，时烦渴甚，导赤承气汤主之。”从吴鞠通所述可以看出，这个证候是已经用过攻下法而大便不通。具体原因，是因为不仅大肠燥热，而且小肠热盛，下移膀胱，不清泄火腑小肠之热，则小肠之热也可影响到大肠，所以单纯用攻下法当然“下之不通”。“左尺牢坚”是膀胱水热互结的脉象。左尺，候肾与膀胱的病变。牢坚，是沉弦有力之脉，由于膀胱水热互结，气滞不通，所以左尺脉沉弦有力。

【治法】攻下热结，清泄火腑。

【方药】导赤承气汤（《温病条辨》）

赤芍三钱（9g）　细生地五钱（15g）　生大黄三钱（9g）　黄连二钱（6g）　黄柏二钱（6g）　芒硝一钱（3g）

水五杯，煮取二杯，先服一杯，不下再服。

【方解】吴鞠通在分注中说导赤承气汤是“二肠同治法也”，二肠同治就是指大、小肠同治。因为小肠为火腑，在五行中与赤色相应，所以导赤就是导小肠的热下行。导赤，是清泄火腑小肠，承气，是通利阳明大肠，所以合称导赤承气汤，属二肠同治法。方中黄连、黄柏苦寒清热泻火，导小肠与膀胱之热下行。赤芍清热凉血，活血止血，通利小便。尿道涩滞热痛，尿色红赤，是膀胱气分水热互结进而深入血络，损伤血络的表现。尿痛，是因血络不通，不通则痛。用赤芍凉血而清血热，活血而通血络，血热清血络通则出血自止。方中生地用量最大，是因为生地既能清热，又能滋阴，用大剂量生地可以补充津液，津液充足了，膀胱中水液不粘稠了，小便就通利了，所以补阴就可以利尿，可以说这是寓通于补的治法。方中的大黄、芒硝用于攻下大肠热结。可以说，导赤承气汤是导赤散与调胃承气汤合方加减组成的方剂。吴鞠通在分注中解释这个方剂说：“以导赤去淡通之阳药，加连、柏之苦通火腑，大黄、芒硝承胃气而通大肠，此二肠同治法也。”这就是说，在导赤散中取一味生地滋阴增液，去掉通利的竹叶、木通、生甘草梢，而用黄连、黄柏清泻火腑小肠，实际上是取导赤散之法而改其方。

到此为止，在风温、春温这两章里，除了《伤寒论》的三承气汤之外，又讲了五个有攻下作用的方剂，可以称之为五个加减承气汤。这五个方剂都来自《温病条辨·中焦篇》第17条，原文中说：“阳明温病，下之不通，其证有五：应下失下，正虚不能运药，不运药者死，新加黄龙汤主之；喘促不宁，痰涎壅滞，右寸实大，肺气不降者，宣白承气汤主之；左尺牢坚，小便赤痛，时烦渴甚，导赤承气汤主之；邪闭心包，神昏舌短，内窍不通，饮不解渴者，牛黄承气汤主之；津液不足，无水舟停者，间服增液，再不下者，增液承气汤主之。”在“中焦篇”第15条中，还有护胃承气汤一方，其组成是：生大黄三钱（9g）　元参三钱（9g）　细生地三钱（9g）　丹皮二钱（6g）　知母二钱（6g）　麦冬（连心）三钱（9g）。是治疗攻下之后邪气未尽但津液已伤，又形成腑实热结的虚实夹杂证候，既通下热结又护胃阴的方剂。护胃承气汤与五个加减承气汤合称六个加减承气汤。这六个方剂可以说是吴鞠通《温病条辨》在攻下法方面对《伤寒论》的发展。这六个方剂在三承气汤的基础上，针对肠腑热结证的兼证、变证而灵活加减化裁，都有非常好的疗效。这是吴鞠通遵循张仲景的学术思想，但师其法而不泥其方，在继承的基础上又有所发扬的具体体现，这种临床思辨的思路，值得后学者借鉴。

2. 热在营分

热在营分，是指春温病中出现的各种营分证候。这些证候的出现，一类是春温病初起，伏邪发于营分，可见热灼营阴证；一类是初起发于气分，进而深入营分，可见气营两燔、热入心包等证。这两类证候虽然临床表现各异，但都有营热阴伤的表现，所以称为热在营分。

(1)热灼营阴

【临床表现】身热夜甚，心烦躁扰，甚或时有谵语，或斑点隐隐，口反不甚渴或竟不渴，舌红绛苔少或无苔，脉细数。

【证候分析】热灼营阴证一般见于春温病初起阶段，属伏邪发于营分的证候类型。身热，是因为内有热邪，正邪相争，功能亢奋，所以呈现高热。它是持续高热，但是夜间比白天体温更高，这是营阴不足的表现。人体的卫气昼行于阳，夜行于阴。所谓行于阳，就是行于表，人体活动的时候需要消耗阳气，所以卫气大量调动到体表来，供给活动的需要。夜间静止状态下，尤其是睡眠，不需要那么多阳气，阳气就潜藏于里。因为病人本来就营阴不足，阴阳就不平衡，阳气入里之后，阴不制阳，所以热势加重，比如白天是39℃，夜间就升到40℃。为什么高了1℃？就是因为阴不制阳，阴阳不平衡，可以说，这种夜间体温更高的现象，不是邪气的作用，而是阴阳失调的反映。由于既有热邪内扰又有营阴损伤而心神失养，所以心烦，躁扰不寐，甚至谵语、躁动。这种心神失常的表现，属于阴虚热扰，心不藏神，心神外越，但是由于与血分证相比病情还属轻浅，所以时有谵语，昏迷的程度比较轻浅。由于营分的热邪灼伤了小的血络，而且又迫血妄行，就可以导致皮下出血而发斑。但是营分证比血分证轻浅，所以是仅仅有少量的、散在的、隐隐约约的斑点出现，还不至于出现大面积、密集的斑点。这个症状是或有症，可以出现，也可以不出现。热灼营阴证的口渴比气分证程度轻，或口不渴。这是因为热邪深入到营分而蒸腾营阴，把血中津液蒸到口腔来了，所以口反不渴。与气分证的大渴相比，虽然口渴程度轻了，实际上病情加重了，因为邪气的部位深了，它不仅损伤肺胃的津液，而且损伤了血中的津液。舌红绛是因为热邪消耗了血中的津液，使血液浓缩粘稠，所以舌呈深红色。这种舌色标志的不是充血，而是因阴伤导致的凝血。血中津液已亏，胃阴肯定不足而不能生成舌苔，所以舌苔很少或无苔。脉数是因为有热,细是由于阴伤。通过这一系列的临床表现可以看出,这个证候是因热邪盛而导致营阴伤的虚实夹杂证,是因实而致虚。

【治法】清营养阴,透热转气。

【方药】清营汤(《温病条辨》)

犀角三钱(9g)　生地五钱(15g)　元参三钱(9g)　竹叶心一钱(3g)　麦冬三钱(9g)　丹参二钱(6g)　黄连一钱五分(4.5g)　银花三钱(9g)　连翘(连心用)二钱(6g)

水八杯,煮取三杯,日三服。

【方解】热灼营阴证是营分热邪盛而营阴损伤的证候,所以治疗既要清营,又要养阴。清营,是祛邪;养阴,是扶正。清营养阴是根本大法,但是只从血脉中清营养阴,热邪只能从里面清而没有外达的出路,所以要配合透热转气法来给热邪找出路。所谓透热转气,就是使营分的热向气分透,从而透表而解。因为气分病位浅而营分病位深,把血脉中的热邪透到气分来,热邪就有从表而解的出路。之所以要透热转气,是因为热邪有通过传导、辐射、对流等形式由高向低流动的趋势,如果气分的温度高,它就向营分深入;如果气分的温度低,它就反过来由营分向气分流动。透热转气的目的就是在清营养阴的同时,辅以透热转气的药物使营分的热邪由深层向浅层透。要使营分的热邪透出气分,需要具备两个条件:一个条件是气分的热势要比营分低,热邪才能透到气分来;另一个条件是气机必须通畅,如果气机不通畅,热邪内郁,也不可能透出到气分来。所以,透热转气法要使用清气分热和宣通气机的药物,把气分的热势降下来,营分热邪才能外出气分。这个道理很简单,比如说房间里是20℃,外面是30℃,打开门窗,外面的热肯定向房间里流动。如果房间里是30℃,外面是20℃,打开门窗,房间里的热就向外流动。与这个道理一样,如果气分是40℃,营分也是40℃,营分的热就不可能透出气分,所以必须在清营的同时,用清泄气热的药物降低气分的热势,气分的热势降低了,营分的热才能向气分外达。另外,如果气机不通畅,营热也不能外达气分,这就如同外面的温度比房间里低,但是关闭门窗,外面的凉气进不来,房间里的热气也不能出去。所以必须疏通气机,把通路打开,使体内的气机流通,营热才能向气分外透。用什么药才能达到透热转气的目的?这就要根据不同的情况,针对导致气分热势高、气机不通的原因,选用相应的药物进行治疗,就能达到透热转气的目的。比如前面讲过的热陷心包证,它既有营热伤阴,又有气分热痰,在用清宫汤清营养阴的同时,配安宫牛黄丸清热豁痰,把气分的热痰清除了,营热自然就外透了,豁痰就起到了透热转气的作用。再比如牛黄承气汤证,既有痰热蒙蔽心包,又有大肠热结,在用安宫牛黄丸豁痰开窍的同时,用大黄攻下热结,使气机通畅,营热自然就透出气分而解。总而言之,透热转气的方法很多，凡是因气机阻滞而导致气分热势不降的，只要宣畅气机，清除气分的热邪，就可以达到透热转气的目的。可见，透热转气法的使用范围很广，选药也很灵活，具体到热灼营阴这个证候来讲，它既没有痰，又没有大便燥结，而是无形热盛，所以就用轻凉宣透的药物来透热转气。

在清营汤中，犀角咸寒，清心凉营，是方中君药，现在用水牛角代替。生地、元参、麦冬就是增液汤，其中生地甘寒，元参甘咸寒，麦冬甘寒，三药共用，既能清营分之热，又能滋养营阴。丹参微苦寒，是凉血活血药，因为营热阴伤而导致血液粘稠凝聚，所以用丹参凉血活血，使血行流畅。竹叶、银花、连翘，这三味药都是气分药，有透热转气作用，能清透气分热邪，降低气分的热势，使营热外透，从体表而散。方中黄连的作用是清心经气分之热而透热转气。黄连入心经，但是不入营分，它只是清心经气分的热，如果气分热势不高，应当在方中去掉黄连，防其苦燥伤阴。吴鞠通在《温病条辨·上焦篇》第30条说："脉虚，夜寐不安，烦渴，舌赤，时有谵语，目常开不闭，或喜闭不开，暑入手厥阴也。手厥阴暑温，清营汤主之。舌白滑者，不可与也。""上焦篇"第15条说："太阴温病，寸脉大，舌绛而干，法当渴，今反不渴者，热在营中也，清营汤去黄连主之。"他在本条分注中又说："盖邪热入营蒸腾营气上升，故不渴，不可疑不渴非温病也，故以清营汤清营分之热。去黄连者，不欲其深入也。"从这两条中可以看出，清营汤中用不用黄连的依据是口渴与不渴。口渴者，用黄连；口不渴者，去黄连。这是因为，口渴，意味着气分热邪仍盛，所以用黄连清气；口不渴，意味着营分热邪蒸腾营阴，上潮于口，营热既盛，阴伤又重，所以去掉黄连，防其苦燥伤阴而引邪深入。

热灼营阴证如果是因新感引动伏邪而发，初起还兼有表证，应该在清营汤中加入解表药。风寒诱发者，可以加葱白、豆豉。风热诱发者，可以加薄荷、牛蒡子、豆豉。如果在热灼营阴的基础上又见手足抽搐，是营分热盛引动肝风的标志。这是因为，营分热盛就是血脉中热盛，肝藏血，血热就自然导致肝热。肝主筋，热灼筋挛，就可以出现动风。因为是营分热盛而引动了肝风，所以治疗仍然用清营汤，但是因为已经出现了肝热动风，治疗还应当加凉肝熄风药，可以在清营汤中加入羚羊角、钩藤、菊花，或用清营汤送服紫雪丹，在清营的前提下凉肝熄风。

(2)气营两燔

【临床表现】壮热，口渴，烦躁不安，舌绛苔黄燥，脉数。

【证候分析】春温病中的气营两燔证，一般是由气分高热损伤营阴而形成的。气分热邪盛而正气不衰，所以热势壮盛，体温在39℃以上。高热伤津，所以口渴。舌苔黄燥与脉数，都是气分热盛的标志。气分热盛可以见红舌，但是不会出现绛舌，舌质色绛，说明气分高热已经损伤了营阴，导致血中津液不足而血液粘稠。烦躁不安是营热扰心所致，舌绛是营阴损伤的表现，由此就可以诊断这个证候是既有气分热盛，又有营热阴伤的气营两燔证。因为其证候的形成是气分热邪不解而深入营分，消耗营阴，所以气营两燔证是以气分高热为主而兼营阴损伤的证候。

【治法】清气凉营。

【方药】玉女煎去牛膝熟地加细生地元参方(《温病条辨》)

生石膏一两(30g)　知母四钱(12g)　元参四钱(12g)　细生地六钱(18g)　麦冬六钱(18g)

水八杯，煮取三杯，分二次服，渣再煮一钟服。

【方解】清气凉营法，又称为气营两清法。由于营分的热邪是由气分窜入，所以治疗的重点仍在气分，通过清气给热邪找出路，气分热势降低，营分热邪自然向气分外达。清气凉营法的代表方剂是用张景岳的玉女煎加减，所以一般多称之为加减玉女煎。玉女煎原方由石膏、知母、熟地、麦冬、牛膝组成，是治疗内伤杂病胃热盛，肾阴虚的方剂。吴鞠通在原方中去掉温性的牛膝、熟地加入寒性的细生地、元参用来治疗气营两燔证。王孟英把这个治法称为“白虎加地黄法”，方剂称为“白虎加地黄汤”。方中石膏、知母是白虎汤的主要成分，清泄气分的热邪而保津液。生地黄甘寒，清营分热，滋养营阴。元参与麦冬配合生地黄滋阴清热。从方中的药物来看，加减玉女煎实际上就是由白虎汤的君、臣药加上增液汤组成的。石膏、知母清气，增液汤凉营养阴，共同清解气分与营分的热邪。

(3)热入心包

【临床表现】身热灼手，四肢厥逆，痰壅气粗，神昏谵语或昏愦不语，或四肢抽搐，舌蹇，色鲜绛苔黄燥，脉细滑数。

【治法】清营养阴，豁痰开窍。

【方药】清宫汤送服安宫牛黄丸或紫雪丹、至宝丹(方均见风温章)

说明：在春温病的过程中，气分热盛，灼液成痰，并深入血脉，耗伤营阴，就形成了内有营热阴伤，外有热痰蒙蔽的热入心包证。春温病热入心包证的形成与风温病不同，风温病是新感温病，它的热入心包证可以由肺系逆传而来。春温病是伏气温病，伏邪自内而发，无论发于少阳，发于阳明，还是发于胸膈，都不是从手太阴肺发展而来，所以不存在逆传的形式。从辨证论治的角度来看，无论从什么途径传入心包，热入心包证的机制都是痰热蒙蔽心包，所以临床表现与治法相同，需要用清营养阴，豁痰开窍法，用清宫汤送服安宫牛黄丸，或以紫雪丹、至宝丹代替。因为在风温病中已经讲过，这里不再重复。

(4)内闭外脱

【临床表现】身热灼手,四肢厥逆,痰壅气粗,神昏谵语或昏愦不语,进而身热骤降,汗出不止,喘息气短,脉细无力;甚或面色苍白,冷汗淋漓,四肢厥逆,舌淡白,脉微细欲绝或散大。

【治法】豁痰开窍,固脱救逆。

【方药】安宫牛黄丸合生脉散、参附汤(方均见风温章)。

说明:痰热蒙蔽心包证持续高热不解,消耗正气,导致闭证没有解除而阳气渐脱,出现内闭外脱证,治疗要开闭与固脱并施。开闭用安宫牛黄丸,固脱用生脉散。如果出现亡阳重证,用参附汤补气固脱,回阳救逆。这个证候类型在风温病中已经讲过,这里不再细述。

3. 血分热盛

血分热盛,是指热邪深入血脉而导致血热炽盛的一类证候。血分热盛可以由营分传入,也可以由气分窜入,一般以气分高热窜入血分者居多。如果血分热盛而灼伤血络,迫血妄行,就可以导致以人体各部位出血见症为主的血热动血证;如果在气分高热窜入血分的过程中气热未罢而血热已起,就可以出现气血两燔证;如果血分热盛而消耗血中津液,也可以导致血分蓄血证;如果因血热导致肝热而致热灼筋挛,还可以导致血热动风证。从虚与实的角度来看,血分热盛必然消耗血中津液,所以血分热盛的各种证候都应该属于虚实夹杂证。但是,虚是因血热而致,是因实而致虚,正虚与邪实相比较,是热盛邪实居主导地位,所以一般多称这类证候为血分实证。

(1)血热动血

【临床表现】身热灼手,躁扰不安,甚则昏狂谵妄,衄血、吐血、便血、尿血、非时经血,发斑,斑色紫黑成片,舌绛紫,脉数。

【证候分析】因为血分热邪盛,正邪相争激烈,所以体温很高,高热灼手。由于血热扰心,导致心不藏神,心神外越,所以轻则躁扰不安,重则神昏谵语,狂躁妄动。血热扰心而导致的神志改变,以神昏狂躁为其特征,这就如同把鱼放在水里,再给水加热,随着水温的升高,水量因蒸发而减少,鱼在水中就躁动不安,甚至昏迷死亡。这种证候出血的原因来自于热邪对血络和血液两方面的作用,热邪一方面灼伤血络,使血络受热而变得焦脆,很容易破裂;一方面又迫血妄行,使血液流速加快,单位时间内血脉中的血流量加大,从而对血脉的冲击力加大。血络已经受损,再加上压力增大,就容易导致血不循经,溢出脉外而出现出血见症。不同部位的血络损伤,就会出现不同部位的出血,肺络损伤可见衄血;胃络损伤可见吐血;肠络损伤可见便血;膀胱络脉损伤可见尿血;

在女性病人，如果胞宫的络脉损伤，就可以出现非月经期的阴道出血，称为非时经血；肌肉部位的血络损伤，血从肌肉而出，瘀于皮下，就形成了斑，又称为肌衄，开始是斑点，血越出越多，就逐渐扩大，形如大豆，甚至连接成片，斑斑如锦纹。如果血分热邪深重，可以导致各部位同时出血，称为大衄。斑色紫黑，说明热邪在动血的同时，也在消耗血液，导致血中津液亏损，血液粘稠而成瘀。不仅斑色紫黑，其它部位所出的血也是紫黑的。舌绛紫，也意味着热盛津伤，血液粘稠。脉数，是血分热盛的标志。从以上分析可以看出，血热动血之证是既有热盛动血导致的出血，又有热盛耗血使血液粘稠浓缩而导致的凝血、瘀血。由于出血与凝血都是血分热盛所致，因而把它称为血分实证。

【治法】凉血散血。

【方药】犀角地黄汤（引《温病条辨》）

干地黄一两（30g）　生白芍三钱（9g）　丹皮三钱（9g）　犀角三钱（9g）

水五杯，煮取二杯，分二次服，渣再煮一杯服。

【方解】凉血的“凉”字，是使动词，就是指通过药物的作用使血液由热变凉，也就是清血热。散血的“散”字，也是使动词，是指使瘀血消散。活血的“活”字，也是使动词，是指使不能流动的血液恢复流动。从字面上看，散血与活血都是指活血散瘀，但是散血的含义比活血更广。因为血热导致的瘀血是热邪消耗血中津液，使血液粘稠凝聚的结果，不用补充血中津液的药物稀释血液，瘀血就不可能消散。所以必须在养阴生津，使血液稀释的基础上再用活血药推动血行，才能使瘀血消散。因此可以说，散血包括养阴与活血两方面的含义。这个证候的动血与耗血都是血分热盛所导致的，所以治疗的前提是凉血，必须先使血液的温度下降，才能终止出血与耗血。在凉血的基础上，用大剂量的滋阴药，补充血中的津液，使血液稀释，同时用活血药推动血行，这种治法实际上也是增水行舟法。血液因粘滞而成瘀，就如同胶粘在桌子上一样，不用水把胶泡软，能把它刮掉吗？拿刀用力刮可以刮掉，但是桌面也刮破了。血液粘滞成瘀，如果不用养阴药而是用大剂量活血药去活血，很可能导致加重出血的后果，所以在滋阴的基础上再加推动血液的药物，才能使血液恢复流动。犀角地黄汤这个方剂原出自孙思邈的《备急千金要方》，《温病条辨》里用它来凉血散血。方中犀角咸寒，清热凉血，现在用水牛角代替。这个方剂里的干地黄就是现在用的生地黄，它在方中的用量是一两（30g），在方中用量最大，吴鞠通说它的作用是“去积聚而补阴”。这句话是什么意思？“去积聚”是指去血的积聚，也就是活血。干地黄不是活血药，它为什么能“去积聚”呢？是因为它能“补阴”，通过补阴而稀释血液，使血脉中积聚的瘀血消散。可见，大剂量的干地黄是作为散血药使用的。吴鞠通所说的“地黄去积聚而补阴”这句话有语病,应该说地黄是通过补阴而去积聚,而不是通过去积聚而补阴,他说颠倒了。生白芍在方中有什么作用呢?吴鞠通说:“白芍去恶血,生新血。”恶血是指瘀血,“去恶血,生新血”就是指祛瘀生新。具有祛瘀生新作用的药物应该是活血药,而白芍不是活血药,应该用赤芍才有凉血活血,祛瘀生新的作用。丹皮辛寒,吴鞠通说它“泄血中伏火”,这句话也不够规范,因为血中的邪气是伏热而不是伏火,丹皮的作用是凉血活血,泄血分的热邪,而不是火邪。应该说,吴鞠通对犀角地黄汤中药物作用的分析是很透彻的,但是在表达中存在语病。总而言之,方剂的四味药犀角咸寒,地黄甘寒,赤芍微苦寒,丹皮辛寒,都是凉血药,凉血既能止血,又能终止耗血,这是方中用药的主旨,在治法中只提凉血散血而不提止血与养阴,就是这个道理。在凉血的同时,用大剂量的干地黄养阴而稀释血液,用赤芍、丹皮活血以推动血行,使瘀血消散而血液恢复流动。还需要说明的是,赤芍、丹皮这两味活血药在方剂中的作用,一方面是与干地黄配伍,在滋阴的基础上推动血行以对抗血液的“热凝”。另一方面还应该考虑到,犀角地黄汤中所用的都是寒凉药,大剂量的寒凉药进入血分,也可能导致“寒凝”。因为血液的特点是得温则行,遇寒则凝。血热固然可以导致凝血,但是使用大量凉血药,使血液温度突然下降,又难免出现“寒凝”的副作用,所以用活血药推动血液,也可以使血液不会因为用寒凉药而造成寒凝。总而言之,活血药在这里既能抗热凝而消散瘀血,又能抗寒凝以避免副作用。犀角地黄汤是凉血散血的代表方剂,在临床使用的时候可以根据出血部位的不同选加相应的凉血药。例如:发斑,可以加丹参、紫草;衄血,可以加白茅根;便血,可以加地榆;尿血,可以加大蓟、小蓟等。

还应当特别强调的是,血热导致的出血,不能用炭类止血药,如十灰散等;血热导致的耗血伤阴,不能用补血药,如熟地黄、山萸肉等。这是因为,炭类止血药是通过收涩而止血,在止血的同时,也收涩热邪,使邪无出路而内闭,反而更容易造成大出血。使用炭类药物堵塞止血,就如同河道涨水,不去疏通河道使洪水入海,而用筑堤挡水的办法去堵塞水路一样,迟早造成堤毁水崩,古人称这种错误治法是“鲧湮洪水”。叶天士说:“救阴不在血,而在津与汗。”就是说,温病的热邪耗血,是耗伤血中津液,因此治疗要从养阴生津入手,而不能用重浊滋腻的补血药,防止滋腻敛邪,这样反而使热邪没有出路。

(2)气血两燔

【临床表现】壮热,口渴,心烦躁扰,甚则昏狂谵妄,衄血、吐血、便血、尿血、非时经血、发斑,斑色紫黑,舌绛紫苔黄燥,脉数。

【证候分析】气血两燔证,一般是由气分高热窜入血分而形成。它的特点是气热仍炽，血热已盛。这个证候和单纯的血分证的不同点在于，单纯的血分证可见高热，躁扰昏狂谵妄以及各部位出血的见症，但是口不渴，舌质绛紫而无苔。如果同时见口渴，舌上有黄燥苔，说明血热已盛而气分证仍然未罢，是热邪由气分窜入血分而形成的气血两燔证候。

【治法】清气凉血。

【方药】化斑汤(《温病条辨》)

石膏一两(30g)　知母四钱(12g)　生甘草三钱(9g)　元参三钱(9g)　犀角二钱(6g)　白粳米一合(10g)

水八杯，煮取三杯，日三服，渣再煮一钟，夜一服。

【方解】清气凉血法，又称为气血两清法。由于气血两燔证是气分高热窜入血分而致，所以治疗的重点仍以清气为主，通过清气降低了气分的热势，给血分热邪找到了出路，血热自然可以向气分外达。化斑汤中的石膏、知母、生甘草、粳米，就是白虎汤的原方，用来清泄气热，达热出表，使气分热邪达表而邪有出路，气分的热势下降，血分热邪自然就可以外达。因为血分证已起，已经有耗血、动血的趋势，出现了出血见症，所以要用凉血药，方中用犀角凉血以止血，元参养阴清热。从这个方剂的组成来看，重点是在清气，组方原则是正确的，但是斑点已经发出，而且斑色紫黑，舌质绛紫，说明血分热也很重。这个方剂虽然称为化斑汤，但是化斑的力量不够，方中养阴药少而且剂量小，更没有活血的药，所以还应该加重养阴药的剂量并加入凉血活血药以凉血散血，临床实践中可以用白虎汤合犀角地黄汤。

这里要特别强调温病营分证、血分证中神志失常的鉴别诊断。前面已经讲过，营分证与血分证都是热邪深入血脉的病变。心主血脉而藏神，血脉中热盛必伤阴液，血热则内扰心神，阴伤则心神失养，所以营分证、血分证都会出现神志失常的表现，但证候类型不同，神志改变的形式也不同，治法也有很大差异。热入心包证是内有营热阴伤，外有热痰蒙蔽，它属气营两燔证，因热扰心神而神昏谵语，但气分有热痰蒙蔽，使心神内闭而不能外越，所以见神昏谵语或昏愦不语，没有躁动的表现。这种类型的特点是痰蒙与热扰并存，心神不外越而内闭，所以称为“窍闭”，治疗要清营养阴，豁痰开窍。热灼营阴证、气营两燔证、血分热盛证、气血两燔证这些证候都有热扰心神而致神昏谵语，狂躁妄动的症状。其所以出现神昏谵狂，是因为热扰心神而导致心神外越，所以治疗要清营凉血，使热邪消除则昏狂自止。这类证候是心神外越而并无窍闭，所以治疗中不能使用开窍的药物。总而言之，以上所说的两种神昏类型的鉴别，主要看它有没有狂躁症状，从而分析是心神内闭的窍闭证，还是心神外越的证候。

(3)气血两燔,热毒充斥

【临床表现】壮热,口渴,四肢厥逆,咽痛,唇肿,甚则面肿,头痛如劈,骨节烦疼,腰如被杖,喘急鼻煽,神昏谵语,狂躁妄动,呕吐,泄泻,或大便燥结,衄血、吐血、便血、尿血、发斑,血色紫黑,或见四肢抽搐,舌绛起芒刺,苔黄燥或焦燥,脉虚大而数,或沉数,或沉细数。

【证候分析】这种证候是气血两燔的危重证。由于热邪炽盛,充斥表里上下,从头到足,从脏腑到肌肉、皮毛,弥漫三焦而导致周身表里皆热,热郁而不宣,从而蕴郁成毒。气分热盛就出现壮热,口渴。由于热邪炽盛,正邪相争激烈,正气全力与邪气抗争,阳气就不能达于四末,所以虽然体温很高,但手足厥冷,这种厥证就是常说的热深厥甚。由于热毒上攻,导致头面部充血,气血壅滞不通,所以咽喉部、口唇部、甚至面部红肿。由于热邪壅滞周身,气血不通,不通则痛,所以出现各个部位的疼痛,如头痛剧烈如劈、全身关节烦疼、腰如被杖。热邪迫肺,肺气上逆,就出现喘急鼻煽。热扰心神,心神外越,就可见神昏谵语,狂躁妄动的神志失常症状。呕吐是热邪犯胃,胃气上逆的表现。热邪下迫大肠,逼迫大肠津液下渗,就可以出现泄泻。如果热邪消耗大肠津液而导致肠燥热结,也可以见大便秘结。热邪灼伤血络,迫血妄行,可以出现各个部位的出血,而且血色紫黑,说明热伤津液,血液粘滞成瘀。如果热邪波及到肝而引起肝热,热灼筋挛,也可以引起动风,这种动风属于热极生风。由于热邪损伤血中津液而使血液粘稠,所以舌绛紫,甚至起芒刺。气分热炽,所以舌苔黄燥或者焦燥。脉虚大而数,实际上近似于芤脉,是热邪耗伤血中津液而导致脉管空虚,阳气无所依附而浮动的标志。脉沉数,说明热邪壅滞,阳气郁闭不通。如果津液持续损伤,则可见脉沉细数。

【治法】清热解毒,凉血散血。

【方药】清瘟败毒饮(《疫疹一得》)

石膏大剂六两至八两(180g~240g)　中剂二两至四两(60g~120g)　小剂八钱至一两二钱(24g~36g)

小生地大剂六钱至一两(18g~30g)　中剂三钱至五钱(9g~15g)　小剂二钱至四钱(6g~12g)

乌犀角大剂六钱至八钱(18g~24g)　中剂三钱至五钱(9g~15g)　小剂二钱至四钱(6g~12g)

真川连大剂四钱至六钱(12g~18g)　中剂二钱至四钱(6g~12g)　小剂一钱至一钱半(3g~4.5g)

栀子　桔梗　黄芩　知母　赤芍　元参　连翘　甘草　丹皮　鲜竹叶

先煮石膏数十沸,后下诸药,犀角磨汁和服。

【方解】气血两燔,热毒充斥的证候,因为热邪炽盛、充斥上下表里、弥漫三焦，所以非大剂清凉莫救。清瘟败毒饮方中以生石膏、生地黄、犀角、黄连为主要成分，君药是石膏与犀角，臣药是黄连与生地黄，这四味主要药物，分为大剂、中剂、小剂三种剂量，临床可以根据病情的轻重斟酌选用。余师愚所说的"六脉沉细而数即用大剂；沉而数者用中剂；虚大而数者用小剂"可以作为临床参考。栀子、桔梗、黄芩、知母、赤芍、元参、连翘、甘草、丹皮、鲜竹叶这十味药原书中没有写剂量，临床可按常用量使用，比如：栀子(9g)、桔梗(6g)、黄芩(9g)、知母(12g)、赤芍(9g)、元参(15g)、连翘(12g)、甘草(9g)、丹皮(9g)、竹叶(9g)。关于方中的石膏，余师愚说："此十二经泻火之药也。斑疹虽出于胃，亦诸经之火有以助之。重用石膏，直入胃经，使其敷布于十二经，退其淫热。故重用石膏，先平甚者，而诸经之火，自无不安矣。"余氏对石膏在方中作用的论述，切中要领。因为胃为水谷之海，十二经气血之源，胃热炽盛，则热邪随气血从胃运行到十二经而导致周身大热。治疗重点在于先清胃，胃热得清，十二经热邪自解。从方中重用石膏来看，余师愚是把治疗的重点放在清气分热方面，从方剂的配伍上，更体现了这一思路，石膏配伍知母、甘草，实际上就是白虎汤。黄连配伍黄芩、栀子，实际上就是黄连解毒汤。犀角配伍生地黄、赤芍、丹皮，就是犀角地黄汤。这个方剂中用了两类清气分热的代表方剂，辛寒清气以白虎汤为代表，苦寒直折以黄连解毒汤为代表，而凉血化斑则以犀角地黄汤为代表。可以说，清瘟败毒饮中包括了白虎汤、黄连解毒汤、犀角地黄汤三个方剂，从全部药物组成来看，凉膈散、清营汤也都包含在其中。这个方剂不仅清气凉血力强，而且从多种渠道给热邪以出路，使弥漫周身的热邪外泄。白虎汤辛寒清气，达热出表；连翘、竹叶清凉宣透，使邪从表出；黄连解毒汤苦寒直折，既能清又能降，导热邪下行；犀角地黄汤加元参，更增强了养阴清热，凉血散血的作用。方中的桔梗、竹叶载药上行，宣通肺气，通过肺的宣发、肃降，使药力行于周身，从而解除充斥周身之邪。

清瘟败毒饮是清气凉血的重剂，近年来曾有报道用它治疗钩端螺旋体病的出血性肺炎取得了良好疗效。

(4)血热蓄血

【临床表现】身热，少腹急结或硬满，按之疼痛，小便自利，神志如狂或发狂，口干，但欲漱水不欲咽，舌绛紫而暗，脉沉实或沉涩。

【证候分析】这个证候又称为热与血结或瘀热互结。它的形成原因是热邪深入下焦血脉，消耗血中津液，使血液粘稠成瘀，热越耗则血越粘，血越粘则热越滞，最终导致瘀血蓄积于下焦的血脉之中。血分热盛，所以出现身热。由于下焦的经脉中血液瘀阻，气血不通，所以少腹轻则窘急难忍，重则坚硬胀满，按之疼痛。由其少腹痛而拒按可知是实证。因为蓄血是在经脉中而不是在膀胱,所以小便通利。心主血脉,全身的血脉都通于心,下焦的血脉有瘀热,循经脉上扰心神,所以出现神志的改变,轻则如狂,重则发狂。如狂,是指虽然狂躁不安,但是还有自制能力。发狂,是指狂躁妄动而不能自制。口干,但欲漱水不欲咽,是指口干而欲饮水,但水入口中仅是含漱而已,不喝进去,这说明热邪不在气分而是在血分,是热邪蒸腾血中津液的表现,与营分证口不渴的道理相同。舌绛紫而暗,是热邪消耗血中津液,使血液凝滞成瘀的表现。瘀血阻滞气机,实邪壅阻,气血闭塞不通,所以脉沉而有力,甚或沉涩。

【治法】泄热逐瘀。

【方药】桃仁承气汤(《温病条辨》)

大黄五钱(15g)　芒硝二钱(6g)　桃仁三钱(9g)　芍药三钱(9g)　丹皮三钱(9g)　当归三钱(9g)

水八杯,煮取三杯,先服一杯,得下,止后服,不知再服。

【方解】《伤寒论》中有桃核承气汤,《温病条辨》中有桃仁承气汤,两个方剂组方原则基本一致。二者的区别在于:《伤寒论》中的桃核承气汤中有桂枝、甘草,没有芍药、丹皮、当归;《温病条辨》中的桃仁承气汤去掉了桂枝、甘草,改用芍药、丹皮、当归。桃仁承气汤有两方面的作用,一是泄热,一是逐瘀。大黄、芒硝在这里主要是用于泄热逐瘀。大黄是很好的凉血逐瘀药,它不仅入气分荡涤脏腑攻下腑实,而且入血分凉血活血。桃仁、丹皮配合大黄泄热逐瘀。桃仁含有油脂,有润燥作用,润燥活血。丹皮辛寒,能透泄血中伏热。用桃仁、丹皮配合大黄攻逐瘀血,使瘀血消散,热邪也可以随之而散。因为瘀血是有形之邪,热是无形之邪,有形之瘀消散了,无形之热就有出路。方中的芍药应该用白芍。白芍有养血和营的作用,制约攻逐瘀血的药物,使它们逐瘀血而不伤新血。当归辛温,是血中气药,既能养血、活血,又能行血中之气,使气行则血行,从而促进活血药更好地发挥消散瘀血的作用。在《伤寒论》中,用桂枝通血脉,但温病忌用辛温的桂枝,所以用当归替换它。当归虽然是温药,但不燥反润,活血而不伤血。从当归的使用上,也可以看出吴鞠通对经方灵活运用的技巧。

(5)血热动风

【临床表现】壮热,四肢抽搐,两目上视,颈项强直,角弓反张,头晕胀痛,手足躁扰,甚或神昏狂乱,四肢厥逆,舌干绛无苔,脉弦数。

【证候分析】这个证候又称为热盛动风或热极生风。它是由血分热盛而导致肝热动风,所以属于血分证的范畴,但是它的临床表现比较特殊,不似别的血分证表现为耗血、动血,而是以动风为主症,所以称为血热动风。因为是血热而引起的动风,所以从虚、实来讲,它属于实风,是热邪深入下焦足厥阴肝的厥阴温病。肝主藏血，热血归藏于肝，必然导致肝热。筋要赖肝血以滋养，肝血炽热，筋受热灼，就会发生拘挛，简称为热灼筋挛。这就如同把牛蹄筋放入开水中煮一样，牛蹄筋受开水煮烫，必然拘急挛缩。血热而导致筋脉拘挛，就出现四肢抽搐，两目上视，颈项强直，甚至角弓反张。肝风内动而见壮热，说明正气不衰，还有抗邪能力，正邪相争激烈，所以说它属于实风。因为是实证，所以这种动风抽搐剧烈，频繁而有力。血热上冲于头，头部血热壅滞，清窍不利，所以头晕、头胀、头痛。手足躁扰，神昏狂乱是由于血热扰心而致心神外越。因为血热耗阴，血液粘滞，所以舌绛而干。脉数主热盛；弦，是指如同按在绷紧的弓弦一样，这种脉象主筋脉拘急。

因为血热动风证有抽搐、动摇的表现，与自然界的风性主动相似，所以称为动风。但是这种风属于肝风内动，不是外风侵袭所致，二者要加以严格区分。

【治法】凉肝熄风。

【方药】羚角钩藤汤（《通俗伤寒论》）

羚角片一钱半(4.5g)先煎　霜桑叶二钱(6g)　京川贝四钱(12g)去心　鲜生地五钱(15g)　双钩藤三钱(9g)后入　滁菊花三钱(9g)　茯神木三钱(9g)　生白芍三钱(9g)　生甘草八分(2.4g)　淡竹茹五钱(15g)鲜刮，与羚羊角先煎代水。

【方解】方中羚羊角咸寒，入肝经血分，清肝热而凉肝。动风是因为肝热，肝热解则风自熄，所以用羚羊角凉肝熄风，是方中的君药。钩藤辛寒，它既能清肝热，又能透热，所以有平肝熄风的作用。羚羊角与钩藤配伍，凉肝熄风的作用非常好。羚羊角以前有镑片入煎剂与锉粉冲服两种用法，因为这味药短缺、贵重，为了节省药物，现在一般是把羚羊角粉直接倒在嘴里用汤药送服。桑叶、滁菊花都是轻凉宣透的药物，可以透热，使肝热外达，帮助羚角、钩藤平熄肝风。滁菊花就是白菊花，是白菊花中的上品。鲜生地甘寒，养阴生津，生白芍配伍生甘草酸甘化阴，这三味药的作用是养阴生津，柔肝舒筋，使拘急的筋脉得以舒展，则拘挛可解而风自熄。因为血热动风是实证，不是以肝阴虚为主，所以治疗重点在于凉肝，甘寒、酸寒的药只是辅助治疗，不是方中的主要成分。肝热往往灼液成痰，痰生成之后，就容易形成肝风夹痰走窜经络的趋势，也可能上蒙心包，所以在凉肝的基础上用川贝母、竹茹清热化痰。川贝母性寒而润，化痰而不伤津。竹茹性寒能清，既化热痰，又清肝、胆，还能通络，吴鞠通说它有“以竹之脉络，通人之脉络”的作用。竹茹是从鲜竹子上刮下来的刨花，所以吴鞠通称之为“竹之脉络”。竹茹通过通络也可以起到舒筋的作用。因为竹茹与羚羊角片都不易煎出有效成分，所以要“先煎代水”，也就是说，用煎竹茹与羚羊角片的水再去煎其它的药。茯神木也是辅助药，在方中用来养心安神。

羚角钩藤汤是血热动风的代表方剂。在临床使用时，如果又见壮热，渴欲冷饮，大汗出，说明是气分热盛窜入肝经血分的气血两燔证，应该在方中加石膏、知母，清气与凉肝并施。如果又见大便秘结，腹满痛，应该加大黄、芒硝攻下热结。如果抽搐剧烈频繁，可以再加入紫雪散，以增强凉肝熄风止痉的作用。如果见神昏，舌蹇，喉间有痰声，是痰热蒙蔽上焦手厥阴心包与下焦足厥阴肝热动风并见，所以要两厥阴同治，用羚角钩藤汤送服安宫牛黄丸，用安宫牛黄丸豁痰开窍，以开手厥阴心包之闭，用羚角钩藤汤凉肝清热，以熄足厥阴之肝风。

4. 血热阴伤

血热阴伤是春温病中的一种证候类型，是以热邪耗血为主要特征的病变，多见于春温病后期。由于血分热盛而大量消耗血中津液，最终就要深入下焦而消耗肝血肾精，导致真阴耗损的血分虚证。根据病变阶段的不同，血热阴伤诸证可以分为阴虚火炽、真阴耗损与亡阴脱液三种不同类型。

(1)阴虚火炽，心肾不交

【临床表现】身热，心烦躁扰不得卧，舌红绛苔黄燥，或薄黑而干，脉细数。

【证候分析】这个证候是阴虚火炽而导致的心肾不交，是上焦手少阴心与下焦足少阴肾两少阴的病变，所以称为“少阴温病”。心为火脏，肾为水脏，在生理状态下，心火要下交于肾，以温化肾水不寒；肾水要上济于心，以制约心火不亢。心与肾的这种生理关系，就保持了人体阴阳之间的动态平衡，使二者在运动中始终处于平衡状态，这就称为“心肾相交”、“水火既济”。“既”是完全的意思；“济”是通过的意思。既济，就是完全相交、完全沟通的意思。在温病的过程中，外感热邪侵入人体以后，在上焦助长心火，在下焦消耗肾水，就形成心火上亢而不能下交于肾，肾水不足而不能上济于心，从而破坏了正常的动态平衡状态，就称为“心肾不交”。由于热邪助长了心火，消耗了肾水，水不能济火，就导致心火上炎，使心神被扰而外越，所以就出现心烦躁扰而不得卧，再严重就可以发展为神昏谵语，甚或神昏嗜睡。舌红绛，脉细，主阴伤肾亏。舌苔黄燥或薄黑而干，脉数主心火旺。因为这个证候是肾水亏心火旺的虚实夹杂证，所以吴鞠通在《温病条辨·下焦篇》第11条称之为“少阴温病，真阴欲竭，壮火复炽。”应该强调的是，这种病的心烦躁扰，反复颠倒不得卧不是一般的心烦失眠，而是心肾不交的危重证。正如吴鞠通在“下焦篇”第11条按语中所说：“心中烦，阳邪挟心阳独亢于上，心体之阴无容留之地，故烦杂无奈。不得卧，阳亢不入于阴，阴虚不受阳纳，虽欲卧得乎！此证阴阳各自为道，不相交互，去死不远。”吴鞠通这里所说的“阴虚不受阳纳”，应该是阴虚不受纳阳。

【治法】泻南补北。

【方药】黄连阿胶汤(引《温病条辨》)

黄连四钱(12g)　黄芩一钱(3g)　阿胶三钱(9g)　白芍一钱(3g)　鸡子黄二枚

水八杯,先煮三物,取三杯,去滓,内胶烊尽,再内鸡子黄,搅令相得,日三服。

【方解】在五行中,心属南方火。“泻南”,就是清心热,泻心火。肾属北方水。“补北”,就是滋肾阴,补肾水。黄连阿胶汤是泻南补北的代表方剂,方中泻南的君药是黄连,补北的君药是阿胶。黄芩与白芍是臣药,鸡子黄是佐、使药。吴鞠通在“下焦篇”第11条按语中分析方中药物的作用说:“以黄芩从黄连,外泻壮火而内坚真阴;以芍药从阿胶,内护真阴而外捍亢阳。名黄连阿胶汤者,取一刚以御外侮,一柔以护内主之义也……鸡子黄……为血肉有情,生生不已,乃奠安中焦之圣品……其气焦臭,故上补心;其味甘咸,故下补肾……鸡子黄镇定中焦,通彻上下,合阿胶能预熄内风之震动也。”吴鞠通所说的“外泻壮火”,是指黄连、黄芩苦寒清热泻火,通过清除外感的热邪而泻心火。所谓“内坚真阴”,是指通过苦寒清泻消除火热邪气,则阴液不伤。坚阴不是补阴,而是保存、巩固阴液之意。“一刚”是指黄连,它是苦寒刚燥的药物,以黄芩配黄连,清热邪泻心火而保护阴液。吴鞠通所说的“内护真阴而外捍亢阳”,是指阿胶、白芍滋阴补肾,通过扶正气而抵抗外感的温热阳邪。“一柔”,是指阿胶,它是阴柔滋补的药物,以白芍配阿胶,滋补肾阴,扶正气,增强抵抗能力,使邪气不入。鸡子黄补脾,脾居中州,是后天之本,通过补脾以充实后天,向下可以滋肾,向上可以养心,通过补脾就可以交通心肾,协调阴阳。鸡子黄与阿胶都是血肉有情之品,二药配合,填补真阴,可以预防虚风内动的发生,这也是中医学治未病理论中既病防变思想在处方用药上的体现。鸡子黄不能入煎剂,它的用法是把汤药煎好之后,放温,把鸡蛋打开,用汤勺把鸡子黄舀出来,放在药汤里搅匀。

(2)真阴耗损

【临床表现】低热稽留不退,手足心热甚于手足背,咽干口燥,唇裂齿黑,神倦欲眠,耳聋,舌质干绛甚或紫晦,脉虚大或迟缓结代。

【证候分析】所谓真阴,是指肾阴。因为肝血与肾精可以互相化生,乙癸同源,所以在这里所说的真阴耗损是指肝血肾精的耗损。这个证候是春温病后期,热邪深入下焦,久留不退,耗伤肝血肾精,导致真阴大伤的重证。吴鞠通说它是“邪少虚多”,这句话怎么理解?是不是指邪气少而正虚多呢?这句话的含义相当深刻,不能仅从字面上去理解,应该从证候的概念进行分析。中医学中的证候，简称证，是对人体病变过程中某一阶段病理本质的概括，它反映了病变的病因、部位、性质、邪正关系等多方面的病理特征。具体到真阴耗损证来看，它的病因是热邪，病变部位在下焦肝肾，病的性质属热证。但从正邪关系来看，它是热邪消耗了肝血肾精而导致的阴虚证。所以这种热证不是热邪盛的实热证，而是阴虚生热的虚热证。这时候邪气是否真的比实热证阶段少呢？其实邪气并未解除，也未必就减少了。这里所说的“邪少虚多”是从临床所表现的证候来分析的。也就是说，这个证候是邪气的表现少，正虚的表现多。这是因为，真阴耗损，功能衰退，正气的抗邪能力低下了，机体的反应能力差了，正气无力抗邪，就不可能出现高热，所以症见低热稽留不退，中医学称之为阴虚生内热。如果用大剂滋阴药物治疗后，正气得到恢复，有力量与邪气抗争，仍然可能再出现高热。所以吴鞠通所说的“邪少虚多”应该理解为邪气的表现少，正虚的表现多，而不能理解为邪气已经解除了。所谓低热，是指体温在38℃以下。手足心热甚于手足背，就是指五心烦热。阴虚的病人为什么会出现两个手心、两个足心热？因为虚热在厥阴经和少阴经，阴经有热，就要由阴经向外发散。从哪里散热呢？循着经脉的运行向外散。经脉的循行路线上布满了腧穴，经脉就可以通过腧穴向外散热。足少阴肾经的涌泉穴在足心，肾经的虚热就通过涌泉穴向外散，所以出现足心热。手厥阴心包经的劳宫穴在手心，厥阴经通过劳宫穴向外散热，所以出现手心热。任脉总领一身之阴，是阴经之总督，行于人身前部正中线，心窝部有任脉的膻中穴，从这里向外散热，就出现心窝部烦热。由于阴虚内热通过阴经的腧穴向外发散，所以属阴的手足心热甚于属阳的手足背。肝肾阴伤，真阴不足，肺、胃的津液不能上供，所以口燥咽干。津液不足，不能滋养肌肉和皮毛，就出现口唇干裂。肾主骨生髓，齿为骨之余，肾精不足，骨髓不充，牙齿失养，所以干黑而无光泽，甚则如枯骨。肝血肾精不足导致心阴不足而心神失养，功能低下，所以病人精神萎靡不振，倦怠昏睡，这是将要陷入昏迷的前兆，这种情况就如同鱼因水少缺氧而萎靡，进而干死一样。这种神志改变不是热扰心神，所以病人不躁动，而是将要陷入昏睡状态。肾开窍于耳，肾精亏耗不能上荣于耳，所以出现耳聋。吴鞠通说：“温病耳聋，病系少阴，与柴胡者必死。”说明这种耳聋是肾精大亏的衰竭状态，千万不能误认为少阳耳聋而用升提发散的药物治疗。舌质干绛，甚或紫晦无光泽，是肝血肾精耗损，血容量严重不足而致血液粘稠凝滞的表现。脉虚大，是因为真阴不足而致血中津液大亏，阴不制阳，阳气浮动，支撑脉管，所以轻取脉大，但是重按则空瘪。吴鞠通在《温病条辨·下焦篇》第6条中说：“温病误用升散，脉结代，甚则脉两至者，重与复脉。虽有他证，后治之。”就是说，温热病误用升提发散的药物，损伤肝血肾精，导致真阴亏损，可以出现结代甚至迟缓的脉象。"脉两至"，是指一呼一吸脉两至，正常人一呼一吸脉四至，闰以太息，而真阴耗损的病人"脉两至"，说明脉搏的跳动非常迟缓，而且在迟缓中还出现结代。出现这种脉象是因为真阴耗损而致血中津液不足，血液粘稠涩滞，所以流动缓慢而致脉搏跳动迟缓。血液粘稠涩滞，不仅流动缓慢，而且涩滞难行，在运行中时有停顿，所以脉搏不仅迟缓而且时有结代。综合上述症状来看，这个证候不仅是肝、肾阴虚，真阴欲竭，而且心阴也大亏，心的病变当然也包括心包。可以说，它是上焦手少阴心与手厥阴心包、下焦足少阴肾与足厥阴肝两少阴、两厥阴同病的重证，所以说它是"邪少虚多"。

【治法】滋阴复脉。

【方药】加减复脉汤(《温病条辨》)

炙甘草六钱(18g)　干地黄六钱(18g)　生白芍六钱(18g)　麦冬(不去心)五钱(15g)　阿胶三钱(9g)　麻仁三钱(9g)

水八杯，煮取八分三杯，分三次服。剧者加甘草至一两(30g)，地黄、白芍八钱(24g)，麦冬七钱(21g)，日三、夜一服。

【方解】加减复脉汤是由复脉汤加减组成的方剂。复脉汤原方出自《伤寒论》，又名炙甘草汤。《伤寒论》第177条说："伤寒脉结代，心动悸，炙甘草汤主之。"炙甘草汤由炙甘草、人参、生姜、大枣、桂枝、清酒、生地、麦冬、阿胶、麻仁组成。在原文中还注明炙甘草汤"一名复脉汤"。它的主治证是外感寒邪，损伤心阳，导致心脏的阳气不足。由于阳气不足，对血液推动无力而出现脉结代，阳气对心脏失于温煦而心动悸。要使脉搏恢复正常的跳动，就必须恢复脉中的阳气。炙甘草汤就是恢复脉中阳气的方剂，所以又名复脉汤。方中以炙甘草为君药，补中气以充化源，使后天之本生化有源，则全身气血恢复，脉中的阳气自然恢复。人参、大枣甘温补气。桂枝、生姜、清酒都是辛温药，温阳散寒，通血脉，促进血液运行。炙甘草、人参、大枣补气，桂枝、生姜、清酒在补气的基础上通阳，脉中的阳气恢复了，血脉通畅，脉搏的跳动自然就恢复正常。方中的生地、麦冬、阿胶滋阴养血，麻仁润燥。伤寒病是因为寒邪损伤脉中的阳气而导致脉结代，为什么加这么多滋阴养血的药呢？这有两方面的原因。一方面是病人可能平素体质不好，心脏的阳气和营血不足，心气、心血两亏，所以感受寒邪之后很容易诱发心功能失常。如果是健康人，感受寒邪后，不至于出现这么严重的病变。所以根据这个方剂的药物组成，以方测证，可以推测这种病人平素可能就是气血不足的体质，受寒之后阳气受损，就更加重了病情，所以在补气通阳的同时，要加入滋阴养血的药物。另一方面，桂枝、生姜、清酒都是辛温燥烈的药，它们固然可以通阳，但是也容易耗散阴血。所以在用这些刚燥的药物通阳的同时，加入滋阴养血润燥的药物来制约桂枝、生姜、清酒的燥烈之弊,防止产生副作用。这个方剂组成,既有补气通阳的药,又有滋阴养血的药,可以说补气通阳而不燥烈,滋阴养血而不柔腻,配伍非常平和精当,但在平和之中,又以补气通阳为主。而温病中出现“脉结代,甚则脉两至者”,则是因为热邪耗伤真阴,脉中的阴液亏损,血液粘滞,运行艰难所致,治疗必然要从复脉中之阴入手。所以吴鞠通在《温病条辨·下焦篇》第1条分注中说:“以复脉汤复其津液,阴复则阳留,庶可不至于死也。去参、桂、姜、枣之补阳,加白芍收三阴之阴,故云加减复脉汤。在仲景当日,治伤于寒者之结代,自有取于参、桂、姜、枣复脉中之阳,今治伤于温者之阳亢阴竭,不得再补其阳也。用古法而不拘用古方,医者之化裁也。”按吴鞠通的说法,仲景当日用复脉汤,是治疗寒邪损伤心脏的阳气,所以用参、桂、姜、枣,补气通阳,恢复脉中的阳气,使阳气推动血液运行的功能恢复了,脉搏自然就恢复,所以称其作用为“复脉中之阳”。温病的病人不是心阳不足,而是心阴不足,治疗应该滋阴补血,使脉中的阴血恢复,血液得到稀释,流动自然就通畅了,所以称其为复脉中之阴。加减复脉汤是由复脉汤减去参、桂、姜、枣、清酒,加白芍组成。在原方的补气药中保留了炙甘草,它与白芍相伍,可以酸甘化阴,再配伍生地、麦冬、阿胶,共同滋阴补血,这个方剂总的来说是以甘寒、酸寒为主,所以它滋而不腻。

伤寒与温病都可以出现脉结代,治疗都用复脉法,但因为二者的病因病机不同,所以使用的药物也大不相同。从复脉法的临床运用,可以看出吴鞠通“用古法而不拘用古方,医者之化裁也”的辨证处方思路。这个方剂的加减化裁,突出地体现了吴鞠通对张仲景《伤寒论》治疗方法的发展。

还需要说明的是,复脉汤中的麻仁既不是滋阴药,又不是养血药,它含有油脂,是润燥药。至于方中为什么用润燥的麻仁,历来看法颇不一致。有人认为麻仁二字是错简,因为《伤寒论》原书经过兵火洗劫后,已经残缺不全了,王叔和见到的就是残简,可能这片书简的上半段烧掉了,下半段正好这保留了一个“仁”字,王叔和整理残简时就补进一个“麻”字,历代相传,方中就沿用了麻仁这味药。但是麻仁在方中的作用确实不好解释,所以有些学者认为它是错简,原书中应该是枣仁。吴鞠通在加减复脉汤中对麻仁这味药有按语,他说:“按:柯韵伯谓旧传麻仁者误,当系枣仁。彼从心动悸三字中看出传写之误,不为无见。今治温热,有取于麻仁甘益气,润去燥,故仍从麻仁。”

加减复脉汤用大量滋阴养血的药补肝肾之阴,通过滋阴以复脉,是治疗下焦温病真阴耗损的基础方。在《温病条辨·下焦篇》中,这个方剂有五个加减方,吴鞠通统称为“复脉法”和“复脉辈”,按现代的说法,可以说是复脉系列方。其中救逆汤与一甲复脉汤两个方剂是治疗真阴耗损证的兼证的,在这里仅做简要的讲解。

一种情况是真阴耗损兼汗出不止。吴鞠通在《温病条辨·下焦篇》第2条中说："温病误表，津液被劫，心中震震，舌强，神昏，宜复脉法复其津液，舌上津回则生。汗自出，中无所主者，救逆汤主之。"这就是说，温病误用了辛温解表药，由于发汗而损伤了心阴，导致阴液大亏，心失所养，以致心脏拘挛而心中震震悸动，甚至因心阴不足，舌体失养而僵硬，心神失养而昏迷。在这种情况下，应该用复脉法滋养心阴，舌上津液恢复了，就有生机。如果自汗不止，是气虚不能固表，阳气欲脱的征兆，在滋阴复脉的基础上，加潜阳固摄药以敛汗固脱，方用救逆汤。救逆汤的组成是："即于加减复脉汤内去麻仁，加生龙骨四钱(12g)、生牡蛎八钱(24g)，煎如复脉法，脉虚大欲散者，加人参二钱(6g)。"生龙骨、生牡蛎都是重镇潜阳，收敛固摄药，有潜阳敛汗，防止津液外泄以保存津液的作用。因为麻仁有滑泄作用，不利于大汗出，所以去掉它。如果见"脉虚大欲散"，是将要虚脱的征象，所以加人参补气以敛阴固脱。

再一种情况是真阴耗损兼大便溏泄。吴鞠通在《温病条辨·下焦篇》第9条中说："下后，大便溏甚，周十二时三、四行，脉仍数者，未可与复脉汤，一甲煎主之。服一、二日大便不溏者，可与一甲复脉汤。"他在本条分注中说："下后当数日不大便，今反溏而频数，非其人真阳素虚，即下之不得其道，有亡阴之虑。若以复脉滑润，是以存阴之品，反为泻阴之用。故以牡蛎一味，单用则力大，既能存阴，又涩大便，且清在里之余热，一物而三用之。"由吴鞠通所说可以看出，出现大便溏泄的原因是因为误下。由于误下而便溏不止，有导致亡阴的趋势。在这种情况下，如果用加减复脉汤治疗，因其滋补滑润，往往会加重泄泻而促进亡阴，所以要先用一甲煎固摄止泻。一甲煎是用"生牡蛎二两(60g)(碾细)"，以"水八杯，煮取三杯，分温三服"。生牡蛎咸寒，既能固摄止泻而达到存阴的目的，又能清除余热。因为它止泻存阴而不敛邪，所以吴鞠通说它是"一物而三用之"。先用一甲煎一、二日后，大便已不溏，是达到了止泻的目的，这时再用一甲复脉汤。一甲复脉汤的组成是："即于加减复脉汤内去麻仁，加生牡蛎一两(30g)。"这个方剂中因为去掉了麻仁，加了生牡蛎，所以既可以滋补阴液，又可以防止因滋阴而导致大便再度溏泄。

救逆汤与一甲复脉汤都是加减复脉汤的附方，因为一个是治疗有汗出不止的兼证，一个是治疗有大便溏泄的兼证，所以两方中都去掉了有滑泄作用的麻仁。

(3)亡阴脱液

【临床表现】不发热或低热，形体消瘦，皮肤干皱，目陷睛迷，齿燥积垢，呃逆声微，二便不通，两颧红赤，四肢厥逆，神昏嗜睡，手指但觉蠕动，甚或瘈疭，心中憺憺大动，虚喘息微，舌瘦薄痿软，光绛无苔，脉细促或微细欲绝。

【证候分析】亡阴脱液证是真阴耗损证的进一步发展，它是温病后期热邪深入下焦，消耗肝血肾精，在真阴耗损的基础上出现全身各部位的体液严重不足，甚至枯涸的危重证。因其正气大衰，无力抗邪，所以病人不发热或仅见阴虚低热。因为阴虚，津液不足，不能充养肌肉，肌肉重度脱水，所以形体消瘦。皮肤得不到滋养，就干枯起皱褶。目陷，是指眼眶塌陷，是严重脱水的表现。睛迷，是指瞳孔散大，目中不了了，睛不和，手在病人眼前晃动没有反应，是肾水亏不能上注瞳神的表现。齿燥如枯骨，是指牙齿干燥，如同干枯的骨骼一样，是肾精大亏，不能充养骨髓，骨髓干枯而不能充养牙齿的表现。这个指征是非常客观的，牙齿干枯了，全身的骨骼肯定也干枯，这是先天之本败绝的标志。齿上有积垢，是指牙齿上有灰黑色的齿垢。叶天士说："若齿垢如灰糕样者，胃气无权，津亡，湿浊用事，多死。"可见齿垢的生成，是胃中的津气败绝，浊气上犯的标志。在正常情况下胃气是以下行为顺，胃气下行，浊气才能下降，如果胃中津气败绝，不能下行，就不能控制浊气而致浊气上泛。正气衰竭，浊气上泛，是后天之本败绝的标志。齿燥是先天之本败绝，积垢标志后天之本败绝，仅从牙齿的表现就可以看出先、后天已经败绝，所以说这个证候是危重证。呃逆声微，是指呃逆时断时续，呃声低微无力，这个症状也是胃气败绝，虚气上逆的表现，也意味着病情危重。大便不通，不是一般的津伤肠燥所致，而是津液枯涸的表现。因为体液亡失，所以大、小便俱无。两颧红赤，是虚火上炎的征兆。四肢厥逆，是因亡阴脱液，津液大亏，血液粘稠凝聚，气血凝滞不通，阳气不达四末所致。吴鞠通在《温病条辨·下焦篇》第 14 条所说的"下焦温病，热深厥甚，脉细促……"的说法是错误的。因为"热深厥甚"是指热邪炽盛而手足厥冷，而且热势越重，厥冷越甚。这种情况一般出现在实热证中，是因邪气盛而正气不衰，正邪激争而见高热，因正气集中全力与邪气抗争而致阳气不能达于四末，所以手足厥冷。"下焦温病"的亡阴脱液证已见"脉细促"的表现，可见已经是正气衰竭的阶段，病人并无高热，或不发热，这意味着正气已无抗邪能力，所以虽然有"厥甚"但却不会有"热深"的表现，吴鞠通的这种说法是把阴虚而致的肢厥与实热而致的肢厥从病机上混为一谈了。神昏嗜睡，是真阴耗损，心阴大亏而致心神失养的结果。因为既不是热扰心神，也不是痰蒙热扰，所以这种病人既不烦躁，也无谵语，只呈嗜睡状态，是功能衰竭的表现。手指但觉蠕动，是指手指轻微地、很不明显地颤动。瘈疭，是指四肢轻微地、徐徐地抽动。手指但觉蠕动，甚或瘈疭，是动风的表现，但不是四肢抽搐，颈项强直，角弓反张。因为它不是实热动风的证候，而是肾阴大亏，肾水不能涵养肝木，筋脉因失养而拘挛的水不涵木，虚风内动。因为是虚证，所以抽搐轻微、徐缓、无力。心中憺憺大动，是指心中悸动不安，心脏搏动的幅度很大，其动应衣。就是说，心脏跳动能鼓动衣服颤动，这是因为真阴大亏，全身津液枯涸，心阴也已经枯竭，心中因无血而空跳，代偿性地使幅度加大，但是也没有血液以供养周身。心中憺憺大动，是形象地描述病人出现严重心悸的症状。甚则心中痛，是指病人出现心前区疼痛的症状。这是因为心阴亏不能滋养心肌而导致心脏拘挛，气血不通，不通则痛，所以在心中憺憺大动的情况下又出现心中痛。虚喘息微，是指呼吸微弱，少气不足以息，是肺气衰败欲绝的表现。舌体瘦薄，是指舌体瘦小。痿软，是指舌肌失去弹性，转动不灵。舌体瘦薄痿软，是津液大亏，舌肌失养的标志。舌绛，是血液粘稠凝聚的征兆。舌光而无苔，是胃气败绝不能生苔布苔的表现。脉细，是因为脉管中津液大亏，血容量不足而致脉管窄缩。脉促，是指脉数而结代，是真阴大亏，虚热内扰，心脏搏动代偿性加快在脉象上的反映。心阴大亏，血液粘涩，血液在流动中因涩滞而停顿，脉搏就出现了结代。总而言之，脉细数而结代是亡阴脱液，心阴大亏的表现。脉微细欲绝，是指脉搏极细极弱，似有似无，这是阴损及阳，由亡阴脱液而导致阳无以生，向亡阳发展的表现。阴、阳将亡，脉气衰微，所以脉微细欲绝。由上述症状可以看出，亡阴脱液证涉及到肝、肾、心、肺、胃等多个脏器，先天之本、后天之本都将要败绝，藏血之脏肝无所藏，主血之脏心无所主，君主之官神明失守，相傅之官气无所依。全身功能都已衰竭，病人已经了无生机，所以称之为危重证，必须采取急救措施。

【治法】滋阴增液，潜阳镇摄。

【方药】二甲复脉汤、三甲复脉汤、大定风珠（《温病条辨》）。

二甲复脉汤

即于加减复脉汤内加生牡蛎五钱(15g)、生鳖甲八钱(24g)。

三甲复脉汤

即于二甲复脉汤内加生龟板一两(30g)。

大定风珠

生白芍六钱(18g)　阿胶三钱(9g)　生龟板四钱(12g)　干地黄六钱(18g)　麻仁二钱(6g)　五味子二钱(6g)　生牡蛎四钱(12g)　麦冬（连心）六钱(18g)　炙甘草四钱(12g)　鸡子黄（生）二枚　鳖甲（生）四钱(12g)

水八杯，煮取三杯，去滓，再入鸡子黄，搅令相得，分三次服。喘，加人参。自汗者，加龙骨、人参、小麦。心悸者，加茯神、人参、小麦。

【方解】亡阴脱液证是阴液将亡，甚至阴损及阳而导致阴阳俱亡的危重证，所以治疗要以大队滋阴增液药物填补真阴，守阴以留阳。阴虚则阳浮，所以同时还要辅以甲壳之类药物重镇潜阳以固摄津气。二甲复脉汤、三甲复脉汤、大定风珠三个方剂都是由加减复脉汤加味组成，都属于“复脉辈”的范畴，都有滋阴增液，潜阳镇摄的作用。关于这三个方剂的临床运用，吴鞠通在《温病条辨·下焦篇》中分别有所论述。第13条说：“热邪深入下焦，脉沉数，舌干，齿黑，手指但觉蠕动，急防痉厥，二甲复脉汤主之。”第14条说：“下焦温病，热深厥甚，脉细促，心中憺憺大动，甚则心中痛者，三甲复脉汤主之。”第16条说：“热邪久羁，吸烁真阴，或因误表，或因妄攻，神倦，瘛疭，脉气虚弱，舌绛苔少，时时欲脱者，大定风珠主之。”从这些条文中可以看出，这三个方剂的使用，是在真阴耗损的基础上，再根据病情的轻重程度而斟酌选取的。

二甲复脉汤的适应证，是在真阴耗损的基础上，又出现了手指但觉蠕动，甚或瘛疭的症状，这是因真阴亏损而出现的水不涵木，虚风内动的倾向。所以加生牡蛎、生鳖甲这两味咸寒质重的甲壳类药物滋补肝肾，潜阳镇摄，以熄虚风。这也正是吴鞠通“治下焦如权，非重不沉”学术思想的体现。

三甲复脉汤的适应证，是在二甲复脉汤证的基础上，又出现“心中憺憺大动，甚则心中痛”的症状，这是心阴大亏的表现。之所以加生龟板，是因为龟板味甘性平，不仅能滋补肝肾，潜阳镇摄，还能补血养心，镇心安神，这是牡蛎和鳖甲所不具备的作用。

大定风珠的适应证，是病情非常危重，“时时欲脱”，随时都有亡阴、亡阳的危险。吴鞠通在“下焦篇”第16条分注中说这个证候是“邪气已去八、九，真阴仅存一、二”的危重证。所以加鸡子黄、五味子，“以大队浓浊，填阴塞隙，介属潜阳镇定。以鸡子黄一味，从足太阴下安足三阴，上济手三阴，使上下交合，阴得安其位，斯阳可立根基，俾阴阳有眷属一家之义，庶可不致厥脱欤。”从吴鞠通之说可以看出，大定风珠是在病情最为危重的情况下，加入鸡子黄以补益后天，调和阴阳的方剂，也是填补作用最强的方剂。吴鞠通在这个方剂的煎服法中还有针对不同情况的加味法。“喘，加人参”，就是指如果出现肺气将绝的虚喘，要加人参补肺气。大定风珠里有麦冬、五味子，再加人参就组成了生脉散，用以补肺气，固脱平喘。“自汗者，加龙骨、人参、小麦”，这种自汗是亡阴、亡阳的绝汗，所以加龙骨镇摄潜阳以止汗，加人参配麦冬、五味子以敛汗固脱，加浮小麦益心气以止汗。“悸者”，就是指心中憺憺大动不止，在这种情况下，加茯神、人参、浮小麦以养心安神。

二甲复脉汤是由加减复脉汤加生牡蛎五钱(15g)、生鳖甲八钱(24g)组成。三甲复脉汤是由二甲复脉汤加生龟甲一两(30g)组成。大定风珠是由三甲复脉汤加鸡子黄、五味子组成。但是吴鞠通为什么不说大定风珠是三甲复脉汤加鸡子黄、五味子，而在书中把药物重新书写一遍呢？从书中可以看出，二甲复脉汤是在加减复脉汤原方剂量不变的基础上，加生牡蛎五钱(15g)、生鳖甲八钱

(24g)；三甲复脉汤是在二甲复脉汤剂量不变的基础上，再加生龟甲一两(30g)；而大定风珠中除鸡子黄、五味子之外的药物虽然与三甲复脉汤相同，但是剂量不同，方中的麻仁由三钱(9g)减为二钱(6g)，麦冬由五钱(15g)增为六钱(18g)，炙甘草由六钱(18g)减为四钱(12g)，生牡蛎由五钱(15g)减为四钱(12g)，生鳖甲由八钱(24g)减为四钱(12g)，生龟甲由一两(30g)减为四钱(12g)，在此基础上再加鸡子黄二枚、五味子二钱(6g)。为什么在剂量上进行这样的调整呢？应该认真分析。这三个方剂中的阿胶、牡蛎、鳖甲、龟板、鸡子黄都是动物药，属血肉有情之品，除了牡蛎之外，都是作用极强的滋补药，也称为填补药，具有“填阴塞隙”的作用。但是这些药物性质“浓浊”它们不仅浓浊粘腻，而且腥味难咽。王孟英对大定风珠评价是：“定风珠一派腥浊浓腻，无病人胃弱者亦难下咽，如果厥哕欲脱而进此药，是速其危矣。”这就是说，这些药物填补的作用虽然强，但是副作用也大。在已经出现胃气衰败倾向的情况下，再用这类药，病人无法消化吸收，很可能因其腥浊而把药吐出来，呕吐就更消耗胃气，反而促进病人死亡。王孟英的这种说法很有道理，确实符合实际情况。但是在这种情况下，除了用这类药，又有什么办法呢？王孟英批评了吴鞠通的治法，他也没有提出好办法来。因此可以说，这类药物的使用，本来就是在没有办法的情况下想出来的办法。吴鞠通本人也充分意识到了这种副作用，他自己说得很清楚：“故以大队浓浊填阴塞隙。”说明他知道这类药物是浓浊的，但是又没有别的办法，所以他在这三个方剂中采取了能少用一味药就尽量少用一味，不得不加药物就减少药物用量的做法，以把副作用减到最小的程度。大定风珠的药物中血肉有情之品最多，但药量却最小，这就是加药减量做法的体现。

“复脉辈”的六个方剂，是由滋补而至填补的加味过程，是治疗温病后期真阴耗损以至亡阴脱液的代表方剂，也是滋阴法在温病治疗中具体运用的范例。但基础方加减复脉汤却是由《伤寒论》的复脉汤加减化裁而来，这也是吴鞠通对张仲景学术思想的又一大发展。

另外还应当注意的是，在温病过程中出现神昏、动风的病变，有手、足厥阴、少阴之分，临床中要仔细分辨，不可混淆。吴鞠通在《温病条辨·下焦篇》第18条说：“痉厥神昏，舌短，烦躁，手少阴证未罢者，先与牛黄、紫雪辈开窍搜邪，再与复脉汤存阴，三甲潜阳，临证细参，勿致倒乱。”他在本条分注中说：“痉厥神昏，舌蹇，烦躁，统而言之曰厥阴证，然有手经、足经之分：在上焦以清邪为主，清邪之后，必继以存阴；在下焦以存阴为主，存阴之先，若尚有余邪，必先与搜邪。手少阴证未罢，如寸脉大，口气重，颧赤，白睛赤，热壮之类。”这就是说，痉厥的病变与上焦的手厥阴心包、手少阴心和下焦的足厥阴肝、足少阴肾有关。病在上焦，见痰热蒙蔽心包，是以邪气盛为主，所以治疗要先清热豁痰开窍，然后再用滋阴法。病在下焦，是以肝肾阴虚为主，治疗要以滋阴法为主，但是如果虽然已经出现下焦肝肾阴虚，而上焦还有痰热蒙蔽心包的余邪者，仍然要先用安宫牛黄丸、紫雪丹之类药物豁痰搜邪开窍，待邪气解除后，再根据具体情况或用加减复脉汤，或用二甲复脉汤，或用三甲复脉汤，或用大定风珠以滋阴潜阳。总而言之，要先祛邪以开手厥阴、手少阴之闭，然后再用滋阴法以滋补足厥阴、足少阴之虚。两厥阴、少阴同病的治疗要分清先后次序，不可早用补法，以防闭门留寇。

5. 邪伏阴分

【临床表现】夜热早凉，热退无汗，能食形瘦，精神倦怠，舌红少苔，脉细略数。

【证候分析】夜热早凉，是指夜间有低热，热势不高，体温在38℃以下，到早晨就热退身凉，体温恢复正常。它与身热夜甚不同，身热夜甚是24小时都发热而夜间最重；夜热早凉是白天不发热，夜间有低热，到天明热自退，而且热退时不出汗。这说明邪气潜伏的部位很深，所以称为邪伏阴分。这种证候见于下焦温病后期，是邪气大部分已解，但阴伤未复，余邪未净，邪气伏于阴分的后遗症。人体的卫气夜行于阴，夜间卫气入里，阴不制阳，再加伏邪扰动，导致阴阳失衡，所以就出现低热。白天卫气出表，阴阳恢复平衡，就热退身凉，但是邪不在表，所以热虽退而无汗。因为无汗出，则邪无出路，所以邪气仍然深伏在阴分，病情迁延，反复不止。因为病不在脾胃，所以不影响饮食，但是饮食所化生的精微物质被余邪长期消耗，不能充养肌肉，所以尽管能进饮食，人体却日渐消瘦。气阴不足，功能低下，所以精神不振，疲乏无力。因为阴液不足，阴分有伏邪，所以舌红少苔，脉细略数。这个证候的特点是邪气并不重，但是伏藏的部位很深，由于邪气的消耗，正气难以恢复，所以迁延日久，反复不愈。

【治法】滋阴透络。

【方药】青蒿鳖甲汤(《温病条辨》)

青蒿二钱(6g)　鳖甲五钱(15g)　细生地四钱(12g)　知母二钱(6g)　丹皮三钱(9g)

水五杯，煮取二杯，日再服。

【方解】吴鞠通在《温病条辨·下焦篇》第12条说："夜热早凉，热退无汗，热自阴来者，青蒿鳖甲汤主之。"他在本条分注中又说："夜行阴分而热，日行阳分而凉，邪气深伏阴分可知。热退无汗，邪不出表而仍归阴分，更可知矣。故曰热自阴分而来，非上、中焦之阳热也。邪气深伏阴分，混处气血之中，不能纯用养阴，又非壮火，更不得任用苦燥。故以鳖甲蠕动之物，入肝经至阴之分，既能养阴，又能入络搜邪。以青蒿芳香透络，从少阳领邪外出。细生地清阴络之热。丹皮泻血中之伏火。知母者，知病之母也，佐鳖甲、青蒿而成搜剔之功焉。再,此方有先入后出之妙,青蒿不能直入阴分,有鳖甲领之入也;鳖甲不能独出阳分,有青蒿领之出也。”因为肝主藏血,所以从吴鞠通所说的“邪气深伏阴分,混处气血之中”可以看出,余邪是深伏在肝经血分。青蒿鳖甲汤中以青蒿与鳖甲为君药,用鳖甲入肝经,把经络里的余邪搜剔出来,再通过青蒿的清透作用把肝经的热邪透出去。两味药互相配合,先入后出,使邪有出路。细生地甘寒、知母苦寒,滋阴清热。丹皮辛寒,透血中伏热。方中诸药配合,既能滋阴扶正,又能使深伏在肝经阴分血络中的余邪外透,所以称为滋阴透络法。

春温病深入下焦,导致血热阴伤的证候主要有三种类型。一类是真阴欲竭,壮火复炽,属于热邪仍盛而真阴已伤之证,治疗用黄连阿胶汤;一类是真阴耗损,甚至亡阴脱液的邪少虚多之证,治疗用复脉辈;一类是邪气深伏阴分的后遗症,治疗用青蒿鳖甲汤。上述三类虽然都属于血热阴伤的证候,但病情却各不相同,所以吴鞠通特别强调在临床中要仔细辨证,对这三类证候的治疗不可混淆,他在《温病条辨·下焦篇》第17条说:“壮火尚盛者,不得用定风珠、复脉。邪少虚多者,不得用黄连阿胶汤。阴虚欲痉者,不得用青蒿鳖甲汤。”

6. 热邪已退,胃阴未复

【临床表现】口燥咽干,或干咳,口渴,舌红少苔,脉细。

【证候分析】这个证候见于春温病的恢复期。春温病高热期,或在气分,或在营分、血分,经过治疗后热邪已解,体温已恢复正常,但是胃阴尚未恢复,所以见口燥咽干,或干咳,或口渴,舌红少苔,脉细等胃阴不足之象。

【治法】甘寒清养。

【方药】益胃汤(《温病条辨》)

沙参三钱(9g)　麦冬五钱(15g)　冰糖一钱(3g)　细生地五钱(15g)　玉竹(炒香)一钱五分(4.5g)

水五杯,煮取二杯,分二次服,渣再煮一杯服。

【方解】益胃汤是治疗温病恢复期胃阴未复的代表方剂。方中的沙参、麦冬、冰糖、生地、玉竹都是甘寒清养,益胃生津的药物。益胃汤与沙参麦冬汤都是《温病条辨》中甘寒清养的方剂,它们的区别在于:益胃汤纯属甘寒清养,是在热邪已退的情况下使用;沙参麦冬汤是治疗余邪未尽,肺胃阴伤的方剂,所以在滋养肺胃的同时,用桑叶清透余邪。

春温病传变规律及证治简表

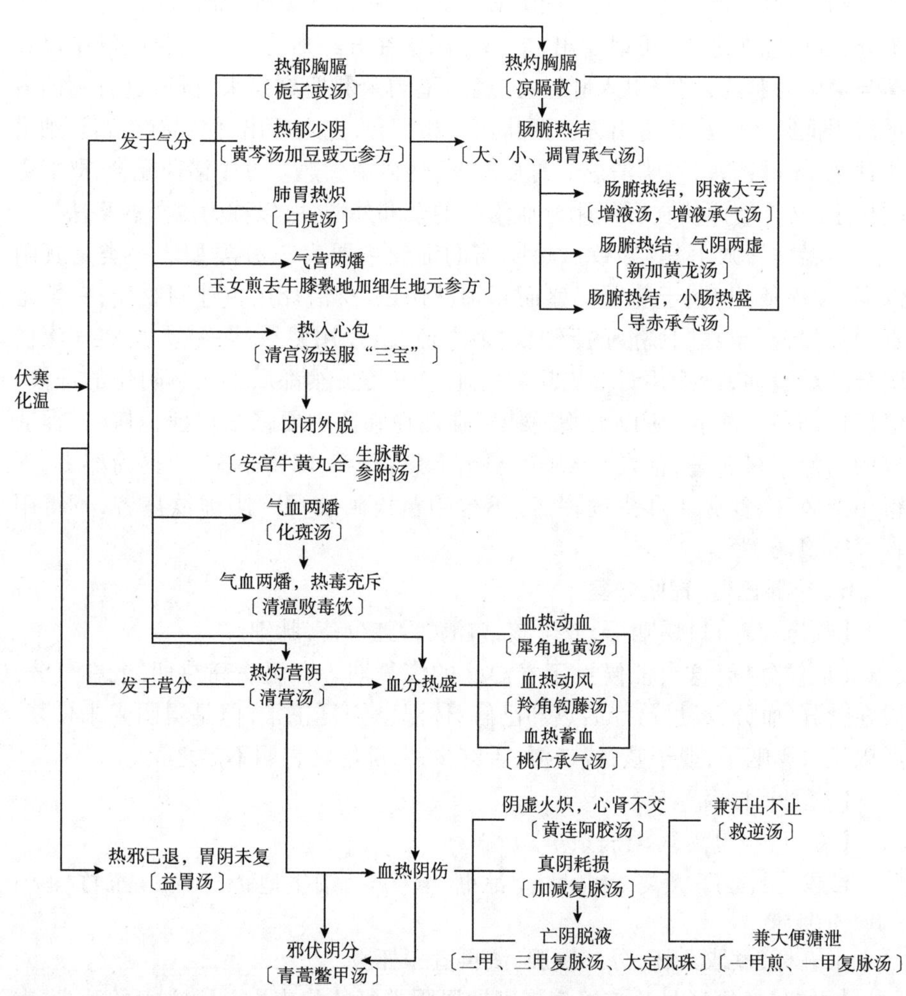

第三章 暑温

暑温病是夏季感受暑热邪气所引起的以发病急骤,初起即以里热盛为特点的温病。由于邪气炽盛,暑温病初起就可以见高热,大汗,渴欲冷饮,脉洪大等气分热盛的临床表现。因其热势鸱张,传变迅速,病变过程中既可以耗气伤津而引起虚脱亡阳,又可以深入营分、血分而出现神昏、动血、动风的变化。

中医学对暑病的认识源自《黄帝内经》。《素问·热论》说:"凡病伤寒而成温者,先夏至日者为病温,后夏至日者为病暑。"《伤寒论·伤寒例》中引用《阴阳大论》的说法对《素问·热论》这句话有所阐释,书中说:"《阴阳大论》云:中而即病者,名曰伤寒;不即病者,寒毒藏于肌肤,至春变为温病,至夏变为暑病。暑病者,热极重于温也。"从这些说法中可以看出,在当时,对暑病病因的认识还是建立在伏寒化温的基础上的。由此而后,历代对暑病发病季节的认识都以夏至为界限,把从夏至到处暑期间发生的急性外感热病都统称为暑病。明末张凤逵在《伤暑全书》中明确指出暑病的病因不是伏寒化温,而是暑邪。他说:"况夏至后,炎火时流,蒸郁灿人,得病似伤寒者,皆是暑火所感而成,与冬之寒气毫不相涉,而亦以冬寒积久所发者,误矣。"

自《黄帝内经》提出"病暑"之后,历代医学家多把夏季所发生的各种暑病混为一谈,直至清代,吴鞠通才在《温病条辨》中确立了"暑温"的病名,并把它作为温病中一个独立病种进行阐述,从而为后世研究暑温病奠定了基础。

暑温的病因是外感暑邪,但也有夹湿与不夹湿之分,这两种情况临床表现不同,治法也有异,所以暑温病又可以分为暑热病与暑湿病两大类。由于夏季气候酷热高温,暑热蒸腾,或炎热多雨,湿热熏蒸,所以暑病的种类较多,暑温仅是暑病中的一种疾病,另外还有其它多种暑病,如冒暑、暑咳、中暑、暑秽等。所以本章除重点讲述暑温病外,还在〔附〕中简要讲述几种其它常见暑病的证治。

西医学中的流行性乙型脑炎、钩端螺旋体病、登革出血热等疾病,可以参考暑温病辨证论治。

一 病因病机

暑温病的病因是感受夏季的暑热邪气。夏至到处暑期间,如果气候酷热,干旱无雨,人体就易于感受暑热邪气而发暑热病,属于温热病的范畴;如果炎热多雨,湿热熏蒸,人体就易于感受暑湿邪气而发暑湿病,属于湿热病的范畴。暑湿病虽然是外感湿热两种邪气而发,但是以暑热为主,是暑热夹湿的病变,所以临床表现是热重于湿,而且湿邪容易从燥化而化燥成温,转化为温热病。暑温病虽然是外感暑邪而发的新感温病,但是发病与否与人体的正气有密切的关系。如果正气充盛,则邪不可干而不发病。如果正气素亏,或夏季摄生不当,劳倦过度而耗伤津气,暑邪就容易乘虚侵袭而发病。

暑温病是新感温病,但发病初起可以不经表证阶段而直接入里,初起就见里热炽盛。出现这种情况的原因,要从两方面进行分析。一方面取决于人体的机能状态,夏季气候炎热,人体处于多汗状态,腠理开泄,防卫空疏,因此给暑邪的入侵打开了方便之门。另一方面取决于邪气的性质,暑为热之极,致病力极强,所以在腠理空疏的情况下,很容易侵入人体而且长驱直入,所以初起就可以出现里热证。叶天士"夏暑发自阳明"的说法,就高度地概括了暑温病的这一病机特点。从发病趋势来看,暑热病初起一般先见气分热炽证,如果因高热大汗而耗伤津气,进而就可以导致津气欲脱,甚至亡阳。如果气分高热窜入营分、血分,就可以导致神昏、动风以及人体各部位出血的危重证候。如果暑热邪气久羁,还可以深入下焦,消灼真阴。暑湿病初起一般先见气分湿热证,除暑热见症外,还可以出现脘痞,身重,舌苔腻等湿邪内蕴的表现。但是从湿邪与热邪的比重来看,是热重于湿。因为热邪偏重,所以往往容易化燥成温,甚至深入营分、血分。暑温病后期,由于痰瘀阻络,还可以留有痴呆、失语、耳聋、肢体废用等后遗症。

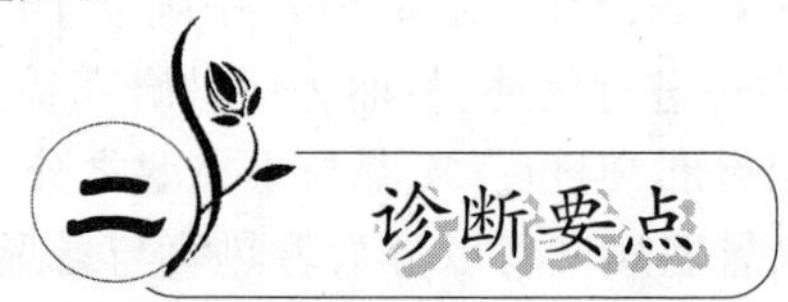

二 诊断要点

暑温病的诊断要点有四个方面。

一是暑热病的发生有明显的季节性,发生于夏暑当令之时,在夏至到处暑期间。

二是暑热病起病急,初起一般不经过卫分证过程,发病就见高热,汗多,口渴,脉洪大等肺胃热炽的临床表现。

三是暑热病病变过程中传变迅速,变化多端,可以有生痰、生风等病理变化,容易出现津气欲脱、痰热内闭、肝风内动、耗血动血等危象。

四是暑湿病在高热的同时伴有脘痞,身重,舌苔腻等症状。

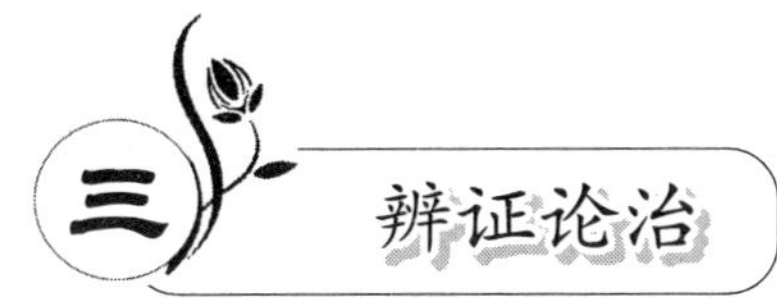

三 辨证论治

暑热病总的治疗原则是清涤暑热。病变初起见肺胃热炽的气分高热，治疗用辛寒清气法。由于高热大汗耗气伤津而出现暑伤津气证，以甘寒药物为主，清涤暑热，益气生津。到后期，邪气已去，但津气大伤而未复，要以酸味为主，兼用苦味和甘味，用酸苦泄热，酸甘敛阴。正如《叶香岩三时伏气外感篇》中总结张凤逵《伤暑全书》治暑病的经验所说："张凤逵云：暑病首用辛凉，继用甘寒，再用酸泄酸敛，不必用下，可称要言不烦。"如果暑热邪气由气分深入营分而见热灼营阴，就要清营养阴，透热转气。如果痰热蒙蔽心包，就要清营养阴，豁痰开窍。如果再进一步发展而导致内闭外脱，要开窍与固脱并施。如果暑热深入血分而导致动血，就要凉血散血。如果由血热而导致动风，就要凉肝熄风。如果暑热耗血而导致肝肾阴虚，就要滋补肝肾。

暑湿病多呈现气分证候，如果暑湿困阻中焦气分，治疗应该以辛寒清气为主，兼以燥湿。如果暑湿弥漫三焦气分，就要清热祛湿，通利三焦。

暑温病如果留有痰阻经络的后遗症，见痴呆、耳聋、失语、肢体废用等表现，要用搜剔经络的药物活血化痰通络。

1. 气分暑热

暑热病由于热邪炽盛，往往初起就见肺胃热炽的气分实热证，进而可因高热大汗伤津耗气而导致暑伤津气的气分虚实夹杂证，或虚脱亡阳的危重证。

(1)肺胃热炽

【临床表现】壮热，恶热，面赤，大汗出，渴喜冷饮，喘急鼻煽，舌红苔黄燥，脉浮洪或滑数有力。

【治法】辛寒清气，泄热保津。

【方药】白虎汤(方见风温章)。

说明：暑热病中的肺胃热炽证与风温病、春温病中的肺胃热炽证临床表现与治法、方药都没有区别，但是病因、发病与病机却有所不同。风温病初起先见肺卫表证，然后由表入里，导致肺的气分热盛，进而顺传于胃而出现肺胃热炽证，它是由表入里，步步深入发展而来。春温病的肺胃热炽证是伏寒化温，发于气分而引起肺胃热炽。暑热病的肺胃热炽证是暑热邪气不经表证阶段直接入里而发，因为暑热邪气炽盛，传变迅速，所以更容易耗伤津气，进而导致热邪炽盛而津气已伤的实中夹虚证，治疗仍用白虎加人参汤。

(2)暑伤津气

【临床表现】身热,汗出,口渴,息高,心烦,尿黄,肢倦,神疲,舌红少苔,脉细数无力。

【证候分析】身热是因为暑热邪气盛,而正气尚有抗邪能力,正邪相争所致。暑热迫津外渗,所以汗多。汗出津伤就出现口渴、尿黄。因为暑热迫肺,肺气上逆,所以息高气促,甚则喘息。热扰心神就出现心烦。暑热伤气,功能低下,所以见四肢倦怠,神情疲乏,萎靡不振。口渴、尿黄标志着津伤。肢倦神疲标志着气伤。气阴两虚,所以舌红少苔。津亏无以充脉则脉细,气虚无力鼓动则脉弱无力,暑热内盛则脉数。由上述症状可以看出,暑伤津气证属虚实夹杂证,但以津气之虚为主,是虚中夹实证。

【治法】清涤暑热,益气生津。

【方药】王氏清暑益气汤(《温热经纬》)

西洋参(9g) 石斛(9g) 麦冬(9g) 黄连(3g) 竹叶(9g) 荷梗(9g) 知母(9g) 甘草(3g) 粳米(9g) 西瓜翠衣(12g)

【方解】清暑益气汤有两方,一是李东垣的清暑益气汤,方中所用的多是燥药,所以王孟英认为它"有清暑之名,而无清暑之实"。于是王孟英另拟一方以代替李东垣之方,他说:"余每治此等证,辙用西洋参、石斛、麦冬、黄连、竹叶、荷杆、知母、甘草、粳米、西瓜翠衣等以清暑热而益元气,无不应手取效也。"他只提出了用这些药,但未注明剂量。由此,后世就将李东垣的方剂称为"东垣清暑益气汤",将王孟英的这个方剂称为"王氏清暑益气汤"。王氏方中的药物可以分成两大类,一类是清涤暑热药,一类是益气生津药。清涤暑热的药有:黄连、竹叶、荷梗、西瓜翠衣、知母。黄连苦寒,清气降热。竹叶苦寒,既能内清,又能外透,还能导热下行,使暑热从小便而祛。荷梗芳香行气,清暑热,醒脾胃。西瓜翠衣清除暑热。知母既能清热又能滋阴。这里应该特别提醒的是,黄连有清涤暑热的作用,但它味苦而燥,所以用量不能太大,最多不要超过6g。另一类是益气生津药:西洋参、石斛、麦冬、知母。西洋参甘寒,补益气阴。西洋参与人参的作用有所不同,人参甘温,大补元气,补气固脱力强。从补气固脱的角度来讲,西洋参不如人参,所以固脱不用西洋参,但是它味甘性寒,既能补气又能补阴,它有双向性,而且补气而不伤阴,补阴而不滞气,所以治疗津气两虚的证候用西洋参而不用人参。石斛与麦冬都是甘寒药,知母苦寒,它们都有滋阴生津作用,同时又能寒凉清热。甘草与粳米保护胃气。这个方剂清涤暑热,益气生津的效果很好,是治疗暑热耗气伤津的代表方剂。

王氏清暑益气汤与白虎加人参汤这两个方剂都是既能清热,又能益气生津的方剂。这两个方剂的区别在于:王氏清暑益气汤的作用是以益气生津为主，又兼清涤暑热；白虎加人参汤的作用是以清热为主，又兼益气生津。王氏清暑益气汤中以甘寒药物为主，益气生津的作用强，又兼清涤暑热，是治疗暑热耗伤津气，虚中夹实证的方剂。白虎加人参汤是在白虎汤中加一味人参，它的清热作用强，又兼益气生津，是治疗暑热盛而津气已伤，实中夹虚证的方剂。在临床中，如果以暑热盛为主，就选用白虎加人参汤；如果以暑伤津气为主，就选用王氏清暑益气汤。

(3)虚脱亡阳

【临床表现】身热骤退，大汗不止，喘息气微，精神萎靡，甚或冷汗淋漓，四肢厥冷，面色苍白，舌淡白，脉微细欲绝，或散大。

【治法】补气固脱，回阳救逆。

【方药】生脉散、参附汤（方均见风温章）。

说明：白虎加人参汤证与清暑益气汤证继续发展，都可以因暑热耗伤津气而由实转虚，由功能亢奋向功能衰竭发展，最后导致虚脱、亡阳证，治疗要用固脱回阳法。这些内容在风温病中已经作了详细讲解，这里不再重复。

2. 气分暑湿

气分暑湿证见于外感暑湿邪气而发生的暑湿病，它虽然属于湿热病范畴，但却以暑热邪气为主而夹湿，是湿热病中热重于湿的类型，所以也有人称之为"温热夹湿病"。由于邪气所在的部位不同，气分暑湿证又有暑湿困阻中焦与暑湿弥漫三焦的区别，但因其都以暑热邪气为主，所以往往容易从阳化热而转化成温热病。化燥成温之后，既可以呈现气分高热，又可以深入营分、血分，因为已无湿邪，所以应该按温热病辨证论治。

(1)暑湿困阻中焦

【临床表现】壮热，大汗出，渴欲冷饮，小便短少，胸脘痞闷，身重，舌红苔黄燥，脉洪大或滑数。

【证候分析】暑湿困阻中焦证的病变部位在中焦脾胃。因为胃为阳土而主燥，脾为阴土而主湿，所以暑热夹湿侵入人体而发病就呈现胃热夹脾湿之证，也有人称之为阳明胃热夹太阴脾湿。壮热，大汗出，渴欲冷饮，舌红苔黄燥，脉洪大是白虎汤证，说明阳明胃热炽盛。小便短少，说明热盛津伤。胸脘痞闷，说明湿阻中焦，气机不畅。由于湿邪困阻脾胃，升降失常，还可以出现恶心，厌油腻等症状。脾主肌肉、四肢，湿邪由中焦弥漫于肌肉、四肢，所以周身沉重。如果热蕴湿聚而生痰，也可以出现滑数脉。从总体来看，这个证候是以暑热为主而夹湿，所以临床表现也以热象更为突出。

【治法】清热燥湿。

【方药】白虎加苍术汤（《类证活人书》）

知母六两(18g)　甘草二两(6g)炙　石膏一斤(30g)　苍术　粳米各三两(各9g)

剉如麻豆大,每服五钱(15g),水一盏半,煎至八九分,去滓,取六分清汁,温服。

【方解】这个方剂用白虎汤清涤足阳明胃的暑热。为什么加一味苍术,而不选别的药呢?因为苍术能祛表里之湿。苍术是辛温药,既能燥脾湿又能发散表湿。病人除有胸脘痞闷的湿阻中焦症状外,还有周身沉重,说明脾湿弥漫于肌肉、四肢。湿邪不是从表而来,是里湿向体表弥漫,这种情况属于有表证而无表邪,所以用苍术祛表里之湿。如果病情更重,还可以在方中加清热燥湿药,如黄连、黄芩。如果有恶心、厌油腻的症状,可以加藿香、佩兰、竹茹化湿止呕。

(2)暑湿弥漫三焦

【临床表现】身热,面赤,咳痰带血,汗出,心烦,眩晕,耳聋,胸闷脘痞,恶心呕吐,小便短赤,大便稀溏,色黄味臭,舌红苔黄滑腻,脉滑数。

【证候分析】从临床表现来看,暑湿弥漫三焦的证候特点是既有三焦弥漫之热,又有三焦弥漫之湿,热与湿都弥漫于全身。三焦弥漫之热的表现是:身热,呈周身高热,一派热象。面部位于上焦,面赤标志暑热上攻,气血上涌,所以面部因充血而红赤。咳痰带血,是上焦暑热盛的症状,由于湿热阻滞,肺气不宣,所以上逆而咳。热邪煎湿,聚而生痰,同时又灼伤肺络,使肺络破裂而出血,所以咳痰带血。心烦是暑热扰心的症状,病在上焦。汗出是暑热邪气逼迫肺、胃的津液向体表弥漫而出,病在上、中焦。小便短赤,是津液损伤,膀胱水液不足,病在下焦。三焦弥漫之湿的表现是:眩晕,耳聋,这是热邪蒸动湿邪,上蒙清窍的表现,病在上焦。根据病人的全身症状和舌、脉来分析,这种眩晕、耳聋是湿热上蒙清窍所致,千万不要误认为是少阳病而用柴胡治疗。吴鞠通在《温病条辨·下焦篇》第3条说:"温病耳聋,病系少阴,与柴胡者必死。"他虽然是说下焦真阴欲竭的耳聋"与柴胡者必死",但暑湿病也同样不能用柴胡。叶天士也说温病耳聋"不与少阳耳聋同例"。为什么呢?因为这种耳聋是湿热邪气蒙蔽清窍所致,而柴胡是升提、发散的药物,用它会使湿热邪气因升提而上涌,反而加重耳聋。胸脘痞闷,说明湿阻中焦,气机不通。恶心呕吐,是由于湿热阻滞中焦,胃气不降反而上逆所致。大便稀溏,是脾气不升,湿邪下注大肠所致,色黄、味臭是暑热重的反映。恶心呕吐是病在中焦胃,大便稀溏是病在脾,因脾气不升,水湿不运而下走大肠,病在中、下焦。舌红苔黄,脉数主暑热盛。舌苔滑腻主湿。由以上分析可以看出,这个证候是暑热夹湿弥漫全身,所以称之为暑湿弥漫三焦,既有三焦弥漫之热,又有三焦弥漫之湿。而湿与热两相比较,是以暑热为重,热象更为突出,所以说它是热重于湿。

【治法】清暑利湿。

【方药】三石汤(《温病条辨》)

飞滑石三钱(9g)　生石膏五钱(15g)　寒水石三钱(9g)　杏仁三钱(9g)　竹茹(炒)二钱(6g)　银花三钱(9g)(花露更妙)　金汁一酒杯(冲)　白通草二钱(6g)

水五杯,煮成二杯,分二次温服。

【方解】这个方剂以“三石”作为方名,说明生石膏、寒水石、飞滑石这三味药是方中主药。“飞滑石”是把滑石用水飞研成粉末,煎的时候要包煎,不然滑石粉混在药汤里难喝。方中的“三石”入上、中、下三焦。生石膏辛寒,入上、中焦的肺、胃,清泄暑热,达邪出表。寒水石咸寒,入中、下焦,清泄中、下焦的暑热。滑石甘淡而寒,入下焦,既能清涤暑热,又能利湿邪而通小便,在利尿的同时又导暑热从小便而出,从湿中泄热。三石入三焦,以清涤暑热为主,兼以利湿。杏仁降肺气,以开通上焦,使肺气恢复宣发肃降功能,水道通调。白通草甘淡,有通利三焦水道的作用。吴鞠通《温病条辨》中的三仁汤、杏仁滑石汤、三石汤这三个方剂中都用杏仁、滑石、通草这三味药互相配伍,是用杏仁开肺气以通调水道;用滑石利下窍;用通草淡渗利湿,通利三焦。三味药互相配合,宣通气机,通利三焦,导湿热从小便而出,使邪有出路。竹茹清热和胃止呕。银花寒凉清热,芳香化湿。银花这味药有两方面的作用:一方面它性凉质轻,能清透热邪;另一方面它是芳香药,芳香就能化湿浊,吴鞠通所说的“花露更妙”,是说用银花露比银花更好。银花露就是把银花蒸露取用,银花露是液态的寒凉芳香药,芳香气味比银花更浓,透泄化浊作用更强。方中的金汁是用健康人的粪便装在坛子里密封,埋在地下三尺,经过三个春、夏、秋、冬,三年后取出来使用。因为在地下埋了三年,粪便已经完全分解了,所以它是清水,没有异味。金汁药性大寒,清热解暑,清泄胃肠气分之热。三石汤这个方剂的药物以寒凉清气为主,又用杏仁、滑石配伍通草通利三焦水道,是以清涤三焦暑热为主,兼利三焦之湿的代表方剂。

气分暑湿证中有两个常见证候类型,一个是暑湿困阻中焦,一个是暑湿弥漫三焦。这两个类型的邪气性质相同,都是暑热为主而夹湿。但暑湿困阻中焦证是胃热夹脾湿,它是湿热凝滞在中焦,所以用白虎汤清阳明胃热,加苍术燥太阴脾湿,同时兼祛表湿。暑湿弥漫三焦证是热蒸湿动,弥漫于上、中、下三焦而导致气机不畅,所以用三石汤治疗以清涤三焦暑热为主,兼利三焦弥漫之湿以宣通气机。这两个证候虽有不同,但是因为它们都是热重于湿,所以从发展趋势来看,最后都可以化燥成温而转化成温热病。

3. 暑热入营

暑热邪气深入营分,是气分证的进一步发展。它既可以由气分暑热深入发展而来，也可以是因气分暑湿化燥伤阴而致。暑热入营的常见证候有热灼营阴、热入心包、内闭外脱三种类型。

(1)热灼营阴

【临床表现】身热夜甚，心烦躁扰，甚或时有谵语，斑点隐隐，口反不甚渴或竟不渴，舌红绛苔少或无苔，脉细数。

【治法】清营养阴，透热转气。

【方药】清营汤(方见春温章)

说明：暑热邪气灼伤营阴，可以导致营热盛而营阴伤的证候，其临床表现、治法、方药在春温病中已经详细讲过，这里不再重复。

(2)热入心包

【临床表现】身热灼手，四肢厥逆，痰壅气粗，神昏谵语或昏愦不语，或四肢抽搐，舌蹇，色鲜绛苔黄燥，脉细滑数。

【治法】清营养阴，豁痰开窍。

【方药】清宫汤送服安宫牛黄丸或紫雪丹、至宝丹(方均见风温章)。

说明：暑热邪气一方面灼伤营阴，导致营热阴伤；一方面灼液成痰，蒙蔽心包。这种证候与风温病中讲过的痰热蒙蔽心包证相同，临床表现、治法、方药都已讲过，不再重复。

(3)内闭外脱

【临床表现】身热灼手，四肢厥逆，痰壅气粗，神昏谵语或昏愦不语；进而身热骤降，汗出不止，喘息气短，脉细无力，甚或面色苍白，冷汗淋漓，四肢厥逆，舌淡白，脉微细欲绝或散大。

【治法】豁痰开窍，固脱救逆。

【方药】安宫牛黄丸合生脉散、参附汤(方均见风温章)。

说明：痰热蒙蔽心包证持续不解而正气消耗过甚，进一步发展就可以形成痰热内闭，津气外脱的证候，其临床表现、治法、方药都与风温病中已讲过的内容相同。

4. 暑热入血

暑热邪气深入血分，是暑温病的危重阶段。它既可以由营分传入，也可以由气分暑热或气分暑湿化燥而窜入。暑邪深入血分，可以导致损伤肺络而见吐血、衄血；也可以因热盛动血而导致全身各部位出血；还可以导致血热动风。到后期，暑热仍盛而真阴耗损，还可以见虚实夹杂的暑伤心肾证候。

(1)暑伤肺络

【临床表现】灼热，烦渴，咳嗽气粗，甚则喘急鼻煽，头目昏闷不清，甚则神昏，骤然咯血、衄血，甚则口、鼻涌血，舌绛苔黄，脉数，或芤，或微细欲绝，或散大。

【证候分析】这个证候是暑热入肺，进而窜入肺中血络的病变，属气血两燔证。由于气分热炽，高热津伤，所以出现灼热烦渴。暑热迫肺，肺失宣降，气逆而上，所以见咳喘气急，甚则鼻翼煽动。暑为阳邪，其性上行，暑热上冲，鼓动气血上涌，头部气血充斥，清窍不利，所以出现头目昏闷不清。暑热扰心，就可以出现神昏。暑热邪气由气分窜入肺络，热邪灼伤血络，迫血妄行，就导致肺出血。从肺所出的血从鼻腔而出就见衄血，从气道而出就见咯血。咯血与咳血不同，咳血是伴随着咳声而出血，而咯血是自觉气道有刺激感，主动向外咯出，并不伴随咳声。如果因大的血络破裂而出血量大，甚至可见口、鼻向外涌血，这是病情危重的表现。暑热内盛，所以舌绛苔黄，脉数。大量出血之后，血容量不足，血脉空虚，所以脉浮大中空而出现芤脉。再继续发展，如果导致虚脱亡阳，还可以见脉微细欲绝或散大。脉象为什么会有由数到芤再到微细欲绝或散大的变化？这是由于在病情发展的不同阶段病机不同所致。在没出血之前，热邪没有出路，在脉内鼓动血行加速，所以脉数。大量出血之后，脉管中血少而阳气浮动，所以脉芤。由于大出血而气随血脱，甚至虚脱亡阳，就可以出现脉微欲绝或散大。不同阶段的病机不同，所以脉象不同。这个证候又称为“暑瘵”。之所以称为暑瘵，是因为它与痨瘵有相似之处。痨瘵是指肺痨，也就是肺结核。痨瘵的病变部位在肺，临床特点是反复咳血，暑热损伤肺络的特点也是肺出血，从这点上来看，二者有相似之处，所以一称为“痨瘵”，一称为“暑瘵”。但它们是两个完全不同的病种，应当加以区分。暑瘵发生于夏季，是急性传染病，很短时间内就可因大出血而死亡，病情危重，来势凶猛，病程短。痨瘵是慢性传染病，它发展缓慢，到后期主要表现为阴虚内热，见骨蒸潮热，五心烦热，颧红盗汗，咳痰带血等症状，它可以迁延很长时间，因为它没有明显的急性发热过程，所以不属于温病的范畴。

【治法】宣肺清热，凉血散血。

【方药】犀角地黄汤合银翘散（《温病条辨》）。

犀角地黄汤（方见春温章）

银翘散（方见风温章）

已用过表药者，去豆豉、芥穗、薄荷。

【方解】吴鞠通在《温病条辨·上焦篇》第11条说：“太阴温病，血从上溢者，犀角地黄汤合银翘散主之。有中焦病者，以中焦法治之。若吐粉红血水者，死不治。血从上溢，脉七、八至以上，面反黑者，死不治，可用清络育阴法。”关于“太阴温病，血从上溢者，犀角地黄汤合银翘散主之”这句话的含义，吴鞠通在本条分注中解释说：“血从上溢，温邪逼迫血液上走清道，循清窍而出，故以银翘散败温毒，以犀角地黄汤清血分之伏热，而救水即所以救金也。”

这段话就是说，手太阴肺的气分热邪窜入血分，损伤血络，迫血妄行导致血从上溢而见口、鼻出血。吴鞠通所说的“上走清道”，是指呼吸道。呼吸道是气的通道而不是血的通道，血从呼吸道而出，说明是由手太阴肺的气分窜入血分而导致出血，所以治疗既要清气宣肺，又要凉血散血。犀角地黄汤合银翘散就是清气宣肺法与凉血散血法合用的方剂。用银翘散宣肺透热，使手太阴肺的气分热邪外解，邪有出路，就不再逼入血脉，血脉中的热邪自然就减轻了。因为热邪已经入血分而导致出血了，所以还要用犀角地黄汤凉血散血以止血。这种出血千万不能用止血药，因为血已经出来了，用了止血药就会使已出之血瘀在肺里，使瘀血热邪聚集于肺而没有出路，反而加重病情。吴鞠通所说的“已用过表药者，去豆豉、芥穗、薄荷”，是因为豆豉、芥穗辛温，薄荷辛凉，宣散的力量大，如果前面已经用过解表药，在目前已无表邪的情况下要去掉。从临床实际来看，无论是否用过表药，这三味药都可以不去。为什么？因为这种病人的口、鼻涌血，是肺的气分热邪没有出路造成的，热邪不能向外出，就会逼入血脉，治疗上就是要给肺热找出路，使它能够散出去，它自然就不会逼入血脉里面了。银翘散的透散作用主要取决于豆豉与芥穗的辛味，它们虽然是辛温药，但与银花连翘配伍，是取其辛而制其温。银翘散是辛凉平剂，并无辛温燥烈的弊病，如果去掉这两味辛温药，宣透的作用就会大减，所以不必去。

吴鞠通又说：“有中焦病者，以中焦法治之。”这就是说，热邪一方面由肺的气分窜入血分，一方面又向阳明气分发展。虽然仍然是气血两燔，但气分的范围更广，又涉及到胃与大肠。涉及到胃，可以见肺胃热炽的症状，如渴欲冷饮，面赤，脉洪大或洪大而芤等。但这种病人不会有大汗出，如果有大汗，邪向外蒸，就不至于逼入血分而导致出血了。治疗要在犀角地黄汤合银翘散的基础上再合白虎汤，或用清瘟败毒饮，这个方剂在春温病中已经讲过，在这里也适用。如果再进一步发展，因胃热而导致肠燥，出现大肠热结的便秘，腹满痛等症状，可以用银翘散、犀角地黄汤合调胃承气汤。总而言之，“血从上溢”的证候如果又合并中焦病变，应当“以中焦法治之”。吴鞠通还指出：“若吐粉红血水者，死不治。”这就是说，吐出来的不是血而是粉红色的血水。吴鞠通在分注中说：“至粉红血水，非血非液，实血与液交迫而出，有燎原之势，化源速绝。”所谓“血与液交迫”，是指血脉中的血与血脉外的津液相混而同时大量外出，在短时间内大量丢失体液，这是人体营养物质丢失，生化之源断绝的危象，所以“死不治”。这种“粉红血水”，西医称为“粉红色泡沫痰”，是由于急性左心功能不全出现肺淤血、肺水肿，血液渗入肺泡内所致。在西医看来，也是急需抢救的危重症。吴鞠通还强调“血从上溢，脉七、八至以上，面反黑者，死不治，可用清络育阴法”。一呼一吸脉七、八至以上，一分钟脉搏至少在 120 次以上,这种脉象称为“疾脉”,主阳热极盛而阴液耗竭,是正气将脱的危象。热邪炽盛但面色不红而反黑,这实际上是血液瘀滞的表现。病人一方面由于热邪逼迫而大量地向外吐血,一方面由于热邪大量消耗血中津液,使血液浓缩粘稠瘀滞而出现口唇爪甲青紫,面色暗黑。血液既外溢又内瘀,失去濡养作用,所以“死不治”。在这种情况下,要勉强治疗,以挽危救亡,只有用“清络育阴法”,也就是既要清血络中热,又要养血中之阴,实际上就是凉血散血法,方剂当然非犀角地黄汤莫属。

在《温病条辨·上焦篇》第11条的分注中,吴鞠通在指出“若吐粉红血水者,死不治。血从上溢,脉七、八至以上,面反黑者,死不治”的前提下,讲了温病的五种死法,这段话可以说概括了各种温病的危重病证,其中有四种在前面已经讲过,还有一种没有讲,在这里结合吴鞠通的原文,一并讲解。吴鞠通说:“温病死状百端,大纲不越五条。在上焦有二:一曰肺之化源绝者死;二曰心神内闭,内闭外脱者死。在中焦亦有二:一曰阳明太实,土克水者死;二曰脾郁发黄,黄极则诸窍为闭,秽浊塞窍者死。在下焦则无非热邪深入,消烁津液,涸尽而死也。”在这五种死证中,上焦有两种,第一种是“肺之化源绝者死”。所谓化源,就是指气血生化之源。气血化生于脾,是人身重要的营养物质,肺在五行中属金,脾属土,土能生金,所以脾为肺之母。大量的血由肺里出来,肺虚则子盗母气而使脾不能生化气血,人体的营养就没有来源,生化之源断绝,所以是死证。上焦的第二种死证是“心神内闭,内闭外脱者死”。这种证候是内有痰热蒙蔽心包,闭塞心窍,外有虚脱亡阳。痰热内闭与阳气外脱并见,开闭则易于促进其脱,固脱则反使闭不能开,这两种治法本身就互相矛盾,所以死不治。中焦的死证也有两种,第一种是“阳明太实,土克水者死”。这是指大肠热结的阳明腑实证,手、足阳明胃肠一家,在五行中属土,胃肠燥热就是土燥,土燥的结果是导致水竭。就是说,阳明胃肠的热结太重,就大量地吸灼真阴,消耗肾水,最后因为胃肠燥热而导致肾水枯竭,这就是“土克水者死”,这也正是治疗胃肠燥热证强调急下存阴的原因。中焦的第二种死证是“脾郁发黄,黄极则诸窍为闭,秽浊塞窍者死”。所谓“脾郁发黄”是指湿热郁结在脾,进一步影响到肝胆,因土壅而致木郁。湿邪郁于脾,气机不通畅,肝胆不能疏泄,使胆汁不能输入小肠而浸淫周身以致发黄。“黄极则诸窍为闭”的“黄极”,是指遍身金黄,像金人一样,说明湿热壅盛,邪无出路,湿热秽浊之气堵塞浊窍,则见大、小便不通;堵塞心窍,则见神昏狂躁,或昏愦不语;堵塞清窍,则见耳聋、目瞑等。总而言之,浊邪塞窍,以致诸窍闭塞,气机不通,所以也是死证。这种病证,中医学称为“急黄”,相当于西医学所说的急性肝衰竭、亚急性肝衰竭。这种病人见高热,神昏狂躁,全身发黄,黄色鲜明像金人一样，大、小便不通，邪无出路，死亡率非常高。中医治疗可以用茵陈蒿汤送服安宫牛黄丸，用茵陈蒿汤利胆退黄，用安宫牛黄丸开闭。下焦的死证，“无非热邪深入，消烁津液，涸尽而死”，就是指热邪深入下焦，耗损真阴而导致亡阴脱液，津液枯涸，使周身失于濡养而致死。吴鞠通所说的五种死证，都是危重证，在临床中一定要高度注意，早期诊治，阻断邪气发展的趋势，以防止这五种死证的发生。

(2)气血两燔

【临床表现】壮热，烦渴，躁扰昏狂，或昏愦不语，斑点密布，甚至连结成片，色紫黑，衄血、吐血、便血、尿血，或见四肢抽搐，角弓反张，喉间痰鸣，舌绛苔焦燥，脉数，或洪大而芤。

【证候分析】这个证候是气分暑热或气分暑湿化燥窜入血分而引起的气血两燔证。它的特点是既有气分的高热，又有血热动血。它与暑伤肺络证都是气血两燔的证候，但暑伤肺络的特点是暑热在肺，以口、鼻出血为特征，本证涉及的范围更广，可见全身各部位的出血。壮热，烦渴是气分热邪炽盛所致。躁扰昏狂是因于血分热盛而血热扰心。如果痰热蒙蔽心包，则呈昏愦不语。全身各个部位出血，或见衄血、吐血、便血、尿血，或见大面积发斑，出血量很大，血色紫黑，这是热邪耗血动血，既灼伤血络，迫血妄行而致出血，又消耗血中津液而导致凝血的征兆，病情危重。如果由于血热而致肝热，则可以引动肝风而出现四肢抽搐，角弓反张。由于气分的热邪灼液成痰，痰阻于肺，所以喉间有痰鸣音，痰声漉漉。血液凝聚而成瘀，津液凝聚而成痰，血脉之中有瘀血，血脉之外有痰凝，都说明津液已大伤。血中津伤，血液浓缩，所以舌深绛，气分热盛津伤，所以舌苔焦燥。在出血之前有热邪鼓动，血行加速，所以脉数。出血之后由于血液外溢，脉中血少而阳气浮动，所以脉洪大而芤。

【治法】清气凉血，豁痰开窍。

【方药】神犀丹合安宫牛黄丸。

神犀丹(《温热经纬》)

乌犀角尖磨汁　石菖蒲　黄芩各六两(各180g)　真怀生地冷水洗净，浸透，捣，绞汁　银花各一斤(各500g)如有鲜者捣汁用优良　粪清　连翘各十两(各300g)　板蓝根九两(270g)无，则以飞净青黛代之　香豉八两(240g)　元参七两(210g)　花粉　紫草各四两(各120g)

各生晒研细(忌用火炒)，以犀角、地黄汁、粪清和捣为丸(切勿加蜜，如难丸，可将香豉煮烂)，每丸重三钱(9g)，凉开水化服，日二次，小儿减半。如无粪清，可加人中黄四两(120g)研入。

安宫牛黄丸(方见风温章)

【方解】神犀丹的组成药物可以分为三类,一类是清气药;一类是凉血药;一类是化痰药。方中的清气药有:黄芩、银花、连翘、粪清、板蓝根、香豆豉、花粉。黄芩、板蓝根苦寒,粪清就是金汁,其性大寒,连翘微苦寒,银花甘寒,香豆豉辛凉,这些药配伍使用,黄芩、连翘、粪清、板蓝根清里;银花、连翘、豆豉轻扬宣透。内清外透,使邪有出路,从而解除气分的热邪。气分的热势下降,血分的热就有向外的趋势。花粉生气分津液以止渴。方中的凉血药有:犀角、紫草、生地、元参。犀角咸寒,生地甘寒,元参甘咸寒,紫草甘咸寒,都有很好的凉血作用。大剂量使用生地、元参,以补充血中津液,稀释血液而散血,紫草活血以散血。方中的化痰药是石菖蒲,以其辛温芳香而化痰开窍。这个方剂既能清气泄热,又能凉血散血,还兼有化痰开窍作用。但是从这几个方面来看,它的力量都比较轻。凉血散血药中,紫草的力量不够,还可以加丹皮、赤芍。清气药中可以加石膏、知母。如果因热痰蒙蔽心包而见昏愦不语,方中豁痰开窍力量也不够,可以合用安宫牛黄丸。如果出现动风,方中没有凉肝熄风药,要加入羚羊角、钩藤。大便燥结不通,大黄、芒硝也可以加入。总之,要根据临床表现灵活加减。神犀丹原方是丸剂,临床中可以改为汤剂加减运用。

(3)暑热动风

【临床表现】壮热,四肢抽搐,两目上视,颈项强直,角弓反张,头晕胀痛,手足躁扰,甚或神昏狂乱,四肢厥逆,舌干绛无苔,脉弦数。

【治法】凉肝熄风。

【方药】羚角钩藤汤(方见春温章)

说明:暑热动风证是暑热邪气深入血分,热灼筋挛而引动肝风的病变,临床表现、治法、方药与春温病中所讲的血热动风证相同,由于这个证候出现于暑温病中,所以又称为"暑风"、"暑痫"。

(4)暑伤心肾

【临床表现】心热,烦躁,口渴消水,肢体麻痹,舌红绛苔黄燥,脉细数。

【证候分析】这个证候发生在暑温病的后期,是暑热邪气未解,但由于暑热久羁,已损伤肝肾之阴而形成的虚中夹实证。从病变部位来看,是暑热邪气助长手少阴心火,消耗足少阴肾水而导致的手、足两少阴的病变。心热,烦躁,是心火旺,肾阴虚所导致的心肾不交症状。因为真阴亏损,肾水不能上供,所以出现消渴,表现为渴欲饮水而饮不解渴。肝阴不足,筋脉失养,所以肢体感觉麻痹,甚至动作失灵。真阴亏损血液粘稠则舌红绛而脉细,心火旺则苔黄燥而脉数。

【治法】清心滋肾。

【方药】连梅汤(《温病条辨》)

云连二钱(6g) 乌梅(去核)三钱(9g) 麦冬(连心)三钱(9g) 生地三钱(9g) 阿胶二钱(6g)

水五杯,煮取二杯,分二次服。脉虚大而芤者,加人参。

【方解】暑热邪气未解,助长手少阴心火,同时又深入下焦,消耗足少阴肾水,导致心火旺而肾水亏,所以治疗要清心滋肾,实际上就是泻南补北法。连梅汤顾名思义是以黄连、乌梅为君药,麦冬、生地、阿胶为臣药。黄连苦寒,清心热泻壮火,作用于手少阴。乌梅味酸,麦冬、生地甘寒,三药配伍,酸甘化阴,滋阴清热。阿胶为血肉有情之品,滋补肾阴。这个方剂是用黄连来清心泻火,用阿胶来滋肾救水,乌梅、麦冬、生地滋阴清热。

连梅汤与黄连阿胶汤这两个方剂都治心肾不交,都有泻南补北的作用,它们有何区别?黄连阿胶汤中以黄芩从黄连,以白芍从阿胶,再用鸡子黄补脾以交通心肾。方中清心泻火与补肾滋阴的比例各占一半,就是吴鞠通所说的"取一刚以御外侮,一柔以护内主",泻南与补北均等,说明证候是虚实并重。连梅汤用一味黄连泻壮火,而用乌梅、麦冬、生地、阿胶四味药滋阴,可见它是偏于滋肾水的方剂,说明其证候是虚中夹实,以虚为主。连梅汤这个方剂中以乌梅配黄连酸苦泄热,以乌梅配麦冬、生地酸甘敛津,非常突出地体现了叶天士总结张凤逵治疗暑病经验所说的"暑病首用辛凉,继用甘寒,再用酸泄酸敛"这一治疗原则。

5. 暑热已退,气阴两伤

【临床表现】唇干口燥,夜寐不安,精神萎靡,饮食无味,倦怠乏力,舌红少苔,脉细弱。

【证候分析】这个证候见于暑温病恢复期,是暑热邪气已退而气阴两伤未能恢复之证。唇干口燥,是阴伤未复的症状。夜寐不安,精神萎靡,是气阴两虚,心不藏神的征兆。胃气不醒,脾失健运,就可见饮食无味。正气亏损,功能低下,所以倦怠乏力。阴液未复,所以舌红少苔。脉细主阴伤,弱主气虚。吴鞠通在《温病条辨·下焦篇》第39条说:"暑邪久热,寝不安,食不甘,神识不清,阴液元气两伤者,三才汤主之。"在条文中吴鞠通所说的"暑邪久热",并不是指暑热邪气仍盛,而是指暑热邪气久羁,耗气伤阴但邪气已退而言。读这句话要以方测证,由其方纯属补益之剂就可知其证是暑热邪气已退,否则还应该用清涤暑热的药物。吴鞠通所说的"神识不清",也并不是指神志昏迷,而是指精神萎靡不振,如果真是正气大虚的神昏,应该用大定风珠,而不是三才汤所能奏效。这一条的要点在于"阴液元气两伤者"这句话,由此可知它是纯属虚证。

【治法】补益气阴。

【方药】三才汤(《温病条辨》)

人参三钱(9g)　天冬二钱(6g)　干地黄五钱(15g)

水五杯,浓煎两杯,分二次温服。欲复阴者,加麦冬、五味子;欲复阳者,加茯苓、炙甘草。

【方解】方中用了天冬、干地黄、人参三味药,取其中天、地、人三个字而作为方名,所以称为三才汤。吴鞠通在本条分注中说:"凡热病久入下焦,消烁真阴,必以复阴为主。其或元气亦伤,又必兼护其阳。三才汤两复阴阳,而偏于复阴者多也。"方中以天冬、干地黄甘寒补阴,以人参甘温补气,此方虽然有气阴双补的作用,但用了两味甘寒药,且剂量较大,所以是"偏于复阴者多"的方剂。如果阴伤更重,可以再加麦冬、五味子酸甘化阴,以增强补阴作用。如果阳气损伤较为突出,可以再加茯苓、炙甘草健脾益气,培植后天之本以化生阳气。三才汤虽然是为暑温病而设,但一切温病邪气已退,气阴两伤者都可以使用,临床中不必拘泥。

6. 痰瘀阻络

【临床表现】神情呆钝,甚或痴呆,或失语、耳聋,或手足抽动,或手足拘挛,肢体强直,或痿废不用,舌暗或有瘀斑,苔腻,脉沉涩。

【证候分析】这个证候是暑温病的后遗症。在暑温病的过程中,由于暑热伤津而导致血中津液不足,血液凝聚,就可以形成瘀血。气分的热邪灼伤津液,使津液凝聚,就可以成痰。痰与瘀阻塞经络,导致经络不通,就出现一系列后遗症状。痰瘀阻塞心络,心窍不通,心神失常,轻则神情呆滞,反应迟钝,重则痴呆。痰瘀阻塞清窍的血络,气血不通,清窍失养,就导致失语、耳聋。痰瘀阻塞肢体血络,筋脉失养,既可以出现痉挛、强直,也可以导致痿废不用。舌暗有瘀斑主瘀血内阻,苔腻主痰凝。痰瘀阻络,气血不通,所以脉沉涩。这种后遗症一般很难治愈,有的甚至终生不可逆转。

【治法】化痰祛瘀,搜剔通络。

【方药】三甲散加减(《薛生白湿热病篇》)

醉地鳖虫(12g)　醋炒鳖甲(15g)　土炒穿山甲(9g)　生僵蚕(6g)　柴胡(9g)　桃仁泥(6g)

【方解】三甲散的原方见于《温疫论·主客交病》,它的组成是:鳖甲、龟甲、穿山甲、蝉蜕、僵蚕、牡蛎、䗪虫、白芍、当归、甘草,薛生白对原方进行了加减,但所用药物未注明剂量。方中用地鳖虫、穿山甲活血通络,搜剔经络。这些虫类药与一般活血药不同,它们除活血化瘀作用外,还能搜剔经络而使经络通畅，气血流通。鳖甲不是活血药，但是它也有搜邪作用，吴鞠通说："以鳖甲蠕动之物，入肝经至阴之分……入络搜邪。"这就是说，它虽然不是活血药，但它可以滋阴补血，软坚散结而消痰化瘀，疏通经络。僵蚕祛风定惊，化痰散结以熄肝风，止抽搐。痰瘀阻络，气机不畅，用柴胡来疏通气机，使气行则血行。血液瘀结凝滞，需要用滑润活血的药物，才能消散瘀滞，所以用桃仁泥润燥活血。这个方剂的立方宗旨是化痰祛瘀，搜剔通络，但是方中化痰作用毕竟不足，从临床实际来看，效果并不理想。

从病机来分析，这个证候的形成，是在暑温高热的过程中，热邪消耗津液而导致痰瘀阻塞经络。由于经络不通，气血不能供应而致各部位失养，哪个部位失养，哪个部位的功能就发生障碍。由于这种后遗症迁延日久，并非短时间内可以治愈，"欲速则不达"，所以不宜使用汤剂。在临床中可以根据病人不同的表现，选用不同的药物配制成丸剂、散剂或装胶囊常服，使药物缓缓地发挥作用。常用的药物可以分为活血通络药、化痰散结药、理气行滞药三大类。常用的活血药有：当归、川芎、红花、丹皮、赤芍、桃仁、丹参等。这些药物有活血作用，但是搜剔作用不足。搜剔作用较强的药物有：穿山甲、地龙、白花蛇、蕲蛇、乌梢蛇等。选用化痰药要根据病人的情况，观察有没有热象，分别选用温化寒痰或清化热痰的药物。如果没有热象，可以用辛温的半夏、制南星、菖蒲。如果有热象，可以用胆南星、浙贝母、瓜蒌、竹茹清化热痰。在化痰药中白芥子的辛温走窜作用非常强，它有散结通络作用，无论寒痰、热痰凝聚都应该用它来散结。如果是热痰，它与清化热痰药共用，也不会产生副作用。白芥子化痰散结，穿山甲搜剔经络，这两味药互相配伍，对痰瘀阻络有较好的疗效。常用的理气行滞药有：枳实、厚朴、陈皮、柴胡、木香、香附、郁金等。这些药虽然都有行气作用，但是它们的作用并不相同，有的是降气，有的是升散。比如，枳实、厚朴都是下行的；而木香、柴胡是升散药。在临床使用中要有所选择，或配合使用。

治疗痰瘀阻络的后遗症，除主要选用活血、化痰、行气药外，还要考虑到病人的体质，由于长期不愈，正气消耗，病人往往兼有气虚或血虚、阴虚。如果兼有气虚的，加补气药，如黄芪、党参、白术等。阴血不足的，加滋阴补血药，如阿胶、沙参、生地、玄参等。气阴两虚的，可以用玉竹、黄精、太子参等。

总而言之，暑温病后遗症痰瘀阻络证病程长，缠绵难治，所以治疗要有耐心。一方面要活血、化痰、行气，搜剔通络，一方面要考虑正气，适当加入补气、滋阴、补血的药物。用这些药物制成便于服用的剂型，小剂量长期服用，以求缓缓收功，不可急于求成，否则徒伤正气，欲速则不达。

暑温病传变规律及证治简表

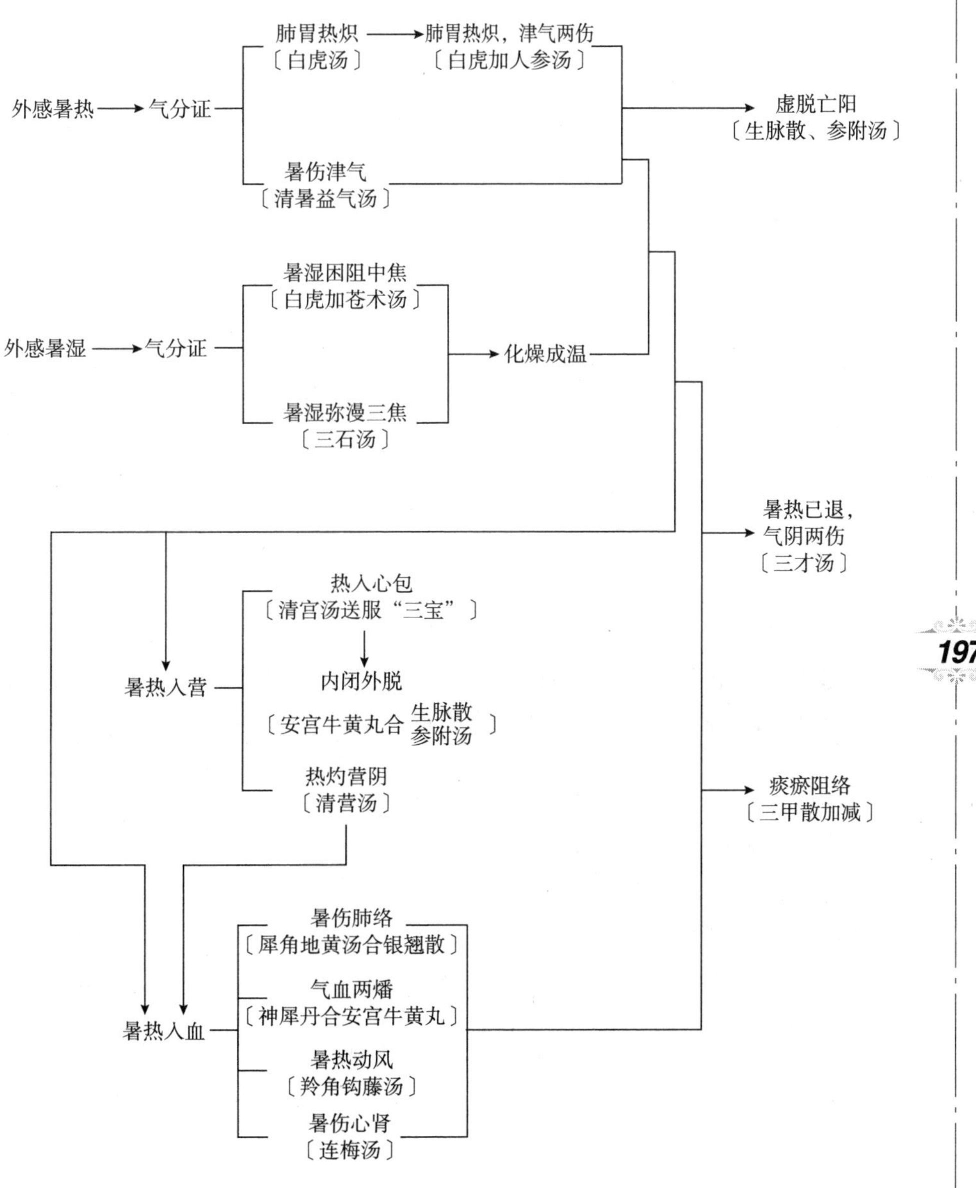

附 几种其它常见暑病

由于夏季高温多雨,所以病变种类较多,除了暑温病之外,还可以发生其它的暑病。这里选择其中常见的冒暑、暑咳、中暑、暑秽四种暑病进行讲述。

1. 冒暑

寒邪束表,暑湿内蕴

【临床表现】发热,恶寒,无汗,头痛,身形拘急,脘痞,心烦,口渴,尿黄,舌苔薄腻而黄,脉濡数。

【证候分析】冒暑,就是夏季的感冒,主要证候类型是寒邪束表,暑湿内蕴。夏季气候炎热、潮湿,暑湿弥漫在空间,也弥漫到人体,所以夏季人们有闷热感。不过天气炎热的时候正常人会有汗出,通过出汗可以把体内的暑湿发散出去,所以不会生病。如果由于天气炎热而过分贪凉,比如用冷水洗澡或长时间在空调房间生活,就容易发病。例如夏季室外暑热特别盛,进房间后因空调的冷气突然降温,就会感觉周身发紧,这就是感受了寒邪的征兆。由于寒邪困束肌表,毛窍收缩,体内的暑湿被憋在里面发散不出去了,就形成了寒邪束表,暑湿内蕴的证候。由于外有寒邪束表,卫气不宣,所以见恶寒。邪气侵袭,正邪相争,则见发热。由于寒主收引,腠理闭塞,气血涩滞,所以见无汗,周身拘急,头痛。由于腠理闭塞无汗,体内的暑湿发散不出去而蕴于体内,湿阻气机,就出现脘痞。暑热扰心则心烦。暑热伤津则口渴、尿黄。舌苔薄腻而黄,脉濡数主暑湿内蕴。

【治法】疏表散寒,涤暑化湿。

【方药】新加香薷饮(《温病条辨》)

香薷二钱(6g) 银花三钱(9g) 鲜扁豆花三钱(9g) 厚朴二钱(6g) 连翘二钱(6g)

水五杯,煮取二杯,先服一杯。得汗,止后服。不汗,再服。服尽不汗,再作服。

【方解】这个证候的病机是夏季外感寒邪,由于寒邪束表而致暑湿内蕴,属卫气同病。因为表有寒邪,所以要辛温解表,疏表散寒;因为内蕴暑湿,所以要涤暑化湿。应该注意的是,夏季感受寒邪能否称为“伤寒”呢?不能。因为伤寒是冬季感受寒邪所导致的病变,它不可能发生于夏季。中医学所说的“寒邪”是一个相对的概念,凡是人体感觉寒冷,就称为寒。但是冬季的“寒”与夏季的“寒”差别很大,比如冬季气温在摄氏0℃以下,一般情况下就称之为

“寒”。在这种低温环境下，人体的腠理处于密闭状态，如果感受这种寒邪而发病，就需要用麻黄、桂枝这类辛温解表药发汗散寒。夏季温度在30℃以上，一般就称之为“热”，在这种高温环境中，人体的腠理处于开泄状态。如果由30℃的高温环境中突然进入20℃的空调房间，给人的感觉就是“寒”，人体就可能由于腠理突然闭塞而发病，这就称为“寒邪束表”。这种“寒”与冬季的严寒在程度上是有很大差别的，治疗虽然也需要辛温解表，但是绝不能用麻黄、桂枝这类大辛大热药物。香薷是治疗夏季感受寒邪的首选药物，新加香薷饮是治疗寒邪束表，暑湿内蕴的代表方剂。方中香薷辛温芳香，既能发汗解表散寒，又能芳香化湿。它的解表作用与麻黄相似，但是要比麻黄柔和得多，所以古人说“夏日之香薷，犹冬月之麻黄”。银花、连翘清凉宣透，使内蕴的暑热外达。银花与鲜扁豆花都有芳香气味，能够芳化湿浊。厚朴苦温，燥湿行气，使湿浊下行。因为新加香薷饮既能散在表之寒，又能清化在里的暑湿，所以说它是表里双解的方剂。这个方剂所用的药物轻灵，既能发散表寒，又能清暑化湿。如果暑热比较重，伴见口渴甚，小便黄赤等，可以加清热涤暑药，如竹叶、西瓜翠衣、荷叶、石膏等。如果湿浊较重，伴见恶心，呕吐等，可以加祛湿药，如藿香、佩兰、六一散等。

2. 暑咳

暑邪在表，肺失宣降

【临床表现】发热，微恶风寒，头晕而痛，咳嗽少痰，胸闷胁痛，心烦，口渴，舌苔薄黄或薄黄而腻，脉数而两寸有力。

【证候分析】暑咳，是指夏季外感暑邪而导致的以咳为主症的病变。这种病变的病机是暑邪袭表，导致肺失宣降，肺气上逆而咳。所感受的邪气，可以是暑热，也可以是暑热夹湿。暑邪袭表，正邪相争，所以发热。表有邪而致卫气宣发受阻，所以微恶风寒。暑邪上蒸，清窍不利，就可见头晕、头痛。暑邪袭表，肺气宣降失常，则气逆而咳。因为邪气尚未入里，所以干咳无痰或少痰。肺失宣降，气机不利，所以见胸闷胁痛。暑热扰心则烦，暑热伤津则渴。暑热在表，所以舌苔薄黄而不厚，如果是暑热夹湿，则可见舌苔薄黄而腻。脉数主热，两寸有力主邪在上焦。雷少逸在《时病论》中说：“暑咳之为病，积在暑月也。良由暑热下逼，先伤乎上，夫五脏之位，惟肺最高，为诸脏之华盖，暑热袭之，肺经先病者，固无论矣。且暑中有火，肺体属金，火未有不克金者也。其脉濡滑而数，两寸有力而强，咳逆乏痰，既有也少，或身热口渴，或胸闷胁痛，此皆暑热入肺之脉证也，宜用清宣金脏法加滑石、甘草治之。”

【治法】清涤暑热，宣肺止咳。

【方药】雷氏清宣金脏法（《时病论》）

牛蒡子一钱五分(4.5g)　川贝母(去心)二钱(6g)　马兜铃一钱(3g)　杏仁(去皮、尖,研)二钱(6g)　陈瓜蒌壳三钱(9g)　桔梗一钱五分(4.5g)　冬桑叶三钱(9g)

加枇杷叶三钱(9g),去毛,蜜炙为引。

【方解】雷少逸的《时病论》一书中没有方名,所有方剂都是以法名方。“清宣金脏法”实际上就是清热宣肺的方剂。方中牛蒡子、冬桑叶宣肺透邪。枇杷叶清肺降逆止咳。马兜铃清肺化痰止咳。桔梗配杏仁,一升一降,以恢复肺的宣发肃降功能,宣降复则咳可止。川贝母、瓜蒌皮清化热痰,瓜蒌皮又能宽胸理气。方中诸药配伍,有清有透,有宣有降,使邪有出路,肺的宣降功能恢复,则其咳自止。如果是暑热夹湿而见舌苔薄腻者,可在方中加入滑石、甘草,也就是“六一散”,以清暑利湿。这个证候病情不重,所以用药也轻。

3. 中暑、暑厥

【临床表现】高热,口渴,卒然昏倒,不省人事,气急喘促,喉间痰鸣,四肢厥逆,舌红苔黄,脉滑数或沉伏。

【证候分析】中暑发于夏季高温天气,是因人在烈日下行走或在高温环境下劳作,导致暑邪卒中而发病。暑邪卒中人体,正邪相争,所以见高热。暑热伤津,所以口渴。由于暑热卒然进入人体,导致肺的宣降功能失常,气机闭塞不通,以致肺中的津液不能正常地向周身敷布,津液就凝聚成痰,痰浊蒙蔽心包,所以突然昏倒,不省人事。中暑的神昏是痰蒙心包,它与风温病的热陷心包证不同。热陷心包证是热邪灼液成痰,痰与热胶结,相合而蒙蔽心包,同时还有营阴损伤。可以说,它是内有营热阴伤,外有热痰蒙蔽,其来也渐,其势也深。中暑是暑邪突然外袭,这种病人不见得有营阴损伤。痰的形成,不是热邪灼液成痰,而是由于暑邪闭塞气机,津液不能敷布而凝聚成痰,痰蒙心包而致突然神昏,其来也卒,痰热并不胶结。暑热痰浊壅滞在肺,宣降失常,所以肺气上逆而致气急喘促。痰阻气道,所以喉间有痰鸣音。舌红苔黄,脉数都主热重,脉滑主痰凝。如果热郁痰凝特别严重,以致气机闭塞,气血不通,也可以见沉伏脉。但是这种病人脉并没有绝,不是微细欲绝,而是沉伏不出,必须重按,推筋着骨始得。四肢厥逆,是由于热郁痰凝,气机不通,阳气不达于四末所致。中暑的病人伴见四肢厥逆,就称为“暑厥”,也就是中暑合并休克。

【治法】芳香开窍。

【方药】苏合香丸、藿香正气散、至宝丹、通关散。

苏合香丸(《太平惠民和剂局方》)

白术　青木香　乌犀屑　香附子炒去毛　朱砂研,水飞　诃黎勒煨,去皮　白檀香　安息香别为末,用无灰酒一升熬膏　沉香　麝香研　丁香　荜茇各二两(各60g)　龙脑研　苏合香油入安息香膏内,各一两(各30g)　熏陆香别研,一两(30g)

上为细末，入研药匀，用安息香膏并炼白蜜和剂，每服旋圆如梧桐子大，早朝取井华水，温冷任意，化服四圆。老人、小儿可服一圆。温酒化服亦得，并空心服之。

藿香正气散（《太平惠民和剂局方》）

大腹皮　白芷　紫苏　茯苓去皮，各一两（各30g）　半夏曲　白术　陈皮去白　厚朴去粗皮，姜汁炙　苦梗各二两（各60g）　藿香去土，三两（90g）　甘草炙，二两半（75g）

上为细末，每服二钱（6g），水一盏，姜钱三片，枣一枚，同煎至七分，热服。如欲出汗，衣被盖，再煎并服。

至宝丹（方见风温章）

通关散（《丹溪心法附余》）

皂角　细辛各一钱（各3g）

为细末，取少许吹鼻取嚏。

【方解】病人突然昏倒是因为窍闭，窍闭是因为痰凝，痰凝是因为气机不通，肺不布津，所以治疗必须从宣通气机入手。也就是说，要通过宣通气机而使壅滞之气散开，气行则津行，津行则痰化。关于具体方药，张凤逵《伤暑全书》中主张"先以辛温药解散之"，雷少逸在《时病论》中提出用苏合香丸。

苏合香丸属辛温芳香开窍之剂，它是用大队辛温芳香走窜的药物行气开郁，以开心包之闭，所以称为"温开"。张凤逵提出用"辛温药解散之"，雷少逸主张用苏合香丸，雷氏用药与张氏的原则一致。中暑的病人高热神昏为什么反而用辛温药呢？这是因为暑热壅滞而使气机闭塞，以致津液代谢发生障碍，在这种情况下，非用芳香发散不能散滞气。如果骤然用大剂寒凉，反而会使痰浊寒凝冷冻而不能化开。如果一时找不到苏合香丸，可以用藿香正气散的水剂代替。如果暑热很重，体温很高，也可以用至宝丹。至宝丹也是芳香开窍之剂，它虽然也偏凉，但以芳香开窍为主，有发散作用。总之，暑热聚于肺，以致气机闭塞，津液不布，聚而为痰，要用发散药，使气行则痰开，从而达到开心包之闭，苏醒神志的目的。另外，还可以用通关散搐鼻，这个方剂是用皂角、细辛各等份研末。皂角、细辛都是辛温走窜药，走窜作用非常强，把它们研成末，用纸捻蘸少许送入鼻腔，病人马上就打喷嚏，通过打喷嚏就可以宣气机，通阳气，有开窍醒神的作用。因为它有通关开窍作用，所以称为"通关散"。

中暑的病人突然昏倒，不省人事，有似于中风，但中风的病人伴随口舌㖞斜，半身不遂，醒后常留有后遗症。中暑的病人虽然神昏，但是没有半身不遂症状，醒后如常人，不留后遗症。

4. 暑秽

【临床表现】身热有汗，头晕而胀，胸脘痞闷，呕恶，烦躁，甚则神昏，耳聋，舌苔白腻或黄腻，脉濡或濡数。

【证候分析】“暑秽”，实际上就是中暑。不过，中暑所中的是暑热邪气而暑秽所中的是暑湿邪气，所以名称不同。这个证候又称为“秽浊”、“龌龊”、“发痧”。秽浊与龌龊都是肮脏的意思，是指感受了自然界暑湿秽浊肮脏的邪气而发病。雷少逸《时病论》说：“秽浊者，即俗称为龌龊也。是证多发于夏秋之间，良由天暑下逼，地湿上腾，暑湿交蒸，更兼秽浊之气交混于内，人受之，由口鼻而入，直犯膜原。初起头痛而胀，胸脘痞闷，肤热有汗，频欲恶心，右脉滞钝者是也。然有暑、湿之分，不可以不察也。如偏于暑者，舌苔黄色，口渴心烦，为暑秽也。偏于湿者，苔白而腻，口不作渴，为湿秽也。均宜芳香化浊法治之，暑秽加滑石、甘草；湿秽加神曲、茅苍。”正如雷少逸所说，夏季炎热多雨，由于长期闷热，自然界各种湿热秽浊之气弥漫，在这种环境中，人就容易感受秽浊、龌龊之气而突然昏倒，昏闷无声。按过去迷信的说法，北方称为“撞客”，南方称为“客忤”，认为是撞见鬼了，或者撞见黄大仙了，实际上是感受了湿热秽浊、龌龊之气。因为暑湿邪气卒然侵袭人体，正邪相争，所以发热。热蒸湿动，所以有汗。湿热上蒙，清窍不利，就出现头晕、头胀、头痛。湿邪阻滞气机，所以见胸脘痞闷。胃气不降，则恶心、呕吐。热扰心神，所以烦躁。如果湿浊蒙蔽心包，就可以出现神昏。湿浊上蒙，清窍不利，堵塞在耳窍，就可见耳聋。暑湿秽浊内蕴，所以舌苔腻，如果湿邪重，则苔白腻而脉濡；如果暑热重，则苔黄腻而脉濡数。

【治法】芳香化浊，祛湿辟秽。

【方药】雷氏芳香化浊法(《时病论》)

藿香叶一钱(3g)　佩兰叶一钱(3g)　广陈皮一钱五分(4.5g)　制半夏一钱五分(4.5g)　大腹皮一钱(3g)(酒洗)　厚朴八分(2.4g)(姜汁炒)

加鲜荷叶三钱(9g)为引。

【方解】所谓芳香化浊，祛湿辟秽，就是用芳香化湿的药物祛除暑湿秽浊之气。方中用藿香、佩兰芳香化浊。陈皮、半夏辛温燥湿。大腹皮、厚朴燥湿行气以降浊。荷叶芳香化浊以升清。如果以暑热邪气为主者，加滑石、甘草，也就是六一散，以涤暑利尿。如果以湿邪为主者，加神曲消导醒胃，茅苍术辛温燥湿。如果病情紧急，为了取用方便，也可以用藿香正气水。如果昏迷不醒，可以用通关散取嚏以开窍通关。还可以用玉枢丹，也就是紫金锭，用水化开灌服，以芳香辟秽，清热解毒。

第四章 湿温

湿温病多发生于夏末秋初雨湿季节，是外感湿热邪气所引起的温病。初起以身热不扬，气机阻滞，脾胃功能失常，水液代谢障碍为主要临床特征。湿温病属于湿热病的范畴，而且是湿热病的代表病种，其特点有四个方面。第一，季节性强，多发生在夏、秋之交，也就是夏末秋初。第二，以脾胃为中心弥漫周身，阻滞气机，导致水液代谢失常。湿温病的病变中心在脾胃，但又不局限于脾胃，它有弥漫的特性，往往以脾胃为中心，弥漫到周身，导致三焦气机不通畅，水液代谢失常。第三，病变过程中多出现矛盾症状。湿温病既有湿邪，又有热邪，但是热的表现不明显，出现了一系列与热病不相符的矛盾症状，比如身热不扬，脉不数反缓，面不红反淡黄等。从表面上看这些症状与热病不相符，所以说它是矛盾症状，但是从本质上说并不矛盾。因为湿温病是湿与热两种邪气所导致的，湿为阴邪，热为阳邪，湿要表现湿的特点，热要表现热的特点，这两种邪气各自都要有所表现，所以它反映出来的就是两种表现。特别是在病变初起，是以湿邪为主，热裹在湿中，自然是湿邪的症状突出。因为邪气本身就是一阴一阳呈现一对矛盾，所以临床表现看似矛盾。但是从本质上说，从病因病机进行分析，其实并不矛盾。第四，病程长，缠绵难愈。因为湿邪重浊粘腻，粘滞在人体不容易速除，所以病程很长，缠绵难愈。

湿温的病名，最早见于《难经·五十八难》，条文中说："伤寒有五：有中风、有伤寒、有湿温、有热病、有温病。"可见当时是把湿温作为五种伤寒中的一种。后世也不断对这个病种有所描述，但是一般还是把它作为伤寒中的一种类型看待。至清代，《薛生白湿热病篇》首先把它作为温病的病种进行专题论述。吴鞠通的《温病条辨》对湿温病的辨证论治进行了更详细地阐述，并提出了一系列的治疗方药，从而使湿温病的辨证论治形成了完整的理论体系。

西医学中的伤寒、副伤寒、钩端螺旋体病、沙门氏菌属感染的其它疾病等，可以参考湿温病辨证论治。

一、病因病机

湿温病的病因是外感湿热邪气。夏末秋初季节，气候炎热，降雨量多，湿热蒸腾,人体处在这样的自然环境之中,就容易感受湿热邪气而发病。在湿与热两种邪气中,初起往往是以湿邪为主,呈现湿重于热的证候。湿温病虽然是外感病,但是发病与否和人体的脾胃功能有密切的关系。如果脾胃功能健全,一般不容易发病。如果素体脾胃功能呆钝,平素就有水湿内停,再外感湿热邪气,就容易导致疾病的发生,正如《薛生白湿热病篇》所说:"太阴内伤,湿饮停聚,客邪再至,内外相引,故病湿热。"吴鞠通在《温病条辨》中也指出,湿温病的发生是因为"内不能运水谷之湿,外复感时令之湿"。

在湿温病的发病过程中,由于湿热郁蒸,往往是以三焦某一部位为中心而影响到其它部位,一般来说初起是起于上焦,然后渐次传于中焦、下焦。初起湿热邪气先侵犯上焦卫分,但因为湿热是弥漫性的邪气,它也可以同时向里弥漫,所以常表现为以湿邪为主,卫气同病的证候,临床中既可见恶寒,发热,身热不扬,周身重痛等卫分症状,同时又有胸闷脘痞,纳呆不饥,舌苔白腻等气分证的表现。湿温病在上焦的证候除卫气同病外,还可以出现湿热酿痰蒙蔽心包证。这个证候的形成,是因为在湿温病的发展过程中湿热郁蒸,热邪煎熬湿邪,把湿邪凝聚成痰,从而导致了湿痰蒙蔽心包,出现神志的变化。上焦病不解,就渐次传于中焦,由于湿温病以中焦脾胃为病变中心,所以湿热病在中焦稽留的时间最长,而且变化也较多。湿温病传至中焦,初起多呈湿重于热。在发展的过程中,如果人体的阳气旺盛,或治疗中大量使用温燥药物,它可以从阳化热,向湿热并重转化。再进一步发展,还可以表现为热重于湿,甚至化燥成温而转化成温热病。如果人体的阳气素虚,或者治疗中过度使用寒凉药物,它可以从阴化寒,向寒湿转化,最终变成寒湿病。如果中焦湿热既不从阴化寒,又不从阳化热,往往是渐次传入下焦。因为湿温病是湿热两种邪气为患,湿邪不去则热不伤阴,所以下焦湿热并不损伤肝血肾精,而是阻滞在膀胱或大肠,导致水液代谢或食物代谢失常,出现小便或大便排出障碍。下焦湿热病也有湿重于热与热重于湿的不同类型。在湿热病的发展过程中,由于湿热交混,一般来说不损伤阴液,只要不化燥成温,一般不入营分、血分,而是始终流连在气分,所以湿温病不论是在上焦、在中焦、在下焦,都是以气分证为主。

湿温病后期,有三种发展趋势。一种是湿热邪气已解而脾胃功能未复的后遗症。一种是从阳化热,化燥成温而转化成温热病,进而深入营分、血分而见神昏、出血等症状,甚至气随血脱而见虚脱亡阳的危重证。一种是从阴化寒而转化成寒湿病,甚至损伤肾阳而见湿盛阳微,寒水内停之证。

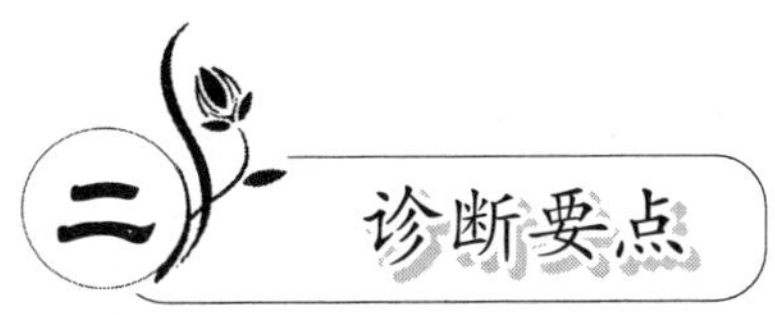

二 诊断要点

湿温病的诊断要点有五个方面。

一是发病季节在夏末秋初，也就是夏秋之交。湿温病是肠道传染病，这个季节如果饮食不洁，很容易导致传染。

二是起病缓慢，初起有恶寒，发热的表现，类似感冒，但是恶寒重，热势不扬，头身重痛，反应迟钝，胸脘痞闷，舌苔腻，脉濡缓，不能误诊为感冒。

三是传变较慢，病势缠绵，所以病程长。在病变的发展过程中，以湿热流连气分阶段时间最长，大约持续十几天甚至二十多天。

四是在病变过程中，可以出现白瘖。在第二周至第三周，也就是第十四天到二十一天这个阶段，可以出现肠出血，便血鲜红或紫红，甚至气随血脱，导致虚脱亡阳。

五是暑湿病与本病都是湿热邪气致病，所以有相似之处。但是暑湿病起病急，初起即见高热，口渴，大汗，心烦，脘闷身重，脉洪数，它是以热邪为主而夹湿。湿温病初起湿邪偏盛，热象不显。另外，发病季节不同，暑湿病是在夏季发病，而湿温病发生在夏秋之交。伏暑病与本病也有相似之处，但伏暑是在秋、冬发病，初起虽有表证，但以里湿热证为主，而且比湿温病初起热势重。

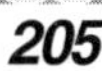

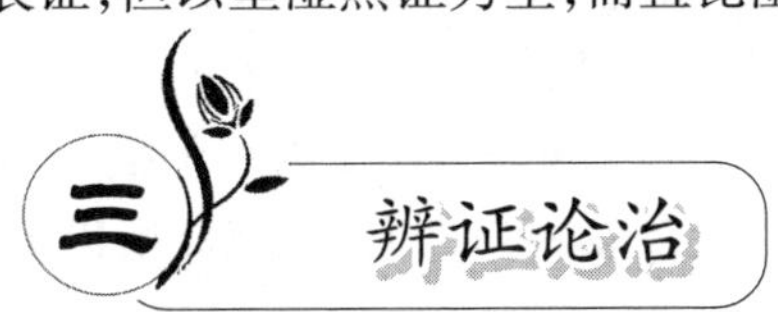

三 辨证论治

湿温病是湿热两种邪气为患，所以在辨证论治的过程中首先要分清湿与热孰轻孰重，以决定用药是以祛湿为主还是以清热为主。另外，还要辨别邪气所在的部位，以选择不同的药物，有针对性地治疗。病变初起，湿热邪气在上焦，一般是湿重于热，治疗用辛温宣透，芳香化湿的药物，简称辛宣芳化法。它的作用是疏通肌腠，使腠理通达，气机通畅，微有汗出而邪从汗解。这种治法称为小汗法，是通过小汗而逐渐地向外透发湿热邪气。湿邪粘腻，难以速除，所以只能用小汗法反复透邪，使湿邪逐渐消除。因为是小汗，不可能出一次汗就把邪气排除干净，所以治疗要有耐心，不能着急。如果急于求成而误用麻黄、桂枝这类大辛大温的药物，不仅不能发出汗来，反而鼓动湿热邪气上蒙清窍，内闭心包，导致吴鞠通所说的“神昏，耳聋，甚则目瞑不欲言”的危重证。湿热邪气传到中焦，治疗要以辛味与苦味药物为主，辛能开郁，苦能燥湿。如果湿重，应该用辛温配苦温，辛开苦降，燥湿降浊。如果湿热并重，要适当加入苦寒药，仍然是辛开苦降，燥湿清热降浊。如果热重，应该用苦寒与辛寒药物配伍少量燥湿药，以清热为主，兼以祛湿。湿热深入下焦，导致大、小便排泄失常，治疗要因势利导，用淡渗利湿法，使湿浊从小便外解，热邪也就随着湿邪排出去了，这就是从湿中泄热的方法。如果热也重，可以在祛湿药中加入苦寒清利的药物，如栀子、竹叶、木通等，淡渗与清利并用，消除下焦的湿热。

在治疗湿温病的全过程中，始终要考虑到脾主运化水湿，胃主受纳水谷，所以要加入健脾益气，醒胃消导的药物，促进脾胃功能的恢复，湿邪就容易排出。还要考虑到，湿热邪气往往容易弥漫三焦，导致气机阻滞，气不通则湿不能去，气化功能不恢复，湿邪就没有通路，所以治疗中一定要加入理气行滞的药物。同时，也要考虑到肺主通调水道，所以宣肺的药物也必不可少。这几个方面都照顾到了，还要考虑到湿热邪气弥漫性的特点，它虽然在上焦，也往往弥漫于中、下焦；在中焦，也可以向上、下焦弥漫；在下焦，也同时向中、上焦弥漫。所以，治疗中要兼顾三焦，治上焦不忘中、下焦；治中焦不忘上、下焦；治下焦不忘中、上焦，在选药的时候要注意配伍。这就是治疗湿热病的方剂中都有兼顾三焦之药物的原因。

湿温病除了用药物治疗外，还要注意饮食禁忌，尤其是中、后期或者刚刚痊愈之初，一定要节制饮食，油腻、甜、粘、生冷等不易消化的食物一定要控制，要进流食或半流食，防止加重脾、胃、大肠的负担而导致肠出血。在生活上，除饮食护理外，同时还要注意起居护理，防止因感冒而复发或因过度劳累而复发。因为不管是哪种情况导致复发，复发以后的病情都比原发病重。这是因为，原发病是健康人得病，复发者是虚人再发病，所以治疗起来更为困难，这个后果一定要考虑。

湿温病后期邪气已解，脾胃功能未复者，可以用健脾醒胃的药物善后调理，但是不能用大补的药物，以防死灰复燃。湿温病如果出现从阳化热而化燥成温，就按温热病治疗。如果从阴化寒而转化成寒湿病，则应该用温化寒湿法治疗。对湿温病各种证候的辨证论治，下面将按照湿重于热、湿热并重、热重于湿三种类型分类讲述。但是还要考虑到，湿温病一般都是从上焦到中焦再到下焦渐次传变，所以在按照湿重于热、湿热并重、热重于湿分类的基础上，在每个类型中再按照上焦、中焦、下焦的顺序排列讲述。这种讲述方法，可以说是以湿与热两种邪气比重的分类为纲，以病变部位为目的讲法。

1. 湿重于热

湿重于热，是指以湿邪为主，热蕴湿中的证候类型。其临床特点是湿遏热伏、热象不显。因其病变部位不同，表现形式也有所区别。病变初起，邪犯上焦，往往呈卫气同病。如果湿热酿痰蒙蔽心包，可以出现神志失常。湿热传入中焦，或在膜原，或在脾胃，都以湿阻气机为主要特征。湿热传入下焦，或湿阻膀胱，或湿阻大肠，则导致饮食物代谢失常，二便排出障碍的病变。

（1）湿热郁阻，卫气同病

【临床表现】恶寒，少汗或无汗，身热不扬，午后热甚，身重肢倦，头重如裹，表情淡漠，面色淡黄，四肢发凉，胸闷脘痞，纳呆不饥，甚或呕恶，大便溏滞不爽，小便不利，舌苔白腻，脉濡缓。

【证候分析】恶寒而身热不扬，是指恶寒与发热相比较，热象不显而恶寒突出。湿邪粘滞，阻滞气机，使体表气机不畅，体内阳气被阻而不能宣达于体表，所以恶寒突出。病人在恶寒的同时也存在发热，但是由于湿热裹结，热蕴湿中不得发越，所以热象不明显，这种热型就称为身热不扬。热蒸湿动可以有少量的汗出，但是汗不多，是少量的粘汗，这是湿邪外蒸的表现，不是津液外渗。如果湿邪较重，气机不通，也可以无汗。午后申时是阳明经气主令，阳明是多气多血之经，这段时间正气充盛，抗邪有力，所以体温比其它时间更高。这种病人体温一般在38℃左右，午后可以升高到39℃左右，所以称为午后热甚。湿是有形之邪，重浊粘腻，湿邪粘着于周身，所以出现头重如裹，周身沉重，肢体倦怠沉重而有紧束感。上面所说的这些症状与感冒相似，应该加以鉴别。它与感冒的不同点主要在于这种病人有表情淡漠的特殊表现。感冒的病人没有神志异常的变化，而这种病人从发病就开始发呆，所以吴鞠通称之为“秋呆子”。这是因为，湿热郁蒸，湿浊像雾一样笼罩在胸腔，以致清阳不宣，使神志活动发生了障碍而反应迟钝，表情淡漠，呈无欲貌，但是并没有陷入昏迷。面色淡黄，是湿阻气机，气血不能上荣所致。四肢发凉，是湿阻气机，阳气不通，阳气不能达于四末的表现。湿邪弥漫于里，气机不通，所以胸闷脘痞。湿邪困阻脾胃，升降失常，脾胃呆钝，所以纳呆不饥，没有饥饿感。如果胃气上逆，还可以出现恶心甚至呕吐。湿邪下注大肠，则大便溏泄，但是因为湿阻气机，腑气不通，所以大便虽溏，却粘滞不爽，排出不畅。小便不利，是因湿阻气机，水道不利所致。因为湿热裹结，热蕴湿中，不扬于外，所以舌苔白腻。脉象濡软，缓怠无力，是湿邪弥漫，气机不畅的表现。通过这些临床表现可以看出，湿温病初起，是以湿阻气机为主要特征，因为热蕴湿中，热象不明显，所以说这种证候类型属于湿重于热。从这一系列的症状来看，既有湿热邪气在手太阴卫分的表现，又有湿热弥漫于里的气分见症，所以诊断为上焦卫气同病。

【治法】辛宣芳化，宣气化湿。

【方药】藿朴夏苓汤、三仁汤。

藿朴夏苓汤（《医原》）

藿香二钱(6g)　半夏钱半(4.5g)　赤苓三钱(9g)　杏仁三钱(9g)　生薏仁四钱(12g)　白蔻仁六分(1.8g)　猪苓钱半(4.5g)　淡豆豉三钱(9g)　泽泻钱半(4.5g)　厚朴一钱(3g)

三仁汤(《温病条辨》)

杏仁五钱(15g)　飞滑石六钱(18g)　白通草二钱(6g)　白蔻仁二钱(6g)　竹叶二钱(6g)　厚朴二钱(6g)　生薏仁六钱(18g)　半夏五钱(15g)

甘澜水八碗,煮取三碗,每服一碗,日三服。

【方解】辛宣芳化,是辛温宣透、芳香化湿法的简称,是指选用辛温芳香的药物,用其辛温来宣表透邪,用其芳香来宣化湿浊,使邪气从表而解的治法。但是因为湿邪同时也弥漫于里,又影响到上、中焦气分,所以还要用辛开苦降,淡渗利湿的药物以祛除气分之湿。又要配伍健脾醒胃,理气行滞之品以宣通气机,使气行则湿动,从而达到宣气化湿的目的。藿朴夏苓汤中,以辛温芳香的藿香、淡豆豉与杏仁相配,共同开通上焦肺气,宣化湿浊,使邪气从表而解。半夏与蔻仁有辛温开郁燥湿的作用,而且蔻仁还能芳香醒胃。厚朴苦温燥湿,行气降浊。半夏、蔻仁、厚朴三药相配,辛开苦降,燥湿降浊,宣畅中焦气机。赤茯苓、生薏苡仁、猪苓、泽泻淡渗利湿,而且赤茯苓、生薏苡仁还有健脾作用。这个方剂辛宣芳化、辛开苦降、淡渗利湿三种祛湿法并用,同时配入了健脾醒胃、理气行滞之品,应该说组方是相当全面的。但是也小有缺点,因为湿邪毕竟是以上焦卫分为主,方中宣透的力量稍嫌不够,临床使用中可以加苏叶、白芷这类辛温芳香的药物。藿朴夏苓汤中的药物,总体来看是以温性为主。这是因为,其证候属湿重于热,而湿邪非温不化,所以治疗重点在于祛湿,湿去则热不独存。如果过早、过多使用寒凉药物,反而容易导致湿邪冰伏。

在《温病条辨·上焦篇》第43条中,吴鞠通提出湿温病初起在上焦的证候用三仁汤治疗,他说:"头痛,恶寒,身重疼痛,舌白,不渴,脉弦细而濡,面色淡黄,胸闷,不饥,午后身热,状若阴虚,病难速已,名曰湿温。汗之则神昏,耳聋,甚则目瞑不欲言;下之则洞泄;润之则病深不解。长夏、深秋、冬日同法,三仁汤主之。"他在本条分注中又说:"惟以三仁汤轻开上焦肺气,盖肺主一身之气,气化则湿亦化也。"三仁汤中用杏仁配竹叶宣透上焦以开通肺气。用白蔻仁、厚朴、半夏辛开苦降以行气燥湿降浊。用生薏苡仁配滑石、通草淡渗利湿,生薏苡仁还有健脾作用。这个方剂的特色是用杏仁、滑石、通草这三味药相配伍以通利三焦水道。这个方剂体现了开上、畅中、渗下的原则。三仁汤中杏仁的用量达五钱(15g)之多,突出地体现了吴鞠通所说的"轻开上焦肺气"的观点。但是对湿温病初起卫气同病的证候来说,这个方剂辛宣芳化的宣表作用毕竟不足,临床使用时可以加藿香、白芷、苏叶等辛宣芳化药物。

三仁汤与藿朴夏苓汤都是开上、畅中、渗下的方剂，二者的区别在于：藿朴夏苓汤中有藿香与豆豉，透表的力量强；三仁汤中有竹叶与滑石，从湿中泄热的力量稍强。在临床中可以根据病情酌情选用。

湿温病初起卫气同病的证候恶寒而身热不扬，与太阳伤寒有疑似之处，但脉不浮紧而濡缓，而且舌苔白腻，所以不能用麻黄、桂枝之类的辛温药大发其汗，以防鼓动湿邪上蒙清窍，内闭心包而致“神昏，耳聋，甚则目瞑不欲言”。其午后热甚，脘痞纳呆，大便溏滞，又疑似于阳明热结，但面色淡黄，无腹满痛拒按，所以不可妄用苦寒攻下，以防损伤脾阳，反致“洞泄”不止。其脉弦细，午后身热，疑似于阴虚症状，但舌苔白腻，脉濡缓，所以不可用滋腻补阴之品，以防滋腻敛邪助湿而致“病深不解”。

（2）湿热酿痰蒙蔽心包

【临床表现】身热不扬，午后热甚，神志呆痴，时昏时醒，昼轻夜重，昏则谵语，醒则神呆，呼之能应，舌苔白腻或黄腻，脉濡滑或濡滑数。

【证候分析】身热不扬，说明热蕴湿中而不得外扬。午后热甚，是申时阳明主令，正邪相争激烈的表现。所谓湿热酿痰蒙蔽心包，是指在湿热郁蒸的过程中，热邪煎熬湿邪，使湿邪逐渐凝聚成湿痰而蒙蔽了心包。因为心包被湿痰蒙蔽，所以就导致了神志失常。但是热势不重，所以病人昏迷的程度浅，表现为时昏时醒。昼轻夜重，是因为夜间温度低，阴寒盛，湿痰易于凝聚而使心包蒙蔽状态加重，所以表现为神昏以夜间为重。昏迷的时候可以出现谵语，醒转来的时候也不像正常人那样完全清醒，而是发呆，反应迟钝，但是对外界刺激有反应，呼之能应。总之，时昏时醒说明昏迷的程度不深。这个证候是气分证，是气分的湿痰蒙蔽了心包。湿与热两种邪气的存在形式是热裹在湿中，热邪把湿邪煎熬成痰，从外面把心包蒙住了，热邪并没有深入到营分，也没有损伤营阴，所以舌不红绛。舌苔白腻，脉濡滑都表明是气分的湿痰重而热象不明显。如果病人阳气不虚，病情逐步发展，热邪不断煎熬湿邪，湿邪就逐渐凝聚，裹在湿中的热邪就逐渐显露于外，向湿热并重转化而出现舌苔黄腻，脉濡滑而数的表现。

【治法】化湿清热，芳香开窍。

【方药】菖蒲郁金汤送服苏合香丸或至宝丹。

菖蒲郁金汤（《温病全书》）

石菖蒲三钱(9g)　广郁金二钱(6g)　炒山栀三钱(9g)　青连翘二钱(6g)　细木通一钱半(4.5g)　鲜竹叶三钱(9g)　粉丹皮三钱(9g)　淡竹沥五钱(15g)　灯心二钱(6g)　紫金片（即玉枢丹）五分(1.5g)

苏合香丸（方见暑温章）

至宝丹(方见风温章)

【方解】菖蒲郁金汤的君药是石菖蒲与郁金。菖蒲辛温芳香,化痰开窍。郁金辛寒,行气活血,是气中血药,能促进气血流通。湿痰阻滞气机,血液也不通畅,所以在行气的同时兼以活血,疗效更好。方中的丹皮辛寒,也是活血药。热邪并没有进入营分、血分,为什么要用凉血药呢?因为湿热裹结,热邪不能向外散,它就容易逼入血分,为了防止热邪进入血分,所以用辛寒的郁金和丹皮凉血透热,以阻断热邪进入血分的途径。菖蒲与郁金这一对药经常一起配伍使用,在行气活血,芳香开窍的作用上互相促进。方中的竹沥有清化热痰作用,配合菖蒲、郁金化痰开窍,但是竹沥大寒,在湿痰重的情况下,用量不宜太大。紫金片就是把紫金锭切成片,又名玉枢丹,是常用成药,有辟秽解毒化浊的作用。菖蒲、郁金、竹沥、紫金片是通过化湿痰而芳香开窍。山栀、木通、竹叶、灯心草导湿热下行,从小便而出。连翘透热外达。这个方剂既能清热,又能透热,也能导热下行,使邪有出路,同时还有芳香辟秽,化痰开窍之功。但是它芳香开窍的力量毕竟不足,所以在湿重于热,以湿为主的情况下,要配入苏合香丸,用其辛温芳香之性,燥湿化痰开窍。如果病情逐渐发展,舌苔由白转黄,脉有数象,说明湿邪逐渐从阳化热,已经呈现湿热并重之势,这时候就不能再用“温开”的苏合香丸了,而应该用“凉开”的至宝丹。湿热酿痰蒙蔽心包证既可以见于湿重于热,又可以见于湿热并重,临床辨证要注意观察舌、脉。从舌象上看,要注意舌苔白腻还是黄腻;从脉象上看,要注意脉数与不数。舌苔白腻、脉不数,用菖蒲郁金汤送服苏合香丸;舌苔黄腻、脉数,用菖蒲郁金汤送服至宝丹。从发展趋势来看,如果病人是阳盛体质,治疗中又大量地使用辛温燥烈的药物,使湿邪越来越少而热邪越来越重,最后就可以从阳化热,使湿痰凝聚成热痰而使证候发生变化,转化成痰热蒙蔽心包而陷入深度昏迷,治疗就要用安宫牛黄丸清热豁痰开窍了。这里是说有这种发展趋势,一般来说不至于发展到那么严重的程度。

痰热蒙蔽心包证与湿热酿痰蒙蔽心包证,这两个证候都有神志昏迷的表现,但病变的性质不同,轻重程度有异,二者要仔细鉴别。从病变的类别来看,痰热蒙蔽心包证见于温热病;湿热酿痰蒙蔽心包证见于湿热病。从病因来看,痰热蒙蔽心包证是温热邪气;湿热酿痰蒙蔽心包证是湿热邪气,而且初起是以湿邪为主,热蕴湿中。从病机来分析,痰热蒙蔽心包证是温热邪气灼液成痰,热痰形成之后蒙蔽了心包,它不仅有痰蒙,同时热邪又深入血脉,消耗营阴,内扰心神,是既有痰蒙又有热扰,所以病情危重;湿热酿痰蒙蔽心包证是湿热郁蒸,热邪煎熬湿邪,使之凝聚成痰,痰由湿生,所以它是湿痰蒙蔽心包,正因为是湿痰,所以热邪仍然包裹在湿痰之中而不入血脉,不伤营阴。从证候类型来看，痰热蒙蔽心包证属气营两燔证；湿热酿痰蒙蔽心包证虽然有神志的改变，但是因为它没有营阴损伤，所以属气分证。正因为这两类证候的病变阶段不同，一属营分证，一属气分证，对人体的损伤程度不同，所以临床表现也不同。痰热蒙蔽心包证的表现是神昏谵语或昏愦不语，昏迷的程度很深，昼夜都处于深昏迷状态，呼之不应，同时见痰壅气粗；湿热酿痰蒙蔽心包证的表现是时昏时醒，昼轻夜重，昏则谵语，醒则神呆，呼之能应，昏迷的程度轻、浅。从舌象、脉象来看，痰热蒙蔽心包证见舌蹇短缩，舌质红绛，苔黄燥，脉细滑数；湿热酿痰蒙蔽心包证的舌质没有变化，舌苔白腻或黄腻，脉濡滑或濡滑数。从治法来看，痰热蒙蔽心包证因为是热邪深入营分，损伤营阴，所以要清心凉营，同时要滋养营阴，又因为热痰胶结难解，所以还要豁痰开窍；湿热酿痰蒙蔽心包证因为是湿邪重，所以要以化湿为主，同时兼以清热，又因为它是湿痰，不是热痰，也不胶结，所以要用芳香的药化湿开窍。从治疗的方药来看，痰热蒙蔽心包证要用清宫汤送服“三宝”，其中首选安宫牛黄丸，用清宫汤凉营养阴，用安宫牛黄丸豁痰开窍；湿热酿痰蒙蔽心包证要用菖蒲郁金汤送服芳香开窍药，或用苏合香丸，或用至宝丹。这里要特别强调的是，如果见舌苔白腻、脉濡滑，千万不能用安宫牛黄丸，防止它冰伏湿邪。“冰伏”这个词是非常形象的比喻，就是指在湿邪重的情况下，如果使用大剂量的寒凉药，就把湿邪冻成冰块伏在体内，如同把心包冷冻起来而使昏迷程度加深，也就难以化解了。依此类推，在温病的治疗中，凡是湿重于热的证候，都不能过早使用寒凉药物，而是要用温化的方法祛其湿邪，湿去则热无所依附，必然随湿邪而外解，这就是通常所说的湿去则热不独存。

痰热蒙蔽心包与湿热酿痰蒙蔽心包证候比较表

证候	病类	证型	病因	病机	热型	神志	舌象	脉象	治法	方剂
痰热蒙蔽心包	温热病	气营两燔证	温热邪气	温热邪气灼液成痰 蒙蔽心包 热邪偏盛 营阴被耗 痰蒙热扰	身热灼手	神昏谵语 或 昏愦不语 呼之不应	舌蹇短缩 质红绛 苔黄燥	细滑数	清营养阴 豁痰开窍	清宫汤送服安宫牛黄丸或紫雪丹、至宝丹
湿热酿痰蒙蔽心包	湿热病	气分证	湿热邪气	湿热郁蒸 酿生痰浊 蒙蔽心包 湿痰偏盛	身热不扬	神志呆痴 时昏时醒 昼轻夜重 昏则谵语 醒则神呆 呼之能应	舌苔 白腻 或 黄腻	濡滑 或 濡滑数	化湿清热 芳香开窍	菖蒲郁金汤送服苏合香丸或至宝丹

(3)湿阻募原

【临床表现】初起先憎寒而后发热,寒热往来,继则但热不寒,昼夜发热,日晡益甚,身痛,有汗,手足沉重,恶心呕吐,脘腹胀满,舌苔白厚浊腻,脉不浮不沉而数。

【证候分析】分析这个证候,首先要确定病变的部位。吴又可在《温疫论》中说:"邪自口鼻而入,则其所客,内不在脏腑,外不在经络,舍于伏膂之内,去表不远,附近于胃,乃表里之分界,是为半表半里,即《内经·疟论》所谓'横连募原'者也……今邪在募原者,正当经、胃交关之所,故为半表半里。"吴又可所说的"邪自口鼻而入",是指传染而来。邪气所在的部位是"内不在脏腑,外不在经络,舍于伏膂之内"。伏膂,是脊背部的肌肉。"去表不远",说明不在表,是在体表的里面。"附近于胃",说明还没有进入到胃,是在胃的外面。离体表不远,离胃也不远,在"经、胃交关之所",也就是在背部的肌肉、经络与胃之间,所以就必然定位在胸腔、腹腔。因为这个部位"乃表里之分界",所以称之为"半表半里"。这个部位就是《内经·疟论》所说的"募原"。募原虽然也属半表半里,但与少阳的半表半里不是同一部位,所以称为"募原半表半里",因为病变部位"附近于胃",所以属于中焦证候。募原这个名词出自《黄帝内经》,在书中又称为膜原。因为邪气在半表半里,病变初起邪气欲向里进,阻碍了正气,阳气宣发不出来,所以初起先见憎寒。憎寒,就是指恶寒很重。邪气欲进而正气奋起抵抗,正邪相争就出现发热。在正邪相争的过程中正气被消耗,抵抗力不足,邪气就进,因而就再出现恶寒。正气蓄积力量后再奋起抗邪,就又发热。所以病变初起是寒热往来,交替出现。随着病情的发展,邪气入里,全身的正气都调动起来抗邪,正邪激烈相争,就出现壮热而不恶寒。吴又可所说的"昼夜发热",就是指持续发热。"日晡益甚",是因为午后申时,阳明经气主令,这时候正气充盛,正邪相争最激烈,所以体温最高。因为邪阻气机,气血不通,所以身痛。邪在半表半里,湿热郁蒸,所以有汗。湿邪重浊粘腻,困阻肌肉、四肢,因而导致手、足甚至周身沉重。湿邪在半表半里之间,附近于胃,阻滞气机,导致胃不降浊,胃气上逆,就出现恶心呕吐。因为气机阻滞,所以脘腹胀满。因为是以湿浊为主,热蕴湿中,所以舌苔白厚浊腻。"脉不浮不沉而数",说明邪在半表半里。邪不在表,所以脉不浮。邪不在里,没有形成里实,所以脉不沉。因为热郁于半表半里,所以脉数。舌苔白腻主湿重,脉数主热重,舌象与脉象似乎矛盾,这如何解释呢?可以用"湿遏热伏"这四个字来概括。热蕴湿中,热伏在里,使湿浊上蒸,所以舌苔白厚浊腻;湿浊郁遏热邪,热邪不能向外发越,就被逼入里,鼓动血行,所以脉数。舌苔暴露于外,反映湿邪上蒸,脉象伏行于里,反映郁热内迫,二者并不矛盾。

【治法】疏利透达，开达募原。

【方药】达原散、雷氏宣透膜原法。

达原散（《温疫论》）

槟榔二钱(6g)　厚朴一钱(3g)　草果仁五分(1.5g)　知母一钱(3g)　芍药一钱(3g)　黄芩一钱(3g)　甘草五分(1.5g)

上用水二盅，煎八分，午后温服。

雷氏宣透膜原法（《时病论》）

厚朴一钱(3g)（姜制）　槟榔一钱五分(4.5g)　草果仁八分(2.4g)（煨）　黄芩（酒炒）一钱(3g)　粉甘草五分(1.5g)　藿香叶一钱(3g)　半夏（姜制）一钱五分(4.5g)

加生姜三片为引。

【方解】疏利，是指疏利、宣通气机。透达，是指透达邪气，使邪气外透而解。达原散，又名达原饮，同一个方剂而名称不同，是因为《温疫论》的版本很多，不同版本的称谓不同而造成的。吴又可在达原散的方剂分析中说："槟榔能消能磨，除伏邪，为疏利之药。"这就是说，槟榔是行气、破气的药，能疏利气机。"厚朴破戾气所结"，是指厚朴苦辛温，破气的作用强，能够把聚结在募原中的湿浊戾气破散。"草果辛烈气雄，除伏邪蟠踞"，是指草果辛温走窜，气味雄厚，能消除盘踞在募原的伏邪。"三味协力，直达其巢穴，使邪气溃散，速离募原，是以为达原也。"就是说，达原散这个方剂主要作用就在于槟榔、厚朴、草果这三味药，它们互相协调，辛开苦降，行气破结，透达募原，疏利气机，使邪气有外散之路。吴鞠通又指出："热伤津液，加知母以滋阴；热伤营气，加白芍以和血。"这句话是指热蕴湿中，热邪不能发越于外而郁于里，必伤阴入血，所以用知母、白芍滋阴和血，同时制约槟榔、厚朴、草果之燥烈，使之溃邪而不伤正。"黄芩清燥热之余"，是指用黄芩清热，同时也兼燥湿。"甘草为和中之用"，是指用甘草调和诸药，保护中焦胃气。吴又可特别说明"后四味"，就是指知母、白芍、黄芩、甘草"乃调和之品，如渴与水，非拔病之药也"。就是说，这四味药在方剂中不是主要成分，是佐、使药，就如同热病的病人口渴而喝水一样，喝水可以解渴，但是不能治病。可见治病还是要依靠槟榔、厚朴、草果。这个方剂中的药物猛烈，燥湿作用好，对治疗湿热病初起，湿重于热，邪气伏于募原半表半里的证候针对性很强。

雷少逸在《时病论》中把达原散这个方剂加以改造，称为"宣透膜原法"，因为是雷少逸所立之法，所以后世称为"雷氏宣透膜原法"。他在达原散原方中去掉了知母与白芍，加入了藿香、姜半夏、生姜。加藿香辛温芳香，透表化浊，增强了外透的作用。加半夏与生姜增强了燥湿降逆止呕的作用。从宣透与降逆止呕的作用来看，雷少逸之方是补充了吴又可原方的不足，而他去掉知母、白芍也另有原因。雷少逸在《时病论·湿温》中说："如果寒热似疟，舌苔白滑，是为邪遏膜原，宜用宣透膜原法治之。"由他所说的"舌苔白滑"可以看出，其所述的证候是湿邪重而热象不显，与吴又可所述"脉不浮不沉而数"的证候有所区别，虽然也是邪在募原的证候，但热邪的轻重不同，所以他的方中不仅去掉了知母、白芍，而且又加入三味辛温药，使方剂更为燥烈。临床中使用这两个方剂要根据实际情况斟酌选用，如果有热入营血的表现，如《叶香岩外感温热篇》第19条所说："若白苔绛底者，湿遏热伏也。"这句话就是指热为湿郁被逼入营分、血分而出现营阴损伤，所以舌苔虽是白腻，但舌质已成红绛之色，在这种情况下就应该用达原散原方。如果是舌苔白腻，舌质不红，脉不数而濡缓，就可以用雷氏宣透膜原法。

（4）湿困中焦

【临床表现】身热不扬，脘痞腹胀，恶心欲吐，口不渴，或口干不欲饮，或喜热饮，大便溏滞不爽，小便浑浊，舌苔白腻，脉濡缓。

【证候分析】这个证候的病变部位在中焦脾胃。湿热邪气或由上焦传入中焦，或者是平素脾不健运，水湿内停，又外感湿热邪气，内外合邪而病发于中焦。因为是以湿邪为主，热蕴湿中，所以它的临床表现主要是湿阻气机，脾胃运化功能障碍，升降失司，水液代谢失常的症状。身热不扬，说明热蕴湿中，不能发越于外，所以体温虽然高，但是初扪之皮肤并不灼手，甚至手足反而发凉。脘痞腹胀，是湿浊阻滞气机的表现。恶心欲吐，是胃不降浊，胃气上逆所致。因为热蕴湿中，不伤津液，所以口不渴。也有的病人表现为口干，口干的原因不是热伤津液，而是湿阻气机，气化不利，津不上承所致。因为津液未伤，体内并不缺水，反有湿邪停聚，所以口虽干而不欲饮。也有的病人喜少量的热饮，所谓喜热饮，并不是喜饮，而是喜热。因为湿是阴邪，得温可化，借助热水的热气有利于湿邪的运化，但也不可能多饮，多饮则水不能消，反而助长湿邪。大便溏是脾不升清，水湿不能运化而下注大肠的表现。因为湿邪重，而湿性粘滞，阻滞大肠气机，所以虽然是溏便，但排出很困难，粘滞不爽，有排不净之感。湿邪困阻脾胃，消化吸收功能障碍，脾不散精，水谷精微不能正常运化，反而下注于膀胱，所以小便浑浊。可以说，小便之所以浑浊，一方面是因为有湿邪，另一方面也有脾不散精的因素。也就是说，脾被湿困而不能运化水谷精微，使水谷精微停聚而变成了湿浊，大量的湿浊下注膀胱，就出现了小便浑浊。这种病人的小便刚排出来是浑浊的，如果盛在白色的痰盂里，过半个小时之后，上面是清水，下面是渣滓，有沉淀，这就是脾不散精，水谷精微下注的表现。舌苔白腻，脉濡是湿浊盛，热蕴湿中的反映。

【治法】燥湿化浊。

【方药】雷氏芳香化浊法(方见暑温章)

【方解】这个方剂中的藿香叶与佩兰叶味辛而芳香,辛宣芳化,既能化浊又能透泄上、中焦的湿浊。加鲜荷叶是取其芳香醒胃,并配合藿、佩以增强芳香化浊的作用。陈皮、半夏、大腹皮、厚朴这四味药辛温配苦温,辛开苦降,燥湿降浊,使湿浊下行,既能降逆止呕,又能燥湿通肠。对于因湿阻气机而致的大便溏滞不爽,不能用攻下药,应该用燥湿药,湿邪被燥化了,气机通达,大便自然就通畅。这个方剂中用了三味芳香药,两味辛温药,两味苦温药,既体现了上焦的辛宣芳化法,又体现了中焦的辛开苦降法。缺点在于没有用健脾与淡渗利湿的药。这个证候是以中焦脾胃为中心,脾被湿困,不振奋脾胃的功能,湿邪就不容易去除,所以应该健脾。小便浑浊,应该加淡渗的药以利湿邪。临床中可以在原方中加生苡仁、茯苓,这两味药都有健脾作用,能振奋脾功能,又能淡渗利湿。

湿困中焦这种证候类型在湿温病中最为多见,而且在病变过程中稽留的时间最长。这是因为,湿浊困脾就导致脾不健运,而脾运不复则湿不能化,湿越不化脾越受困,脾越困则湿越不化,所以反复迁延,形成恶性循环而致稽留难解。从其发展趋势来看,有三种情况:一种情况是病人阳气不虚,或者治疗中大量地使用温燥药物,它可以从阳化热而逐渐向湿热并重转化。一种情况是病人素体阳虚,或治疗中过早、过多地使用了寒凉药物,损伤了脾阳而导致从阴化寒,就逐渐向寒湿病转化。再有一种情况是既不从阳化热,又不从阴化寒,而是传入下焦而导致下焦湿重于热。无论出现哪种情况,都会使病情加重,所以在治疗中要有耐心,守方不变,使湿邪逐渐去除,湿去则热不独存,正气也不至于大伤。

(5)湿阻膀胱,上蒙心包

【临床表现】身热不扬,热蒸头胀,身重疼痛,恶心呕吐,神志昏迷,小便不通,渴不欲饮或不渴,舌苔白腻,脉濡。

【证候分析】吴鞠通在《温病条辨·中焦篇》第56条说:“吸受秽湿,三焦分布,热蒸头胀,身痛,呕逆,小便不通,神识昏迷,舌白,渴不多饮,先宜芳香通神利窍,安宫牛黄丸,继用淡渗分消浊湿,茯苓皮汤。”吴鞠通对这个证候的病因、邪气的入侵途径、病机、临床表现都讲得很清楚。病因是“秽湿”,入侵途径是“吸受”,也就是指湿热邪气从口、鼻而入,病机是湿邪弥漫三焦。邪气既然是“三焦分布”,吴鞠通为什么把这个证候放在“中焦篇”?因为脾主运化水湿,而湿温病多以脾胃为中心,所以他认为这个证候是中焦湿热。他这种定位是不准确的,为什么这么说?从临床表现来看,“热蒸头胀”,是在上焦。“身痛”,是指全身肌肉痛,脾胃主肌肉,应该说是在中焦。“呕逆”,是指胃气上逆,恶心呕吐,也是在中焦。“小便不通”,是在下焦。“神识昏迷”,是在上焦。“舌白,渴不多饮”,也可以说是在中焦。从这一系列症状来看,确实是“三焦均受”,是湿热弥漫三焦。但是在这一系列症状中应该抓主症,只有主症才是反应病机的关键,也只有针对主症治疗,病变才会迎刃而解。这个证候的主症是什么?主症是“小便不通”。因为“小便不通”就是指膀胱中的尿液不能排泄出去,尿不排出,体内的浊气就没有出路,浊气没有出路就可以弥漫到全身,弥漫到哪个部位,哪个部位就出现病理表现。所以定位不应该定在中焦,而是应该定在下焦膀胱。分析产生这些临床表现的原因,根源都在“小便不通”。“小便不通”的原因是湿阻膀胱,气化不利。“热蒸头胀”,是因为小便不通,湿热邪气没有出路,弥漫到上焦,充塞在头部,导致清窍的气机不利而致头部有闷、热、胀的感觉。由于小便不通,湿热邪气没有出路而弥漫到肌肉,肌肉部位的气血不通,就出现“身痛”。湿热由下焦向中焦弥漫,导致胃气不降而出现“呕逆”。“神识昏迷”的原因,是下焦湿热上蒙心包。从病机分析来看,只要小便不排泄出去,这些症状就不仅不可能解除,反而会逐渐加重。从“舌白,渴不多饮”可以确定,这个证候是湿重于热。总而言之,这个证候的发生,是因为湿阻膀胱,小便不通,邪无出路,以致上蒙清窍、心包,中阻脾胃,气机不通。所以病变的中心部位是在下焦膀胱。

【治法】淡渗利湿,芳香开窍。

【方药】茯苓皮汤送服苏合香丸。

茯苓皮汤(《温病条辨》)

茯苓皮五钱(15g) 生薏仁五钱(15g) 猪苓三钱(9g) 大腹皮三钱(9g) 白通草三钱(9g) 淡竹叶二钱(6g)

水八杯,煮取三杯,分三次服。

苏合香丸(方见暑温章)

【方解】关于这个证候的治法,吴鞠通说:“先宜芳香通神利窍,安宫牛黄丸”,就是说,先用安宫牛黄丸芳香开窍。“继用淡渗分消浊湿,茯苓皮汤”,也就是用安宫牛黄丸芳香开窍之后,再用淡渗分消湿浊的茯苓皮汤利小便。步骤讲得非常清楚,但却是错误的。吴鞠通在这里是纸上谈兵,并不符合临床实际。窍闭神昏的原因是因为小便不通而致湿浊上蒙,湿浊不去则窍不能开。可以说,先开窍后利尿的治法是本末倒置,是错误的。应该是利尿与开窍同时进行,小便排泄出去了,邪气有出路了,心包之闭自然就开了。另外,用安宫牛黄丸芳香开窍也是不符合病情的。病人“舌白,渴不多饮”,可见是湿重于热,热蕴湿中,是湿浊上蒙心包而不是热痰蒙蔽心包,用大寒之剂安宫牛黄丸的后果将是导致湿浊冰伏，是闭窍而不是开窍。可以说，在这一条中，吴鞠通对症状的描述非常符合临床实际，治法也似乎有条有理，但却是错误的。第一个错误在于先开窍后利尿，本末倒置；第二个错误在于湿重于热的情况下用安宫牛黄丸寒凉芳香开窍。吴鞠通为什么会出现这样的错误呢？关于这个问题，叶霖的分析很有道理。《温病条辨·中焦篇》的湿温门是从第54条开始的，在这一条后，叶霖所加的按语说："此篇湿温，全抄叶氏湿门医案十余条，并未剪裁，惟捏撰方名而已……《临证指南》一书，本非香岩先生手笔，乃门诊底簿，为诸门人分类刊刻，其获效偾事，不得而知，安能便为不磨之矜式哉？"叶霖的分析，应当说是很中肯的。从第56条中可以看出，吴鞠通对这个证候中症状的描述是真实的，但是用安宫牛黄丸开窍却是错误的。这说明吴鞠通本人对治疗这个证候没有经验可谈，而在从叶天士医案中收集典型案例时，又没能认真地区分是"获效"还是"偾事"的案例，所以就造成了这种错误的出现。不过，这类错误在《温病条辨》中并不多见，所以不能依此而否定这部温病学专著的学术价值。正确的治疗方法应该是淡渗利湿与芳香开窍同时进行，淡渗利湿用茯苓皮汤，芳香开窍用苏合香丸，临床中可以用茯苓皮汤送服苏合香丸。茯苓皮汤中的茯苓皮利水渗湿。生薏苡仁甘淡微寒，健脾利湿，从湿中泄热。猪苓利湿。这三味利湿药互相配伍，可以说是一个联合利尿剂，互相促进，从湿中泄热。白通草通利三焦水道，增强利湿作用。大腹皮苦温，燥湿降浊。淡竹叶透热，又能导热下行从小便而出。茯苓皮汤中诸药配伍，渗湿利尿作用较强，能导膀胱的湿浊从小便而出，并从湿中泄热。苏合香丸辛温芳香，走窜作用很强，能燥湿化浊，芳香开窍。茯苓皮汤与苏合香丸相互配合，一利下窍，一开上窍，二者互相促进，相得益彰。

这种病人的无尿与温热病的无尿病机不同，病情的轻重程度也大有差异。在温热病中，比如大定风珠证，病人大、小便俱无，大便秘，小便不通，那是因为热邪损伤肝血肾精，导致体液极度亏损，甚至亡阴脱液，因无津液而致无尿，是实质性的损害，病变程度很重。湿阻膀胱证是因为湿邪阻滞膀胱，导致功能障碍，气化不利而小便不通，阴液并未损伤，所以病变程度较轻，治疗效果相对较好。

(6)湿滞大肠

【临床表现】身热不扬，头晕胀如裹，甚则神志昏蒙，脘痞，呕恶，少腹硬满，大便不通，舌苔垢腻，脉濡。

【证候分析】这个证候是湿邪阻滞在大肠，选自《温病条辨·下焦篇》第55条。身热不扬，说明是湿重于热，热蕴湿中。这个证候的主症是大便不通，因为湿邪粘滞在大肠，导致传导失司，腑气不通，所以大便不通。大便不下则体内的浊气不能排出，湿邪没有出路，所以就以大肠为中心弥漫三焦。湿浊上蒙清窍，浊邪害清，就出现头晕胀沉重，如蒙如裹。湿浊上蒙心包，就可见神志不清，意识朦胧。湿阻气机，中焦痞塞，脾胃升降失常，就出现脘痞，呕恶。大便不通，下焦气机不利，气滞于少腹，所以少腹坚硬胀满。硬，是指用手按之坚硬；满，是指病人自觉胀满。因为它是湿阻气机而不是燥屎内结，所以少腹按诊虽硬，但是却没有燥屎粪团。另外，燥屎内结的舌苔是黄燥或焦燥，而湿滞大肠的舌苔不仅不燥反而垢腻。所谓垢腻，是指腻苔的颜色白、灰、褐相兼，粘腻秽浊。脉濡而不数，也是湿重于热的征象。

【治法】化湿清热，宣通气机。

【方药】宣清导浊汤（《温病条辨》）

猪苓五钱(15g)　茯苓五钱(15g)　寒水石六钱(18g)　晚蚕砂四钱(12g)　皂荚子(去皮)三钱(9g)

水五杯，煮成两杯，分二次服，以大便通快为度。

【方解】宣清导浊汤的方剂名称实际上就包含了治法。宣清，就是升清气，导浊，就是降浊气，也可以说是升清降浊法。脾主升清，所以升清就是指升脾气；胃主降浊，所以降浊就是指降胃肠的浊气。治疗用药从祛湿、行气入手，湿邪去除，气机通畅，则清气自升，浊气自降，也就是达到了宣清导浊的目的。宣清导浊汤中用猪苓配茯苓以淡渗利湿，茯苓又能健脾。寒水石入中、下焦，在利湿的基础上，清下焦之热。晚蚕砂甘辛温，皂荚子辛温走窜，这两味药相配，以晚蚕砂化大肠的湿浊；皂荚子辛温走窜，燥湿开郁，通关利窍。这个方剂没有用其它的开窍药，是因为病人神志昏迷的程度并不重，大肠的气机通了，湿浊下降了，神志自然就清醒了。如果神昏较重，也可以配苏合香丸。晚蚕砂与皂荚子这两味药是一对，称为"对药"，它们互相配合，能互相促进，共同起到宣清导浊的作用。宣清与导浊二者之间是互相促进，相辅相成的，晚蚕砂把大肠的湿热向下导，主要起导浊作用；皂荚子辛窜开郁，宣通气机，主要起宣清作用。反过来看，晚蚕砂导浊的同时也就促进了宣清；皂荚子宣清的同时也就促进了导浊。这个问题要辩证地看，宣清就能导浊，导浊也能宣清，它们之间是相辅相成，互相促进而密不可分的。猪苓与茯苓通过利尿也可以导浊，浊气下行了，清气自然就升。从总体来看，这个方剂是促使湿浊下行，以导浊为主，通过导浊而宣清。这里还要强调一个问题，湿邪在下焦，无论是在大肠还是在膀胱，都应该用淡渗利湿药，只要是从小便把湿邪导出去，大肠里的湿邪也就解除了，气机通畅则大便自下，所以说利小便就可以通大便。有些泄泻的病人用利尿渗湿药治疗，通过利尿就可以止泻，称为利小便以实大便，也是这个道理。

2. 湿热并重

湿热并重，是指湿邪与热邪都盛而无主次之分的证候类型。在湿温病中，湿热并重多见于病变的中、后期，病变部位多在中焦脾胃，可以说是脾湿与胃热并重。这种证候类型的形成，一种原因是上焦湿重于热的证候从阳化热而传入中焦；另一种原因是中焦湿重于热的证候逐渐从阳化热而转化为湿热并重。临床所见证候主要有两种，一种是湿热中阻，一种是湿热蕴毒弥漫三焦。

（1）湿热中阻

【临床表现】身热，汗出热减，继而复热，口渴不欲多饮，心中烦闷，胸脘痞闷，呕恶，小便短赤，大便溏泄，色黄味臭，舌苔黄腻，脉濡数。

【证候分析】从临床表现来看，这个证候是湿热并重，困阻于中焦脾胃。湿热郁蒸，像熬胶一样，粘滞在中焦，胶结难解，因为湿与热并重，正气又不衰，正邪相争激烈，所以出现高热。热蒸湿动，弥漫于表，就可以见汗出。因为这种汗不是津液所化，而是热邪蒸动湿邪外出肌肤而生成的，所以量少而粘，气味秽浊难闻。汗出以后，由汗中排出了少量的湿热邪气，所以体温有所下降。但是体温不会降到正常，是热减而不是热解。继而复热，是指汗不出了，湿热没有出路了，又在体内郁蒸而使体温上升。这种病人的特点是汗出热减，汗止热升，反反复复，迁延难解。口渴，有湿阻气机，气不布津与热伤津液两方面的原因，但因体内湿邪也重，所以不欲多饮。湿热内扰心神，就见心中烦闷。胸脘痞闷，是湿阻气机所致。恶心呕吐，是因于气机不通，胃气上逆。热伤津液，所以小便短赤。湿热下注大肠，就见大便溏薄，因为热重，所以色黄味臭。舌苔黄腻，脉象濡数都是湿热并重的表现。

【治法】辛开苦降，燥湿清热。

【方药】王氏连朴饮（《随息居霍乱论》）

制厚朴二钱（6g）　黄连姜汁炒　石菖蒲　制半夏各一钱（各3g）　香豉炒　焦山栀各三钱（各9g）　芦根二两（60g）

【方解】这个方剂的特点是以辛温、苦温配伍苦寒，辛开苦降，开郁降浊，共同发挥燥湿清热的作用。因为病位在中焦脾胃，所以用药也集中在中焦。方中菖蒲与半夏都属辛温药，有开郁燥湿之功，半夏又能降逆止呕。厚朴苦温，燥湿降浊。黄连、山栀苦寒，清热燥湿降浊。黄连用姜汁炒，山栀炒焦，是既制其寒，防其冰伏湿邪，又制其燥，防其苦燥伤津。看豆豉开郁宣表透邪，使湿热有外达之路。因为已经有热邪伤津的表现，所以用芦根甘寒生津。芦根甘寒清凉而不腻，清热生津而不敛邪。如果湿重，可以加生薏苡仁健脾利湿，并从湿中泄热。湿热郁蒸于中焦，除了有少量粘汗外，还容易外发白㾦。白㾦往往随汗出而发，出一次汗发一次白瘖。汗不出白瘖也不出，反反复复。白瘖的发出，是因为湿热郁蒸，热把湿向体表蒸发，从毛孔出来就是粘汗，没有毛孔之处就把皮肤拱起来，出现小水疱，里面有浆液，那就是湿邪，是热蒸湿动的表现。因为湿热已经有从体表外出的趋势，所以治疗就要宣气透表，使湿热从体表而出，可以在方中加竹叶、生薏苡仁透瘖，通过清中焦气分之热，燥中焦气分之湿，宣表达邪，使湿热解除，白瘖就自然消退。

(2)湿热蕴毒，弥漫三焦

【临床表现】身热，口渴，胸闷脘痞腹胀，身痛，倦怠，咽喉肿痛，或吐泻频作，或身目发黄，小便短赤，舌苔黄腻，脉濡数。

【证候分析】从临床表现来看，这个证候是湿热并重，以中焦脾胃为中心，湿热郁蒸，蕴郁成毒而弥漫于上、中、下三焦。湿热蕴毒的"毒"，是指局部红、肿、热、痛，或者溃烂的表现。湿热蕴毒的原因，是湿热两种邪气相互交争，湿裹热，热蒸湿，热越蒸则湿越粘，湿越粘则热越滞，从而蕴郁成毒。病人身热而伴见口渴，证明热邪已经从湿邪中发越出来，而不是热蕴湿中了，据此就能诊断为湿热并重。凡是湿重于热的病人，其热型都是身热不扬，只要见到明显的身热，就说明热象已显，是湿热并重的表现，口渴，则是热伤津液的表现。胸闷、脘痞、腹胀，是湿阻气机所致，说明湿邪仍重。热蒸湿动，向体表弥漫，弥漫到肌肉，导致气血不通，就出现身重疼痛。湿热伤气，则见周身倦怠乏力。湿热上蒸，气血壅滞在咽喉，所以咽部红肿疼痛，这种红、肿、热、痛的表现，就称为"毒"。湿热阻滞气机，导致脾不升清，胃不降浊，胃气上逆，则恶心呕吐；脾不升清，水湿下注大肠，则泄泻频繁，这种泄泻大便多见色黄味臭。由于脾胃湿热阻滞气机，导致肝胆疏泄功能障碍，由土壅而导致木郁，肝胆的郁热不能发泄，就内逼胆液，使胆汁外泄。胆热液泄而渗入于湿热之中，随湿热弥漫而浸淫周身，就出现黄疸。热伤津液，膀胱中的水液浓稠，就导致小便短赤。舌苔黄，脉数主热盛，舌苔腻，脉濡主湿盛。

【治法】化湿辟秽，清热解毒。

【方药】甘露消毒丹(引《温热经纬》)

飞滑石十五两(450g)　绵茵陈十一两(330g)　淡黄芩十两(300g)　石菖蒲六两(180g)　川贝母　木通各五两(各150g)　藿香　射干　连翘　薄荷　白豆蔻各四两(各120g)

各药晒燥，生研细末(见火则药性变热)，每服三钱(9g)，开水调服，日二次。或以神曲糊丸如弹子大，开水化服亦可。

【方解】甘露消毒丹这个方剂有三方面的作用，第一方面是芳香化湿辟秽，所用的药物是茵陈、石菖蒲、藿香、薄荷、白豆蔻。茵陈微苦微寒而芳香，石菖蒲辛温芳香，藿香辛温芳香，薄荷辛凉芳香，白豆蔻辛温芳香。这些药通过其芳香的气味而化湿辟秽。第二方面的作用是寒凉清热解毒，所用的药物是滑石、黄芩、木通、射干、连翘、薄荷。滑石甘淡而寒，清利湿热。黄芩苦寒，清热燥湿。木通苦寒，清利湿热，导热下行。射干辛寒，清热利咽，消肿止痛。连翘、薄荷轻扬透热。这些寒凉药中，既有从里面清的，又有向外透的，还有通过利尿而泄热的，共同起到寒凉清热解毒的作用。滑石、茵陈、木通都能清利湿热，特别是茵陈，它能利胆退黄，使肝胆的湿热从小便而出，从而消除黄疸。如果不用木通，可以用栀子、通草代替，作用基本相同。这个方剂第三方面的作用是化痰，在湿热并重的状态下，热与湿互相煎熬，可以煎湿成痰，所以要用化痰药。川贝母甘寒，是润肺化痰药，石菖蒲也有化痰作用。

甘露消毒丹原方是研成细末用开水调服，这种剂型也可以称为“丹”。例如紫雪，其实是散剂，也称为“丹”。另外，也可以用神曲作为赋形剂制成小丸，用开水化服，也称为“丹”。用神曲糊丸，又增加了消食醒胃的作用。如果没有市售成药，在临床使用时，可按方中药物的剂量比例减量作汤剂服用。

中焦湿热并重主要讲了两个证候，这两个证候要进行鉴别：王氏连朴饮证的特点是湿热郁阻中焦脾胃；甘露消毒丹证的特点是湿热以中焦为中心弥漫三焦，而且蕴郁成毒，有咽喉红、肿、热、痛。治疗虽然都用辛开苦降法，但是甘露消毒丹中的药物作用范围更广，既有芳香化湿辟秽，又有寒凉清热解毒，作用于上、中、下三焦。

3. 热重于湿

湿温病中热重于湿的证候一般由中焦湿热并重从阳化热发展而来，多表现为中焦胃热夹脾湿。

【临床表现】壮热，大汗出，渴欲冷饮，小便短少，胸脘痞闷，身重，舌红苔黄燥，脉洪大或滑数。

【治法】清热燥湿。

【方药】白虎加苍术汤（方见暑温章）

说明：这个证候与暑温病中暑湿困阻中焦证的临床表现、治法相同。如果湿邪较明显或热虽盛而津伤不甚者，可以在方中加黄芩、黄连等苦寒清热燥湿药。从发展趋势来看，热重于湿的证候往往容易化燥成温而转化成气分温热，甚至深入营分、血分。

4. 湿温变证

湿温变证，是指湿温病在发展过程中受各种因素的影响而发生变化，或从阳化热而转化成温热病，或从阴化寒而转化成寒湿病。转化以后邪气的性质已经发生了变化，但因为是继发于湿温病之后，所以仍在湿温病中讲述。

(1)从阳化热

1)血热便血

【临床表现】高热，心烦躁扰，便下鲜血，舌红绛，脉细数。

【证候分析】这个证候多发生在湿温病的第2~3周。或因病人素体阳气盛，或因治疗中大量使用温燥药物，或因病人饮食不节，进食肥甘辛辣食物，而使湿邪化燥，燥热邪气窜入肠道血络，灼伤血络，迫血妄行而导致肠出血，这种证候是湿温病中的危重证。血热炽盛，所以见高热。血热扰心，所以心烦躁扰。血热阴伤，所以舌红绛，脉细数。

【治法】凉血止血。

【方药】犀角地黄汤(方见春温章)

【方解】肠道出血，是因为热邪灼伤血络、迫血妄行所致，所以治疗用犀角地黄汤凉血清热以止血。出血的部位在肠道，所以还可以再加入肠道的止血药，如地榆、紫草、茜草根等。

2)气随血脱

【临床表现】便血不止，身热骤降，面色苍白，冷汗淋漓，甚则四肢厥逆，舌淡白无华，脉芤或微细欲绝。

【证候分析】由于大量便血而导致体温骤然下降，标志着气随血脱。气血外脱，不能上荣，所以面色苍白，舌淡白无华。由于阳气外脱而失于固摄，气不摄津，所以大汗不止。汗多伤阳，就出现冷汗淋漓。阳气因外脱而不达于四末，所以四肢厥逆。由于短时间内突然大量出血，脉管内的气无所依附而浮越，浮越的阳气支撑了脉管，所以轻取轮廓似大，但是因为脉管内的血容量不足，所以按之空瘪，这就是芤脉。随着脉管的逐渐收缩，脉搏就由芤而转为微细欲绝。

【治法】补气固脱。

【方药】独参汤(引《十药神书》)

人参二两(60g)去芦

每服水二盏，枣五枚，煮一盏，细呷之。

【方解】阳气虚脱是因大失血所引起，阳气虚脱之后固摄失权，反过来又会导致气不摄血，气不敛津，而使血与津液大量外脱，在这种情况下，"有形之血不能速生，无形之气所当急固"，所以必须大补元气，通过补气来固脱以止血敛阴。独参汤中用一味人参，大剂量浓煎，顿服，以补气固脱。这时候不要考虑用党参，它没有固脱的作用。也不要用西洋参，它补益气阴的作用虽好，但固脱作用不如人参。如果出现四肢厥冷，是亡阳的征兆，要用参附汤补气固脱，回阳救逆。

3）阳气阴血俱虚

【临床表现】面色㿠白，四肢不温，倦怠乏力，或有少量便血，舌淡无华，脉沉细无力。

【证候分析】这个证候是气随血脱证经治疗后，危象已经解除而正气未复，阳气与阴血俱虚的表现。大出血之后，危象虽然已解除，但正气一时难以恢复，脾肾阳气不足，则面色㿠白，四肢不温，倦怠乏力。气不摄血，所以还可能有少量便血。血不上荣，则舌淡无华。脉沉细无力是阳气与阴血俱虚的征象。

【治法】温阳益气，滋阴补血。

【方药】黄土汤（《金匮要略方论》）

甘草　干地黄　白术　附子（炮）　阿胶　黄芩各三两（各9g）　灶中黄土半斤（250g）

上七味，以水八升，煮取三升，分温二服。

【方解】灶中黄土又称灶心土、伏龙肝，是烧柴的炉灶里面的黄土，性味甘温而涩，既能涩肠止泻，又能涩肠止血，因其药性平和，可以大剂量使用，我在临床中一般用205g～300g，煎药的方法是先煎灶心土，煎半个小时之后澄清，把水倒出来，用这个水再煎其它药。因为病人还有少量出血，所以这个方剂以灶心土为君药，温脾涩肠止血。甘草甘温，补益脾气。白术苦温入脾，附子大辛大热入肾，这两味药配伍甘草、灶心土，共同温振脾、肾的阳气。干地黄甘寒，阿胶甘平，这两味药配伍，共同滋阴补血。黄芩在这里的作用很特殊，阳气与阴血不足，为什么用苦寒药呢？一方面是因为附子大辛大热，用黄芩之寒性来缓和它的燥热。另一方面，这种出血毕竟是由于热入血分而导致的，又因出血而导致了虚脱，通过用人参补气挽回了虚脱，但是热邪并不一定就解除了，脱止阳回之后，热邪还有可能死灰复燃，所以用黄芩清余热，防止热邪再起。黄土汤这个方剂既能温阳益气，又能滋阴养血，几类药物配伍使用，温阳而不燥烈，滋阴而不柔腻。方中附子与白术虽然燥烈，但是有干地黄、阿胶制约它们的燥性。干地黄与阿胶虽然滋阴柔腻，但是有附子、白术振奋脾运，使它们滋而不腻。这个方剂配伍得非常严谨，所以尤在泾在《金匮要略心典》一书中说它是“有制之师”。

（2）从阴化寒

阳虚水泛

【临床表现】形寒肢冷，倦怠神疲，面目、四肢浮肿，心悸，头晕，小便不利，或咳喘气急，面色苍白或青紫，舌质淡白或青紫，苔白水滑，脉沉弱或结代。

【证候分析】从阴化寒的证候多发生在湿温病的第2~3周。或因病人素体阳气不足,或因在治疗中大量使用寒凉药物,或因病人饮食不节,进食生冷寒凉饮食而使阳气损伤,湿从寒化,转化为寒湿病。这些临床症状是心、脾、肾三脏阳气虚衰,气化无权,寒水泛滥的表现。心、脾、肾三脏阳气衰微,不能温煦人体,就见形寒肢冷。气虚功能低下,所以倦怠乏力,精神疲惫,萎靡不振。阳气虚而气化功能低下,不能温化水液,就导致寒水内停。寒水泛滥周身,就见面目、四肢浮肿。心阳虚,心火不能制寒水,以致寒水上犯,水气凌心,就可以出现心悸。寒水上泛清窍,就出现头晕,就是《伤寒论》中所说的"振振欲擗地",形容病人摇摇晃晃,站立不稳,有随时都可能摔倒在地的感觉。小便不利,是由于肾阳虚气化失权,膀胱气化功能低下,无力推动排尿所致。肾阳虚既可以出现小便清长或遗尿,又可以出现小便不利甚至无尿。这个道理很简单,因为膀胱下口的排尿功能受肾阳气化功能的调控,膀胱下口的门关上就不排尿,门打开就排尿。肾阳虚无力调控膀胱,门打开而关不上,小便就失控,出现尿多、遗尿;门关上而打不开,就出现小便不利、尿少、无尿。这是同一个原因的两种不同表现形式。咳喘气急,是寒水射肺,导致肺气上逆所致。面色苍白,是因为阳气不足,不能鼓动血行,血液不能上荣于面。血遇寒则凝,如果寒水过重,导致血液凝滞,可见面色青紫,甚则爪甲青紫,这与冬季在寒冷的条件下穿衣服太少,先感觉冷,面色苍白,时间长了就见面色青紫是同样的道理,青紫比苍白的程度更重。舌质与面色的反应是一致的,先是淡白,进而青紫。舌苔水滑,是阳虚气化失权,水湿邪气凝聚在舌面上的反映。水滑苔与腻苔不同,腻苔是粘腻均匀地铺在舌面;水滑苔是水液汪在舌面,严重者伸舌就往下滴水。脉沉弱,是阳气虚鼓动无力的表现,阳虚则脉沉,气虚则脉弱,如果再严重,阳气不能推动血行,甚至寒凝血瘀,就可以因血行涩滞而出现结代脉。

【治法】温阳行水。

【方药】真武汤(《伤寒论》)

茯苓　芍药　生姜(切)各三两(各9g)　白术二两(6g)　附子一枚(9g)(炮,去皮,破八片)

上五味,以水八升,煮取三升,去滓,温服七合,日三服。

【方解】真武汤是温阳散寒,化气行水的方剂。方中附子大辛大热,通行十二经,温阳散寒。所谓通行十二经,是指它能温通振奋全身的阳气,最主要的是温肾阳,通过温肾阳而振奋心、脾的阳气,温阳就能散寒,温阳就能行水。生姜辛温,发散水气。白术苦温,健脾燥湿。这三味药合起来,振奋阳气,行水燥湿,促进气化功能的恢复,又辅以茯苓健脾利湿。这里所用的芍药是白芍,用它养血和营,并能制约温药的燥烈,防止附子、生姜、白术这些药物过燥而损伤阴血。可以看出，这个方剂是通过温振心、脾、肾的阳气，恢复气化功能，发散水气，从而使水湿下行，由小便排出。这个方剂温阳作用强，但是补气作用较弱，可以加人参，在补气的基础上温阳。

湿温病的变证分为两类，一类是从阳化热，深入血分而导致肠出血；一类是从阴化寒而导致寒水泛滥。这两类变证都是很危重的，这两类证候虽然已经不属湿温病的范畴，治法也不是湿温病的治法，但是因为它们是由湿温病转变而来，所以仍然在湿温病中讲述。

5. 余邪未净，中阳不展

【临床表现】身热已退，脘中微闷，知饥不食，舌苔薄腻，脉缓。

【证候分析】从临床表现来看，症状很轻，而且身热已退，说明邪气已经基本解除，只有少量残余的湿邪，所以脘部有轻微的胀闷感，舌苔薄腻。脾胃功能没有完全恢复，中焦阳气不能宣展，消化能力较差，所以虽有饥饿感但不欲进食而且脉缓怠无力。在这个阶段一要注意饮食，千万不要吃油腻、生冷、辛辣、不易消化的食物，防止加重脾胃的负担而造成食复。这时候也不能用补药，因为余湿未净，脾胃的运化功能未复，如果用人参、黄芪这类温补药，很可能会导致死灰复燃。

【治法】轻扬芳香，宣阳化湿。

【方药】薛氏五叶芦根汤(《温热经纬》)

藿香叶(6g)　薄荷叶(3g)　鲜荷叶(6g)　枇杷叶(6g)　佩兰叶(10g)　芦尖(9g)　冬瓜仁(9g)

【方解】这个方剂来源于《温热经纬·薛生白湿热病篇》。薛生白在篇中只讲了用这几味药，未注明剂量，也没有方名。因为药物中用了五种叶与芦根、冬瓜仁，所以后世为它取名为薛氏五叶芦根汤。藿香叶、薄荷叶、鲜荷叶、枇杷叶、佩兰叶，这五叶的共同特点一是质地轻，能轻扬宣透；二是芳香化浊。这些药物既能轻扬宣透，又能芳香化湿，还能芳香醒脾胃，宣展上、中焦的阳气。方中的芦尖王孟英认为就是芦根，因其津液未复，用芦根甘寒生津。方中除了用轻扬宣透的药物清除余湿之外，还用了一味冬瓜仁利水渗湿。冬瓜仁的利尿作用很轻，它与芦根配伍，一方面生津，一方面利尿，使生津而不滋腻，利尿而不伤阴。这个方剂用药轻灵，是湿温病恢复期的善后调理之方。

湿温病传变规律及证治简表

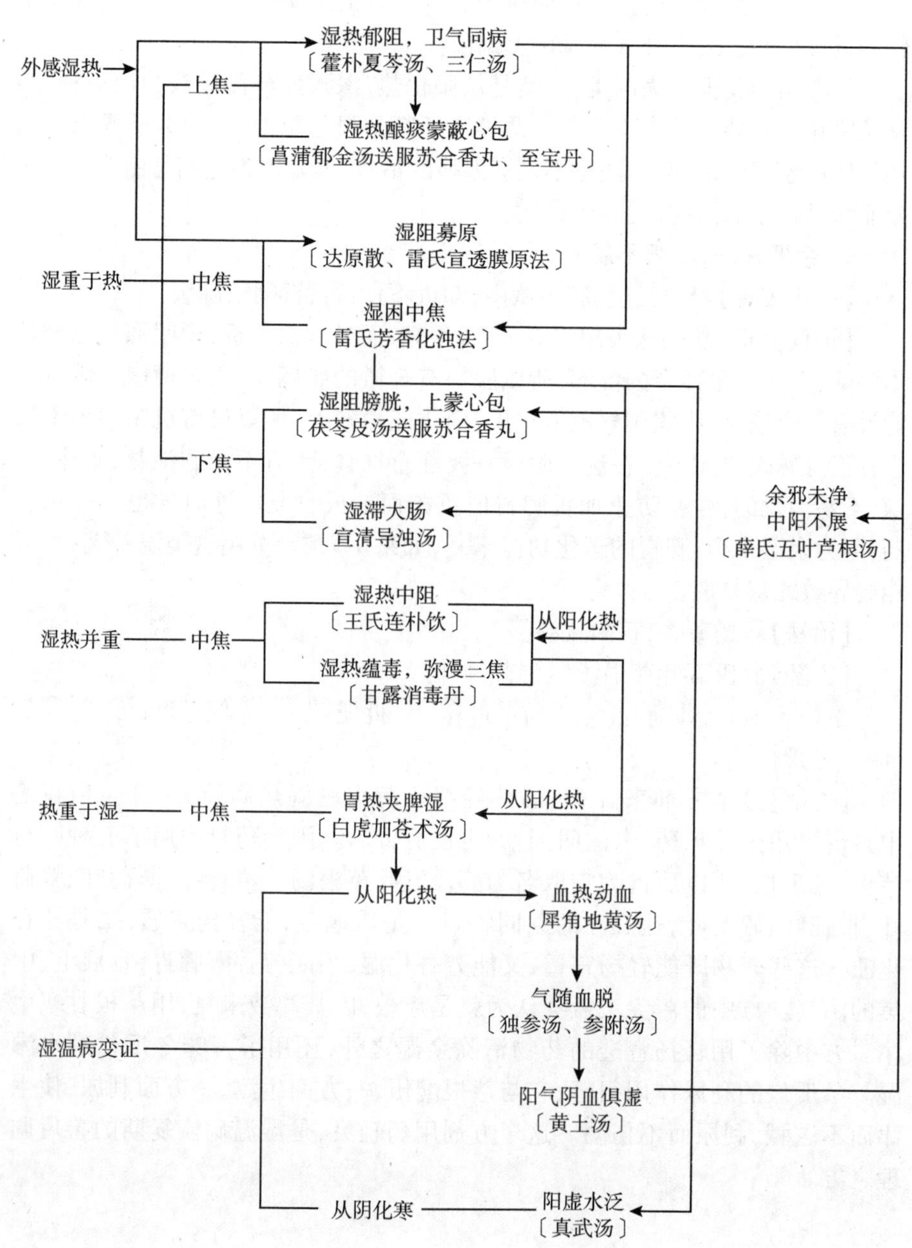

第五章

伏　暑

伏暑病是发于秋、冬但以暑湿或暑热见症为主的温病。从发病季节来说，它发在秋季或冬季，秋、冬季节气候干燥，空气的相对湿度较小，自然界并不存在暑邪，为什么一发病就见暑病的证候呢？前人认为是人体在夏季感受了暑邪，邪气伏于体内，过时而发，所以就称为伏暑。因为它的发病季节晚，不是在夏季发病，所以也称为“伏暑晚发”，或简称为“晚发”。也有人把发于秋季的称为“伏暑秋发”，发于冬季的称为“冬月伏暑”。按温病的发病类型进行分类，属于伏气温病。按病变的性质分类，应该说大多数属于暑湿病，也有的属于暑热病。

伏暑的特点有三个方面：第一个特点是发病的临床表现与季节主气不相符，秋、冬季节自然界没有暑邪，但是它的临床表现是暑病见症，病证与季节的气候特点不一致。第二个特点是伏暑病与暑温病不一样，它初起先见表证，类似于感冒，但感冒初起是只见表证而无里证，伏暑病初起虽然有表证，却又不是单纯的表证，它是表里同病，而且是以里证为主，或见气分暑湿，或见暑热伤阴。感冒初起没有这种表现，它只有表证，初起不会有里热或者里热阴伤的表现。第三个特点是病程长，缠绵难愈而且病情重。

伏暑的名称在古代医籍中出现较晚，历代的说法也有所不同，自清代以后，对这个病种的认识渐趋一致。

伏暑与春温同属伏气温病，但二者发病初起有所不同。春温初起既可以有表证，也可以无表证，有表证的称为新感引动伏邪，没有表证的称为伏邪自发。伏暑没有自发的，都是由外邪诱发。为什么？这与人体的状态有关，因为秋、冬季节气温下降，天气转凉，人的腠理闭塞，在这种状态下邪气不可能从里面发出来，只有在体表感受邪气的情况下，由新感而引发体内的伏邪才会发病，所以伏暑的发病都是由新感引动伏邪而发。春温病发于春季，这个季节人体的腠理处于开泄状态，所以伏邪可以自内外发。

西医学中的散发性脑炎、钩端螺旋体病、流行性出血热、伤寒等病散发于秋、冬季节者，可以参考本病辨证论治。

一、病因病机

伏暑病病因的首要因素是暑湿或暑热邪气内伏，其次是被新感所诱发。至于新感的邪气，可以是风寒，也可以是风热。秋、冬季节一般来说是偏于寒凉，容易感受风寒邪气，如果秋、冬季节气候反常，应寒反温，也可以外感风热邪气，归根结底是新感引动伏邪，内外相引而发病。

内外相引发病之初，要根据临床表现来分析其病机。伏暑有的发于气分，有的发于营分。如果是内蕴暑湿，初起往往呈卫气同病。如果内蕴暑热，暑热内伏而蕴郁伤阴，导致营阴不足，又被新感所诱发，发病初起就呈卫营同病。同样是伏暑，发病初起证候类型不同，发展趋势也就不一样。初起见卫气同病者，一般是在气分发展，可以入少阳气分而见湿热郁阻少阳的证候。也可以传入阳明气分，或者先传入少阳，再传入阳明。初起见卫营同病者，进一步发展，热邪往往从心营下移到小肠，出现火脏与火腑同病的气营两燔证。也可以出现热入心包，血络瘀滞之证，其特点是暑热邪气灼伤血脉外的津液形成热痰而蒙蔽心包，热邪灼伤血脉内的津液形成瘀血而阻滞心络，这个证候是气分有热痰，血分有瘀滞的气血两燔证。

总而言之，伏暑病初起见卫气同病者进一步发展多呈气分暑湿证，而初起见卫营同病者进一步发展多呈气营两燔证或气血两燔证。气分暑湿如果从阳化热，也可以深入营分、血分而出现出血、动风等见症，可以参照暑温病辨证论治，正如吴鞠通在《温病条辨·上焦篇·伏暑》中所说："暑温、伏暑，名虽异而病实同，治法须前后互参。"

因为伏暑是伏气温病，所以一般病情较重，而且发病时间越晚，病情越重。俞根初在《通俗伤寒论·伏暑伤寒》中说："夏伤于暑，被湿所遏而蕴伏至深秋霜降及立冬前后，为外寒搏动而触发。邪伏膜原而在气分者，病轻而浅；邪舍于营而在血分者，病深而重。"俞根初这段话的意思是说，暑湿内蕴，发于气分者正气不衰，所以病情轻，发于营分、血分者，由于正气已伤，所以病情重，这是符合临床实际的。吴鞠通在《温病条辨·上焦篇》第 36 条说："长夏受暑，过夏而发者，名曰伏暑。霜未降而发者少轻，霜既降而发者则重，冬日发者尤重"，这就是说，从发病的时间来看，发病越晚，病情越重。这是因为，邪气内伏，正气必然要与邪气斗争，在斗争过程中，正气必有损伤，邪气内伏的时间越长，正气损伤越重，所以病情也重。

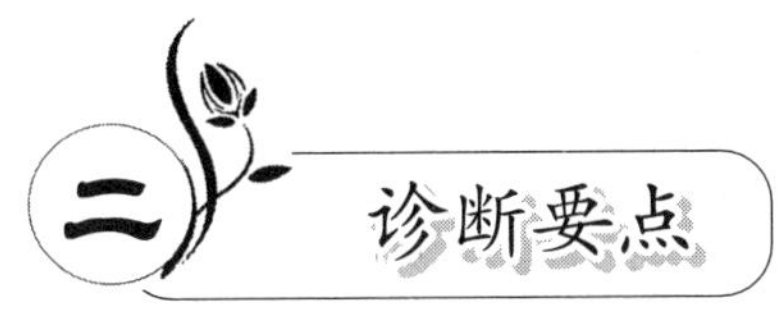

二 诊断要点

伏暑的诊断要点有五个方面。

一是多发生于秋、冬季节。

二是起病急骤，一发病即见以暑湿或暑热内伏为主的证候。发于气分者，有发热，心烦，口渴，脘痞，舌苔腻等气分暑湿的特征。发于营分者，见发热，心烦，口干，舌绛苔少等营热阴伤的特征。无论发于气分，还是发于营分，初起都兼有时令之邪在表，所以都有发热恶寒的表证，或呈卫气同病，或呈卫营同病。

三是初起发于气分而兼表证者，类似感冒，但是又有暑湿在里的表现，所以有别于感冒。邪在少阳气分者，又形似疟疾，有寒热往来的临床表现，但疟疾的寒热往来有规律，或隔日发作一次，或隔两日发作一次，而伏暑的寒热往来没有时间规律，一天可以发作数次，甚至数十次。

四是病变过程中可以出现但热不寒，身热夜甚，天明得汗稍减而胸腹灼热不除，大便不爽，色如黄酱，肛门灼热的湿热夹滞郁阻胃肠证，这也是伏暑的特征之一。

五是在湿热流连气分的阶段，可以郁发白痦，暑热邪气深入营分、血分，也可以出现发斑或其它部位的出血。

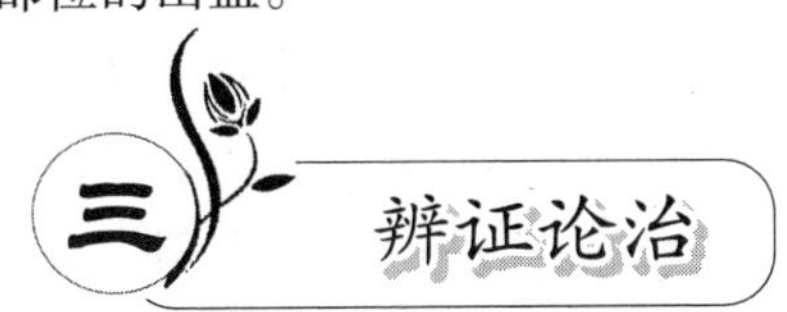

三 辨证论治

伏暑病初起以里证为主而兼有表证，所以治疗要以解表清里为法。根据具体情况，如果是卫气同病，要解表清暑化湿。如果是卫营同病，就要解表凉营养阴。如果表邪是风寒，要发散风寒；如果表邪是风热，要疏透风热。如果邪在少阳，导致湿热郁阻少阳，气机不利，要清透少阳，分消走泄。如果湿热夹滞郁阻胃肠，要清热祛湿，导滞通下。如果由于心营热盛而下移小肠，脏腑同病，要凉营养阴，清利火腑。如果痰热蒙蔽心包，瘀血阻滞心络而导致神昏，要清心豁痰，化瘀开窍。如果出现白痦、发斑、动风等见症，可参照暑温、湿温的有关证候辨治。

1. 伏暑初发

伏暑初发，是由外感时邪引动体内的伏邪而发病。如果伏邪是内蕴暑湿，则见卫气同病；如果伏邪是暑热伤阴，则见卫营同病。因为这两种类型都属于表里同病，所以治疗都要用表里双解法。

(1)卫气同病

【临床表现】发热，微恶风寒，少汗，或恶寒，发热，无汗，头痛，周身酸重而痛，心烦口渴，小便短赤，胸闷脘痞，舌苔黄腻，脉濡数。

【证候分析】这个证候从表证来看，如果是外感风热，则见发热，微恶风寒，少汗。如果是外感风寒，就见恶寒，发热，无汗。从里证来看，既有暑热，又夹湿邪。心烦口渴，小便短赤，是暑热伤津的表现。胸闷脘痞，是因于湿阻气机。舌苔腻，脉濡，说明湿盛；舌苔黄，脉数，说明热盛。从其湿与热的比重来看，是暑湿内蕴，湿热并重之证。由于外有表邪郁阻，内有暑湿蕴蒸，气血运行不畅，所以头痛，周身酸重而痛。

【治法】解表透邪，清暑化湿。

【方药】银翘散去牛蒡子元参加杏仁滑石方、黄连香薷饮。

银翘散去牛蒡子元参加杏仁滑石方(《温病条辨》)

即于银翘散内去牛蒡子、元参，加杏仁六钱(18g)、飞滑石一两(30g)。服如银翘散法。

黄连香薷饮(《类证活人书》)

香薷(6g)　扁豆(9g)　厚朴(6g)　黄连(6g)

【方解】吴鞠通在《温病条辨·上焦篇》第38条说："太阴伏暑，舌白、口渴，无汗者，银翘散去牛蒡、元参加杏仁、滑石主之。"从条文中可以看出，吴鞠通是用银翘散去牛蒡子、元参加杏仁、滑石来治疗伏暑初发外感风热，内蕴暑湿的卫气同病证候。银翘散方中本来就没有元参，这里却说去元参，说明吴鞠通最初撰写《温病条辨》的时候，银翘散这个方剂中有元参，他在修改的过程中把元参去掉了，换成了鲜苇根，但是在这个方剂中他忘记了修改，所以又说去元参。因为元参滋腻，牛蒡子滑利，对于内有湿邪者不适用，所以要去掉。银翘散是辛凉轻解的方剂，用于伏暑初发，表有风热者，它一方面能疏透风热而解表，另一方面银花、薄荷都是芳香药，又能芳香化湿。方中又加杏仁开肺气以宣气机，滑石利下窍，二者相配而通调水道，使体内的暑湿邪气有外泄的出路。但是在暑湿内盛的情况下，这两味药的力量仍嫌不够，所以在方中还可以加生薏苡仁健脾利湿清热，加通草以增强通利三焦水道的作用，给湿邪找出路，有形之湿外泄，无形之热就可随湿邪外散。如果见舌苔厚腻或有恶心呕吐，说明湿邪重，可以加入半夏、黄芩，辛开苦降，燥湿降逆止呕。

如果是外感风寒，恶寒重，身重痛，无汗者，治疗用黄连香薷饮。方中香薷辛温解表，发汗散寒，芳香化湿。香薷辛温，厚朴苦辛温，黄连苦寒，三味药相配，辛开苦降，燥湿清热，宣通气机。扁豆和中而调脾胃。如果病情重，可以加藿香、佩兰。藿香辛温,可以增强香薷的发表力量。藿香与佩兰都是芳香化浊药,也更增强了化湿浊的作用。如果暑热也重,可以加黄芩,增强清暑的力量。

(2)卫营同病

【临床表现】身热夜甚,微恶风寒,头痛,少汗,或恶寒,无汗,口不渴,心烦,舌绛苔少,脉浮细数。

【证候分析】这个证候是暑热邪气内伏,损伤营阴而致内有营热阴伤,又遇外邪引动而发病,所以初起即见卫营同病。身热夜甚,口不渴,心烦,舌绛苔少,脉细数都是营热阴伤的表现。微恶风寒,头痛,少汗,说明是外感风热邪气。如果外感风寒邪气,则见恶寒,无汗。

【治法】解表透邪,清营养阴。

【方药】银翘散加生地丹皮赤芍麦冬方、加减葳蕤汤加青蒿脑、粉丹皮。

银翘散加生地丹皮赤芍麦冬方(《温病条辨》)

即于银翘散内加生地六钱(18g)、丹皮四钱(12g)、赤芍四钱(12g)、麦冬六钱(18g)。服法如前。

加减葳蕤汤(《通俗伤寒论》)

生葳蕤二钱至三钱(6~9g)　生葱白二枚至三枚　桔梗一钱至钱半(3~4.5g)　东白薇五分至一钱(1.5~3g)　淡豆豉三钱至四钱(9~12g)　苏薄荷一钱至钱半(3~4.5g)　炙甘草五分(1.5g)　红枣两枚

【方解】吴鞠通在《温病条辨·上焦篇》第39条说:“太阴伏暑,舌赤,口渴,无汗者,银翘散加生地、丹皮、赤芍、麦冬主之。”方中用银翘散辛凉透表,这里他没有强调去元参,是因为有营阴损伤,用元参清营养阴。方中加生地、麦冬也是用来清营养阴。加丹皮、赤芍凉营活血,防止营阴凝滞而成瘀。从吴鞠通所用方剂可以看出,是针对外感风热,营阴内伤之证。外感风热者一般可以见少汗,吴鞠通在这条中所说的“无汗”,是指营阴伤而无汗源,不能理解为外感风寒。

俞根初在《通俗伤寒论·伏暑伤寒》中说:“若邪舍于营而在血分,先与加减葳蕤汤加青蒿脑、粉丹皮滋阴宣气,使津液外达,微微汗出以解表。继即凉血清营以透邪,轻则导赤清心汤,重则犀地清络饮,二方随证加减。”从俞氏这段话中可以看出,他是先用加减葳蕤汤滋阴解表,然后再清营养阴透邪。加减葳蕤汤中的葳蕤就是玉竹,性味甘寒,滋养阴液,配炙甘草、红枣益气扶正。白薇苦咸而寒,清透阴分虚热。葱白、淡豆豉辛温解表,配桔梗、薄荷宣肺透邪。这个方剂中的葱白、豆豉就是葱豉汤,是辛温解表的轻剂,所以这个方剂适用于伏暑初起外感风寒者。方中加青蒿清透解暑,加丹皮清营透热。但是方中滋养营阴的作用不足,可以再加入生地、麦冬、元参。

2. **气分暑湿**

伏暑病的气分暑湿证是由卫气同病发展而来。气分的暑湿既可以郁阻少阳，也可以郁阻阳明胃肠而形成不同的证候。

(1)暑湿郁阻少阳

【临床表现】寒热往来，热重寒轻，午后身热较重，入暮尤剧，口渴，心烦，胸脘痞闷，两胁胀痛，呕恶，口苦，天明汗出诸症稍减，但胸腹灼热不除，舌苔黄腻，脉弦滑数。

【证候分析】暑湿郁阻少阳证是指手、足两个少阳的病变。关于这个问题，何秀山在《通俗伤寒论》中对蒿芩清胆汤这个方剂有一段按语，说得非常精辟。他既讲了手、足少阳在生理上的关系，又讲了手、足少阳在病变中的互相影响，还对其病机进行了分析，文字非常简练，他说："足少阳胆与手少阳三焦合为一经。其气化，一寄于胆中以化水谷，一发于三焦以行腠理。若受湿遏热郁，则三焦之气机不畅，胆中相火乃炽……胆火炽，必犯胃而液郁为痰。"这段按语是说，手少阳经与足少阳经分而言之有手、足之分，合起来看都是少阳经，所以统称是少阳病。少阳的气化功能一方面体现为胆汁进入小肠，参与水谷的消化吸收，另一方面体现为三焦的气化功能。三焦是人体气化的场所，全身的津、气都通过三焦分布周身而直达腠理。也就是说，全身的阳气都可以行于体表而产生抗邪功能。如果感受了湿热邪气，郁阻于少阳，就可以导致上、中、下三焦不通，气机涩滞。由于气机不通，郁而化热、化火，就导致胆中的相火旺而出现胆热、胆火。胆中的火热炽盛，必然横逆犯胃，这就是由木郁而导致土壅，使胃的降浊功能失常而致津液不能正常敷布，凝聚而成痰，从而形成暑湿痰浊内郁的局面。手少阳三焦经是气机升降之枢，足少阳胆经是气机出入之枢，暑湿痰浊阻滞气机而导致气机升降出入失常，反过来暑湿痰浊就更没有出路，以致形成恶性循环。从这个证候的临床表现来看，其中既有三焦气机不利的表现，又有胆气不疏的表现。寒热往来的原因是气机升降出入失常。暑湿痰浊阻滞气机，阳气不能宣发到体表，就见恶寒。正邪相争就发热。正邪相争一段时间之后，正气有所损伤，与邪气抗争的力量不足，热就退下去了。但是暑湿邪气并没退，仍然阻滞气机而使阳气不能宣发，所以又出现恶寒，这样就形成了邪阻则寒，正争则热的态势，往来交替，反复不已。因为这个证候不是外感寒邪，而是暑湿邪气内蕴，其中又以暑邪为主，是热重于湿，所以表现为热重寒轻。就是说，发热的时候体温很高，而恶寒相对来说较轻。这个证候的寒热往来没有时间规律，一日之内可以发作数次甚至数十次，不同于疟疾或隔日一次，或隔两日一次定时而发，很有规律，所以它看似疟疾而非疟疾。身热午后较重，入暮尤剧，是指持续发热，每到下午三、四点钟体温更高，到晚上达到高峰。这是因为，午后阳明经气主令，正气充盛，正邪相争激烈，所以体温就上升。晚上人体的阳气入里，本来就内蕴暑湿，阳气入里就更加重了阴阳不平衡，所以热势更高。口渴，是由于热伤津液。心烦，是由于热扰心神。从口渴、心烦也可以看出，这个证候是热重于湿。胸闷脘痞，是湿阻气机，三焦气滞不通的表现。两胁胀满，是足少阳胆经枢机不利的表现，因为足少阳胆经行于两胁，经络不通，就出现胁痛胀满。少阳气机阻滞，中焦气机不通，胃气不降，就出现恶心呕吐。口苦是由于暑湿阻滞气机，胆汁不能正常疏泄而上泛所致。到天明阳气由里出表，津液随阳气出表而外泄，所以汗出而体温有所降低，其它症状也有所减轻。但是汗液并不多，邪气并没有全解，暑湿仍然郁阻于里，所以触按病人的胸腹始终有灼热感。湿热上蒸，就见舌苔黄腻。脉弦滑主痰湿阻滞气机，脉数主暑热内盛。

【治法】清透少阳，分消走泄。

【方药】蒿芩清胆汤(《通俗伤寒论》)

青蒿脑钱半至二钱(4.5～6g)　淡竹茹三钱(9g)　仙半夏钱半(4.5g)　赤茯苓三钱(9g)　青子芩钱半至三钱(4.5～9g)　生枳壳钱半(4.5g)　陈广皮钱半(4.5g)　碧玉散包，三钱(9g)

【方解】蒿芩清胆汤这个方剂是由小柴胡汤与温胆汤两个方剂合方化裁而来，而且化裁得非常好。小柴胡汤属和解少阳法，是治疗伤寒少阳病的代表方剂，方中以柴胡为君药，黄芩为臣药，以和解少阳半表半里。柴胡苦辛平，轻扬升散，疏通少阳气机而透在表的寒邪；黄芩苦寒，清泄少阳而清半里的郁热。二药配伍，透邪以解其表，泄热以和其里，使表解里和，则气机通达，其病可愈，但柴胡是辛散升提之品，外感风寒的半表半里证非用它不可，而对于暑湿内蕴之证却有鼓动暑湿之弊，所以应该忌用。因此俞根初就用青蒿替换柴胡，青蒿微苦微寒而芳香，轻宣透热，芳香化湿，与黄芩相配，一透表，一清里，共奏清透少阳，和解表里之功。这个方剂以青蒿替换柴胡，实际上是师小柴胡汤之法而又不泥其方的创新之举。

温胆汤是分消走泄法的代表方剂，是治疗内伤杂病胆郁痰扰之方。方名"温胆"，实际上它的作用却是给胆降温。方中半夏、陈皮辛温，茯苓甘平，甘草甘温。关于枳实的药性，说法不一致，有人说它辛苦寒，有人说它辛苦温，可见这味药的寒、温之性都不突出，性偏于平。竹茹苦寒。这个方剂从药物配伍来看，总的来说是偏于温性。方剂偏温，但它却是清泄胆热的方剂，而不是温胆之寒。《金匮要略方论》中说："病痰饮者，当以温药和之。"为什么治痰饮必须用温药呢？因为痰饮是水湿凝聚而成，属于阴邪，非温不化，所以张仲景提出了用温药治痰饮的治疗大法，温胆汤就是这个治疗大法的具体体现。顾名思义,温胆汤当然是治胆的方剂。温胆汤证的病机涉及到胆、三焦与胃,而脾与胃互为表里,涉及到胃肯定影响脾,是三焦、胆与脾胃之间关系失调的病变。胆属木,脾胃属土,木郁可以导致土壅。就是说,胆的气机不利,横逆犯胃,就导致脾胃的运化功能失常,使水液停聚而成痰。反过来说,脾胃的运化功能失常,使津液代谢障碍而凝聚成痰,也可以由痰湿阻滞气机以致少阳之气不能升发而导致木郁。木郁与土壅互为因果,木郁可以导致土壅,土壅也可以导致木郁,从而形成恶性循环。木郁可以化火,也就是胆郁化火,土壅的结果是生痰,所以这个病变过程中就产生了火与痰这两种病理产物。从病机来分析,是胆有郁火,胃有痰湿,形成了痰火内扰的证候。温胆汤这个方剂通过化痰理气祛除了痰湿这种病理产物,使气机通畅,则胆气得疏而胆火可泄,从而达到和胃清胆的作用。方中半夏、陈皮辛温,燥湿和胃理气。茯苓、甘草健脾益气,茯苓又淡渗利湿。枳实配陈皮理气行滞开郁。竹茹苦寒,清胆热通胆郁化痰。这个方剂是辛开苦降与淡渗利湿共用,通过辛开苦降来燥湿降气化痰,通过淡渗利湿使湿邪下行,一方面从中焦使痰湿从燥化而消除,一方面使痰湿下行从小便而祛。因为这个方剂可以使痰湿分道而消,所以称为分消走泄法。因为分消走泄法能够疏通三焦气机,和胃清胆,所以它也属于和解法的范畴。温胆汤是通过化痰行气,疏利三焦气机而使胆热解除的方剂,它的作用实际上是清胆热,为什么却称为温胆汤呢?这与胆腑的特性有关。《素问·灵兰秘典论》说:"胆者中正之官,决断出焉。"所谓"中正之官",是指胆为足少阳,它禀受少阳春升之气,不偏不倚,不寒不热,中正平和,生机勃发。胆的本性是温而和,既不能寒也不能热,寒是病态,热也是病态。这个证候是因为胆有火,胃有痰,使胆偏热而失去了温和的本性,通过用温胆汤治疗,消除了痰与火,胆就又恢复了温和的本性。所以这个"温"字是使动词,是指通过化痰清胆而使胆恢复温和的本性,并不是指使胆升温。

温胆汤原方的作用是治疗内伤杂病胆郁痰扰之证。在伏暑病中,暑湿郁阻少阳之证是暑湿郁阻手少阳三焦气机而导致升降出入失常的病变,治疗也同样需要分消走泄,通调气机,以使暑湿邪气有所出路。所以俞根初采用温胆汤之法略作加减而组成了"清胆汤",方中枳实改为枳壳,去甘草而加碧玉散。碧玉散由滑石、甘草、青黛组成,也就是六一散加青黛,有利湿清胆的作用,碧玉散要用布包,再与其它药一起煎。这样加减之后,比温胆汤原方的分消湿热作用更强。

蒿芩清胆汤以青蒿、黄芩清透半表半里的暑湿,其作用侧重于足少阳胆;以温胆汤加减,分消走泄,疏利气机而调升降,清利三焦暑湿,其作用侧重于手少阳。总起来看,这个方剂是清透少阳和解表里法与分消走泄法并用,手、足少阳合治的方剂。在临床应用中,如果湿邪偏重,舌苔白厚腻,可以加生薏苡仁以增强健脾利湿的作用。如果热重,可以加黄连以增强清热燥湿的作用。根据临床的不同情况,可以灵活加减。另外补充一点,夏、秋季节病人因外感湿热邪气而出现呕吐,泄泻,大便黄臭,舌苔黄腻,用蒿芩清胆汤治疗效果也非常好。

(2)暑湿夹滞,郁阻胃肠

【临床表现】身热,胸腹灼热,恶心呕吐,大便溏滞不爽,色如黄酱,夹不消化食物,舌苔黄腻或垢腻,脉濡数。

【证候分析】这个证候的病变部位在阳明胃肠。暑湿邪气停滞在胃,则影响胃的消磨功能而形成饮食积滞。食滞与暑湿相合,就形成暑湿夹滞。邪气郁阻于胃肠道,使气机阻滞,邪无出路,郁蒸于里,所以见身热,尤其是胃肠所在的胸腹部更为突出,按之灼手。邪阻中焦,胃气不降,以致上逆而作恶心呕吐。胃中不消化的食物与暑湿邪气相混下注大肠,所以大便中夹杂不消化的食物,如同豆瓣酱,呈黄褐色,而且味臭、粘腻、溏滞不爽。舌苔黄腻或灰褐垢腻,是腐败的浊气熏蒸到舌面所形成。脉濡数主暑湿内蕴。这种临床表现湿与热都很突出,但是以热邪为主,是热重于湿。所以治疗既要清热又要祛湿,因为有饮食积滞,还要导滞,因为大便不爽,还要通下。

【治法】清热祛湿,导滞通下。

【方药】枳实导滞汤(《通俗伤寒论》)

小枳实二钱(6g)　生锦纹钱半(4.5g),酒洗净　净楂肉三钱(9g)　尖槟榔钱半(4.5g)　薄川朴钱半(4.5g)　小川连六分(1.8g)　六和曲三钱(9g)　青连翘钱半(4.5g)　老紫草三钱(9g)　细木通八分(2.4g)　生甘草五分(1.5g)

【方解】在枳实导滞汤方后,何秀山有一段按语,对这个方剂的分析很透彻,他说:“凡治温病热证,往往急于清火而忽于里滞。不知胃主肌肉,胃不宣化,肌肉无自而松,即极力凉解,反成冰伏。此方用小承气合连、槟为君,苦降辛通,善导里滞。臣以楂、曲疏中,翘、紫宣上,木通导下,佐以甘草和药。开者开,降者降,不透发而自透发。每见大便下后而斑、疹齐发者以此。此为消积下滞,三焦并治之良方。”从何氏的按语中可以看出,这个方剂的组成很有特色,枳实、生大黄、厚朴这三味药就是小承气汤,有行气通下的作用,又加槟榔,就更增强了行气通下的作用。枳实、厚朴、槟榔都是苦温药,它们的作用是行气、通下,而且是使气下行而通胃肠道的气机,从而推动浊气下降,暑湿积滞就容易从大便里排出。黄连苦寒,清热燥湿,枳实、槟榔、厚朴辛苦温,燥湿行气,它们配合起来,辛开苦降,燥湿降浊。连翘、紫草、木通这三味药都是清热药,连翘能清能透,紫草清热解毒凉血通便,木通下行,从湿中泄热。神曲与山楂都是消导药,用以消食导滞。佐以少量甘草调和诸药。这些药互相配伍,有行气、通下、清热、燥湿、消导五个方面的作用，使饮食积滞得以消磨，胃肠暑湿夹滞有外达之路，胃肠蠕动功能得以恢复而病愈。

湿热病一般来说不用下法，而这个方剂却属于下法。但是它与大承气汤、小承气汤、调胃承气汤的苦寒峻下不同，虽然它里面含有小承气汤，但不是单用原方，而是与其它药物配伍使用，属于轻下、缓下法。因为这个证候不是阳明燥结，肠内不是燥屎而是暑湿夹滞，不可能一攻而下，所以不能猛攻急下，这个方剂药物的剂量很轻，作用也轻而和缓。也正因为它是轻下、缓下，所以这个方剂要反复使用，把胃肠道的暑湿积滞一点一点地往下刮，可以连续使用多次，甚至十次、二十次，使邪气逐渐排除，直至大便不溏了才可以停药。正如叶天士所说的"伤寒大便溏为邪已尽，不可再下；湿温病大便溏为邪未尽，必大便硬，慎不可再攻也，以粪燥为无湿矣。"另外，临床使用枳实导滞汤的时候，如果积滞比较重，大便中所夹的不消化食物残渣多，可以在这个方剂里加保和丸 6 克布包同煎，以增强消食导滞作用。

3. 暑入营血

伏暑病的营分证、血分证可以由初起卫营同病发展而来，也可以由气分暑湿从阳化热深入发展而来。临床所见主要有心营热盛，下移小肠与痰热蒙闭心包，瘀血阻滞心络两种证候类型。

(1)心营热盛，下移小肠

【临床表现】身热夜甚，心烦不寐，甚或躁扰，口干不欲饮，小便短赤热痛，舌红绛，脉细数。

【证候分析】心营热盛属于营分证，心营的热邪下移小肠属于气分证，所以这个证候实际上是气营两燔，既有心营的热盛阴伤，又有小肠的气分热盛，是火脏与火腑同病。身热夜甚，是营分证的热型。由于营热盛，正邪相争，所以身热，夜间阳入于阴，阴不制阳，所以夜甚。心烦躁扰不寐，是营热扰心所出现的神志症状。口干不欲饮，是热蒸营阴的表现。这一系列症状都是热灼营阴，营热阴伤的表现。心与小肠相表里，心热下移小肠，由火脏下移到火腑，就可以导致小肠热盛。小肠的生理功能是泌别清浊，吸收水谷精微，分化水谷糟粕。水液的糟粕通过小肠的气化而入膀胱，小肠热盛，通过它输送到膀胱的就是浊热之水，膀胱中水热互结，热邪消耗水液，就导致水液浓缩粘滞而见小便浑浊、色黄赤、排尿时尿道有灼热、疼痛感。由于热邪逼迫，还可以出现尿频、尿急。因为水液粘滞，尿道不通畅，小便往往是滴沥而出。病情严重者还可因热邪灼伤膀胱血络而见尿中带血。

【治法】凉营养阴，清利火腑。

【方药】导赤清心汤(《通俗伤寒论》)

鲜生地六钱(18g)　辰茯神二钱(6g)　细木通五分(1.5g)　原麦冬一钱(3g)辰砂染　粉丹皮二钱(6g)　益元散三钱(9g),包煎　淡竹叶钱半(4.5g)　莲子心三十支(3g),冲　辰砂染灯心二十支

莹白童便一杯,冲

【方解】导赤清心汤方中用生地、麦冬凉营养阴。用木通、竹叶、灯心清心利尿,清利火腑,导热从小便而出。益元散由六一散加朱砂组成,有清心利尿作用。莲子心苦寒,清心泄热。方中的麦冬、灯心都用辰砂染,辰茯神也是用朱砂染茯神,朱砂甘寒,有清心安神作用,这三味药用朱砂染是为了增强清心作用。粉丹皮清营凉血,透血中伏热。童便有滋阴降火之功。这个方剂诸药配伍,共奏凉营养阴,清利火腑之功。这个证候有小便不利,短赤热痛而不用猪苓、泽泻、车前子这类的利尿药,是因为这种小便不利是由营热阴伤,津液不足,水液粘稠所致。津液损伤,无尿可利,所以必须在滋阴的前提下才能使小便通利,而不是利尿药所能奏效的,正如吴鞠通所说:“温病小便不利,淡渗不可与也,忌五苓、八正辈。”这个方剂生地的剂量最大,用大剂量的生地配麦冬,目的是通过滋阴而利尿,治疗的重点不在于利尿,而在于滋阴,通过滋阴使津液恢复,再辅以通利的药物,小便自然就通畅了。这个证候属于气营两燔,气分热盛,病位在火腑小肠,营热阴伤,病位在心,清利火腑就能透热转气,使心营的热邪透出气分而解。

(2)痰热蒙蔽心包,瘀血阻滞心络

【临床表现】身热夜甚,痰壅气粗,神昏谵语,四肢厥逆,漱水不欲咽,口唇爪甲青紫,舌蹇短缩,质红绛或紫晦,望之若干,扪之尚润,苔黄,脉沉数。

【证候分析】这个证候在伏暑病中属于危重证,它的形成由于热邪灼伤津液。气分的津液被灼伤就形成热痰而蒙蔽心包;血中的津液被灼伤,血液就粘滞成瘀而阻滞心络。外有热痰蒙蔽,内有瘀血阻滞,心窍闭塞不通,所以就出现神昏谵语。正如何秀山在犀地清络饮的按语中所说:“热陷包络神昏,非痰迷心窍,即瘀阻心孔。”身热夜甚,是心营热盛,营阴损伤的表现。痰壅气粗,是因为肺中的津液被热邪煎灼而成痰,以致痰热阻肺,宣降失常,肺气上逆而出现呼吸气粗,喉间痰鸣。热痰与瘀血阻滞气机,阳气不达于四肢,就见四肢厥逆。热邪蒸腾营阴上潮于口,就口干不欲饮,漱水不欲咽。口唇、爪甲青紫是瘀血阻络之征。手少阴心经的别络系舌本,热痰、瘀血阻滞心络,所以舌体短缩,转动不灵而出现舌蹇。血中津液损伤,血液粘稠,所以舌红绛,如果瘀滞严重,则呈紫晦舌。望之若干,扪之尚润,是指舌体似乎干燥,但用手摸上去还是滑润的,这是热邪把营阴蒸腾到舌面的表现。舌苔黄主气分有热痰。脉沉是因于痰瘀阻滞气机,气血内闭;数主热盛。从临床表现来看,这个证候是气

分有痰热，营分有阴伤，血分有瘀滞，它属于气血两燔的危重证。

【治法】凉血通瘀，豁痰开窍。

【方药】犀地清络饮(《通俗伤寒论》)

犀角汁四匙(6g)，冲(水牛角30g)　粉丹皮二钱(6g)　青连翘钱半(4.5g)带心　淡竹沥二瓢(30g)和匀　鲜生地八钱(24g)　生赤芍钱半(4.5g)　原桃仁九粒(6g)，去皮　生姜汁二滴，同冲

先用鲜茅根一两(30g)、灯心五分(1.5g)煎汤代水，鲜石菖蒲汁两匙，冲。

【方解】这个证候的形成是热痰蒙闭心包，血热阴伤成瘀阻络，所以治疗要从凉血养阴，通络活血，豁痰开窍三方面入手。犀地清络饮方名中的"清络"，就是清血络中热邪的意思。这个方剂是以犀角地黄汤为基本方，犀角、丹皮、生地、赤芍就是犀角地黄汤原方的药物，有凉血散血之功。所谓散血，包括养阴以稀释血液与活血两个方面，从而使血脉通畅，促进血液恢复正常流动。因为瘀血的形成是热伤血中津液而使血液粘滞成瘀，所以要想活血化瘀必须先稀释血液，这个方剂里地黄的用量不仅大，而且是用鲜生地，是取其多汁以滋阴补液。鲜茅根甘寒，凉血滋阴，配生地以增强补充血中津液的作用。在血中津液得到补充的前提下，再用丹皮、赤芍、桃仁活血化瘀，以通心络的瘀滞。这个方剂中的豁痰药是竹沥、姜汁、鲜石菖蒲汁，竹沥是水剂，生姜用汁，石菖蒲用汁，都是冲入汤剂中使用。竹沥大苦大寒，清化热痰，但是它大苦大寒容易损伤胃气，所以用的时候要配姜汁，用姜汁之辛温制约竹沥的苦寒，防止伤胃。竹沥味焦苦，又容易引起呕吐，用姜汁佐制，也可以防止呕吐。生姜汁与竹沥同用，既护胃又止呕，而且它也有化痰作用。石菖蒲汁辛温芳香，能化痰开窍。这三汁共用，豁痰开窍，以开心包之闭。连翘轻扬宣透，透热转气。灯心轻扬而清心经气分之热，也有透热转气作用。热痰与瘀血阻滞气机，都可以使营分、血分的热邪内滞而不能外达，所以豁痰与通瘀实际上都有透热转气之功，再加上连翘、灯心的轻宣作用，就能使邪气透转气分。

从理论上分析，犀地清络饮这个方剂既能豁痰又能通瘀，是一个非常好的方剂。但实际上它的豁痰开窍作用并不强，在临床使用中应该配入安宫牛黄丸，以增强豁痰之力，用犀地清络饮送服安宫牛黄丸，临床疗效更好。

在温病中，窍闭神昏的证候并不鲜见，一般都采用清心豁痰开窍法，但实际上窍闭并不只是因于热痰蒙蔽心包，往往还有瘀血阻滞心络的因素，这类病人多出现口唇、爪甲青紫，就是血络瘀滞的明证。所以在豁痰的同时，必须加入化瘀通络的药物，犀地清络饮中用丹皮、赤芍、桃仁"三物"通瘀，用竹沥、姜汁、鲜石菖蒲汁"三汁"豁痰，共同开心窍之闭，是非常有创见的临床思路。

伏暑病传变规律及证治简表

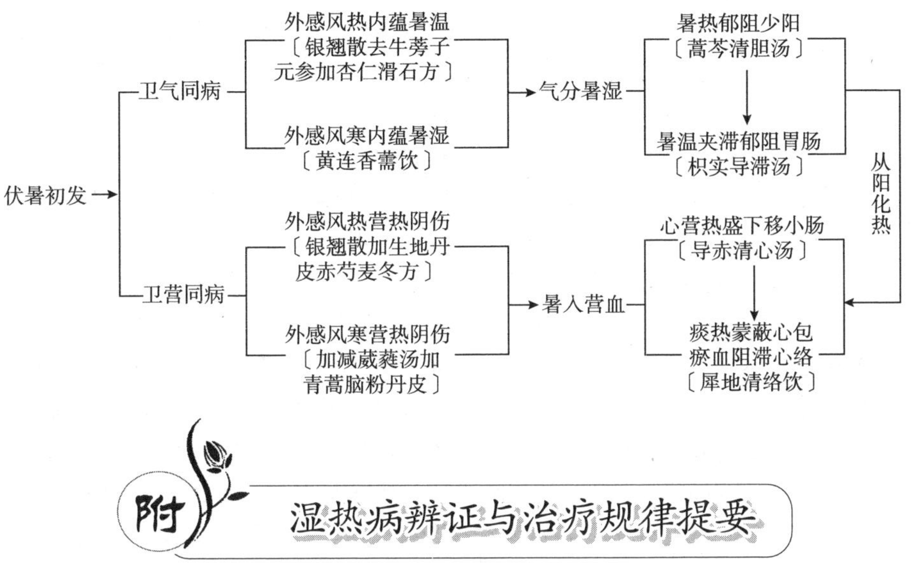

附 湿热病辨证与治疗规律提要

在讲完暑温、湿温、伏暑这三个病种之后，附带简要地讲一讲湿热病辨证与治疗的规律，一方面是对这三个病种作概括的总结，另一方面也可以使大家对湿热病有一个更全面的认识。

湿热病多发于雨湿季节，它是外感湿热邪气所引起的以发热，气机阻滞，脾胃升降失司，水液代谢障碍为主要临床特征的多种温病的总称。暑湿病、湿温、伏暑以及疟、痢、疸、痹等病种都属于湿热病的范畴。

湿热病是外感疾患，其发病有三种情况：一是同时感受湿、热两种邪气而发病。一是感受湿邪，因湿郁热而发病。一是素体水湿内蕴，又感时令之邪，内外相引而发病。尽管发病原因不一，但发病之后，都可以呈现湿与热两种邪气的特性。也就是说，既有湿邪为患的特点，又有热邪为患的反映。湿为阴邪，重浊粘腻，遏阻气机；热为阳邪，蒸腾开泄。这两种属性不同的邪气共同侵袭人体而发病，就决定了湿热病具有不同于其它类型疾病的特殊性。湿热病的特点大致可以概括为四个方面：一是季节性强。湿热病多发于夏季与夏秋之交，这个季节气候炎热，雨量较多，热蒸湿动，弥漫空间，对人体影响很大，所以发病率最高。二是以脾胃为中心，弥漫周身，阻滞气机，导致水液代谢障碍。脾主运化水湿，但水湿邪气过盛又往往阻碍脾的运化功能，形成水湿困脾，导致脾胃升降失司，水湿停聚不去，因此说湿热病多以脾胃为病变中心。由于湿是弥漫性的邪气，特别是湿热相合，热蒸湿动，湿热邪气很容易弥漫周身，造成一身表里上下同时出现症状。由于湿热弥漫，阻滞气机而导致水道不通，所以湿热病中往往出现水液代谢障碍的临床表现。三是临床多见矛盾症状。湿与热两种性质不同的邪气同时为患，二者各自要显示各自的特性，但又互相影响，形成湿热裹结，湿遏则热伏，热蒸则湿动的态势，表现于临床则呈矛盾症状迭出。如：身热不扬，发热而皮肤不灼手或初扪之反凉，发热而脉不数，面不红反淡黄，精神不烦躁而反呆痴，口干而不欲饮，大便数日不下但并不燥结等。四是病程长，缠绵难愈。在湿热病的过程中，湿热裹结，如油入面，二者难解难分。湿性粘滞，难以速除，而有形之湿不祛，无形之热终不可解，湿越滞则热越郁，热越蒸则湿越粘，形成胶着难解之势，往往迁延时日，缠绵难愈。

湿热病是湿与热两种邪气同时侵袭人体而发病，但因为湿与热两种邪气所占的比重不同，湿热病又可以分为湿重于热、湿热并重、热重于湿三种类型。湿温病初起，往往先见湿重于热。在病变发展过程中，如果病人素体阳盛，或治疗中大量使用温燥药物，或进食肥甘辛辣食物，可以从阳化热而逐渐转化为湿热并重，甚至发展为热重于湿。暑湿病与伏暑是以暑邪为主而夹湿的病变，所以一般初起就可见湿热并重或热重于湿的证候。暑湿病、湿温、伏暑在病变初起虽然有湿重与热重的区别，但是因为它们都属于湿热病的范畴，而且在临床上各类证候可以在这三个不同的病种中交互出现，所以它们的辨证与治疗规律是相同的，只不过在临床用药配伍上各有所侧重而已，正如吴鞠通在《温病条辨·上焦篇》第42条所说："伏暑、暑温、湿温，证本一源，前后互参，不可偏执。"

关于湿热病的辨证纲领问题，目前看法还不完全一致。有主张用卫气营血辨证的；有主张用三焦辨证的；也有主张二者相结合辨证的。从临床实践来看，由于湿热病有弥漫表里的特点，所以初起阶段卫分证与气分证之间的界限并不明显，往往表现为卫气同病。在湿热未化燥之前，因为湿热裹结，热蕴湿中，所以又很少深入营分、血分。由此看来，用卫气营血辨证是难以概括湿热病的传变规律的，而三焦辨证却能很好地体现出湿热病的特点，标明其传变规律并指导临床辨证论治。

从生理上来看，三焦是人体传化之腑中的一腑，同时它又是人体上焦、中焦、下焦三个部位的总称，它包括了胸腔、腹腔内的各个脏腑。上焦的脏器有心、心包、肺；中焦的脏器有脾、胃；下焦的脏器有小肠、大肠、膀胱、胆、肝、肾。三焦既然包括了人体的各个脏腑，它的功能当然也就是五脏六腑功能的概括。总之，三焦有主司人体气化的功能。因此可以说，三焦是人体阳气和水液运行的通道，饮食物的受纳、腐熟，其精微物质的运化，气血的循行以及体内糟粕的排泄，都是在三焦这个气化的场所内进行的。如果湿热邪气侵袭人体而发生湿热病，就往往以人体内某一部位为中心而弥漫上、中、下三焦，导致气机阻滞,三焦气化不利,水液不行,饮食物传化失常。湿热病以上焦为中心部位,就称为上焦湿热证;以中焦为中心部位,就称为中焦湿热证;以下焦为中心部位,就称为下焦湿热证。就一般规律而言,湿热邪气从口、鼻而入,首先侵袭上焦,导致上焦湿热证,进而深入发展,渐次传入中焦、下焦。由此可见,三焦辨证不仅是湿热病不同发展阶段中三类不同证候的概括,而且也标明了湿热邪气所在的中心部位以及湿热病发展变化的一般规律。掌握了三焦辨证的原则,就可以在纷乱复杂的湿热病症状中找出病变的中心部位而采取相应的治疗方法。

一、三焦湿热证的辨治规律

湿热病是外感性疾病,因而治疗就应该以祛邪为根本大法。具体地说,就是用祛湿清热的方法以祛除湿热邪气。然而湿与热相合,热蕴湿中,湿不祛则热不能清,所以治疗重点又在于祛湿。由于湿热邪气所在中心部位不同,病机有异,所选用的药物也必须有针对性。下面就以三焦辨证为纲领,将湿热病分为上焦湿热证、中焦湿热证、下焦湿热证三大类型,分别概述其病机、临床特点及治疗原则。

1. 上焦湿热证

上焦湿热证,是湿热病的初起阶段,多以湿邪为主,热蕴湿中,其病变部位主要在肺。湿热邪气自口、鼻而入,侵袭于肺,使肺的宣发、肃降功能失常,导致卫外失司及水液代谢障碍的病变,引起湿邪弥漫表里,往往呈卫气同病。临床多见:恶寒,少汗或无汗,身热不扬,午后热甚,身重肢倦,头重如裹,表情淡漠,面色淡黄,四肢发凉,舌苔白腻,脉濡缓等。如果湿热弥漫于中、下焦,也可以见胸闷脘痞,纳呆不饥,恶心呕吐,大便溏滞不爽,小便不利等症状。

治疗上焦湿热证中湿重于热的证候,要因势利导,使湿热邪气仍然从上焦外解,应该采用辛温宣透,芳香化湿法,简称辛宣芳化法。就是说,用辛温芳香,轻扬宣透的药物宣化湿浊,疏通肌腠,使腠理通达,微有汗出,则湿邪可从汗而解。有形之湿祛除了,无形之热也随之而散,则上焦湿热之邪可一齐从表而祛,正如吴鞠通《温病条辨》所说的:“治上焦如羽,非轻不举”。常用的药物有:藿香、白芷、苏叶、香薷、淡豆豉、青蒿等。代表方剂如藿香正气散、藿朴夏苓汤、新加香薷饮等。

上焦湿热证除病变部位在肺之外,还有因湿热郁蒸,酿成痰浊而致的湿热酿痰蒙蔽心包证。其临床特点主要是神志的改变,症见:身热不扬,午后热甚,神志呆痴,时昏时醒,昼轻夜重,昏则谵语,醒则神呆,呼之能应,舌苔白腻或黄腻,脉濡滑或濡滑数。治疗仍然用辛宣芳化法,选用宣化湿热,芳香开窍之品以化湿宣郁,开窍醒神。常用的药物有菖蒲、郁金等。代表方剂如菖蒲郁金汤,在用菖蒲郁金汤的同时,还应该根据湿与热的偏重程度,配入温开的苏合香丸或凉开的至宝丹,以增强芳香开窍,苏醒神志的作用。

2. 中焦湿热证

中焦湿热证,可以由上焦湿热不解传变而来,也可以因素体脾胃失调,湿热内蕴,又感外邪,内外相引而发。湿热病一般在中焦羁留时间最长,其病变中心部位在脾胃。因为人的体质有异,湿与热两种邪气的偏重程度有别,中焦湿热证又可以分为三种类型。素体阳虚或湿邪偏重者,多表现为湿重于热,病变中心部位在足太阴脾;素体阳盛或热邪偏重者,多表现为热重于湿,病变中心部位在足阳明胃。正如《叶香岩外感温热篇》所说:"在阳旺之躯,胃湿恒多;在阴盛之体,脾湿亦不少"。如果脾湿与胃热并重,则多呈湿热并重。中焦湿热证的治疗,应该采用燥湿清热法以祛除湿热邪气,调整脾胃功能,使之恢复升降平衡,正如吴鞠通《温病条辨》所说的"治中焦如衡,非平不安"。因为中焦湿热证有三种不同类型,所以选用的药物又有所区别。

(1)湿重于热　所谓湿重于热,是指以湿邪为主,湿浊困阻,脾失健运,热蕴湿中,热象不显的一类证候。临床多见:身热不扬,周身重楚,脘痞不饥,口淡不渴,大便溏滞不爽,舌苔白腻,脉濡等。治疗应该采用辛温开郁,苦温燥湿法,简称辛开苦降法。就是说,用辛温之品开其湿郁以宣畅气机,用苦温之药燥湿降浊。辛开苦降,行气燥湿,湿去则热不独存。常用的药物有:半夏、苍术、白蔻仁、草果、厚朴、大腹皮、陈皮、白术等。

中焦湿重于热的病变,由于所在部位及临床表现不同,又可以分为各种不同的证候类型。

如果湿阻募原,症见:初起先憎寒后发热,寒热往来,继则但热不寒,日晡益甚,身痛,有汗,手足沉重,恶心呕吐,脘腹胀满,舌苔白厚浊腻,脉不浮不沉而数。治疗用达原散、雷氏宣透膜原法。

如果湿困中焦,症见:身热不扬,脘痞腹胀,恶心欲吐,口不渴,或口干不欲饮,或喜热饮,大便溏滞不爽,小便浑浊,舌苔白腻,脉濡缓。治疗用雷氏芳香化浊法。

(2)湿热并重　所谓湿热并重,是指湿郁而热蒸,湿热难解难分的一类证候。临床多见:身热,汗出热减,继而复热,身痛,倦怠,心烦,脘痞腹胀,恶心呕吐,大便溏泄,色黄味臭,小便短赤,舌苔黄腻,脉濡数等。治疗应该燥湿与清热并施,常用辛温、苦温、苦寒三类药物相配伍,以达到辛开苦降,燥湿清热的目的。常用的药物有:半夏、苍术、白蔻仁、草果、厚朴、大腹皮、陈皮、白术、黄芩、黄连、栀子等。

中焦湿热并重的病变由于所在部位及临床表现的不同,又可以分为各种不同的证候类型。

如果湿热困阻中焦脾胃，症见：身热，汗出热减，继而复热，口渴不欲多饮，心中烦闷，胸脘痞闷，呕恶，小便短赤，大便溏泄，色黄味臭，舌苔黄腻，脉濡数。治疗用连朴饮。

如果湿热蕴毒以中焦为中心而弥漫三焦，症见：身热，口渴，胸闷脘痞腹胀，身痛，倦怠，咽喉肿痛，或吐泻频作，或身目发黄，小便短赤，舌苔黄腻，脉濡数。治疗用甘露消毒丹。

(3)热重于湿　所谓热重于湿，是指以热邪为主夹有湿邪的一类证候。临床多见：高热，心烦，口渴，小便短赤，舌红苔黄腻而干，脉濡数或洪大等。治疗重点在于清热，同时兼以祛湿，选用寒凉清热与燥湿或利湿药物相配，使热清湿祛而病除。常用的清热药有：石膏、知母、黄连、黄芩等。常用的燥湿药有：苍术、半夏等。常用的利湿药有：茯苓、滑石、通草等。

中焦热重于湿的病变由于所在部位及临床表现的不同，又可以分为各种不同的证候类型。

如果湿热郁阻少阳，症见：寒热往来，热重寒轻，身热午后较甚，入暮尤剧，口渴，心烦，胸脘痞闷，两胁胀痛，呕恶，口苦，天明汗出诸症稍减，但胸腹灼热不除，舌苔黄腻，脉弦滑数。治疗用蒿芩清胆汤。

如果暑湿困阻中焦，症见：壮热，大汗出，渴欲冷饮，小便短少，胸脘痞闷，身重，舌红苔黄燥，脉洪大或滑数。治疗用白虎加苍术汤。

如果暑湿弥漫三焦，症见：身热，面赤，耳聋，咳痰带血，汗出，心烦，胸脘痞闷，恶心呕吐，小便短赤，大便溏泄，色黄味臭，舌红苔黄滑腻，脉滑数。治疗用三石汤。

3. 下焦湿热证

下焦湿热证，可以由中焦湿热不解渐次下传所致，也可以因湿热邪气直犯下焦而发生。因为湿热邪气未化燥之前一般不损及肝肾，所以下焦湿热证的病变部位主要在膀胱与大肠，表现为水液代谢障碍与饮食物传化失常。下焦湿热证虽然可以分为湿重于热与热重于湿两种类型，但是都以小便、大便不通或排出不畅为主要临床特征。治疗应该因势利导，使下焦湿热从小便而祛，所以必须用淡渗利湿法，选用淡渗利湿的药物渗利湿浊，使水道通调，气机畅达，小便通畅，则膀胱与大肠的湿邪有外泄的出路，热邪也随湿而泄。常用的药物有：滑石、通草、茯苓、生苡仁、泽泻、猪苓、车前子等。此外，还要根据邪气在膀胱或在大肠的不同部位以及湿与热的偏重程度，配入相应的药物。

(1)湿重于热　下焦湿重于热的病变，有湿阻膀胱与湿滞大肠两种证候类型。

湿阻膀胱证，是湿热阻滞膀胱，导致小便不利或不通的病变，症见：身热不扬，热蒸头胀，身重疼痛，恶心呕吐，神志昏迷，小便不通，渴不欲饮或不渴，舌苔白腻，脉濡。治疗用茯苓皮汤送服苏合香丸。

湿滞大肠证，是湿热阻滞大肠，导致大便不通或溏滞不爽的病变，症见：身热不扬，头晕胀如裹，甚则神志昏蒙，脘痞呕恶，少腹硬满，大便不通，舌苔垢腻，脉濡。治疗用宣清导浊汤。

(2)热重于湿　下焦热重于湿的证候，有膀胱湿热与暑湿夹滞郁阻胃肠两类证候。

膀胱湿热证，是热邪与水湿互结于膀胱，导致小便排出障碍的病变。症见：身热口渴，尿频而急，尿时热痛，淋沥不畅，尿浑色黄，甚则尿中带血，舌苔黄腻而干，脉数。治疗应该在淡渗利湿的基础上加入寒凉清利之品，如：栀子、木通、竹叶、灯心等。代表方剂如八正散（车前子、瞿麦、萹蓄、滑石、山栀子仁、炙甘草、木通、大黄、灯心）。

暑湿夹滞郁阻胃肠证，是暑热夹湿郁阻于胃肠道的病变。症见：身热，胸腹灼热，恶心呕吐，大便溏滞不爽，色如黄酱，夹不消化食物，舌苔黄腻或垢腻，脉濡数。治疗用枳实导滞汤。

二、湿热病的组方遣药规律

从上述三焦湿热证的辨治规律中可以看出，由于病变部位的不同，湿邪与热邪的比重不同，三焦湿热证的治法也各有特点。治疗湿热证，除了要针对不同部位以及湿与热的比重斟酌遣药外，还要考虑兼顾三焦、健脾醒胃、理气行滞等各方面的问题，才能针对病情组成有效方剂。下面分别讲述这几个方面的问题。

1. 用药应针对病位与病性

上焦湿热证，病变部位主要在肺，病变性质多呈湿重于热，治疗应该采用辛宣芳化法以辛温宣透，芳香化湿，使邪从表解。

中焦湿热证，病变部位在中焦脾胃，应该采用辛开苦降法以祛湿清热。如果是湿重于热者，应该采用辛温与苦温药物相配，以开郁燥湿降浊为主，湿去则热不独存。如果是湿热并重，要以辛温、苦温与苦寒药相配，燥湿与清热并施。如果是热重于湿，就要重用寒凉清热药物，以清热为主，兼以祛湿。

下焦湿热证，病变部位在膀胱与大肠，应该采用淡渗利湿法，使湿邪从小便而出。如果热重于湿，还应该在淡渗利湿的基础上加入苦寒清利的药物，以增强清热之功。

2. 用药应兼顾三焦

湿热邪气具有弥漫性，除病变中心部位外，还可以影响到其它部位，从而形成湿热弥漫三焦之势。因此，治疗三焦湿热证除了掌握三焦辨证的原则，针对湿热邪气所在的中心部位及湿热两种邪气所占的比重选用相应的药物祛除湿热邪气外，还应该兼顾三焦。比如，中焦湿热证，除以脾胃症状为主外，还可以影响到上、下焦，同时出现上、下焦的症状。治疗就应该以辛开苦降药物治疗中焦为主，同时还要适当配入辛宣芳化及淡渗利湿之品，以兼顾上、下焦。总之，兼顾三焦的基本原则是：治上焦不忘中、下焦，治中焦不忘上、下焦，治下焦不忘中、上焦。只有这样，三焦弥漫之邪才可以分消而解。

3. 应配伍健脾醒胃药

胃主受纳、消磨水谷，脾主运化水湿。而湿邪最易困阻脾胃，所以在祛除三焦湿热的同时，在方剂中还应该适当加入健脾益气，醒胃消导之品，以振奋脾胃功能，促使湿浊运化。常用的健脾益气药有：茯苓、生苡仁、白术等，常用的醒胃消导药有：砂仁、白蔻仁、山楂、神曲、麦芽、鸡内金、炒薏苡仁等。

4. 应配伍理气行滞药

湿性粘腻，阻滞气机。在湿热病中，气机阻滞，三焦不畅，水道不利是必然之势，因而在祛除三焦湿热的同时，在方剂中选加理气行滞，开通肺气的药物更是必不可少。常用的理气行滞药有：枳实、厚朴、槟榔、大腹皮、陈皮、藿香梗、苏梗等，开通肺气常用杏仁、苏叶等。

湿热病的病情虽然复杂，病程虽长，但只要辨证准确，用药得法，配伍精当，守方不疑，知常达变，是可以收到良好治疗效果的。

下面将湿热病的治疗法则及常用药物列简表加以说明，以便加深记忆。

湿热病治疗法则及常用药物简表

治疗法则		常用药物
祛湿清热	辛温宣透，芳香化湿	藿香、白芷、苏叶、香薷、淡豆豉、青蒿
	辛温开郁，苦温燥湿	半夏、苍术、白蔻仁、草果、厚朴、大腹皮、陈皮、白术
	苦寒清热燥湿	黄连、黄芩、栀子
	淡渗利湿	茯苓、猪苓、泽泻、生薏苡仁、滑石、车前子、通草
	苦寒清利	栀子、木通、竹叶、灯心
健脾醒胃	健脾益气	茯苓、生薏苡仁、白术
	醒脾消导	砂仁、白蔻仁、山楂、神曲、麦芽、鸡内金、炒薏苡仁
理气行滞	理气行滞	枳实、厚朴、槟榔、大腹皮、陈皮、藿香梗、苏梗
	开通肺气	杏仁、苏叶

三、湿热病的治疗禁忌与饮食起居宜忌

湿热病既不同于伤寒病的单纯寒邪致病，又不同于温热病的纯属热邪为患，而是湿与热两种属性相反的邪气相合侵袭人体。因此治疗上必须掌握治湿不助长其热，治热不冰伏其湿的原则。如果偏执一端或治不得法，不但不能收效，反而容易转为坏病、变证。大汗、大下、滋补、温补等法都属禁忌的范围。另外，在病变过程中以及病变初愈阶段，饮食起居也必须特别谨慎，以防摄生不当而加重病情或引起复发。

1. 治疗禁忌

(1)忌大汗　湿热邪气侵袭上焦，郁阻肌表，应当用辛温芳香之品宣透肌腠，使腠理通达，微有汗出，邪从汗解，忌用大辛大温的药物大发其汗。湿为阴邪，粘滞难以速除，必须取微汗，才能缓缓祛除，而麻黄、桂枝一类大辛大温的药物温窜太过，用其发汗不但湿不能去，反而容易助热动湿，鼓动湿热上蒙清窍，内闭心包，导致神昏、耳聋、目瞑的坏病，正如《温病条辨》所说："汗之则神昏，耳聋，甚则目瞑不欲言。"

(2)忌大下　湿热邪气阻滞胃肠，可以用清热祛湿，导滞通下的方法轻下、缓下，忌纯用峻下猛攻之品。因为湿邪粘滞，并非一攻可下，如果单纯重用大黄、芒硝之类的攻下药，不但湿不能去，反而容易损伤脾阳，导致脾气下陷而成泄利不止的坏病，正如《温病条辨》所说："下之则洞泄。"

(3)忌滋补　湿热病往往出现午后身热，口渴等症状，这是湿邪为患的表现，并非阴虚症状。如果误诊为阴虚而使用生地、麦冬之类滋润补阴的药物，反而容易助长湿邪，使病证胶着难解，正如《温病条辨》所说："润之则病深不解。"

(4)忌温补　湿为阴邪，遏伤阳气。在湿热病过程中，由于湿阻气机，阳气不通，往往出现四肢凉，面色苍白，倦怠乏力等见症。如果误诊为阳气虚而使用党参、黄芪之类的甘温补气药，不仅壅滞助热，而且甘腻助湿，反而会使湿郁热蒸，病势加重。

2. 饮食起居宜忌

(1)饮食宜忌　湿热病患者脾胃呆钝，消磨、运化功能低下，因此在病中饮食要特别注意。应该进流质、半流质食物，油腻、甜、粘、冷、硬、辛辣之类食物都应当忌食，防止损伤脾胃，助长湿热，加重病情。即使病情初愈，食欲渐增，也应该控制饮食，防止因为进食不当而导致食复。

(2)起居宜忌　湿热病初愈的患者，机体功能尚未复元，起居也应该谨慎，要注意慎劳作，避寒保暖。既不可过劳，又不可触冒风寒，以防劳复、感冒复。

四、湿热病的转归

湿热病迁延不解，由于体质因素、湿与热两种邪气比重的变化、治疗用药或饮食不当等因素的影响，往往发生转化。这种转化与促成转化的因素密切相关，往往是因为顺从了某种因素而发生转化，出现从阳化热或从阴化寒，因此又称为“从化”。因为转化以后的归属不同，或从阳化热而归属于温热病范畴，或从阴化寒而归属于寒湿病范畴，因此也称为“转归”。总而言之，湿热病一经转化之后，性质已经发生变化，不再属湿热病的范畴。湿热病的转化多发生在中焦湿热证中，因为脾主运化水湿，脾不健运则湿不易去，所以湿热病往往在中焦稽留时间最长，也最容易发生转化。

1. 从阳化热

从阳化热，是指由于患者体质阳气素盛，或邪气的比重热重于湿，或治疗过程中大量使用温燥药物，或病中过食肥甘辛辣食物，致使湿热病在发展过程中湿渐退而热渐盛，最终化燥成温，转化成温热病，或出现气分证，或深入营分、血分。湿热病一旦从阳化热而转化成温热病，就应该按温热病辨治。

2. 从阴化寒

从阴化寒，是指由于患者素体阳虚阴盛，或邪气的比重湿重于热，或治疗过程中大量使用寒凉药物，克伐阳气，或病中冷食、冷饮过多，致使湿热病在发展过程中湿不去而热渐退，阳气受损，最终转化成寒湿病。湿热病一旦从阴化寒而转化为寒湿病，不仅不属于湿热病范畴，而且已经不属于温病的范畴，应该用温阳化湿法辨治。

第六章

秋　燥

秋燥这个病名是统称，而不是具体病种。因为秋天气温并不一样，早秋气温高而干燥，自然界有燥热邪气，它可以导致温燥病。深秋气温低而干燥，自然界有凉燥邪气，它导致的是凉燥病。因为凉燥不是热邪造成的，所以不属于温病的范畴，温燥才属于温病。在秋燥这一章里，主要是讲属于温病范畴的温燥。

温燥，是秋季感受燥热邪气所引起的温病。它的特点有三个方面：第一，初起邪气侵犯肺卫，出现口、鼻、唇、咽、舌、皮肤等部位津液不足的干燥症状。第二，温燥病一般发生在秋季，由于中国地域广阔，南、北方气温差距很大，所以各地温燥病的发病节气也不完全相同，一般来说多发于秋分以前。俞根初在《通俗伤寒论·秋燥伤寒》中说："若久晴无雨，秋阳以曝，感之者多病温燥。"这句话就是指秋季艳阳高照，气温很高，容易发生温燥病。第三，温燥病一般来说多侵犯肺、胃、大肠。初起先犯上焦肺，进而发展到中焦胃、大肠，病情较轻，很少入营分、血分，也很少入下焦肝、肾，病程短，容易痊愈。

中医学古代文献对燥病的记载与风、寒、暑、湿、火比较，相对较少。《素问·阴阳应象大论》中指出了燥病的特点是"燥胜则干"，《素问·至真要大论》中指出了燥病的治则是"燥者濡之"。但是，在《素问·至真要大论》病机十九条中，却没有一条是讲燥病的病机的。到金、元时期，刘完素在他所著的《素问玄机原病式》中对病机十九条加以扩展，其中对燥病的病机他提出了"诸涩枯涸，干劲皴揭，皆属于燥"的观点。明末清初对燥病的认识逐渐明确，清代的医学家提出了燥病有内燥与外燥的区别。内燥，是由于体内津液损伤而导致的病变，是人体本身机能失调的内伤杂病，属燥自内生，与外邪无关。外燥，是外感燥邪损伤人体的津液而导致的病变。这种把燥病分为内伤与外感两大类别的分类方法，对临床有很大的指导意义。关于"秋燥"的病名以及把秋燥病分为温燥与凉燥两类，最早见于明末袁体庵的《证治心传》一书。这部书写成于公元1643年，在书中他对燥病是这样记载的："直至秋深，燥令大行，身热，咳嗽，咽痛者，辨天时之凉、暖，以分寒化、热化。然用药有温润、甘寒之别，此秋燥之治法也。"这里提出了"秋燥"这个名词以及"寒化"、"热化"的区别。喻嘉言在《医门法律》中有一篇"秋燥论"，这部书成于公元1658年，比《证治心传》晚了15年。可见，在明末清初时期，"秋燥"这个名词已经比较普遍地使用了。袁氏虽然没有提出“温燥”、“凉燥”之名，但是他提出了“辨天时之凉、暖，以分寒化、热化”的说法，把秋燥根据气温的高低，分为寒化与热化两类。寒化当然是指凉与燥，热化当然是指热与燥。在治疗用药上，他指出“有温润、甘寒之别”。当然，温润是针对寒与燥的，甘寒是针对热与燥的。这与后世治疗秋燥病的用药思路非常吻合。

关于燥邪的属性，喻嘉言认为燥属火热，并创立了清泄燥热的清燥救肺汤。而沈目南在《燥病论》中引《性理大全》的说法，认为“燥属次寒”。究其实，喻氏所谓的燥属火热，沈氏所谓的燥属次寒都没有揭示燥邪的本质。热与寒相对，是指温度的高低；燥与湿相对，是指相对湿度的大小。燥本身并无寒、热的属性，但是它可以与热结合，也可以与寒结合。喻氏所谓燥属火热，实际是指温燥而言。沈氏所谓燥属次寒，实际是指凉燥而言。深秋气温下降，天气转凉，应该说是凉为次寒。至于燥邪本身的属性，应当从它的性质及对人体的损伤来判定。在六淫邪气中，寒主凝滞、收引，易伤阳气，所以属阴邪；湿性粘滞，遏伤阳气，所以属阴邪；风性主动，开泄腠理，所以属阳邪；暑与火热均有主升、主动的特性，所以都属阳邪；燥邪的特性是易伤津液，而津液属阴，伤阴者当然是阳邪。《温病条辨·上焦篇》中有一篇“补秋燥胜气论”，在这篇文章中吴鞠通以“胜气”与“复气”论秋燥，复气属热，胜气属凉。因为凉燥不是温病，所以他不在“秋燥”门里讲，而是附了一篇“补秋燥胜气论”讲凉燥。关于温燥与凉燥之称，应该说最早见于《通俗伤寒论·秋燥伤寒》，俞根初在秋燥的病因中说：“深秋初凉，西风肃杀，感之者多病风燥，此属燥凉，较严冬风寒为轻。若久晴无雨，秋阳以曝，感之者多病温燥，此属燥热，较暮春风温为重。”

西医学中发生于秋季的上呼吸道感染、急性支气管炎、支气管肺炎等病变，可以参考温燥病辨证论治。

一 病因病机

温燥病的病因是外感燥热邪气。初秋时节，久晴无雨，秋阳以曝，湿度既小，气温又高，自然界存在着燥热邪气，就容易侵袭人体而发生温燥病。如果深秋转凉，西风肃杀，气温既低，湿度又小，自然界存在着凉燥邪气，就容易侵袭人体而发生凉燥病。

从病机来说，因为肺在人体最上部，为五脏六腑之华盖，燥热邪气侵袭人体从口、鼻、皮毛而入，所以最容易侵犯肺系。初起多出现肺卫的症状。进一步发展，可以深入到肺的气分而出现肺热津伤。再发展就可以深入到胃、肠气分而导致胃肠津液损伤的病变。因为邪浅病轻，温燥病一般很少出现传入营分、血分或传入下焦损伤肝肾之阴的证候。

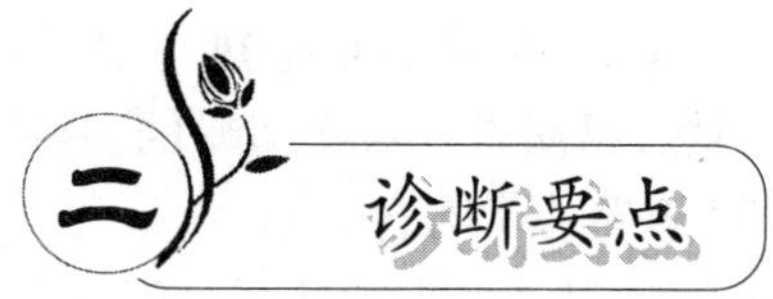

二 诊断要点

温燥病的诊断要点有四个方面。

一是季节性很明显，多发生在秋季燥热偏盛的时节，一般是在秋分以前发病。

二是初起除了具有发热，微恶风寒，干咳等肺卫表证的表现外，必见口干、鼻干、唇干、咽干、舌干等津液损伤的干燥见症。

三是病变的中心在肺系，病情较轻，一般较少传变，很少出现危重证。

四是要与风温病、伏暑病相鉴别。温燥初起的症状与风温很相似，但是风温病发于春季，而且干燥的表现不如温燥突出。伏暑病也可以发于秋季，初起也兼表证，但伏暑初起以里证为主，或为暑湿内伏，或为营热阴伤，病情都比温燥严重。

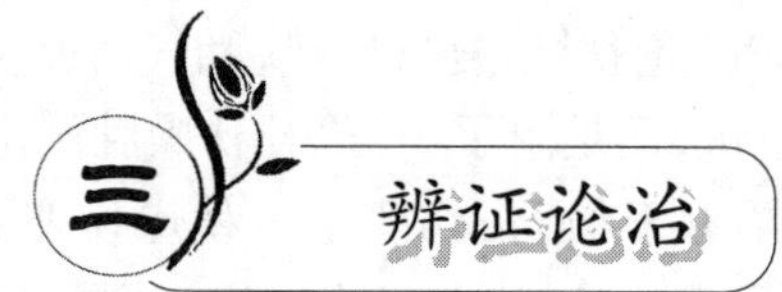

三 辨证论治

《素问·至真要大论》所提出的“燥者濡之”是治疗温燥病的基本原则。就是说，要用甘寒濡润的药物生津、增液以润燥。但应该了解的是，润燥与滋阴、润燥与泻火都有所区别。润燥要用甘寒清养的药物，一般常用的有沙参、麦冬、川贝母、火麻仁、郁李仁、松子仁、杏仁等，这类药物生津润燥而不腻。滋阴是指滋补阴液，包括滋补肾阴，所以滋阴的药一般都比较柔腻。过早使用滋腻的药，反而容易敛邪。比如熟地、山萸肉、枸杞子这类药物，滋阴作用虽强，但是过于柔腻，所以不能用来润燥。燥与火也有相似之处，它们都易伤津液，但是火盛可以用苦寒药泻火，如果是火郁，可以用发散的药，而治燥病，苦寒泻火与发散火郁的药都不能用，因为苦寒药与发郁的药都属燥性，容易伤津液而使燥者更燥，所以说治燥不同于治火。正如吴鞠通在《温病条辨·中焦篇》第 31 条中所说：“温病燥热，欲解燥者，先滋其干，不可纯用苦寒也，服之反燥甚。”

何廉臣在《通俗伤寒论·秋燥伤寒》“廉勘”中所说的“上燥治气，下燥治血”对治疗燥病很有指导意义。“上燥治气”中的“气”字，是指肺气。上焦的燥证是因为燥邪侵犯手太阴肺，导致肺津损伤，肺气不能敷布津液而出现干燥之象。治疗要从调整肺气入手，一方面要宣肺达邪，恢复肺的宣降功能，使肺气能正常敷布津液；另一方面要润肺。因为燥邪损伤肺津，肺中干燥涩滞，就导致气机不畅，宣降功能受阻，在宣肺的同时，加入润肺的药来润肺燥，使肺中滑润了，肺气自然就通畅了。所以说，“上燥治气”实际就是治肺。“下燥治血”中的“血”字，是指肝血肾精。下焦燥热，必然损伤肝血肾精，所以要用滋阴养血的药物治疗。何廉臣只提出了“上燥治气，下燥治血”，没有提出中焦燥证的治法。中焦燥证的病变部位在胃、肠，燥邪入中焦，就容易损伤胃、肠的津液而导致胃、肠干燥，治疗可以用增液润燥的药物补充胃、肠的津液，这种治法可以简称为“中焦增液”。总起来说，治疗温燥病可以把它分为上、中、下三个部位，也就是初、中、末三期。初期病在肺，要治气，也就是宣肺润燥。中期病在胃、肠，要增液润燥。后期如果深入下焦损伤肝血肾精，就要滋阴养血以润燥。

1. 燥热邪气侵袭肺卫

【临床表现】发热，微恶风寒，头痛，呛咳，痰少而粘，或咯痰带血，唇干鼻燥，咽干口渴，舌边尖红苔薄黄而干，右脉数大。

【证候分析】发热，是因为燥热邪气侵袭肺卫，正气调动到体表抗邪，正邪相争，功能亢奋而使体温升高。因为邪浅病轻，所以不是高热，一般在中等度以下。表有邪气，卫气的敷布发生障碍，卫外失司，就出现微恶风寒。燥热邪气上攻，头部气血逆乱，所以头痛。这些表现类似于风温，但是风温多发生在春季，温燥多发生在秋季，而且津液不足的表现比风温病更为突出。所谓呛咳，是指刺激性的干咳，就如同炸辣椒的辣味呛入气管而引起的一连串干咳，这是燥咳的特点，是肺燥气逆所致。燥伤津液，肺燥津亏，所以痰少而粘，不容易咯出，甚至因咯痰震伤肺络而出现痰中带血。这种咯痰带血见于急性发热，同时伴有恶风寒，与肺痨病长期低热，咳痰带血不同，要互相鉴别。唇干、鼻燥、咽干、口渴、舌干都是燥热伤津的表现。舌边尖红苔薄黄，都是燥热袭表，邪气不深的表现。左手的寸、关、尺三部脉候心、肝、肾，而心、肝、肾三脏都与阴血有关。右手的寸、关、尺三部脉候肺、脾、命，而肺、脾、命门都与阳气有关。简单地说，就是左以候血，右以候气。温燥初起右脉数大，是因为燥热邪气侵袭肺系，而肺主气属卫，所以右手脉数大就标志病在肺卫。

【治法】清宣凉润。

【方药】桑杏汤（《温病条辨》）

桑叶一钱(3g)　杏仁一钱五分(4.5g)　沙参二钱(6g)　象贝一钱(3g)　香豉一钱(3g)　栀皮一钱(3g)　梨皮一钱(3g)

水二杯，煮取一杯，顿服之。重者，再作服。

【方解】治法中的“清宣”，是指用辛凉轻解的药物清透燥热邪气。“凉润”，是指用甘寒的药物润燥生津。方中用桑叶与豆豉辛凉清宣透热，使邪从表而解。杏仁降肺气润肺燥以止咳。因为肺燥津伤，所以用沙参、梨皮甘寒清养，润燥生津。梨皮用一钱量太少，一般用一个大甜梨，把皮削下来与药一起煮。象贝就是浙贝母，有清热化痰散结的作用。栀子大苦大寒，但在这个方剂中是用皮，它的作用缓和，能轻扬宣透热邪。这个方剂中所有的药物都比较轻灵，而且用量也小，应该说它属于辛凉轻剂。它与桑菊饮很类似，区别就在于桑菊饮中没有用润燥药。

2. 气分燥热

所谓气分燥热，是指燥热邪气由表入里所引起的清窍、肺、胃、大肠等部位燥热津伤的一类证候。

(1)燥热化火，上犯清窍

【临床表现】发热，口渴，咽痛，目赤，齿龈肿胀疼痛，耳鸣，舌红苔薄黄而干，脉数。

【证候分析】发热，口渴是气分燥热盛而津液伤的表现。《温病条辨·上焦篇》第57条说：“燥气化火，清窍不利者，翘荷汤主之。”吴鞠通所说的“燥气化火”，是指有火邪的表现。出现这种现象，是因为燥热邪气入里之后不能发散出去，邪无出路郁而化火，因为火性炎上，所以就表现为上部火热的症状。上部是指哪个部位呢？吴鞠通指出是“清窍不利”。窍，是指孔，合称为孔窍。人体的窍分内、外，有内窍，有外窍。内窍，是指心窍，通常所说的窍闭神昏，就是指心窍闭阻。凡是暴露在外的统称为外窍，外窍有九个，分布在上部的称为清窍，下部的称为浊窍。清窍有七个：目窍有二，耳窍有二，鼻窍有二，口窍有一，合称七窍，因为它们都在头部，所以称为清窍。浊窍有两个，是指前、后二阴。

体表的官窍暴露在外，它们与体内脏腑都通过经络相连，肝开窍于目，肺开窍于鼻，肾开窍于耳及二阴，脾、胃开窍于口，心开窍于舌。舌是肌肉组织而不是窍，古人也发现了心开窍于舌的说法不确切，所以改称舌为心之苗。燥气化火上犯清窍，就是指火邪上犯头部的清窍，涉及到咽、目、齿龈、耳等部位。由于火邪逼迫气血上涌于清窍，导致气血充斥，壅塞不通，所以出现咽痛、目赤、齿龈肿痛以及暴发性耳鸣等症状。舌红苔薄黄而干，脉数都主火热内盛。这一系列表现，民间俗称就是“上火”了，也就是吴鞠通在《温病条辨·上焦篇》第57条分注中所说的“清窍不利，如耳鸣，目赤，龈胀，咽痛之类”。

【治法】宣透郁火。

【方药】翘荷汤(《温病条辨》)

薄荷一钱五分(4.5g)　连翘一钱五分(4.5g)　生甘草一钱(3g)　黑栀皮一钱五分(4.5g)　桔梗二钱(6g)　绿豆皮二钱(6g)

水二杯,煮取一杯,顿服之,日服二剂,甚者日三。

加减法:耳鸣者,加羚羊角、苦丁茶;目赤者,加鲜菊叶、苦丁茶、夏枯草;咽痛者,加牛蒡子、黄芩。

【方解】因为这个证候是燥热化火上犯清窍,病变在头部的官窍,所以选择药物一是要有上行的作用,一是必须有向外透发的作用,透发才能使郁火外达,一是要有清热泻火的作用,但是药物又不能太过寒凉。为什么呢?因为这是火郁证,是邪无出路而导致郁火上炎,逼迫气血上行,壅滞不通而出现红肿。使用大寒的药物,必然会遏阻气机,使气血凝滞不通而成凉遏甚至冰伏之势,就如同把血液冷冻了,所以用药必须灵动,要具有宣透作用,既能清热泻火,又不遏伤阳气。翘荷汤中薄荷辛凉,连翘微苦而寒,这两味药都具有性凉而质轻的特点,能轻凉宣郁透热,使火郁外达。黑栀皮是把栀子皮炒黑使用,以减低它的寒性,既能泻火,又能宣透发郁。绿豆皮质轻宣扬,清热解毒。生甘草配桔梗,利咽止痛。桔梗又是"舟楫之药",可以载药上行,引药作用于上部。在临床中,如果以耳鸣为主症,加羚羊角、苦丁茶。耳鸣是足少阳胆经气血壅滞的表现,用羚羊角能清肝胆之热,苦丁茶能泻肝胆之火。以目赤为主症的,加鲜菊叶、苦丁茶、夏枯草,没有鲜菊叶可以用白菊花。目赤是肝火上炎的表现,所以用菊花、苦丁茶、夏枯草泻肝火。以咽痛为主症的,除了用甘草、桔梗利咽止痛之外,可以再加牛蒡子、黄芩以增强清热泻火,利咽喉的作用。这个方剂轻扬宣透,发郁透邪,使邪有出路,虽清凉而不寒凝,非常符合《黄帝内经》"火郁发之"的原则,其组方思路很有深意,发人深省。临床中一定要注意,凡是火郁上炎而导致上部出现红肿的,都是因为气血壅滞所致,治疗要发散,要宣透,但是不能用大寒。如果寒凉太过,必然导致气血因凉遏而凝滞。例如急性扁桃体炎,中医称为乳蛾,出现发热,扁桃体红肿疼痛,治疗就必须遵循宣透郁火的原则,不能使用大剂寒凉药物,如石膏、黄连或紫雪散之类。如果误用这类药物,虽然有可能使体温降下来,扁桃体也不红了,但是扁桃体肿大不仅不消,反而形成大硬疙瘩,堵在咽部,吃饭喝水都有困难,长期不能消散,这就是寒凉遏伏的结果。

(2)燥热犯肺

【临床表现】身热,干咳无痰,或痰少而燥,咯痰带血,气逆而喘,胸闷胁痛,咽喉干燥,鼻燥,齿燥,心烦口渴,舌红苔薄黄而燥,脉数。

【证候分析】这个证候是燥热邪气由肺卫进入肺脏的气分证,其病机是燥热盛而气阴两伤，是以燥热盛为主，但肺津、肺气已伤的病变。这种身热多呈高热，体温一般在39℃以上，是热入气分，正邪相争的表现。由于肺有燥热，津液损伤，所以干咳无痰，如果因燥热灼伤津液而凝聚成痰，也可以咳出少量燥痰，甚至因为燥热损伤肺络而咯痰带血。出现咳喘的原因，一方面是由于燥热迫肺而致肺气上逆，一方面是由于燥热耗气伤津以致肺失濡润，宣降失常而气逆。肺燥气逆，轻则咳，重则喘。由于燥热壅滞在肺，导致肺失宣降，所以胸闷胁痛，而且随着呼吸加重。热扰心神，就可以出现心烦。津液损伤而不能上供，就出现口渴。由于肺津不足而官窍失于濡润，所以咽喉、鼻腔、牙齿都干燥。这种齿燥是光燥如石，而不是燥如枯骨。因为燥热在肺，伤的是肺、胃津液而不是伤肾精，所以尽管齿燥，但它有光泽，不是干枯无光泽。舌红苔薄黄干燥，脉数都是燥热盛而津液损伤的反映。

【治法】清肺润燥，养阴益气。

【方药】清燥救肺汤(《医门法律》)

冬桑叶三钱(9g)　石膏二钱五分(7.5g)　人参七分(2.1g)　甘草一钱(3g)　胡麻仁炒，研，一钱(3g)　真阿胶八分(2.4g)　麦门冬去心，一钱二分(3.6g)　杏仁去皮、尖，炒，七分(2.1g)　枇杷叶一片(3g)，刷去毛，蜜涂，炙黄

水一碗，煎六分，频频二三次热服。

【方解】方中用石膏与桑叶清宣肺热。石膏辛寒，既能清肺，又能透热，桑叶轻扬宣透，这两味药相配伍，石膏重在清而桑叶重在宣。桑叶质轻而石膏沉重，但从方中的剂量来看，桑叶用三钱(9g)是方中用量最大的药，而石膏仅用二钱五分(7.5g)，可以说石膏的用量相当之小。这是因为，本证是燥热盛而津气两伤，“燥者濡之”，而不是以清为主，况且石膏大寒，又有损伤肺气之弊，所以仅用少量石膏清气分热，而以甘苦微寒，清宣肺热又能润燥的桑叶为主。胡麻仁、阿胶、麦门冬、杏仁这四味药都有润燥作用，但是又有所不同。胡麻仁润肺与大肠，又能养阴。阿胶能滋肺阴，润肺燥，还能止血。麦冬甘寒，养阴润燥生津。杏仁不仅润肺，还有降气止咳平喘作用。枇杷叶降肺气，与杏仁配伍，降肺气以止咳逆。肺为娇脏，外邪最容易损伤肺气，燥热邪气入肺，不仅损伤肺津，也耗伤肺气，所以用小剂量的人参、甘草补益肺气，这就是《难经·十四难》所说的“损其肺者益其气”。这个方剂总的来说既清透肺热，濡润肺燥，又养阴益气，而重点在于清肺润燥。如果有痰而难以咯出，可以加化痰药，如瓜蒌皮、川贝母、黛蛤散等。

清燥救肺汤证与麻杏甘石汤证都有肺热咳喘的见症，但二者病机不同，治法也不同。清燥救肺汤证是燥热犯肺，燥热盛而气阴两伤，属实中夹虚证，所以治疗既要清肺润燥以祛邪，又要养阴益气以扶正，方中虽用石膏，但用量很

小。麻杏甘石汤证是热邪壅肺，热邪盛而正气未伤，所以用石膏配麻黄，重在清泄肺热。

（3）肺燥咳血，肠热泄泻

【临床表现】初起发热，咽痒，干咳，继则咳粘痰而带血，胸胁牵痛，腹部灼热，疼痛，大便泄泻，舌红苔薄黄而干，脉数。

【证候分析】这个证候是燥热邪气入气分，导致肺与大肠同病的病变。燥热犯肺伤津，所以初起症见发热，咽痒，干咳。燥热不去，灼液成痰并损伤肺络，就可以出现咳粘痰带血。燥热伤津，肺失宣降，气机不通，所以胸胁疼痛，随呼吸牵扯而加重。肺与大肠相表里，肺热下移大肠，大肠热盛，气机不通，就感觉腹部灼热疼痛。肺热下移大肠，逼迫肠道出汗，水液下行，就导致大便泄泻。舌红苔薄黄干燥，脉数都是肺肠燥热的表现。

【治法】清肺润燥止血，清肠泄热止泻。

【方药】阿胶黄芩汤（《通俗伤寒论》）

陈阿胶　青子芩各三钱（各9g）　甜杏仁　生桑皮各二钱（各6g）　生白芍一钱（3g）　生甘草八分（2.4g）　鲜车前草　甘蔗梢各5钱（各15g）

先用生糯米一两（30g）开水泡，取汁出，代水煎药。

【方解】方中用青子芩，也就是黄芩清肺热。阿胶滋阴养血，润燥止血。用甜杏仁、甘蔗梢清肺润燥。鲜车前草甘寒，清肺热，止咳。这几味药合起来，共同取得清肺、润燥、止血的作用，肺的燥热解除了，血自然就止了。在止血药中阿胶是粘合止血，黄芩是通过清热而止血。黄芩虽然是苦寒药，但与润燥药同用，可取其寒凉而制其苦燥。这里为什么没有加生地、麦冬这一类的养阴生津药呢？是因为还有肠热泄泻，防其因养阴增液反而加重泄泻。因为泄泻是肠热所致，所以止泻应当从清肠入手而不能用收涩药。黄芩入肺与大肠，它既能清肺热以止咳，又能清肠热而止泄泻。车前草也是既能清肺止咳，又能清肠止泻的药物。桑白皮甘寒下气，使肺气下行，降肺气以止咳。白芍配甘草酸甘化阴，既能润燥，又能缓急以止腹痛。这个方剂的煎煮方法是先用生糯米一两，开水泡，取汁出，代水煎药。用糯米汁代水煎药，是取其止血作用。糯米能够粘和止血，又能保胃气。整个方剂的药量都很轻，是为了防止因滋阴太过而滑肠加重泄泻，又防止因清热太过而加重肺燥，小剂量使用则润肺与清肠两不妨碍。

（4）腑实阴伤

【临床表现】身热，便秘，或神昏谵语，口干唇燥，舌苔黄燥或焦燥，脉沉细。

【证候分析】这个证候是燥热邪气损伤津液而导致肠燥便秘，大便不通，大便越不通，燥热邪气就越没有出路，从而形成了腑实与阴伤互为因果的恶性循环，这个证候应该说是实中夹虚证。外感燥热邪气传入大肠，一般是由肺传来，比如清燥救肺汤证继续发展，燥热伤津就可以导致大肠燥热而形成腑实。腑实形成之后，气机阻滞，热邪就更没有出路，所以见身热，便秘。如果病情严重者，浊热上扰心神，可以出现神昏谵语，循衣摸床这类神志失常的表现。口干唇燥，舌苔黄燥或焦燥，脉细都是阴伤的表现。因为腑实阻滞气机，气血内闭，所以脉沉。

【治法】滋阴通下。

【方药】增液承气汤(方见春温章)

【方解】腑实是邪气实，阴伤是正气虚。所以本证属实中夹虚证，治疗要用攻补兼施法。增液承气汤是“增水行舟”的方剂，如果阴伤化燥之象较重，还可以在方中加入鲜何首乌、鲜石斛以增强滋阴润燥通下作用。

(5)肺胃阴伤

【临床表现】身热不甚，或不发热，干咳不止，口干而渴，舌干红少苔，脉细。

【证候分析】这个证候多见于温燥病气分证的后期，是通过治疗以后燥热邪气渐退而肺胃津液没有恢复的后遗症。身热不甚，就是指低热，这是燥热伤津，阴液未复而导致的阴虚发热。如果阴虚不甚，也可以不发热。由于燥热损伤肺津，肺燥气逆，所以干咳不止而无痰。阴液不足，就见口干渴而欲饮。肺胃阴伤，所以舌干红少苔。肺胃津液不足，血中津亏不能充脉，所以脉细。因为邪气已退，所以脉不数。

【治法】甘寒清养。

【方药】沙参麦冬汤、五汁饮。

沙参麦冬汤(方见风温章)

五汁饮(《温病条辨》)

梨汁　荸荠汁　鲜苇根汁　麦冬汁　藕汁(或用蔗浆)

临时斟酌多少，不甚喜凉者，重汤炖，温服。

【方解】沙参麦冬汤以沙参、麦冬、玉竹、花粉、甘草甘寒生津，清养肺胃。扁豆和胃，调和胃气。桑叶宣肺透热。方中诸药共奏养阴透热之功。五汁饮实际上是甘寒清养肺胃的果汁饮料，温燥病发于秋季，正是新鲜水果上市的季节，所以这些药的药源很丰富。总而言之，这两个方剂的作用都是甘寒清养肺胃，补充津液。

(6)肺燥肠闭

【临床表现】咳嗽不爽而痰多，大便秘结，胸闷腹胀，舌苔腻而干，脉滑。

【证候分析】这个证候是外感邪气已解，但因燥热伤阴而致肺燥生痰，肠燥便秘，肺与大肠同病的证候，可以说是气分证的后遗症。因为燥热邪气已解，所以不发热。因为燥热损伤肺津，燥热虽解但津伤未复，所以肺中干燥。肺主宣发肃降是以肺中津气充足为前提的，肺得到津液的濡润与阳气的推动，才能正常发挥宣降功能。津伤肺燥则肺失濡润，气机涩滞，从而导致宣降失常。肺失宣降，津液不能敷布，就凝聚而成痰。可以说，痰是由肺燥不能布津而生，而痰生成之后反过来又阻滞气机，使肺失津润而更燥，更加重了肺失宣降而使肺气上逆，所以症见咳嗽不爽而痰多。肺与大肠相表里，肺不布津则大肠干燥，肺气不降则腑气不通，所以大便干燥，秘结不下。痰阻于肺则胸闷，大肠气滞则腹胀。这种便秘腹胀是肠燥气滞所致，并非热邪盛而致的肠腑热结证候，所以没有腹满痛拒按，潮热谵语等见症。舌苔腻，脉滑主痰；舌干主燥。

【治法】润燥行气，化痰通便。

【方药】五仁橘皮汤（《通俗伤寒论》）

甜杏仁三钱(9g)，研细　松子仁三钱(9g)　郁李仁四钱(12g)，杵　原桃仁二钱(6g)，杵　柏子仁二钱(6g)，杵　广橘皮钱半(4.5g)，蜜炙

【方解】方中的五仁都有润燥之功，都属润肠通便药。其中杏仁、桃仁与松子仁又有润肺止咳的功效。橘皮辛温，行气除满，化痰止咳，但其性偏燥，用蜜炙可以制约它的燥性，使之行气而不燥。这个方剂中的药物都是果仁，作用非常轻，可以说是果子药，和五仁月饼的馅料相似，因为病情轻，所以用药也轻。因为这个证候已经没有热邪，仅是肺与大肠干燥，所以用油脂类的药物来润燥，这个方剂是个典型的润燥方，何秀山说它的特点是“润不滞气，下不伤阴”。

3. 气营两燔

【临床表现】身热夜甚，气逆咳喘，心烦，口渴，舌红绛苔黄燥，脉数。

【证候分析】营分证、血分证在温燥病中很少见。但是在清燥救肺汤证阶段，如果热势很盛而治疗又不及时，有的也可以传入营分而出现气营两燔证。气逆咳喘，口渴，舌苔黄燥，脉数是气分热盛，迫肺伤津的表现。由于气分高热窜入营分而灼伤营阴，所以出现身热夜甚，心烦，舌红绛的营热阴伤症状。

【治法】清气凉营。

【方药】玉女煎去牛膝熟地加细生地元参方（方见春温章）

【方解】方中用石膏、知母清气。生地、元参、麦冬凉营养阴。这个方剂是清气凉营的代表方。

4. 燥热耗损真阴

所谓燥热耗损真阴，就是指燥热邪气深入下焦，损伤肝血肾精而导致真阴不足的病变。这种情况在温燥病中极为少见。如果偶尔出现，可以按前面春温章所讲的滋补真阴法治疗，方剂如加减复脉汤、二甲复脉汤、三甲复脉汤、大

定风珠等。

温燥病传变规律及证治简表

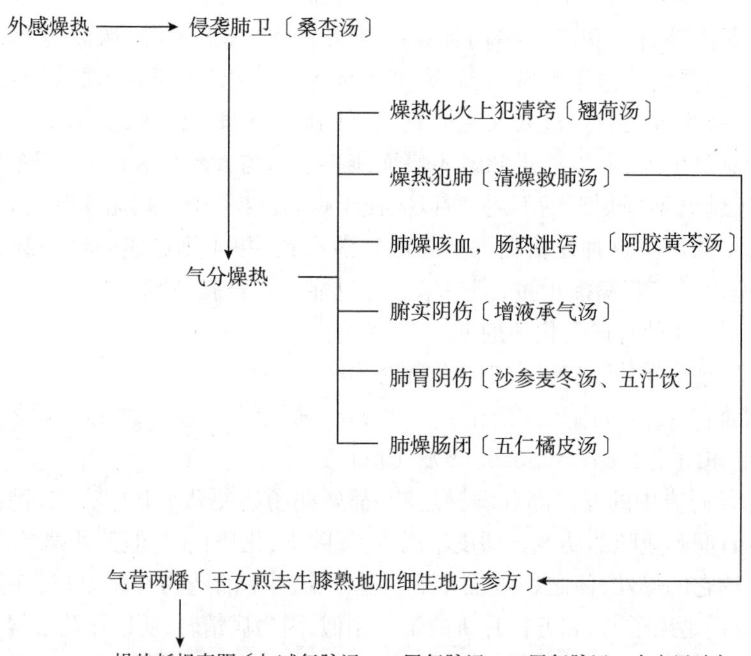

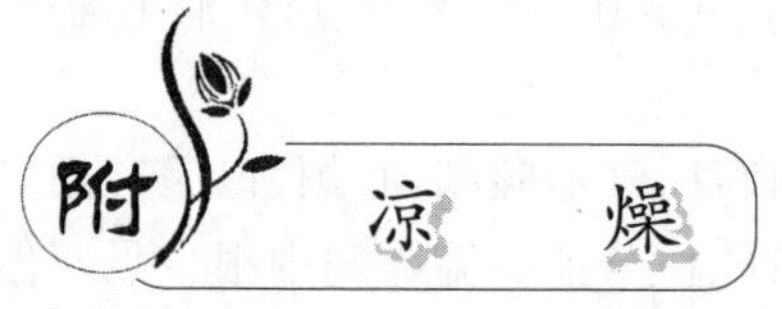

凉燥病多发生在深秋季节,是因外感凉燥邪气而发的病变,它虽然属秋燥病,但因其邪气性质是凉而不是热,所以不属于温病的范畴。这里之所以要附带讲述凉燥,是为了与温燥相互对照,以示鉴别。

凉燥袭表

【临床表现】恶寒重,发热轻,头痛,无汗,鼻塞而干,咽干唇燥,咳嗽痰稀,舌苔薄白而干,脉浮不数。

【证候分析】凉燥初起的临床表现类似于外感寒邪。凉为次寒,人体感受凉燥邪气则腠理闭塞,卫气不能宣发到体表,所以恶寒重而无汗。正邪相争就发热,恶寒与发热相比较,表现为恶寒重而发热轻。凉燥邪气闭塞腠理,导致气血不通,所以头痛。肺气失宣,所以鼻塞。鼻、咽、唇、舌干燥,甚至口唇干裂是燥伤津液的表现。肺失宣降，气逆则咳。肺不布津，液聚成痰，所以咳嗽稀痰。表有邪所以脉浮，但不是热邪，所以脉不数。

【治法】辛宣温润。

【方药】杏苏散(《温病条辨》)

苏叶(6g)　半夏(6g)　茯苓(6g)　前胡(6g)　苦桔梗(6g)　枳壳(3g)　甘草(3g)　生姜(6g)　橘皮(6g)　杏仁(6g)　大枣(去核)(3枚)

【方解】方中苏叶辛温芳香，前胡轻扬宣透，生姜辛温解表，用这三味药宣肺解表。因为邪气是凉而不是寒，不如寒邪之重，所以不用麻黄、桂枝、荆芥、防风这类发散作用太强的药物。半夏、橘皮、茯苓、甘草，就是二陈汤，用来宣肺化痰止咳。枳壳行气，宣通肺气。桔梗上行宣肺气，杏仁下行降肺气。桔梗配杏仁，一升一降，恢复肺的宣发肃降功能以止咳，杏仁又有润燥之功。甘草调和诸药，生姜配大枣调和营卫。因为是外感凉燥邪气，所以从总体来看，方中药物偏于温性，但因其所用药物多属轻灵一类，又有杏仁、甘草、大枣的佐制，所以并无燥热之弊。如果燥象偏重，也可以在方中加芦根生津润燥。

第七章

大 头 瘟

大头瘟多发于冬、春二季，是感受风热时毒所引起的一种以头面焮赤肿大为特征的温病。大头瘟除了具有全身憎寒发热症状外，还有头面红、肿、热、痛的表现。由于大头瘟既有头面红肿热痛，又具有传染性，符合温毒的特点，所以属于温毒类疾病。中医学对大头瘟的认识比较早，《诸病源候论》与《备急千金要方》中都有与之类似的记载。金代刘完素在《素问病机气宜保命集·大头论》中称之为“大头病”。元代的李东垣最早创制了治疗大头瘟的有效方剂普济消毒饮，这个方剂收载于李氏门人罗天益汇集整理李东垣平时所用效方而成书的《东垣试效方》中。书中说：“泰和二年（公元 1202 年）……时四月，民多疫疠，初觉憎寒体重，次传头面肿盛，目不能开，上喘，咽喉不利，舌干口燥，俗云‘大头天行’，亲戚不相访问，如染之，多不救。先师曰……遂处方……凡它所有病者，皆书方以贴之，全活甚众。时人皆曰此方天人所制，遂刻于石，以传永久。”从书中所述可见，当时称这种病为“大头天行”。所谓“天行”就是指这种病有很强的传染性、流行性。明代张景岳在《景岳全书·杂证谟·瘟疫》中称之为“大头瘟”、“虾蟆瘟”。俞根初的《通俗伤寒论》中称其为“大头伤寒”，“大头风”。吴鞠通在《温病条辨》中将本病列入温毒门中，并指出这个病种“俗名大头瘟、虾蟆瘟”。总而言之，这个病种名称较多，但都有“大头”两个字。就是说，这个病是以头面部红、肿、热、痛为主要特点。虾蟆瘟与大头瘟病情相似，但是仔细分析似乎又有所区别。虾蟆就是癞蛤蟆，它的长相是头部尖，两腮大，顾名思义，虾蟆瘟应该是指两腮肿大，而不是像大头瘟那样整个头面肿大。可以说，从虾蟆瘟这种形象的描述来看，更符合痄腮的特点。

西医学中的颜面丹毒、流行性腮腺炎等病，可以参考大头瘟辨证论治。

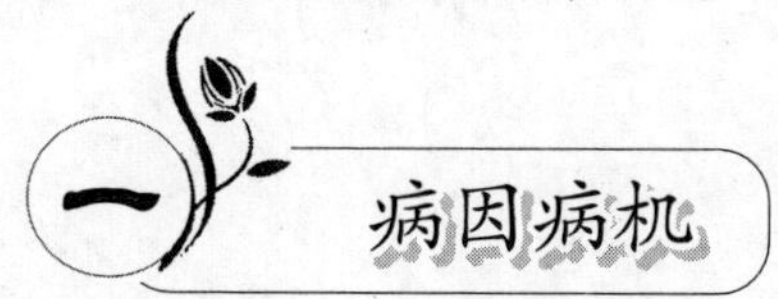

一 病因病机

大头瘟的病因是外感风热时毒。它的发病有明显的季节性，高发季节在冬、春，而且有传染性，能够造成流行。它的临床表现有风热邪气的特点，但它发病即见头面肿痛，而且有传染性，这种特点又不同于一般的风热邪气，所以称其病因是风热时毒。

大头瘟的病机是风热时毒侵袭，由于邪气的致病力很强，所以初起就呈卫气同病，初起先见憎寒发热，短时间内就传入气分，憎寒消失而热势增高。同时，由于热毒逼迫气血上逆，上攻到头面，使气血壅滞在头面部不能宣散而出现头面部肿大，甚至于目不能开或咽喉红肿。极少数病人也可以因热毒内陷而出现营分证、血分证。

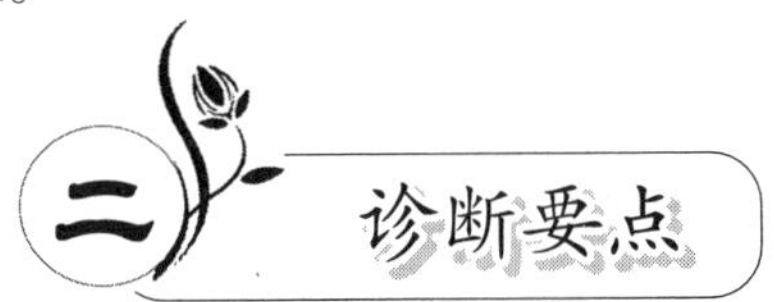

二 诊断要点

大头瘟的诊断要点有两个方面。

一是起病急，初起憎寒发热，同时见头面部焮赤肿痛。

二是多在冬、春季节流行。

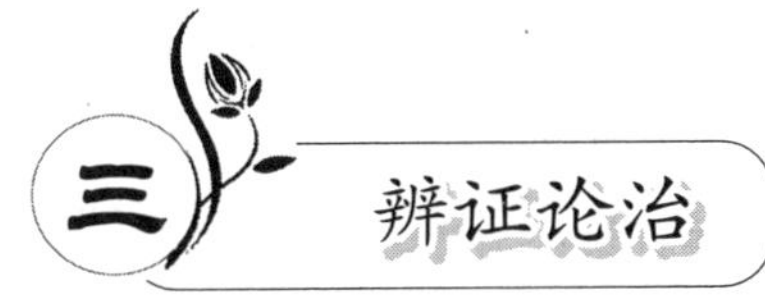

三 辨证论治

【临床表现】初起憎寒，发热，头面红肿，甚则目不能开，或伴咽喉肿痛，继则憎寒渐罢而热势增高，口渴引饮，烦躁不安，头面焮肿，咽喉疼痛加剧，舌红苔黄燥，脉数有力；或痄腮两腮肿胀酸痛。

【证候分析】初起憎寒，发热，是因为致病因素为风热时毒，这种邪气比一般的风热邪气致病力强，初起就呈卫气同病，所以病情更重。憎寒，是形容恶寒重，这是因为邪气郁阻气机，体表气机不畅，以致阳气宣发受阻而体表失于温煦，所以恶寒症状很突出。发热，是正邪相争所致，因为邪气盛而正气不衰，正邪相争比一般的表证更激烈，所以这种病人的发热较重，初起就可以见高热。也就是说，因为它初起就呈卫气同病，所以寒、热症状都很突出。热毒上攻头面，气血壅滞不通，血液瘀滞在头面，就出现头面部红肿，甚至两只眼睛不能睁开。头面部主要是少阳经与阳明经的循行部位，由此可以判断热毒主要是在少阳、阳明气分。如果热毒壅滞在咽喉，也可以见咽喉肿痛。进一步发展，邪气入里而到气分，就不再恶寒而热势增高。高热伤津，则口渴喜饮。热扰心神，则烦躁不安。由于气分热毒壅滞而无出路，就导致头面、咽喉的红肿疼痛加剧。舌红苔黄燥，脉数有力都说明热毒壅滞，邪气内盛。

痄腮的两腮肿胀酸痛与大头瘟的头面肿痛病机相同，也是风热时毒上攻，气血壅滞的表现。

【治法】疏透清泄，解毒消肿。

【方药】内服普济消毒饮，外敷三黄二香散。

普济消毒饮(《东垣试效方》)

黄芩酒炒　黄连酒炒，各五钱(各15g)　陈皮去白　甘草生用　玄参　柴胡　桔梗各二钱(各6g)　连翘　板蓝根　马勃　牛蒡子各一钱(各3g)　僵蚕　升麻各七分(各2.1g)

上方为末，汤调，时时服之，或蜜拌为丸，噙化。亦有加大黄治便秘者，或酒浸，或煨用。

三黄二香散(《温病条辨》)

黄连一两(30g)　黄柏一两(30g)　生大黄一两(30g)　乳香五钱(15g)　没药五钱(15g)

上为极细末，初用细茶汁调服，干则易之，继用香油调服。

【方解】普济消毒饮这个方剂用药较多，可以分为四类。第一类是疏风透热，解毒消肿药，方中的连翘、升麻、柴胡、薄荷、僵蚕、牛蒡子都具有疏散风热的作用，其中大部分又是解毒消肿药。它们不仅能疏透卫分的风热毒邪，也有宣透气分热邪的作用，所以无论是病变初起的卫气同病，还是进一步发展为气分证，都可以一以贯之地使用。第二类是作用于气分的清热解毒药，方中的黄连、黄芩、板蓝根、连翘都是苦寒药，具有清泄气热，解毒消肿的功效。第三类是利咽消肿止痛药，方中的马勃、牛蒡子、生甘草、桔梗相配，有清利咽喉，消肿止痛的功效。第四类是引经药，大头瘟的特点是头面肿，耳前、耳后肿。头面部的经脉属阳明经，升麻引药入阳明经。耳前、耳后的经脉属少阳经，柴胡引药入少阳经。桔梗为舟楫之药，可以载药上行。这三味药都可以引药上行，使诸药行于头部而发挥作用。除了这四类药之外，另外还有两味药，一是陈皮，它是行气药，能理气行滞，配合僵蚕可以散结消肿。另一味药是玄参，它有滋阴降火解毒的功效。大头瘟热邪炽盛，易伤津液，而方中除玄参外又都是燥烈的药，就更易伤津，所以方中用玄参滋阴降火，既保津液，又增强泻火解毒的功效。这个方剂看似用药杂乱，实际上既不杂，又不乱。它使药物从几个方面起作用，一方面是向外疏散；一方面是从里面清、向下降；一方面把药向上引，使它作用于头面部，而且兼顾阴液，可以说是一个组织严密的方剂。吴鞠通对普济消毒饮这个方剂的运用有不同的看法，他在《温病条辨·上焦篇》第18条中说："温毒咽痛，喉肿，耳前耳后肿，颊肿，面正赤，或喉不痛，但外肿，甚则耳聋，俗名大头温、虾蟆温者，普济消毒饮去柴胡、升麻主之。初起一、二日，再去芩连，三、四日加之佳。"吴鞠通主张在普济消毒饮中去柴胡、升麻的理由，他在本条分注中说："去柴胡、升麻者，以升腾飞越太过之病，不当再用升也。说者谓其引经，亦甚愚矣。凡药不能直至本经者，方用引经药作引，此方皆系轻药，总走上焦，开天气，肃肺气，岂须用升、柴直升经气耶?”从这段话中可以看出，吴鞠通认为柴胡、升麻是升提发散药，而大头瘟是外感风热时毒，毒邪上攻头面的病变，如果再用升药就容易使上部的热毒加重。他的这种观点不无道理，但是应该看到，柴胡、升麻不仅有升提作用，同时还有透邪、散邪、解毒的功效，而且它们是和黄芩、黄连、板蓝根这些苦降的药同用，相辅相成，不会产生吴鞠通所说的那种弊病，所以临床使用中不必去掉这两味药。关于“初起一、二日，再去芩连”的理由，吴鞠通在分注中说：“芩、连，里药也，病初起未至中焦，不得先用里药故犯中焦也。”他在条文中又说：“三、四日加之佳”，他的意思是说，初起一二日邪气在卫分，所以不用芩、连，到第三四日，恶寒罢，热势增，已经转入气分了，所以要再加芩、连。实际上也没有必要这么做，因为病变初起就不是单纯的卫分证而是卫气同病，黄芩、黄连的作用是清气，它们并不影响透卫，所以也没有必要去掉。

普济消毒饮原方不是汤剂，是散剂用热水调服，取其“散者，散也”的发散热毒功能。它的服用方法是“时时服之”，也就是说，不是一天只服两次，而是要频频服用，一天服用五、六次，七、八次都可以，隔一两个小时就服一次，这样作用更好。吴鞠通在银翘散的煎服法中说普济消毒饮的服法是“时时清扬法”，就是说，要时时频频地服用，药物才能持续不断地作用于上焦，起到轻扬发散的作用。现代的用法多是把普济消毒饮作汤剂煎服，临床使用时也要遵循“时时清扬法”，小量多次地频频服用。现代多用普济消毒饮治疗小儿痄腮，这个方剂不仅临床治疗效果好，而且有较好的预防作用，在痄腮流行季节，除了采取隔离措施之外，没得病的小孩子也可以服用，以预防传染。

大头瘟与痄腮的头面肿痛，除内服普济消毒饮治疗外，还应该同时使用外敷药清热解毒，消肿止痛，可以用吴鞠通的三黄二香散。方中用黄连、黄柏、大黄这三个“黄”，清热泻火解毒。用乳香、没药这二个“香”，活血消肿止痛。但是三黄二香散没有市售成药，使用不方便，可以用如意金黄散代替，它与三黄二香散的作用相近，同样具有清热解毒，消肿散结止痛的功效。使用时先用醋调，醋既有透入作用，又有消肿作用，它能使药物的作用向里渗透。但是醋有容易干的缺点，药面用醋调和之后敷在面部，很短时间就干燥了，作用也就减低了。所以要经常用纱布蘸醋往药上润一下，使它始终保持湿润。肿势见消之后，可以改用芝麻香油调敷，香油挥发慢，它能长时间保持湿润，使药物的作用能够始终向里透入。

第八章

烂 喉 痧

烂喉痧，又称烂喉丹痧，多发于冬、春季节，是感受温热时毒所引起的以发热，肌肤丹痧密布，咽喉肿痛糜烂为临床特征，具有传染性，能引起流行的温病，属于温毒类疾病的范畴。烂喉痧简称为“喉痧”，因为它具有传染性，能引起流行，所以又称为“疫喉痧”，又因为它是发于冬、春季节的时令病，也有人称其为“时喉痧”。古代文献中关于烂喉痧类似病变的记载最早见于《金匮要略方论·百合狐蜮阴阳毒病脉证治》篇，该篇第14条中说：“阳毒之为病，面赤斑斑如锦纹，咽喉痛，唾脓血。”隋代巢元方的《诸病源候论》中沿用了“阳毒”的病名，书中对临床表现的描述也与烂喉痧类似，而且把阳毒之病列于“时气候”中，可见其具有传染性。孙思邈在《千金翼方》里提出了“丹”这个名词，也应该是与本病有关。对烂喉痧论述最多、最系统的是清代后期，而且有专门的著作传世，如陈耕道的《疫痧草》、夏春农的《疫喉浅论》等。

西医学中的猩红热可以参照烂喉痧辨证论治。

一 病因病机

烂喉痧的病因是温热时毒，因为是接触病人而被传染，所以称为温热时毒。传染途径是温热时毒由口、鼻侵入人体而发病。

烂喉痧的病机是温热时毒由口、鼻而入，侵袭肺胃，初起热毒充斥表里，肺失宣降，卫气被郁而不能敷布于表，所以发热与恶寒并见。喉为肺之门户，咽为胃之门户，肺胃的热邪上攻，气血壅滞于上，就导致咽喉部红肿，甚至溃烂。肺合皮毛，胃主肌肉，肺胃的热邪壅滞于表，皮毛、肌肉部位的气机不通，营分的热邪没有外达之路，使血液充斥于肌肤血络之中，就出现肌肤丹痧。邪气不解，热毒壅滞，进一步发展可以导致气营两燔，或内陷心包而见神昏、肢厥、动风，甚至出现内闭外脱的危重证。如果发展过程顺利，治疗及时，到后期可以见余毒未净，阴液损伤的证候。

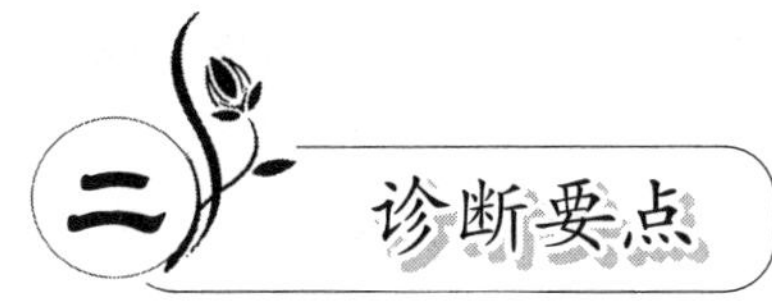

二 诊断要点

烂喉痧的诊断要点有四个方面。

一是发病季节多在冬、春二季。

二是有与烂喉痧病人的接触史。

三是起病急骤，短时间内就见发热，咽喉肿痛糜烂，肌肤痧痧密布，舌红绛起刺，状如杨梅，口唇周围有明显的苍白圈，后期丹痧消退，皮肤脱屑，但皮肤并不溃烂。

四是烂喉痧要与白喉、麻疹进行鉴别。白喉也属于温毒类疾病，它虽然也有咽喉肿痛，但是有典型的白色伪膜，揩之不掉，肌肤没有痧痧。烂喉痧与麻疹的鉴别要点是：从出疹的时间来看，麻疹的皮疹出现在起病后的第三、四天，麻疹是发热 3 天，出疹 3 天，回疹 3 天。它是发热 3 天后才开始出疹，再过 3 天之后才能出齐。烂喉痧的痧点在发病的当天就出现，24 小时内就出齐而遍布全身。从出疹的部位顺序来看，麻疹的出疹先从口腔上腭起，然后沿耳后、发际、头面、颈部、背部、胸腹、四肢分布，最后见于手、足心为出齐。疹退后皮肤有糠麸状脱屑并留有棕色色素沉着，不出现咽喉糜烂症状。烂喉痧痧痧是痧点先见于颈、项，然后沿胸、背、四肢分布，痧痧最明显的部位为腋窝、肘弯、腹股沟等处，但面部皮肤仅见红晕而无痧点。痧痧消退后皮肤有鳞片状脱屑，大约两周后脱净。从皮肤的颜色来看，麻疹的疹点与疹点之间皮肤是正常颜色。烂喉痧的痧点与痧点之间皮肤不是正常颜色而是呈均匀潮红。

痧痧的形态与形成机制，既不同于疹，又不同于斑，也应当加以鉴别。从形态来看，痧痧的形态是全身的肌肉、皮肤均匀潮红，呈猩红色，所以西医学称之为“猩红热”，中医学称之为“痧”，痧就是红色。在潮红的肌肤上密布着针尖样的细小痧点，前人形容为“痧密肌红”。就是说，皮肤痧点密集，肌肉、皮肤大面积均匀潮红。之所以称其为痧而不称为疹，是因为它比疹点细小，呈针尖样的小痧粒。痧密肌红的状态就像红色的砂纸一样，在一张红色的纸上粘满红色的小砂粒，用手抚摸，像抚摸砂纸一样，有碍手的感觉。用手按压痧痧，红色可以消退，但是抬起手来红色随之再现。也就是说，抚之碍手，压之褪色。

痧痧与疹的共同之处在于都有抚之碍手，压之褪色的特点。二者形态的区别在于：痧点细小如针尖状，而疹点较大，形如粟米。痧痧密集，疹点稀疏。痧痧下面的皮肤、肌肉潮红，疹点与疹点之间的皮肤颜色如常而不红。

痧痧与斑二者形态的区别在于：斑的形态是小者如粟米，大者如大豆，甚至连接成片,斑斑如锦纹,但是斑与斑之间的皮肤颜色是正常的,而痡痧是在肌红的基础上痧点密集。斑一般不高出皮肤,抚之不碍手,压之不褪色。

从形成的机制来分析,痡痧的形成是气营两燔所致。气分,是指肺与胃,肺合皮毛,胃主肌肉,温热时毒侵袭人体,壅滞在肺、胃气分不解,导致皮毛、肌肉的气机不畅,邪无出路,则气分热邪窜入营分。营分热盛则血液被逼而充斥于肌表,但因表气不通而致血脉中的热不能外散,所以就使肌肉部位的血脉扩张而出现肌肉均匀潮红。营分热邪逼迫,使皮肤表面的细小血络中血液瘀滞,就在皮肤上突起密集的细小痧点。从全身来看,就呈现出痧密肌红的状态。

疹的形成机制是卫营同病。是风热邪气窜入营分,以致卫分有邪阻而气机不畅,营分有热逼而使血液充斥,瘀滞于肤表血络之中不能运行而导致皮肤发出疹点,但皮肤与肌肉并不红,疹点与疹点之间的皮肤颜色是正常的。

斑的形成机制是气血两燔,是气分高热窜入血分,血脉中的热邪不能发散,邪无出路而灼伤血络,迫血妄行,导致血液溢出脉外,从肌肉部位而出,瘀于皮下,但皮肤不红,斑与斑之间皮肤的颜色是正常的。

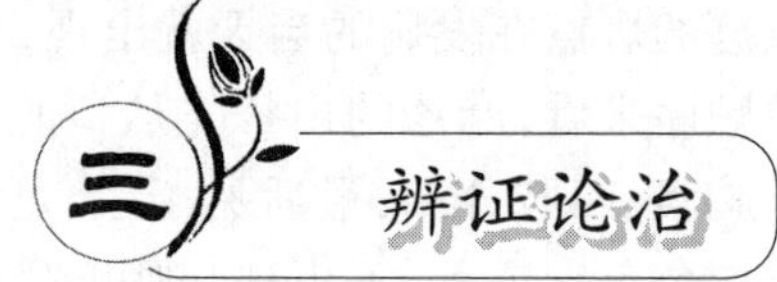

三 辨证论治

陈耕道在《疫痧草·辨论疫痧治法》中对烂喉痧的诊疗方法及预后作了较详细的论述,他说:“烂喉疫痧,以喉为主,烂喉浅者疫邪轻,烂喉深者疫邪重。疫邪轻者易治,重者难痊。医者当视其喉,喉烂宜浅不宜深也;观其神,神气宜清不宜昏也;按其脉,脉宜浮数有神,不宜沉细无力;察其痧,痧宜颗粒分明而缓达透表,不宜赤如红纸而急现隐约也。合而论之,以定吉凶。”这段话是说,通过视其喉、观其神、按其脉、察其痧这四个方面来判断病情的轻重、顺逆。烂喉浅者轻,深者重。神气清者轻,神昏者重。从脉象上看,浮数有神者轻,沉细无力者重。痧的颗粒分明,逐渐透出,均匀分布,红活荣润者为顺证;痧点赤如红纸,甚至紫黑,急现隐约,突然出现又突然回去,不能透发出来,这说明邪气郁于里,是逆证。

烂喉痧的辨证论治要分为四个阶段。初起温热时毒在肺卫,这个阶段的治疗重点在于透表,以使从外而来之邪还从外透出而解。正如丁甘仁所说,治疗烂喉痧以“畅汗为第一要义”。邪气由卫分进入肺胃气分,这个阶段的治疗重点在于清气,要清透结合,以清为主,使邪有出路。邪气由气分入营,出现气营两燔,这个阶段的治疗要以清气为主,同时还要凉营养阴。到后期出现余邪未净,阴液损伤者,要以滋阴生津为主,兼清余毒。正如夏春农在《疫喉浅论·疫喉痧论治》中所说:“疫喉痧治法,全重乎清也,而始终法程不离乎清透、清化、清凉攻下、清热育阴之旨也。”

烂喉痧如果出现神昏、肢厥甚至内闭外脱的危重证,可以参照春温章中的有关内容辨证论治。

1. 温热时毒侵袭肺卫

【临床表现】初起憎寒,发热,继则壮热,烦渴,咽喉红肿疼痛,甚则点状糜烂,肌肤丹痧隐现,舌红或有珠状突起,苔白,脉数。

【证候分析】初起邪气在表,卫气不宣,所以憎寒。因为毒邪盛,正邪相争激烈,所以初起就见发热,而且很短暂时间内热邪就入于里,所以就出现壮热而不恶寒。热伤津液则烦渴。由于温热毒邪上攻,气血壅滞在咽喉,所以起病就出现咽喉红、肿、疼痛。热毒腐败血肉,就出现咽喉糜烂,由于初起病情较轻,所以先见点状糜烂。初起邪气虽然在表,但是因为热毒炽盛,同时也窜入气分、营分。由于热毒壅滞,气机不通,邪无出路,窜入营分血络中的热邪就逼迫血液充斥于表而瘀滞在肌肤,所以肌肉皮肤开始隐隐约约泛红,皮肤有少量的细小痧点出现,因为病在初起,所以仅见痱痧隐现。热毒逼迫,气血上涌,壅滞于舌,所以舌红而有珠状突起。邪在表还没有完全入里,所以舌苔白。脉数主热盛。

【治法】透表泄热,清咽解毒。

【方剂】内服清咽栀豉汤,外用玉钥匙吹喉。

清咽栀豉汤(《疫喉浅论》)

生山栀三钱(9g)　香豆豉三钱(9g)　香银花三钱(9g)　苏薄荷一钱(3g)　牛蒡子三钱(9g)　粉甘草一钱(3g)　蝉衣八分(2.4g)　白僵蚕二钱(6g)　乌犀角八分(2.4g)(磨冲)　连翘壳三钱(9g)　苦桔梗一钱五分(4.5g)　马勃一钱五分(4.5g)　芦根一两(30g)　灯心二十支(6g)　竹叶一钱(3g)

水二盅,煎八分服。

玉钥匙(《三因极一病证方论》)

焰硝一两半(45g)　硼砂半两(15g)　脑子(冰片)一字(3g)　白僵蚕一分(0.3g)

上为末,研匀,以竹管吹半钱(1.5g)许入喉中。

【方解】清咽栀豉汤是以透表泄热为主的方剂,方中的药物可以分为三类。第一类是轻宣透表药,豆豉、银花、薄荷、牛蒡子、蝉衣、连翘、桔梗、竹叶这些药都有上行作用,轻扬清宣,疏透表邪。初起恶寒者可以加荆芥、防风,与轻扬寒凉药共同配合,组成辛平表散之剂,增强散邪功效。在大队的凉药中加少量辛温药,是取其辛而制其温,通过辛平表散作用以达到畅汗的目的,给邪气找出路,使邪从表解,就遏制了入里的趋势。第二类是清泄热邪药。山栀、银花、连翘、灯心、竹叶相配,既能苦寒折热,又能泄热利尿,导热下行,给热邪找下行的出路。第三类是利咽止痛药,牛蒡子、甘草配桔梗、马勃都有清热利咽止痛作用。在大队的透表药与清热药中加芦根,有甘寒生津,保津液的作用。方剂中有犀角,因为初起的治疗重点在于外透而不在于清营凉血,所以犀角的用量宜轻。在内服汤剂的同时,还可以外用玉钥匙吹喉,有清热利咽,消肿止痛的作用。玉钥匙应该在咽喉虽然红肿但尚未溃破的情况下使用,一旦咽喉溃烂,就不要再用。

2. 温热时毒壅滞气分

【临床表现】壮热,口渴,烦躁,咽喉红肿腐烂,肌肤丹痧显露,舌红赤有珠状突起,苔黄燥,脉洪数。

【证候分析】这个证候是温热毒邪进入肺、胃气分的实证。由于正邪相争激烈,所以热势很高,见壮热之象。高热损伤肺、胃津液,所以见口渴。热扰心神就出现烦躁。热毒上攻,气血壅滞在咽喉,就导致咽喉红肿甚至腐烂。气分热邪窜入营分,就导致皮肤丹痧显露,但是还没有遍布全身,就说明仍是以气分热盛为主。热毒逼迫,气血上壅于舌,所以舌红并有小芒刺突起,状如草莓。舌苔黄燥,脉洪数有力是肺、胃热毒炽盛而正气不衰的表现,所以说它是气分实证。

【治法】清气透热解毒。

【方剂】内服余氏清心凉膈散,外用锡类散吹喉。

余氏清心凉膈散(《温热经纬》)

连翘(9g) 黄芩(9g) 山栀(9g) 薄荷(3g) 石膏(18g) 桔梗(3g) 甘草(3g) 竹叶(3g)

锡类散(《金匮翼》)

象牙屑三分(0.9g)(焙) 珍珠三分(0.9g)(制) 青黛六分(1.8g)(飞) 冰片三厘(0.09g) 壁钱二十个(用泥壁上者) 西牛黄五厘(0.15g) 焙指甲五厘(0.15g)

共研细末,密装瓷瓶内,勿使泄气,每用少许吹于咽喉处。

【方解】余氏清心凉膈散是由凉膈散去大黄、芒硝加石膏、桔梗组成。方中的药物分为清热与透热两类。石膏辛寒,解肌透热,达热出表。连翘虽然是苦寒清热药,但是也有轻扬宣透作用。丹痧已经显露,说明热毒壅滞在肌肉部位,所以用石膏配连翘,清透并施,以使热毒外散,邪有出路。黄芩与山栀是苦寒直折药,清泄热邪,使热毒从下而泄。薄荷、竹叶辅助石膏、连翘宣透热毒邪气。桔梗配甘草,解毒利咽止痛。这个方剂清透气分热邪的作用较好,但是丹痧已经显露,热邪已经有入营的趋势,还应该适当加入清营凉血药,可以选加紫草、丹皮、赤芍、生地、芦根、白茅根等以清营养阴,活血散瘀。芦根与白茅根这两味药可以同用,芦根甘寒,清热生津,生肺、胃气分的津液。白茅根甘寒,凉血生津,生血中津液。这两味药都属清灵一类,养阴而不腻。如果有大便干燥，大黄、芒硝也可以加入。

外用锡类散吹喉，有清热解毒，祛腐生肌的作用。锡类散有市售成药，方中的象牙屑、珍珠、焙指甲都是生肌药。青黛、冰片、牛黄、壁钱清热解毒，去腐生肌。方中的壁钱特别注明用泥壁上的，它是什么药？壁钱又称为壁钱幕、壁茧、蟢子窝，就是壁钱科动物壁钱的卵囊，呈扁圆形，状似铜钱，因为它挂在墙壁上，所以称为壁钱。

3. 气营两燔

【临床表现】壮热，汗多，口渴，烦躁，咽喉红肿糜烂，甚则气道阻塞，气急声哑，㾦痧密布，痧密肌红，甚则紫赤成片，舌干绛起芒刺，状如杨梅，脉细数。

【证候分析】这个证候是气分热毒窜入营分而呈气营两燔的危重阶段。壮热，汗多，口渴，舌干燥，是气分热毒炽盛，大量消耗津液的表现。由于气分津液大伤，热邪就进一步消耗血中津液，所以舌绛，脉细数。气分高热壅滞，热毒没有出路，所以咽喉红肿糜烂加重，甚至由于咽喉肿而阻塞呼吸道，导致呼吸困难，气急声哑。热毒窜入营分，营分的热邪就要向外发泄，从而逼迫血脉中的血液向体表充斥。但是肌肉、皮肤部位也有热毒壅滞，气机不畅，血液充斥到体表的血络之中不能环流，就瘀滞在体表，瘀在肌肉部位就见肌红，瘀在皮肤的细小血络中，使血络扩张就见痧点，从而形成痧密肌红的状态。㾦痧赤紫成片，是热毒消耗营阴，血中津液大亏，血液粘滞的表现，标志病情危重。舌绛起芒刺，状如杨莓，是热毒充斥于舌体的血络，导致舌络充血的表现。

【治法】清气凉营，解毒救阴。

【方药】内服凉营清气汤，外用锡类散吹喉。

凉营清气汤(《丁甘仁医案·喉痧证治概要》)

犀角尖五分(1.5g)(磨冲)　鲜石斛八钱(24g)　黑栀二钱(6g)　牡丹皮二钱(6g)　鲜生地八钱(24g)　薄荷叶八分(2.4g)　川连五分(1.5g)　京赤芍二钱(6g)　京玄参三钱(9g)　生石膏八钱(24g)　生甘草八分(2.4g)　连翘三钱(9g)　鲜竹叶三十张(9g)　茅芦根各一两(各30g)，去心、节　金汁一两(30g)，冲服

【方解】方中的犀角、丹皮、生地、赤芍就是犀角地黄汤，用以清营养阴，凉血散血。方中清泄气分热毒的药有：山栀、黄连、生石膏、连翘、竹叶、金汁，这六味药相配，辛寒与苦寒共用，在清泄气热中既有透达的作用，又有降泄的作用，从不同的渠道给热邪找出路。薄荷、连翘、竹叶轻扬宣透，透热转气，使邪从表出。芦根甘寒生津，生气分的津液，滋养肺胃；茅根凉血生津，生血中津液。两药共用，清气凉营，养阴生津。在病变过程中如果出现呼吸困难，喉间痰鸣，是因为热邪灼液成痰，阻塞呼吸道所致，应该在方中加大剂量的竹沥，以清热豁痰。如果发展到热痰蒙蔽心包，瘀血阻塞心络，出现痰壅气粗，口唇爪

甲青紫，四肢厥逆，可以配用安宫牛黄丸。如果出现内闭外脱的危重证，要急用开闭固脱法，可参照春温章的相关内容辨证论治。

本证除内服汤剂治疗外，还应该外用锡类散吹喉，以促进祛腐生肌。

4. 余邪未净，阴液损伤

【临床表现】壮热已降，午后低热，咽喉糜烂疼痛渐减，口干唇燥，皮肤干燥脱屑，状如鳞片，舌干红苔少，脉细数。

【证候分析】从临床表现中可以看出，这个证候是烂喉痧后期，温热毒邪大部分已经解除，但是还没有完全除净，阴液的损伤也还没有恢复的阶段。因为邪气大部分已经解除，所以壮热已经下降。午后低热，是由阴伤与余邪两方面的原因造成的，但主要是因于阴伤。由于邪气大减，所以咽喉糜烂疼痛也逐渐减轻。口干唇燥，舌干红苔少，脉细，都是阴伤的表现。皮肤干燥脱屑，是由于阴伤而皮肤失养的表现。这种皮肤脱屑不是糠麸样的，而是成片地蜕皮，甚至状如手套。脉象仍数，说明余邪未净。

【治法】滋阴生津，兼清余热。

【方药】清咽养营汤（《疫喉浅论》）

西洋参三钱(9g)　大生地三钱(9g)　抱木茯神三钱(9g)　大麦冬三钱(9g)　大白芍二钱(6g)　嘉定花粉四钱(12g)　天门冬二钱(6g)　拣玄参四钱(12g)　肥知母三钱(9g)　炙甘草一钱(3g)

水四钟，煎六分，兑蔗浆一钟温服。余毒仍盛者，加乌犀角。

【方解】方中西洋参、生地、麦冬、花粉、天门冬、蔗浆都是甘寒药，白芍酸寒，玄参甘咸寒。知母虽然是苦寒清热药，但也有滋阴作用。甘草配白芍酸甘化阴。可见，本方是以甘寒为主配酸寒、咸寒，以清热生津，滋阴增液，既能补充肺、胃的津液，又能补充血中的津液。这个方剂的作用是重在补阴，但是方中除了甘草之外都是寒凉药，所以也能清余热。佐以茯神的目的是取其养心安神的作用。这个方剂以补为主，补中兼清，如果邪气仍盛，还应该根据具体情况加入清气的药物如石膏、连翘等，或加入凉营的药物如犀角、丹皮等。

烂喉痧传变规律及证治简表

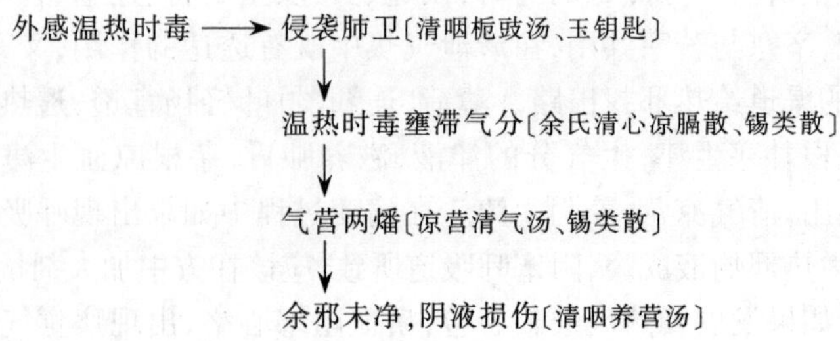

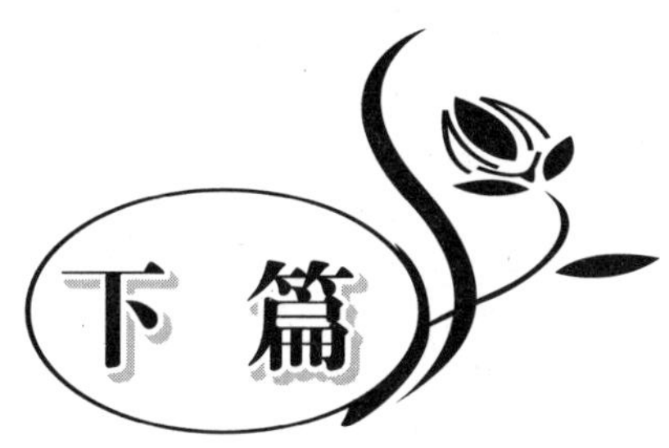

温病学名著选讲

第一章

《叶香岩外感温热篇》前十条阐释

清代著名医学家叶桂，字天士，号香岩，被后世尊称为温病学派的创始人，他有关温病学的论述最早见于《续选临证指南医案》，于公元 1775 年刊行，又被清代著名温病学家王孟英收入他所著的《温热经纬》一书中，题名为《叶香岩外感温热篇》，简称《外感温热篇》，分为 36 条。这篇文章充分地反映了叶天士对温病学理论的建树和辨证论治的丰富实践经验，对后世有重大指导意义，尤其是篇中的第 1 条至第 10 条，集中体现了叶天士的学术思想，更为研究温病学所必读。因为这 10 条的文字简练，含义深广，初学者往往难以全面深入地理解，所以在这一章里对《叶香岩外感温热篇》的前十条分列标题进行讲解、阐释，供大家学习《温病学》参考。

一 温病的发生发展规律及与伤寒辨治的异同

温病，就其病变性质而言，可分为温热病与湿热病两大类别，叶天士在第 1 条中重点论述了温热病。条文中以精炼的语言高度地概括了温病的发生发展规律及其与伤寒辨治的异同，并提出了卫气营血辨证作为温病的辨证纲领，从而为温病学说的形成提供了实践依据并奠定了理论基础。他说："温邪上受，首先犯肺，逆传心包。肺主气属卫；心主血属营。辨营卫气血虽与伤寒同，若论治法，则与伤寒大异也。"

本条内容可以分为三段。

1. 温病的发生发展规律

这一段就是原文中所说的"温邪上受，首先犯肺，逆传心包。"这句话虽然仅有短短 12 个字，却论述了温病的病因、邪气侵入的途径、初起的病变部位、发展规律这四个方面的问题。

"温邪"二字，明确地指出了温病的致病因素是温热邪气，这就把温病与外感寒邪所导致的伤寒病从病因上严格地加以区别。

"上受"二字，指出了温热邪气侵入人体的途径。"上"字，有两个方面的含义：一是指温热邪气侵袭人体，自口、鼻而入，口、鼻都在人体上部；二是指肺开窍于鼻，肺气通于口、鼻，而且肺合皮毛，温热邪气无论从口、鼻而入，还是从皮毛而入，都导致肺的卫外功能失常而发生表证，因为肺为五脏六腑之华盖，在人体上部，所以肺的病变称为“上受”。

“温邪上受”四字，不仅是讲温病的病因与邪气侵入的途径，而且也与伤寒病做了鉴别。温为阳邪，其性上行，升散开泄，所以温邪袭人始从上受，由口、鼻、皮毛而入，先侵袭肺系。寒为阴邪，其性下行，收引凝滞，所以寒邪袭人始从下受，先侵袭足太阳膀胱经。温病与伤寒，病因有温邪与寒邪之分，发病初起有上受与下受之别，病机与治法当然也不相同，所以叶天士在本条最后强调指出：“辨营卫气血虽与伤寒同，若论治法，则与伤寒大异也。”由这句话也可以看出，叶天士对温病与伤寒的鉴别是非常重视的，他既然提出二者治法“大异也”，那么对二者病因与发病的区别就不可能不加以论述。本条中虽然未明确提出“寒邪下受”的说法，但从其“温邪上受”之说就可以推断应该是与“寒邪下受”相对而言，条文中温病与伤寒的鉴别之意已在不言中了。据传说，《外感温热篇》并非叶天士手著，是叶天士游太湖洞庭山时，其门人顾景文随于舟中，记录他的口授而形成的文字记录。既然是笔记，在记录中就难免有省略删减之处。因为本段重点在于记录叶天士对温病发生发展规律的论述，所以把有关温病与伤寒对比鉴别的内容省略未录，也不是没有可能。仔细推敲“温邪上受”这四个字，确实含义很深，耐人寻味，由此更可以悟出古人“于无文处求文”的说法确实发人深省。

“首先犯肺”一句，指出了温病初起的病变部位。所谓“犯肺”，不是单纯指肺脏，而是指肺系而言。中医学的整体观念认为，五脏不是孤立的脏器，而是以脏为中心，通过经络与其相表里的腑以及体表的组织器官相联系的功能系统。肺系，就是以肺脏为中心，通过手太阴肺经与体表的鼻、皮毛相联系的肺系统。温热邪气侵袭人体，首先导致肺系病变，所以称为“首先犯肺”。肺系病变可分为两个阶段，初起温热邪气侵袭口、鼻、皮毛，导致肺的卫外失司，以发热，微恶风寒为主症；或因邪气侵袭，导致手太阴肺经经气不利，从而引起肺失宣降，则以咳为主症。无论是卫外失司，还是肺失宣降，其邪气仅在口、鼻、皮毛或经络而已，并未深入肺脏，都属表证范畴，称为邪在肺卫，是卫分证。如果表证不解，热邪入里，循手太阴肺经而深入肺脏，导致热邪壅肺，以高热，喘咳为主症，则属肺的气分证。也就是说，肺系的病变根据其浅深轻重的不同，有太阴（肺）卫分和太阴（肺）气分之别，但二者均属“温邪上受”的阶段，所以统称为“首先犯肺”。

“逆传心包”一句，指出了温病的发展规律。“逆传”是与“顺传”相对而言。顺传，是指温热邪气自上焦太阴卫分传入太阴气分，进而传入中焦阳明气分，见足阳明胃无形热盛，以高热恶热，蒸蒸汗出，渴欲冷饮，脉浮洪为主症。

如果高热不解，津液耗伤，导致大肠燥热，燥屎内结，形成手阳明大肠腑有形热结，以日晡潮热，手足濈然汗出，腹满痛拒按，大便秘结，舌红苔黄燥或焦燥，脉沉实有力为主症。如果中焦燥热不解，吸灼真阴，消耗肝血肾精，就进而深入下焦血分而成真阴耗损之证，甚至导致水不涵木，虚风内动。正如王孟英在本条按语中所说："温病始从上受，病在卫分，得从外解，则不传矣。第四章(指本篇第10条)云，不从外解，必致里结，是由上焦气分以及中、下二焦者为顺传。"如果肺系的温热邪气既不外解，又不顺传中、下焦，而是直接内陷心包，就称为逆传。因为肺与心包同居上焦胸中，所以肺系的温热邪气最容易传入心包。由肺系逆传心包的传变形式有两种：一是太阴卫分的温热邪气不经太阴气分而直接内传心包，由卫分证直接转为营分证；一是上焦太阴气分的温热邪气不顺传中焦阳明气分，而内传上焦心包营分。因为二者都来势迅猛，病情凶险，所以都称为"逆传"。因为这种传变形式是邪气由肺系内逼心包，攻陷心主之宫城而直犯心主，所以又称为"热陷心包"，正如王孟英在本条按语中所说："惟包络上居膻中，邪不外解，又不下行，易于袭入，是以内陷营分者为逆传也。"从本条的文义来看，叶天士的用意是讲述温病的发生发展规律，他既然讲了"逆传"，顺传当然也应该在议论之中，条文中之所以未论及顺传，很可能是顾景文在记录中有所省略所造成的。因为顺传易于理解，所以省略未记，逆传病机复杂，病势凶险，所以作为重点记录下来，以致使文中缺少关于顺传的论述。依此推论，温病的发生发展规律可以概括为：温邪上受，首先犯肺，顺传胃肠，逆传心包。下面将温病顺传与逆传的规律以简表的形式加以归纳。

温病顺传与逆传规律简表

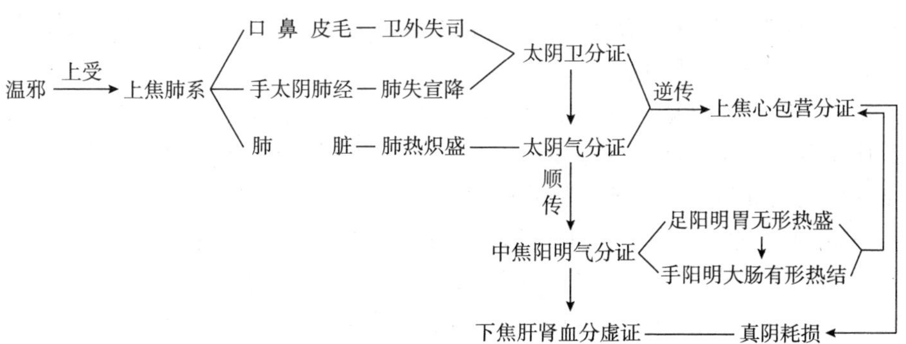

导致逆传心包的原因一般可以分为三个方面：一是因为心气或心阴素亏，正不敌邪，以致邪气乘虚而入；一是因为温热邪气猖獗，邪气盛而正气不支，以致邪气长驱直入；一是因为误用辛温解表药物，使心气、心阴被劫而邪气乘虚

直入。温热邪气一旦逆传心包，就必然灼伤心阴而导致营阴不足，所以它属营分证范畴。逆传心包证，不仅热盛，而且有痰，所以又称为“痰热蒙蔽心包”。其痰的形成原因，一是温热邪气灼液成痰，以致痰热互结而形成热痰；一是素体痰盛，热邪内陷与痰相合而形成热与痰胶结，正如叶天士在本篇第 14 条所说：“或平素心虚有痰，外热一陷，里络就闭。”因为热陷心包证既有营阴不足，又有痰热蒙蔽，所以临床以身热灼手，四肢厥逆，痰壅气粗，神昏谵语或昏愦不语，舌蹇，色鲜绛苔黄燥，脉细滑数为主症。

2. 卫气营血辨证与脏腑的关系

这一段就是原文中所说的“肺主气属卫；心主血属营。”叶天士在上一段以“温邪上受，首先犯肺，逆传心包”十二个字对温病的发生发展规律做出了明确的脏腑定位，本段则又进一步阐明卫气营血辨证与脏腑的关系。

叶天士创立的卫气营气辨证，根据温热邪气侵袭人体后对人体损伤轻重程度的不同，把温病分为卫分证、气分证、营分证、血分证四大类。分，就是分界的意思，可以引申为阶段。卫、气、营、血四分证，实际上就是四个阶段。从生理上讲，卫，是指以各个脏腑的功能活动为基础而产生的人体的保卫功能，如果脏腑功能正常，则保卫功能健全。气，是指由气的运动变化而产生的各个脏腑的功能。可以说，卫是气的一部分。营与血，都是行于经脉之中的液态营养物质，营是血中的津液。可以说，营是血的一部分。一般来说，温热邪气侵袭人体，首先引起人体的卫外功能障碍而发生卫分证，进而向里发展，影响脏腑功能而导致气分证。卫分证与气分证都是人体功能活动障碍的病变，而卫分证是气分证的轻浅阶段，二者虽有浅深轻重的区别，但并无本质的不同。温热邪气深入血脉，损伤人体营养物质，轻则消耗血中津液，称为营分证，重则损伤血液，称为血分证。营分证是血分证的轻浅阶段，它与血分证虽有程度轻重之差，但也没有本质的不同。

把卫气营血辨证与脏腑结合起来分析，肺主宣发，上通口、鼻，外合皮毛，卫阳由肺宣发于表而抵御外邪，保卫人体。由于温热邪气侵袭人体，引起卫外功能障碍而导致的卫分证与肺系密切相关，所以称为肺卫病变。如果卫分热邪不解，邪气深入于里，就可以导致各个脏腑功能障碍，统称为气分证。根据其具体部位加以区分，又有肺、胃、大肠、肝、胆等不同脏腑的证候。温热邪气深入血脉，轻者为营分证，重者为血分证。心主血脉，肝主藏血，肾主藏精，肝与肾乙癸同源，肾精与肝血可互相化生，所以营分证、血分证多涉及心、肝、肾三脏。

在本条中，叶天士重点在于论述“首先犯肺”与“逆传心包”，所以他对卫气营血辨证与脏腑关系的分析也落实在肺与心两脏。“肺主气属卫”，是说肺有主一身之气的生理功能，如果热邪壅肺，导致肺主气功能障碍的病变，就是气分证。这句话中的“属”字，依文意是统属的意思，引申为包括。“属卫”，是指肺主一身之气的功能包括宣发卫阳，抵御外邪，保卫人体，因此肺的病变也包括温热邪气袭表，卫外功能障碍的卫分证。也就是说，在肺的病变中，先出现卫分证，后出现气分证，卫分是气分的轻浅阶段。“心主血属营”，是说热邪损伤心血，就是血分证。这句话中的“属”字，也是统属、包括的意思。“属营”，是指营为血中津液，所以心的病变也包括热邪损伤营阴的营分证。也就是说，在心的病变中，先出现营分证，后出现血分证，营分是血分的轻浅阶段。由此可见，“温邪上受，首先犯肺”，初起先导致肺的卫分证，进而则发展为气分证。无论是肺的卫分证还是气分证，深入发展都可以“逆传心包”。因心包是心主之宫城，其功能是卫护心脏，在病变中代心受邪，所以热陷心包就是心的病变，轻则为营分证，重则为血分证。

3. 温病与伤寒辨治的异同

这一段就是原文中所说的“辨营卫气血虽与伤寒同，若论治法，则与伤寒大异也。”从这句话可以看出，温病与伤寒均属外感病范畴，就其病变而言，都不外乎外邪损伤人体营卫气血而产生的各种证候，因此在辨证上都离不开营卫气血的内容，从这一点来看，二者是相同的。同时也应该看到，温病与伤寒虽然同为外感病，但因其病因有温热邪气与风寒邪气之分，二者对人体营卫气血损伤的机制有别，因而其治法也就大有差异。下面以伤寒的太阳病为例，讲述它与温病营卫气血证治的鉴别比较。

（1）营

1）伤寒寒伤营（太阳伤寒）的证候及治法：太阳伤寒证的病理机制是寒邪束表，卫阳内闭，营阴凝滞。临床表现是：恶寒重，发热轻，无汗而喘，头项强痛，周身疼痛，舌苔薄白，脉浮紧。太阳伤寒证的头项强痛，周身疼痛，脉浮紧都是寒邪凝滞营阴之兆，所以称之为“寒伤营”。治疗应该辛温发汗，散寒解表，代表方剂如《伤寒论》中的麻黄汤。

2）温病的营分证候及治法：温病营分证的病理机制是温热邪气深入血脉，耗伤营阴。临床表现是：身热夜甚，心烦躁扰，甚或时有谵语，口反不甚渴或竟不渴，舌红绛苔少或无苔，脉细数。治疗应该清营养阴，透热转气，代表方剂如《温病条辨》中的清营汤。

（2）卫

1）伤寒风伤卫（太阳中风）的证候及治法：太阳中风证的病理机制是风邪外袭，卫外不固，营阴外泄，营卫不和。临床表现是：发热，恶风，头痛，汗出，鼻鸣干呕，舌苔薄白，脉浮缓。太阳中风证的病变关键在于风邪外袭，卫外不固，所以称之为“风伤卫”。因其风邪中又夹寒，治疗应该用辛温之剂以解肌祛风，调和营卫，代表方剂如《伤寒论》中的桂枝汤。

2）温病的卫分证候及治法：温病卫分证的病理机制是风热邪气外袭，卫阳被郁，卫外失司，肺失宣降。临床表现是：发热，微恶风寒，无汗或少汗，头痛，咳嗽，口微渴，舌边尖红苔薄白，脉浮数。治疗应该用辛凉轻剂以疏风清热，代表方剂如《温病条辨》中的银翘散。

（3）气

1）伤寒气分（太阳蓄水）的证候及治法：太阳蓄水证的病理机制是太阳经证不解，风寒邪气循经入腑，导致膀胱气化功能障碍。临床表现是：发热，恶风，汗出，烦渴，水入则吐，小便不利，脉浮。太阳蓄水证的病变关键在于气化不利，以致水蓄膀胱，所以称之为病在“气分”。治疗应该外疏内利，化气行水，代表方剂如《伤寒论》中的五苓散。

2）温病的气分证候及治法：温病气分证的病理机制是温热邪气入里，导致脏腑功能障碍。气分证的范围广泛，临床表现因所在脏腑不同而异，但共同的特点是邪气盛而正气不衰，正邪激争，功能亢奋，呈现一派里热炽盛之象，如高热恶热，心烦，口渴，舌红苔黄，脉数有力等。治疗应该清泄热邪，代表方剂如白虎汤。

（4）血

1）伤寒血分（太阳蓄血）的证候及治法：太阳蓄血证的病理机制是太阳表邪化热入里，深入下焦，热入血络，耗损血中津液，致使血液粘聚成瘀，瘀血与热邪搏结于少腹。临床表现是：少腹急结或硬满，精神如狂或发狂，小便自利，舌紫暗，脉沉涩。太阳蓄血证是瘀血与热邪相互搏结，所以称之为病在“血分”。治疗应该泄热逐瘀，代表方剂如《伤寒论》中的桃核承气汤、抵当汤。

2）温病的血分证候及治法：温病热邪深入下焦，也可以导致蓄血证候，治法也与伤寒大体相同。但温病是热邪为患，它对血液的危害严重，所以温病中血分证的范围远比伤寒广泛。温病的血分证大致可以分为动血与耗血两种类型。动血，是指热邪鼓动血液而造成的出血证候，其病理机制是热邪灼伤血络，迫血妄行，致使血不循经，溢出脉外，而导致人体各部位的出血。临床表现是：身热灼手，躁扰不安，甚则昏狂谵妄，衄血、吐血、便血、尿血、非时经血、发斑，斑色紫黑成片，舌绛紫，脉数。治疗应该凉血散血，代表方剂如犀角地黄汤。耗血，是指热邪耗伤血液而导致阴血耗损。其病理机制是热邪耗伤血中津液，甚则耗损肝血肾精而导致真阴耗损的虚热证。临床表现是：低热，手足心热甚于手足背，口干舌燥，心悸，神倦，甚则神昏，耳聋，手足瘈疭，舌红绛少苔，脉虚大或迟缓结代等。治疗应该滋阴养血，潜阳镇摄，代表方剂如《温病条辨》中的加减复脉汤、二甲复脉汤、三甲复脉汤、大定风珠。

综上所述,温病与伤寒虽然同为外感病,但温热为阳邪,其性上行,升散开泄,发病之初先侵袭手太阴肺经;寒为阴邪,其性下行,收引凝滞,发病之初先侵袭足太阳膀胱经。温病与伤寒虽然都可以导致人体营卫气血的损伤,但二者的实质却迥然不同,因此治法也就大异。

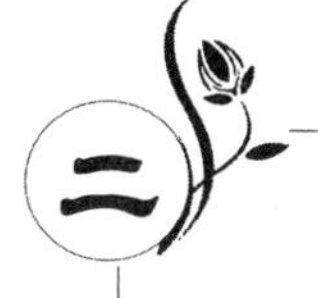

二 伤寒与温热病由表入里传变的区别及温病表证的治法

伤寒与温病,由于感受的邪气性质不同,所以传变规律以及初起的治法也必然不同。叶天士在第 2 条中对伤寒与温热病由表入里传变的区别及温病表证的治法进行了详细的论述。

在第 2 条中,首先承第 1 条进一步论述伤寒与温热病由表入里传变的区别,进而具体论述温病表证初起的治疗方法。叶天士说:“盖伤寒之邪流恋在表,然后化热入里,温邪则热变最速。未传心包,邪尚在肺,肺主气,其合皮毛,故云在表。在表,初用辛凉轻剂。夹风,则加入薄荷、牛蒡之属;夹湿,加芦根、滑石之流。或透风于热外,或渗湿于热下,不与热相搏,势必孤矣。”

本条内容可以分为两段。

1. 伤寒与温热病由表入里传变的区别

这一段就是原文中所说的“盖伤寒之邪流恋在表,然后化热入里,温邪则热变最速。”这段的文字虽然不多,却高度概括地从病因、病机上揭示了伤寒与温热病由表入里传变过程的区别,并进而分析出二者病变发展趋势的不同。

伤寒是外感寒邪而致病,寒为阴邪,其性下行,初起先犯足太阳膀胱经,发为表寒证。因为寒主收引,主凝滞,所以伤寒初起寒邪束表,腠理闭塞,使卫阳被郁不得外达,临床以恶寒为主症,经过一段时间后卫阳之气郁极而发,正气奋起驱邪,正邪交争,才开始出现发热。因为寒邪流恋在表,所以这段时间持续较长。《伤寒论》所说的“太阳病,或已发热,或未发热,必恶寒……”就指出了伤寒初起寒邪流恋在表的这一特点。如果表寒不解,人体阳气充盛,经过一段较长的时间,正邪激争,寒邪才能逐渐化热入里而传入阳明,所以叶天士说:“盖伤寒之邪流恋在表,然后化热入里”。从其发展趋势来看,伤寒病寒邪化热入里传入阳明的过程,也就是阳气与寒邪斗争的过程,在这段过程中,寒邪化热要大量消耗阳气。也可以说,伤寒病能由太阳表寒证发展为阳明里实热证,是以阳气的耗伤为代价的。如果患者素体阳虚,阳气无力与寒邪抗争,伤寒病是不会出现阳明病的,其发展趋势一般是太阳表寒入里而成为太阴虚寒证,就是通常所说的“实则阳明,虚则太阴”。由此可见,伤寒病传入阳明,尽管由于人体阳气充盛,表现为里实热证,但已经潜伏着阳气被寒邪所伤的危机。在阳明阶段,又呈现持续高热,热邪继续耗气伤津,阳气已耗而再耗,其结局往往是阳气大伤,导致三阴虚寒证,甚至形成亡阳厥逆之证。伤寒虽然也可出现因阴虚内热而导致的少阴热化证,但总体趋势是以亡阳厥逆为主流。

温热病是外感温热邪气为患,温热为阳邪,其性上行,初起先犯上焦手太阴肺经,发为表热证,也就是卫分证。因为温热主升散、开泄,所以温病初起温热邪气袭表,腠理开泄,卫阳立即奋起驱邪而正邪交争,临床以发热为主症而兼微恶风寒,而且由于热邪耗伤津液而见口微渴。如果表证不解,热邪很快就直接由表入里,或顺传中焦阳明胃肠气分,或逆传上焦心包营分而转为里热证。因为邪气的性质属温热阳邪,不需经过转化,由表热变为里热的传变过程为时短暂而迅速,所以叶天士说“温邪则热变最速”。从发展趋势来看,温病是温热邪气直接由表入里,热邪在上焦卫分的表证阶段就已经耗伤津液,入里之后,无论是顺传中焦阳明气分,还是逆传上焦心包营分,都在继续伤津耗气。津液已伤而再伤,其结局往往是津枯液涸,进而深入下焦,消灼真阴,导致真阴耗损证,甚至形成亡阴脱液之证。温病虽然也可以出现因热邪耗气而导致的虚脱亡阳证,但总体趋势是以亡阴脱液为主流。

从上面所讲可以看出,伤寒初起是寒邪流恋在表,然后化热入里,传入阳明,这个过程时间既长,又大量耗伤阳气,传入阳明后再继续耗气伤津,所以发展到末期往往导致亡阳厥逆;温病初起是热邪在表,进而直接入里,或顺传中焦阳明气分,或逆传上焦心包营分,其传变迅速,时间短暂,而且始终以热邪耗伤津液为主,所以发展到末期往往导致亡阴脱液。下面将伤寒与温热病由表入里传变的区别及二者病变发展趋势的不同以简表的形式加以归纳。

伤寒与温热病发展趋势简表

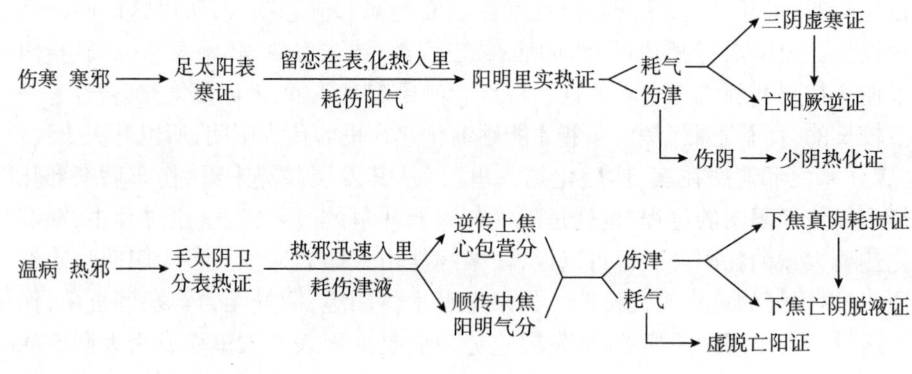

2. 温病表证初起的治法

这一段就是原文中所说的“未传心包，邪尚在肺，肺主气，其合皮毛，故云在表。在表，初用辛凉轻剂。夹风，则加入薄荷、牛蒡之属；夹湿，加芦根、滑石之流。或透风于热外，或渗湿于热下，不与热相搏，势必孤矣。”

条文中首先指出，温病与伤寒相比较虽传变迅速，但也不是一开始就见里热证，而是也存在着由表入里的发展过程。温病在未传心包之前，邪气仍在肺系。肺主一身之气，宣发卫阳于皮毛以抵御外邪，保卫人体，就是通常所说的“肺合皮毛”。温热邪气侵袭肺系的初起阶段，邪自皮毛而入，病在肺卫，部位尚浅，以发热，微恶风寒为主症，因此称为表证。

关于温病表证初起的治法，叶天士主张用“辛凉轻剂”。这就是说，选用味辛、性凉、质地轻而升浮的药物组成方剂，用辛味发散，凉性清热，轻扬宣透以清透在表的温热邪气，使其外达而病解。吴鞠通总结叶天士治疗温病表证组方用药的经验，制“银翘散”一方，以芥穗、豆豉之辛，配伍银花、连翘之凉，而且方中药物大多是穗、花、壳类轻扬之品，是辛凉轻解表热的代表方剂。

“夹风，则加入薄荷、牛蒡之属”，指出了以温热邪气为主又夹风邪袭表的治法。风为阳邪，其性上行，所以温热夹风的表证除见发热，微恶风寒外，又兼头痛，咽红或肿痛，舌边尖红，脉浮数等风热上攻之象。治疗就应该在辛凉轻剂中加入疏散风邪的药物，如薄荷、牛蒡子之类，以使风邪外透，出表而解。

“夹湿，加芦根、滑石之流”，指出了以温热邪气为主又夹湿邪袭表的治法。湿为阴邪，其性重浊粘滞，所以温热夹湿的表证除见发热，微恶风寒外，又兼头身重痛，胸脘痞闷，舌苔腻，脉濡等湿邪困表，气机阻滞之象。治疗就应该在辛凉轻剂中加入甘淡渗利湿邪的药物，如芦根、滑石之类，以使湿邪下行，从小便而祛。叶天士此处虽然只提出了甘淡渗湿的治法，但是依其法则在临床中推而广之，也可以在辛凉轻剂中加入芳香轻扬，宣表化湿之品，如藿香、苏叶、白芷之类。

总之，临床治疗温热表证应该以辛凉轻剂为主，如果是温热夹风，要加入散风之品，以“透风于热外”；如果是温热夹湿，要加入甘淡祛湿之品，以“渗湿于热下”。这样就可以使风邪或湿邪与热邪分而解之，不至于造成热与风或热与湿互相搏结，就可以使邪气的势力孤单而易于解除。关于叶天士“或透风于热外，或渗湿于热下”的说法，陈光淞在本条按语中的分析很有见地，他说：“盖温邪为病，必有所夹，不外风与湿之两途。风，阳邪，宜表而出之，故曰透外；湿，阴邪，宜分而利之，故曰渗下。”

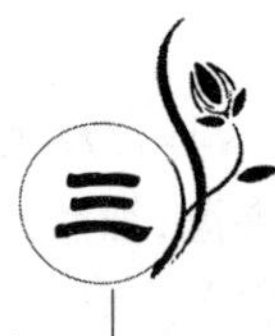

三 温热夹风、夹湿的证候与病机及湿热病与伤寒的鉴别

叶天士在第3条中紧承第2条进一步论述温热夹风、夹湿的证候与病机并指出了湿热病与伤寒的鉴别要点。他说:“不尔,风夹温热而燥生,清窍必干,谓水主之气不能上荣,两阳相劫也。湿与温合,蒸郁而蒙蔽于上,清窍为之壅塞,浊邪害清也。其病有类伤寒,其验之之法,伤寒多有变证;温热虽久,在一经不移,以此为辨。”

本条内容可以分为两段。

1. 温热夹风、夹湿的证候与病机

这一段就是原文中所说的“不尔,风夹温热而燥生,清窍必干,谓水主之气不能上荣,两阳相劫也。湿与温合,蒸郁而蒙蔽于上,清窍为之壅塞,浊邪害清也”。这段紧承上条而急转,上条指出:“或透风于热外,或渗湿于热下,不与热相搏,势必孤矣。”本条则以“不尔”为转语,强调指出若不按上述原则进行治疗,就将导致风邪或湿邪与温热邪气互相搏结的变化,使病情转为复杂、严重。

风邪与温热邪气均为阳邪,二者相搏结,必然化燥而劫夺耗伤津液,致使通过气化作用而敷布周身,主司人体濡润作用的水液亏损,不能上荣头面清窍而出现口、鼻、唇、咽、舌诸官窍干燥的见症。叶天士把产生这种风热伤津证候的病机,精炼地概括为“两阳相劫”。

湿为阴邪,重浊粘滞;温热为阳邪,蒸腾开泄。湿邪与温热邪气相搏结,湿郁热蒸而致湿热上蒙,遏阻清阳,就会出现头重痛如裹,昏瞀眩晕,鼻塞,耳聋等清窍壅塞不利的见症。叶天士把产生这种湿浊上蒙清窍证候的病机,精炼地概括为“浊邪害清”。

2. 湿热病与伤寒的鉴别

这一段就是原文中所说的“其病有类伤寒,其验之之法,伤寒多有变证;温热虽久,在一经不移,以此为辨”。“其病有类伤寒”这一句话,是承上句“湿与温合……浊邪害清也”而言。湿为阴邪,重浊粘滞,所以湿热病初起,由于湿阻气机,卫阳不宜,往往见恶寒,身热不扬,头身重痛,临床表现与伤寒初起有相似之处。但伤寒初起以头身疼痛为主,并无沉重感,其舌苔薄白,脉浮紧;湿热病初起则以头身沉重困顿为主而兼有疼痛,其舌苔腻而脉濡。二者貌似相同,其实却判然有别。

对湿热病与伤寒病的不同，叶天士特别强调从二者的传变情况去进行辨析，以作为鉴别要点。伤寒初起寒邪侵袭足太阳膀胱经，虽然流恋在表，然而一旦发生传变，则形式多种多样，或为少阳病、或为阳明病、或为三阴病、或为并病等。而且在传变过程中，证候又有表寒、里实热、里虚寒、寒热错杂等多种变化，所以叶天士把这一特点概括为"伤寒多有变证"。

"温热虽久，在一经不移"这句话中的"温"字，是"湿"字之误。持此说法有三个方面的理由：一是第 2 条中说的"温邪则热变最速"，这里又说"温热虽久，在一经不移"，叶天士的说法不可能前后自相矛盾。二是这句话是承上句"湿与温合……浊邪害清也"而言，自然应该是"湿热"而不是温热。三是"其病有类伤寒"者并非温热而是湿热。而且"久在一经不移"者，也并非温热而是湿热。脾主运化水湿，湿越滞则脾越困，而脾越困则湿越滞，从临床实践中看，湿热病往往以脾胃为病变中心，缠绵日久，难解难移，所以叶天士把这一特点概括为"湿热虽久，在一经不移"。也应该看到，叶天士的这种说法是与伤寒相对而言，实际上湿热病也并非绝对一程不变，在其发展过程中，也可以出现上、中、下三焦传变以及从阳化热、从阴化寒等变化，但是与伤寒相比较，毕竟传变缓慢而变化少。

将第 2 条"盖伤寒之邪流恋在表，然后化热入里，温邪则热变最速"与本条"伤寒多有变证；温热虽久，在一经不移"这两句话相互对照可以看出，在外感病的温热病、伤寒病、湿热病三种类型中，由于邪气的性质及特点不同，病证的传变及变化情况也就大有差异。温热为阳邪，升散开泄，易伤津耗气，所以温热病传变最快，而且变化多端；寒为阴邪，收引凝滞，易伤阳气，所以伤寒病传变较慢，然而一旦发生传变之后，则又多有变化；湿为阴邪，重浊粘滞，易遏伤阳气，阻滞气机，而热为阳邪，湿与热合侵袭人体，往往胶结难解，所以湿热病传变最慢，病程长，缠绵难愈，而且变化较少。

四　温热夹风、夹湿逆传营分的病机与证治

热入营分，是温病的危重阶段，其治疗也较为复杂。叶天士在第 4 条中详细地论述了温热夹风、夹湿逆传营分的病机与证治。他说："前言辛凉散风，甘淡驱湿，若病仍不解，是渐欲入营也。营分受热，则血液受劫，心神不安，夜甚无寐，或斑点隐隐。即撤去气药，如从风热陷入者，用犀角、竹叶之属；如从湿热陷入者，犀角、花露之品，参入凉血清热方中；若加烦躁，大便不通，金汁亦可加入，老年或平素有寒者，以人中黄代之。急急透斑为要。"

本条内容可以分为两段。

1. 温热夹风、夹湿逆传营分的病机与证候

这一段就是原文中所说的"前言辛凉散风,甘淡驱湿,若病仍不解,是渐欲入营也。营分受热,则血液受劫,心神不安,夜甚无寐,或斑点隐隐。""前言辛凉散风,甘淡驱湿"这句话是承第2条温热夹风、夹湿的治法而言。第2条已明确指出"在表,初用辛凉轻剂",在此基础上,"夹风,则加入薄荷、牛蒡之属""辛凉散风",以"透风于热外";"夹湿,加芦根、滑石之流""甘淡驱湿",以"渗湿于热下"。在临床中如果依法施治,一般情况下都可以使邪气外达而病愈。然而也有治虽循法而病仍不解者。出现这种情况,一般有两种原因,一是邪气猖獗,药力不敌;一是素体正虚,气阴不足,抗邪无力。在这两种情况下,邪气就将逐渐深入,逆传营分。

营是血中津液,热入营分则劫夺耗伤营阴,甚则劫伤血液,所以叶天士把营分证的病机概括为"营分受热,则血液受劫"。心主血属营而藏神,心神赖营血以滋养,营热盛则心神被扰,营阴伤则神失所养,所以营热阴伤则心不藏神,导致心神外越而出现"心神不安"。人体卫阳之气昼行于阳,夜入于阴,营热阴伤之证本来就是热邪盛而营阴不足,又加夜间阳入于阴,则导致阴不制阳而使热势更高,心不藏神之兆更为明显,所以心神不安加重,以致"夜甚无寐"。如果营热炽盛,灼伤血络,迫血妄行,使血不循径,溢出脉外,瘀于皮下,也可以导致发斑,但是营分证毕竟比血分证轻浅,所以仅见少量斑点隐隐约约现于皮下,还不至于形成大片发斑之势。叶天士在本篇第14条又说:"再论其热传营,舌色必绛。绛,深红色也。"可见,营分证还必见舌质红绛,这是热邪损伤营阴以致血液浓缩粘稠的表现。

2. 温热夹风、夹湿逆传营分的治法

这一段就是原文中所说的"即撤去气药,如从风热陷入者,用犀角、竹叶之属;如从湿热陷入者,犀角、花露之品,参入凉血清热方中;若加烦躁,大便不通,金汁亦可加入,老年或平素有寒者,以人中黄代之。急急透斑为要"。

热已入营,则辛凉轻剂及辛凉散风、甘淡祛湿等透卫清气的药物已不适用,所以"即撤去气药"。关于营分证的治法,叶天士指出应该针对其从风热陷入或从湿热陷入的不同,分别"用犀角、竹叶之属",或"犀角、花露之品","参入凉血清热方中"。由"参入"二字可以看出,治疗热入营分的主要药物是"凉血清热"之品,如犀角、丹皮、赤芍等,而竹叶、花露之类则是辅助药。因为营是血中津液,凉血之品就可以清营分之热而保津液,所以凉血又可以称为凉营或清营。营热盛则营阴伤,所以临床治疗中又在清营保津的同时,辅以养阴生津之品,如生地、麦冬、元参等。这类药物都属甘寒、咸寒之品,既有养阴生津之功,又有清营凉血之效,与犀角、丹皮、赤芍等药同用,清营与养阴并施,是治疗营热阴伤之大法。

热入营分,清营养阴固然是治疗大法,但是还应该考虑到营分的热邪既然是由卫分陷入或由气分传入,那么在热邪已经入营的同时,如果卫分、气分的热邪仍然未尽,而且气机不畅,清营之品虽然有清除营热的效果,却没有清透卫分、气分热邪的作用。可以说,虽然用了清营的药物,但是因为卫分、气分热邪不解,仍然继续传入营分,所以营热却终不能除。因此,在清营养阴的同时,又必须辅以清解气分热邪,宣透气机之品,以开通门径,使营分热邪有外达之机,邪有出路,就可以逆流挽舟,透出气分而解。叶天士在本篇第 8 条中把使用清气、宣气药的治法称为"透热转气"。至于透热转气药物的具体运用,要根据不同情况而灵活选取,叶天士在本条中列举了三种类型。

(1)透风热　所谓透风热,就是叶天士所说的"如从风热陷入者,用犀角、竹叶之属"。如果初起是温热夹风侵袭卫分,必先见风热表证。因为热与风"两阳相劫",津液损伤严重,所以逆传入营分后,必见心烦躁扰,舌光绛无苔。因为有风热内扰而致气机不畅,所以在用犀角清心凉营的同时加入轻凉的竹叶以宣透风热。叶天士在这里仅以竹叶为例,以示用药规范,临床应用可以推而广之,如银花、连翘等轻凉宣透之品都可以斟酌选用。

(2)透湿热　所谓透湿热,就是叶天士所说的"如从湿热陷入者,犀角、花露之品"。如果初起是温热夹湿侵袭卫分,必先见湿热表证。因为湿热郁蒸,所以逆传入营分后,除必见舌红绛外,又因卫分、气分湿热未尽而见苔薄腻而黄。因为有湿热阻滞而致气机不畅,所以在用犀角清心凉营的同时加入清凉芳香的花露以化湿透热。依此类推,在临床应用中,如青蒿、银花等轻宣芳化之品都可以酌选。

(3)透滞热　所谓透滞热,就是叶天士所说的"若加烦躁,大便不通,金汁亦可加入,老年或平素有寒者,以人中黄代之"。如果营分证而又加烦躁,大便不通,说明是气分热邪炽盛而致津伤肠燥。肠燥而大便不通,则阻滞气机而使营热内滞,不能外达,这是气营两燔的征兆,所以要在用犀角清心凉营的同时加入大寒的金汁以清泄气分热邪。气热得清,则津液自还而大便可通,营分热邪可以透出气分而解。因为金汁是大寒之品,老年人或平素有寒者服用恐其反而损伤阳气,所以用人中黄代之。叶天士在这里之所以提出用金汁、人中黄通大便,以其用药而测其证就可以看出,大便虽然不通,但仅是燥屎初结,尚未形成腹满痛拒按的腑实重证,所以仅用清泄大肠热邪的药物,使其热退津还而大便自通。临床如果见燥结已成腑实者,用金汁、人中黄已经无能为力,也可以用大黄、芒硝攻下腑实,泄热通便以宣畅气机,透其滞热,使营热外达。

叶天士在最后以"急急透斑为要"一句归结本条全文,突出地强调宣透气机法在营分证治疗中的重要作用,可以说是画龙点睛之笔。前面已谈到热入营分可见"斑点隐隐",斑点的出现,一方面标志着营分热炽,已有灼伤血络,迫血妄行,使血不循经,溢出脉外的动血倾向,势将深入血分。另一方面也标志着营分热邪随血液外溢而有外达之机,从这个角度来看,斑点的出现正是邪有出路的征兆。如果斑点隐隐而不能透出,反而标志着气机阻滞,营热内闭,邪无出路。所以见到斑点隐隐就应该急速宣畅气机,透斑外达,防止热邪内陷而发为痉厥,因此就要在清营养阴的基础上,针对造成气机不畅的原因,迅速采取相应的治疗措施。如果是从风热陷入者,就透其风热;是从湿热陷入者,就透其湿热;如果是因于滞热者,就透其滞热。总而言之,去其壅滞,宣畅气机,使气机畅达,就能使斑点透发而营热自然随之外达。正如陈光淞在本条按语中所说:"营分受热,至于斑点隐隐,急以透斑为要。透斑之法,不外凉血清热,甚者下之,所谓炀灶减薪,去其壅塞,则光焰自透。若金汁、人中黄所不能下者,大黄、元明粉亦宜加入。"

由以上所述可以看出,叶天士所谓的"透斑",实质上是指宣畅气机,透热外达。因为透热法在营分证的治疗中对清营养阴法有着非常重要的辅助作用,所以叶天士特别以"急急"、"为要"强调其重要性。需要特别指出的是,如果把"透斑"误解为升提透发而错误地使用柴胡、升麻、葛根等药物,那就与叶天士的说法有天壤之别了,不仅病不能解,反而会使营热窜逆而致痉、厥、吐、衄,使病情转为危重。

综上所述,热入营分的治法,应该以清营凉血药物为主。因为热邪已伤营阴,又应该辅以养阴生津之品。由于气分热邪未尽,气机不畅,以致营分热邪无外达之机,所以还必须加入清泄气热,宣畅气机,透热转气之品。这三类药物共用,就是清营养阴,透热转气法。

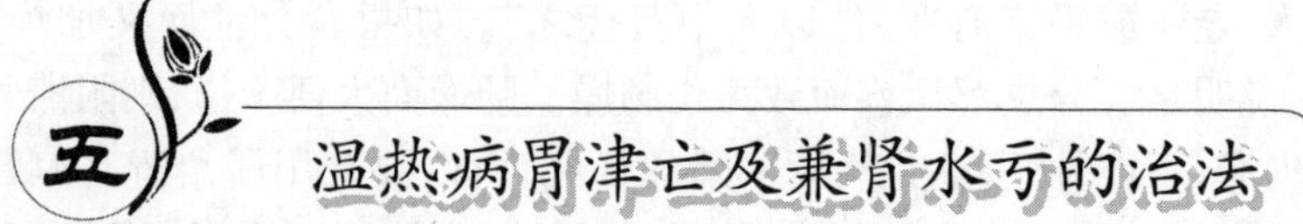

五 温热病胃津亡及兼肾水亏的治法

叶天士在第5条中紧承第4条"急急透斑为要"这句话,进一步论述斑已透出而热仍然不解的病机及治法。他说:"若斑出热不解者,胃津亡也,主以甘寒,重则如玉女煎,轻则如梨皮、蔗浆之类。或其人肾水素亏,虽未及下焦,先自彷徨矣,必验之于舌,如甘寒之中,加入咸寒,务在先安未受邪之地,恐其陷入易易耳。"

温热病斑已透出,说明热邪已经外达,本应该热势渐解。如果斑已透出而热仍不解,叶天士指出其原因是"胃津亡"。这里的"亡"字是丢失之意,就是指胃津大伤。这种情况下的治疗,应该以甘寒药物为主组成方剂以清热生津。由于热势的轻重及病人体质的差异,其病情及方药运用又有所不同,叶天士列举了三种情况。

本条内容可以分为三段。

1. 胃津大伤而热邪仍盛的治法

叶天士在文中虽然没有谈到这个证候的临床表现与病机,但却明确地指出了治法是"主以甘寒,重则如玉女煎",这是以方赎证的笔法。由他所说的"重则"二字及所用方剂以测其证,就可知是胃津大伤而热邪仍盛的气营两燔重证。这类证候临床多见:斑已透出,但仍然高热口渴,心烦躁扰,舌红绛苔黄燥,脉数,治疗应以甘寒药物为主,清气生津与凉营养阴并施。叶天士所说的"如玉女煎",是指可效仿玉女煎的清热滋阴法加减化裁而并非照搬原方。玉女煎出自明代张景岳的《景岳全书》,由石膏、知母、熟地、麦冬、牛膝组成,有清热滋阴之功,是治疗内伤杂病胃热盛肾阴虚的方剂。方中熟地滋补肾阴,牛膝引热下行,这两味药都属温性,用于杂病则可,而温病热盛阴伤却不宜使用。由此可知,叶天士此处是指效其组方之法,而不一定就是指用原方。如果是指原方,应该直接说"玉女煎",而不必在前面加一个"如"字。这里用"如"字,正是要说明师其法而不泥其方。吴鞠通在《温病条辨》中治气营两燔之证用"玉女煎去牛膝熟地加细生地元参方",后世称为"加减玉女煎",正是遵循叶天士之论灵活运用的具体体现。王孟英在叶天士本条的按语中也说:"本条主以甘寒,重则如玉女煎者,言如玉女煎之石膏、地黄同用以清未尽之热而救已亡之液。以上文曾言邪已入营,故变白虎加人参法而为白虎加地黄法。不曰白虎加地黄而曰'如玉女煎'者,以简捷为言耳。唐本(指唐大烈《吴医汇讲·温证论治》)删一'如'字,径作'重则玉女煎',是印定为玉女煎之原方矣……岂知胃津虽亡,身热未退,熟地、牛膝安可投乎?余治此证,立案必先正名,曰白虎加地黄汤,斯为清气血两燔之正法。"王氏的这段话确实深入阐发了叶天士的原意,是深得其要领之论。

2. 热邪已退,胃津大伤,虚热内生的治法

叶天士在文中也没有谈到这类证候的临床表现与病机,但也明确地指出了其治法是"轻则如梨皮、蔗浆之类",这也是以药赎证的笔法。由他所说的"轻则"二字及所用药物以测其证,就可知是热邪已退胃津大伤而虚热内生的证候。这类证候临床多见:斑已透出,低热不退,口燥咽干,舌红绛苔少,脉细数,治疗应甘寒生津以退虚热。吴鞠通在叶天士用梨皮、蔗浆为例的启示下,以"甘寒救液"为法,制雪梨浆方(以甜水梨大者一枚薄切,新汲凉水内浸半日,时时频饮)、五汁饮方(梨汁、荸荠汁、鲜苇根汁、麦冬汁、藕汁或用蔗浆)及益胃汤方(沙参、麦冬、冰糖、细生地、玉竹),用大队甘寒之品养胃生津以清虚热。这正是具体运用叶天士“主以甘寒”之论的良好范例。

3. 胃津大伤又兼肾水亏的治法

叶天士文中所说的“或其人肾水素亏,虽未及下焦,先自彷徨矣”,是承接首句“若斑出热不解者,胃津亡也”进一步指出,对斑已透出而热仍不解的病人,在已明确诊断为胃津大伤的情况下,还必须更深入地观察其体质。若其人素体肾水亏损,真阴不足,则上、中焦气分之热非常容易乘虚深入下焦而导致真阴枯竭,亡阴脱液,虚风内动的危重证候。对“肾水素亏”的诊断要点,叶天士指出:“必验之于舌”。关于具体舌象,叶天士在本篇第 17 条中说:“其有虽绛而不鲜,干枯而痿者,肾阴涸也。”也就是说,其舌象多见光绛晦暗,瘦薄痿软,干枯无津。关于胃津大伤又兼肾水素亏的治法,叶天士指出:“如甘寒之中,加入咸寒。”其目的是“务在先安未受邪之地,恐其陷入易易耳”。这就是说,肾水素亏的人,热邪虽然还没有深入下焦,但是因其下元亏损而极容易陷入,所以务必先用咸寒之品滋其肾阴,充其下元,固其根本,以断热邪下陷之路。此论深刻地体现了叶天士谨遵《黄帝内经》治病求本,防患于未然的治未病学术思想。至于咸寒药物的具体运用,临床多取元参、鳖甲、海参之类。叶天士在本篇第 17 条中对“肾阴涸”的救治,主张用阿胶、鸡子黄、地黄、天冬等,这些药物性味虽然不是咸寒,但确有滋肾之功,临床可以斟酌选取。

六 温病气分证战汗的病机、治法及预后

第 6 条是在第 4 条、第 5 条论述了温病热入营分的证治之后,又承上条而继续论述温热邪气已不在卫分,但又未入营分,而是始终流连气分,发生战汗的病机、治法及预后。叶天士说:“若其邪始终在气分流连者,可冀其战汗透邪。法宜益胃,令邪与汗并,热达腠开,邪从汗出。解后胃气空虚,当肤冷一昼夜,待气还自温暖如常矣。盖战汗而解,邪退正虚,阳从汗泄,故渐肤冷,未必即成脱证。此时宜令病者,安舒静卧,以养阳气来复,旁人切勿惊惶,频频呼唤,扰其元神,使其烦躁。但诊其脉,若虚软和缓,虽倦卧不语,汗出肤冷,却非脱证;若脉急疾,躁扰不卧,肤冷汗出,便为气脱之证矣;更有邪盛正虚,不能一战而解,停一、二日再战汗而愈者,不可不知。”

本条内容可以分为三段。

1. 战汗的病机

温热邪气已不在卫分,但又未深入营分,而是始终在气分流连,一般是邪气盛而正气不衰，正邪持续相争所致。其临床表现多为：高热恶热，心烦，口渴，舌红苔黄，脉数有力。在这种情况下，可以寄希望于战汗，通过战汗使邪气外透而病解。战汗，一般发生在气分证第六、七日左右，其“战”字有两方面的含义：一方面是指战汗的病机是正邪交争而战，就是说，在邪气流连气分的过程中，邪气盛而正气不衰，正邪相峙，势均力敌，激烈争战。另一方面的含义是指战汗的临床表现呈高热寒战，全身战栗，继则全身大汗。由此可见，战汗是正气奋起鼓邪外出的征兆，出现高热寒战，正是阳气与津液内聚，正邪激争于里的表现，所以在一般情况下多是战后汗出，邪退病解。

2. 战汗的治法

关于在邪气流连气分的过程中促使其发生战汗的治疗，叶天士提出了“法宜益胃”的方法。所谓“益胃”，并不是指用甘温的药物如党参、黄芪之类以补益胃气，而是用甘寒清养之品益胃生津，以解胃中的燥热干涩，使津液盛，汗源充，则气机通畅而作战汗。战后正气祛邪外达，腠理开泄，则邪随汗解，就是叶天士所说的“令邪与汗并，热达腠开，邪从汗出”。王孟英在本条按语中说：“可见益胃者，在疏瀹其枢机，灌溉汤水，俾邪气松达，与汗偕行，则一战可以成功也。”陈光淞的按语也说：“益胃之法，如《温病条辨》中之雪梨浆、五汁饮、桂枝白虎等方均可采用，热盛者食西瓜，战时饮米汤、白水。所谓‘令邪与汗并，热达腠开’，得通泄也。”王、陈二家的按语，都对叶天士之论做了很好的阐释。

3. 战汗的预后

气分证已作战汗的预后，一般有三种情况。

(1)战汗之后邪退正虚，阳气未复　叶天士指出：“解后胃气空虚，当肤冷一昼夜，待气还自温暖如常矣。盖战汗而解，邪退正虚，阳从汗泄，故渐肤冷，未必即成脱证。此时宜令病者，安舒静卧，以养阳气来复，旁人切勿惊惶，频频呼唤，扰其元神，使其烦躁。但诊其脉，若虚软和缓，虽倦卧不语，汗出肤冷，却非脱证”。这就是说，战汗之后，邪从汗解，阳气也随汗出而外泄。正因为邪虽退而正气也虚，阳气未复，不能布达周身，所以在热退之后其肌肤就逐渐转冷。同时，因为气虚而功能低下，又可以出现倦怠嗜卧，不欲言语。但是，切按其脉，虽然因为气虚鼓动无力而呈虚软无力之象，但却从容和缓而节律匀整。由这些表现可以看出，这是邪退正虚之兆，并非阳气虚脱的危证。叶天士在这里特别强调：“但诊其脉，若虚软和缓，虽倦卧不语，汗出肤冷，却非脱证。”可见，脉诊是辨战汗之后是否发生虚脱的关键，临床不可忽视。在这种情况下，医护人员或家属千万不要误认为病人已经生命垂危而惊慌失措，频繁地进行呼唤，这样做反而会扰乱其神志，使其烦躁不安，从而更耗损正气。应该让病人安静舒适地卧床休息，以调养正气，使阳气尽早恢复。一般来说，经过一昼夜之后，则阳气来复，布散周身，肤冷就会自然解除而周身温暖如常，病体也就渐趋康复。

(2)战汗之后阳气虚脱　叶天士指出："若脉急疾，躁扰不卧，肤冷汗出，便为气脱之证矣。"这就是说，战汗之后，阳气随汗出而外脱，这时候无论邪气已退还是未退，而其阳气先脱，已经形成了阳气虚脱的危重证候。因为阳气外脱，阴气内盛，形成了浮阳外越的局面，所以浮阳扰动，脉来急疾，躁扰不卧。这种脉象除了急疾之外，又必见躁动而节律不匀整之象，正如《灵枢·热病》所说："热病已得汗而脉尚躁盛，此阴脉之极也，死；其得汗而脉静者，生。"肤冷，是由阳气虚脱，不能布达周身所致。汗出，是阳气失于固摄的表现。战汗之后，肤已冷而汗仍出与脉躁疾，躁扰不卧并见，就可以明确地诊断为阳气虚脱。在这种情况下，应该采取益气固脱的急救措施，方用生脉散。如果进一步发展而见四肢厥逆，冷汗淋漓，则是亡阳的征兆，急用参附汤，以大剂人参、附子益气固脱与回阳救逆并施。待阳气回复后，如果邪气已退，就有向愈之机；如果邪气仍然未退而热势又起，就需要再随其证情而辨证论治。

(3)邪气强盛，一战不解，再作战汗而愈　叶天士指出："更有邪盛正虚，不能一战而解，停一、二日再战汗而愈者，不可不知。"这就是说，有的时候由于邪气强盛，正气不能通过一次战汗而祛邪外出，就可以出现战汗之后病仍不解的情况。因为战汗之后正气也受到消耗，所以要停一二日，待正气得到恢复，再作战汗才能使病解。临床上也有反复战汗数次才能祛邪外出的情况，对这种情况要有所了解，临床中才不会产生疑惑。这里应该指出的是，叶天士所谓的"邪盛正虚"，关键在于邪气强盛。正因为邪气强盛，才导致正气相对力弱，不能一战而鼓邪外出，须停一、二日再战汗而愈。也就是说，这里所说的"正虚"是与"邪盛"相对而言，并不是指真正的"虚"。如果正气大虚，就没有力量与邪气激争，因而也就不可能出现战汗。既然能一战而再战，就说明正气仍然有与邪气激争的力量，只不过由于邪气强盛，正气不能一战而祛之罢了。

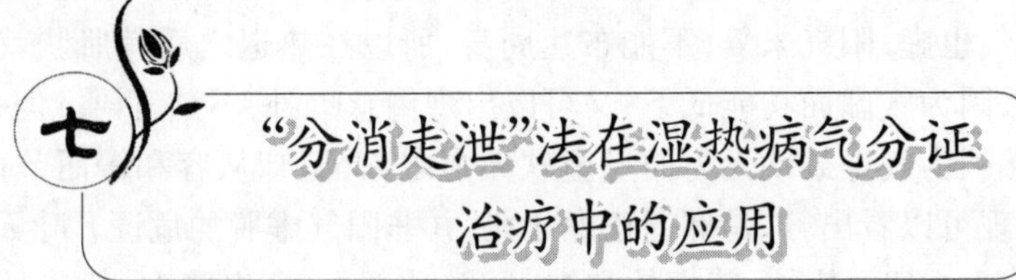

七 "分消走泄"法在湿热病气分证治疗中的应用

叶天士在第7条中说："再论气病有不传血分，而邪留三焦，亦如伤寒中少阳病也。彼则和解表里之半，此则分消上下之势，随证变法，如近时杏、朴、苓等类，或如温胆汤之走泄。因其仍在气分，犹可望其战汗之门户，转疟之机括。”由文中所述“气病有不传血分,而邪留三焦”可以看出病变属三焦气分证。叶天士提出的治法是“分消上下之势”,所用方药为“杏、朴、苓等类,或如温胆汤之走泄”,所用药物均属祛湿之品。综观叶天士所述的证候与治法,可以知道本条所说的属于湿热病。

本条内容可以分为两段。

1. 三焦气分湿热证与伤寒少阳病证治的异同

叶天士在文中提出,湿热病“邪留三焦”的证候“亦如伤寒中少阳病也”。这就是说,温病的三焦气分湿热证与伤寒病中少阳病的病机有相同之处。这句话的含义很深。可以说,叶天士在这里将少阳病的机制做了高度而深刻的概括。伤寒少阳病的病位在足少阳胆,湿热病少阳病的病位在手少阳三焦,二者病变部位并不相同,叶天士为什么用“亦如”二字把它们联系起来呢?关于这个问题,叶天士在文中未作解释,而清代的何秀山在《通俗伤寒论》蒿芩清胆汤的按语中阐发得非常深刻,他说:“足少阳胆与手少阳三焦合为一经。其气化,一寄于胆中以化水谷,一发于三焦以行腠理。若受湿遏热郁,则三焦之气机不畅,胆中相火乃炽。”这段话是讲,胆经与三焦经同属少阳,所以“合为一经”。少阳是人体气机升降出入的枢纽,所以有“少阳为枢”的说法。足少阳胆经从横向主半表半里,为气机表里出入之枢,它的气化功能是疏泄胆汁,参与水谷的消化,同时胆的疏泄功能还可以促进脾胃的消化吸收功能,也就是通常所说的木能疏土。手少阳三焦经从纵向贯通上、中、下三焦,为气机上下升降之枢,它是人体阳气和水液运行的通道,通过三焦的气化功能可以使阳气和水液敷布周身,直达腠理,以充养人体。手、足两少阳经虽然有所分工,但又密切相关,气机表里出入条达,则上下升降通畅;气机上下升降通畅,则表里出入条达,二者相辅相成,相互为用。如果气机出入障碍,则升降必然阻滞;反之,气机升降阻滞,则出入也必然发生障碍。气机的出入与升降之间的关系,可以用“╪”符号来表示,它标志着南北纵向和东西横向的两条大道,其中任何一条道路发生了堵塞,则另一条道路也会相应堵塞。如果外感湿热邪气流连于三焦,必然阻滞三焦气机,导致上、中、下三焦气化受阻而升降失常。手少阳三焦经气机升降失常,则足少阳胆经气机的出入也必然受阻而导致胆失疏泄,郁而化热、化火。由此可见,在病变过程中手少阳三焦与足少阳胆往往互相影响,出现气机升降出入失常的病证。所以,治疗气机升降出入失常的手、足少阳病变,都要采用和解法。“和”,是指调和气机;“解”,是指解除滞障。概括地说,和解法就是调和气机,解除滞障的治疗方法。和解法的治疗范围相当广泛,有和解表里、调和肝脾、调和胃肠、分消走泄、开达募原等具体治法,但总体来说,都不外乎以疏利调和气机,解除滞障为目的。具体而言,在和解法的大范围内，和解表里法适用于足少阳胆的病变，分消走泄法适用于手少阳三焦的病变。这是因为，两少阳经虽然有共同主司气机升降出入的密切联系，但毕竟又有手少阳与足少阳之分，在病变过程中，气机失常又有偏于表里出入失常与偏于上下升降失常之别。所以，少阳病的治法虽然都是采用和解法，但叶天士指出二者又有“和解表里之半”与“分消上下之势”的不同。因为证候有所不同，所以又应该在和解法的大前提下灵活变通，就是叶天士所说的“随证变法”。

“彼则和解表里之半”，是伤寒少阳病的治法。《伤寒论》第96条说：“伤寒五、六日中风，往来寒热，胸胁苦满，嘿嘿不欲饮食，心烦，喜呕，或心中烦而不呕，或渴，或腹中痛，或胁下痞鞕，或心下悸、小便不利，或不渴、身有微热，或咳者，小柴胡汤主之。”《伤寒论》第263条说：“少阳之为病，口苦，咽干，目眩也。”《伤寒论》中的少阳病，是以足少阳胆为主，但也涉及手少阳三焦。由条文中可以看出，少阳病的临床特点不同于太阳病与阳明病有经证与腑证之分，而是发病就呈经腑同病。往来寒热，是因为寒邪侵袭半表半里，导致足少阳枢机不利，气机出入失常所致。正气出表与邪争则发热，但少阳为稚阳，与邪争则阳气伤而无力抗邪，以致邪阻气机，正气不得出而恶寒，待正气得续，又与邪争，就又发热，所以恶寒与发热往来交替出现。足少阳经行于胸胁部，邪郁少阳，经气不利，所以胸胁为胀满所苦。少阳枢机不利，木不疏土，脾胃升降失司，就见静默不欲饮食。木郁化热，母病及子，上扰心神，就出现心烦。木郁乘土，胃气上逆，则喜呕。胆热上蒸，胆汁上溢，所以口苦。胆热伤津则咽干。胆热循经上扰于目，就见目眩。在伤寒少阳病的主症中，“嘿嘿不欲饮食”、“喜呕”虽然是胃气上逆的表现，但病变机制则是中焦痞塞，气机升降失常，所以在或有症中可以出现三焦气化不利，水道失于通调所产生的多种兼症。比如三焦气滞，水饮蓄结胁下，可见“胁下痞鞕”；水饮停于心下，可见“心下悸”；三焦水道不通，膀胱气化不利，可见“小便不利”等。可以说，伤寒少阳病的病位在足少阳胆，但又影响到手少阳三焦。治疗伤寒少阳病的主方是小柴胡汤，其方剂组成是：

柴胡半斤　黄芩三两　人参三两　半夏半升(洗)　甘草(炙)　生姜(切)各三两　大枣十二枚(擘)

方中柴胡苦辛性平，轻扬升散，专主少阳，疏气机而透表邪为君。黄芩苦寒，清泄少阳郁热为臣。柴胡与黄芩君臣合力，透解半表之邪而清泄半里之热，共奏和解表里之功。半夏辛温，和胃降逆止呕。半夏与柴胡互伍，升降相因，调升降而畅三焦气机；半夏与黄芩相配，辛开苦降，开痞散结。人参、炙甘草、生姜、大枣既鼓胃气以拒邪深入，又扶正气以助祛邪。这个方剂以和解表里，疏调足少阳胆经气机的表里出入为主，兼顾手少阳三焦经气机的上下升降。《伤寒论》第230条说，服用小柴胡汤之后可以使“上焦得通，津液得下，胃气因和，身濈然汗出而解”。这是因为，服用小柴胡汤后，足少阳胆经气机表里出入条达，从而使手少阳三焦经气机上下升降通畅，于是上焦宣通，中焦和畅，津液四布，其下行则大便可解，小便通利，其发布于腠理则濈然汗出。可以说，服用小柴胡汤可以取得不通便而大便通，不利尿而小便利，不发汗而汗出的效果。由此可见，小柴胡汤是手、足少阳同治而偏重于和解足少阳表里之半的方剂。

2. 三焦气分湿热证的治法与方药

外感湿热邪气导致的湿热病，初起多以湿邪为主，呈湿热裹结，热蕴湿中的态势。因为湿性粘腻，氤氲弥漫，阻滞气机，所以容易导致三焦气化失权，水道不通的变化，治疗当然应该从祛除湿邪，通利三焦水道入手，所以叶天士提出“此则分消上下之势”的治法。至于具体方药的运用，他又明确指出了“如近时杏、朴、苓等类，或如温胆汤之走泄”，短短的一句话，就把理、法、方、药讲述得清清楚楚。因为湿热病的病变机制是湿邪阻滞三焦，上下气机不通，所以治疗要采用分消走泄法，以祛除湿邪，宣通上、中、下三焦气机。分消走泄法中的“消”字与“泄”字，是指消除湿邪，使其泄出体外。“分”字，是指出祛湿的方法不止是一条途径，而是要因势利导，从不同部位给湿邪以出路。比如，治上焦应该宣通肺气，一方面通过肺的宣发功能使湿邪从表而出，一方面通过肺的肃降功能使水道通调，使湿邪下行而入膀胱；治中焦应该辛开苦降，使湿从燥化；治下焦应该淡渗利湿，使湿邪从小便而祛。分消走泄的“走”字，是行走的意思，是指用行气之品宣通气机，使气行则湿走，就是叶天士在第11条所说的“具流动之品可耳”。综上所述，分消走泄法，是指用祛湿行气的药物，因势利导，使弥漫于三焦的湿邪分道而消，泄出体外。

叶天士在条文中所说的“杏、朴、苓等类”，是列举因势利导祛除三焦湿邪的代表药物。杏仁苦温，降肺气而作用于上焦，使肺气行则水道通；厚朴苦辛温，燥湿行气，宣畅中焦；茯苓甘淡平，健脾利湿，导湿邪下行，从小便而祛。王孟英在叶天士本条的按语中说：“杏仁开上，厚朴宣中，茯苓导下。”这就指出了这三味药合用，可以共奏通利三焦，分消走泄之功。不过，王氏所说的“宣中”的“宣”字，往往用于“宣肺”，在这里不如称为畅中。其“导下”的“导”字，往往用于通导大肠，在这里不如称为渗下。合而言之，可以说杏、朴、苓这三味药分别作用于上、中、下三焦，有开上、畅中、渗下的功用。还应当看到，叶天士所指的这三味药是举例而言，临床使用可以随症灵活变通，不必拘泥。比如，开上也可用苏叶、藿香；畅中也可用苍术、半夏、蔻仁；渗下也可用泽泻、生薏苡仁等。

叶天士在条文中所说的"或如温胆汤之走泄"一句，明确地指出了温胆汤是分消走泄法的代表方剂。这种说法对中医药学理论作了深刻的阐发。温胆汤这个方剂出自唐代孙思邈的《备急千金要方·卷第十二胆腑·胆虚第二》，原文是：

"【胆虚寒】

左手关上脉阳虚者，足少阳经也，病苦眩厥痿，足趾不能摇，躄不能起，僵仆，目黄失精䀮䀮，名曰胆虚寒也。

治大病后，虚烦不得眠，此胆寒故也，宜服【温胆汤】方：

半夏　竹茹　枳实各二两　橘皮三两　生姜四两　甘草一两

上六味，㕮咀，以水八升，煮取二升，分三服。"

孙氏在书中明确指出病在"足少阳经也"，以温胆汤主治"胆虚寒"证。但是，其证其方以胆虚寒立论却令人费解，所以后世医学家对这个方剂的运用多有发挥。宋代陈言（无择）在他所著的《三因极一病证方论》中对孙氏原方有所改动，仍然称为温胆汤，其方剂组成是：

半夏　竹茹　枳实面炒，各二两　陈皮三两　甘草一两，炙　茯苓一两半

上锉散，每服四大钱，水一盏半，姜五片，枣一枚，煎七分，去滓，食前服。

陈氏的方剂是在孙氏原方的基础上加茯苓、大枣而减生姜之量，成为后世所常用的方剂。对于这个方剂的功用，清代的罗美（东逸）在《古今名医方论》中阐发得非常精辟，他说："胆为中正之官，清静之府，喜宁谧，恶烦扰，喜柔和，不喜壅郁，盖东方木德，少阳温和之气也。若夫病后，或久病，或寒热甫退，胸鬲之余热未尽，必致伤少阳之和气，以故虚烦惊悸者，中正之官以熇蒸而不宁也；热呕吐苦者，清静之府以郁实而不谧也；痰气上逆者，土家湿热反乘而木不得升也。如是者，首当清热及解利三焦。方中以竹茹清胃脘之阳，而臣以甘草、生姜，调胃以安其正，佐以二陈，下以枳实，除三焦之痰壅，以茯苓平渗，致中焦之清气，且以驱邪，且以养正，三焦平而少阳平，三焦正而少阳正，胆家有不清宁而和者乎？和即温也，温之者，实凉之也。若胆家真畏寒而怯，属命门之火衰，当与乙癸同源而治矣。"按罗氏的说法，温胆汤主治证的临床表现有：虚烦惊悸，热呕吐苦，痰气上逆。其病机是：胆热内扰，加之脾胃湿热内蕴，土壅木郁，使足少阳甲木之气不得升，进而影响手少阳三焦，以致手、足少阳同病，气机升降出入失常。胆热内扰，则虚烦惊悸不宁；胆热犯胃，则热呕吐苦；土壅木郁，胃失和降，则痰气上逆。所以治疗则"首当清热及解利三焦"。清热，应从足少阳胆入手；解利之法，是针对手少阳三焦而用。方中以苦寒的竹茹为君，清热和胃，化痰止呕。甘草、生姜为臣，调胃益气止呕。以半夏、陈皮

之辛温，配枳实之苦降，辛开苦降，行气开郁，燥湿化痰，降逆止呕。茯苓淡渗，健脾以升清，利尿以逐邪。方中诸药配伍，行气机，祛痰湿，通三焦而清胆热。方中的药物以行气化痰祛湿为主，治疗的部位在手少阳三焦而不在足少阳胆，但三焦的气机畅达，升降之枢通利，则出入之枢自然畅通而胆热自清，可以说是不从胆治而治胆之法。所以罗氏作出了“三焦平而少阳平，三焦正而少阳正，胆家有不清宁而和者乎”的结论。至于温胆汤的“温”字，罗氏的解释是：“胆为中正之官，清静之府……盖东方木德，少阳温和之气也……和即温也，温之者，实凉之也。”张秉成在《成方便读》中也说：“此方纯以二陈、竹茹、枳实、生姜和胃豁痰，破气开郁之品，内中并无温胆之药，而以温胆名方者，亦以胆为甲木，常欲得其温和之气耳。”也就是说，胆为“中正之官”，应东方少阳春升温和之气，所谓温胆，是指通过宣通气机，祛除痰热，使胆热自清而恢复其中正温和的本性，由此可以认为，温胆汤其实是清胆之方。温胆汤虽然有清胆作用，但是方中并未用大队寒凉药物，而是以辛温为主，通过宣气机，祛痰热而使胆热得清。可以说，温胆汤实际上是《金匮要略·痰饮咳嗽病脉证并治》中所说的“病痰饮者，当以温药和之”的祛痰清胆之方。罗美关于温胆汤清胆热的论点虽然与孙思邈用温胆汤治胆虚寒的原意相悖，但更符合当前的临床实际。罗美的《古今名医方论》成书于清代康熙 14 年，也就是公元 1675 年，叶天士生于公元 1666—1746 年间，《叶香岩外感温热篇》是他晚年所述的记录，所以叶天士对温胆汤的见地似乎应该是受到了罗氏的影响。但叶天士在罗氏的基础上又有所发挥，他的学术见解不仅与罗氏“三焦平而少阳平，三焦正而少阳正”的论点相同，而且更进一步，以温胆汤作为分消走泄法的代表方剂。

叶天士在本条的最后提出了“因其仍在气分，犹可望其战汗之门户，转疟之机括”的说法。他是说，湿热邪气留滞三焦的病变，因为没有传入血分而仍然属气分证范畴，所以就有可能通过分消走泄法的治疗而使邪气外达，阳气得以宣通而自愈。湿热邪气外达有两种途径，其中“战汗之门户”这句话，是指通过分消走泄，使气机畅达，正气奋起祛邪，正邪激争而作战汗，通过战汗而开通门户，使邪从汗解，这是使湿热外达的一种途径。从“转疟之机括”的“机括”二字可以看出，这里所说的“转疟”，并不是说转为疟疾病，而是指分消走泄，宣畅气机而言。“疟”属少阳病变，其病机是邪气欲进而正气祛邪，正邪反复交争，所以寒热往来，反复发作。湿热邪气留滞三焦气分的病变，由于湿邪阻滞，气机不畅而致阳气郁遏，阳气郁遏则湿更不易化，因而形成湿越滞则阳越郁，阳越郁则湿越滞的局面。由于邪无出路，阳郁不宣，正气被困而不能祛邪，所以裹结粘滞，缠绵难解。通过分消走泄法的治疗，使裹结粘滞的湿邪得以松动开泄，阳气得以伸展宣通，阳气就可以奋起祛邪而形成正邪反复交争的局势，这就与疟疾正邪反复交争的机制相同。在这种情况下再因势利导，继续用分消走泄法治疗，就可以使留滞三焦气分的湿热邪气得以解除，这也是使湿热外达的一种途径。

需要指出的是，叶天士在本条所说的是湿热邪气留滞三焦气分的治法。因为这种证候是以湿邪为主，热蕴湿中，湿不去则热不能清，所以虽然有热邪，却不能用寒凉药物，以免冰伏湿邪。用分消走泄的治法，选用杏、朴、苓等类或温胆汤的作用是祛湿行气，使湿去则热不独存。但是这类药物多属温燥、渗利之品，用于湿热邪气留滞三焦确有疗效，而对温热邪气流连气分者却不能使用，以防助热耗津。由此可见，上条与本条所述的虽然同属气分证，然而因为有温热病与湿热病的区别，所以治法却又大不相同，临床应该认真进行辨证而后依法论治。

在叶天士倡导用分消走泄法治疗湿热病的思路影响之下，后世的温病学家如俞根初、吴鞠通等在临床应用中更有所发挥。俞根初《通俗伤寒论》中的芩连二陈汤（青子芩、仙半夏、淡竹茹、赤茯苓、小川连、新会皮、小枳实、碧玉散、生姜汁、淡竹沥），蒿芩清胆汤（青蒿脑、淡竹茹、仙半夏、赤茯苓、青子芩、生枳壳、陈广皮、碧玉散）和吴鞠通《温病条辨》中的三仁汤（杏仁、飞滑石、白通草、白蔻仁、竹叶、厚朴、生薏仁、半夏），杏仁滑石汤（杏仁、滑石、黄芩、橘红、黄连、郁金、通草、厚朴、半夏），黄芩滑石汤（黄芩、滑石、茯苓皮、大腹皮、白蔻仁、通草、猪苓）等，都可以说是在温胆汤的启示下而组成的分消走泄法的有效方剂。

由上述内容可以看出，在张仲景《伤寒论》创立小柴胡汤作为和解少阳法代表方剂的基础上，叶天士又提出“彼则和解表里之半，此则分消上下之势，随证变法”的学术思想，倡导用分消走泄法治疗三焦湿热的病证，俞根初、吴鞠通等诸家又在临床治疗方药上有所发挥。应该说，这些前辈学者都是在熟读经典的基础上又有所发扬，他们的继承创新精神给我们树立了良好的典范。其实在临床实践中，分消走泄法不仅适用于外感湿热病的治疗，凡是内伤杂病中的痰、饮、水、湿类疾患都可以宗其法而变通应用。因此，如何“随证变法”以提高临床疗效，是我们今后应当努力研究的课题之一。

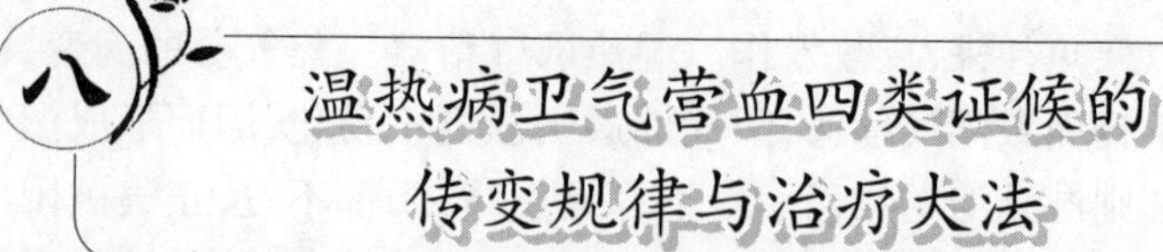

八 温热病卫气营血四类证候的传变规律与治疗大法

在第1条至第7条中，叶天士分别择要地论述了温病卫、气、营、血四类证候的病机、临床特点、传变规律及治法。在第 8 条中,又以高度概括的语言,精炼地对前文加以总结,指出了卫气营血四类证候的传变规律与治疗大法。从具体内容来看,本条主要是对温热病而言。也可以说,本条内容突出地体现了叶天士对温热病辨证论治的学术思想,因而在理论上和临床实践上都对后世产生了深远的影响,对温热病的辨证论治有着重大指导意义。他说:"大凡看法,卫之后方言气,营之后方言血。在卫汗之可也;到气才可清气;入营犹可透热转气,如犀角、元参、羚羊角等物;入血就恐耗血动血,直须凉血散血,加生地、丹皮、阿胶、赤芍等物。否则,前后不循缓急之法,虑其动手便错,反致慌张矣。"

本条内容可以分为两段。

1. 温热病卫气营血四类证候的传变规律

这一段就是原文中所说的"大凡看法,卫之后方言气,营之后方言血。"虽然只有 16 个字,却高度地概括了温热病的传变规律与卫气营血辨证的核心思想。

"大凡"二字,可以理解为规律。所谓"大凡看法",就是指对温热病传变规律的看法。在第 1 条中已经讲过,叶天士根据温热邪气侵袭人体的不同阶段对人体损伤程度的不同,把温病的发展过程分为卫分证、气分证、营分证、血分证四个阶段。一般来说,温热邪气侵袭人体,首先引起卫外功能障碍而导致卫分证,进而向里发展,影响脏腑功能,就出现气分证。卫分证和气分证都是人体功能障碍的病变,而卫分证是气分证的轻浅阶段,二者虽然有浅深轻重的不同,却没有本质上的区别。温热邪气继续深入,损伤人体营养物质,轻则消耗血中津液,称为营分证,重则损伤血液,称为血分证。营分证是血分证的轻浅阶段,二者之间虽然有程度轻重之差,但也没有本质上的区别。叶天士在本条中所说的"卫之后方言气,营之后方言血",把卫、气与营、血分开论述,就明确地指出了卫分证是气分证的轻浅阶段,二者统属"气病",营分证是血分证的轻浅阶段,二者统属"血病"。而卫、气与营、血之间,却是性质不同的两大阶段,前者属功能障碍,邪浅病轻;后者属物质损伤,病势深重。因此,概括起来说,卫气营血辨证实质上就是气血辨证,这种辨证方法的核心思想就是以温热邪气对人体功能活动与营养物质损伤的程度作为判断温热病浅深轻重的标准,并依次而采用不同的治法。

叶天士在本条中概括地指出了温热病在一般情况下是按照卫分证→气分证→营分证→血分证的规律,逐步由表入里、由浅入深、由轻转重、由实致虚、由功能失常到实质损伤的次第传变。反之,由血分证、营分证而转为气分证、卫分证,则意味着由重转轻。但是由于邪气的轻重程度不等、病人体质的差异以及治疗、护理失当等因素的影响，病证的变化又复杂多样，而并非完全依一种模式传变。因此，叶天士在本篇的其它条文中又对另外一些传变形式做了阐述，比如在由卫分传入气分的初起阶段，由于卫分证未罢而气分证又起，可以出现卫气同病；也有由卫分逆传入营分的情况，在这个过程的初起阶段，由于卫分证未罢而营分证已起，又可以表现为卫营同病；还有在由气分传入营分的过程中，气分证与营分证同时出现的，称为气营两燔；又有由气分直接窜入血分的类型，在这个过程中可出现气分证与血分证同时并见的情况，就称为气血两燔。温热病的各种传变情况，可以用下面的简表加以概括：

温热病卫气营血传变简表

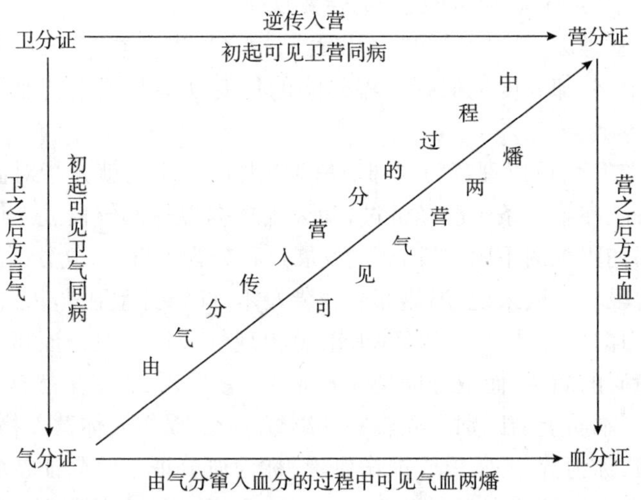

2. 温热病卫气营血四类证候的治疗大法

这一段就是原文中所说的"在卫汗之可也；到气才可清气；入营犹可透热转气，如犀角、元参、羚羊角等物；入血就恐耗血动血，直须凉血散血，加生地、丹皮、阿胶、赤芍等物。否则，前后不循缓急之法，虑其动手便错，反至慌张矣"这段话。在这里，叶天士对卫、气、营、血四类证候的治疗大法做了精辟论述。下面分为4个小段分别加以阐释。

(1)"在卫"与"汗之可也"　"在卫"，是指温热邪气在卫分，它是温热病的轻浅阶段，是温热邪气侵袭手太阴肺系，导致肺的宣发、肃降功能失常，表气郁滞，卫外失司而发生的表热证。叶天士在本篇第1条中所说的"温邪上受，首先犯肺……肺主气属卫"，在本篇第2条中所说的"肺主气，其合皮毛，故云在表"，都是指的这类证候。卫分证的病机是邪气在表，正气祛邪外出，正邪相争于表，临床表现是：发热，微恶风寒，无汗或少汗，头痛，咳嗽，口微渴，舌边尖红苔薄白，脉浮数。吴鞠通《温病条辨》中所说的"太阴温病，脉不缓不紧而动数，或两寸独大，尺肤热，头痛，微恶风寒，身热，自汗，口渴，或不渴而咳，午后热甚者，名曰温病"，就是指卫分证而言。

对卫分证的治疗，叶天士提出了"汗之可也"四个字，与他在本篇第2条中所说的"在表，初用辛凉轻剂"的说法结合分析，就可以知道所谓"汗之"，并不是指用发汗的药物。"汗"字是名词使动用法，"汗之"，就是使之汗出的意思，结合他所说的"用辛凉轻剂"来看，应该说是指用辛凉轻解法。之所以用辛凉，是取辛味以疏散表邪，取凉性以清泄表热。这里的"轻"字，是指用轻扬升浮的药物以宣透肺卫。辛散、凉清、轻宣，用意不在发汗，而在宣透表邪，开其表郁，使卫分热邪外透，则肺气得宣，气机条畅，腠理通达，营卫调和，津液四布，就自然病解而汗出，是不发汗而得汗。正如华岫云在本条注释中所说："辛凉开肺，便是汗剂。"叶天士文中的"可也"二字，是说温热邪气在卫分，病势轻浅，用辛凉轻清平和之剂清解表邪就可以了，既不能用辛温之品大发其汗，又不能用寒凉重剂大清其热。所以忌辛温，是因为温热病的卫分证与伤寒太阳表证迥然有别。太阳表寒证是寒邪外束，腠理闭塞，卫阳被郁，必须用麻黄、桂枝重剂辛温发汗，才能使邪随汗解。而温热病的卫分证是风热袭表，并非风寒外束，用辛温发汗法治疗不仅不能逐邪，反而容易助热伤阴。正如吴鞠通在《温病条辨》中所说："温病忌汗，汗之不唯不解，反生它患……且汗为心液，心阳受伤，必有神明内乱，谵语癫狂，内闭外脱之变。再，误汗虽曰伤阳，汗乃五液之一，未始不伤阴也……温病最善伤阴，用药又复伤阴，岂非为贼立帜乎？此古来用伤寒法治温病之大错也。"卫分证之所以忌寒凉重剂，是因为邪气在表，尚属轻浅阶段，如果一见其热，不分表里，就轻率地投入大剂寒凉清热之品，必然导致寒凝郁遏，气机凝滞，反而使表邪不得宣泄。正如章虚谷注释本篇第2条"在表，初用辛凉轻剂"这句话所说："温邪为阳……始初解表用辛凉，须避寒凝之品，恐遏其邪，反不易解也。"总之，叶天士用"汗之"二字，指出了卫分证的治疗大法，又用"可也"二字，指出了治疗禁忌，文字精炼，寓意殊深，发人深省。

吴鞠通总结叶天士的临床治疗经验，制银翘散一方（连翘、银花、苦桔梗、薄荷、竹叶、生甘草、芥穗、淡豆豉、牛蒡子、鲜苇根）收入《温病条辨》中，被为后世所广泛应用，成为辛凉轻解的代表方剂。银翘散方中药物，大多数并非辛凉之品，而吴鞠通却称它为"辛凉平剂"，是因为方中以银花、连翘为君，二者都是清凉而轻扬的药物，有轻宣表热之功。芥穗与淡豆豉为臣，二者都是辛温之药，有开郁散邪，宣畅肺气，通达腠理之效。以芥穗、淡豆豉的辛温，与银花、连翘等大队寒凉药物相配，是取其辛散透邪之长，而制其温燥伤津之弊。而且方中清凉药物用量大而芥穗、淡豆豉之用量小，因而诸药相合，共同组成了辛凉平和之剂。银翘散并非发汗之剂，但是它在清散之中就可以使郁解腠开，营卫通畅，自然病解而汗出。而且这个方剂既可以清散表邪，又不耗伤正气，还兼能清热保津，以防热邪灼阴，可以说是“在卫汗之可也”的代表方剂。正如吴鞠通所说：“此方之妙，预护其虚，纯然清肃上焦，不犯中、下，无开门揖盗之弊，有轻以去实之能，用之得法，自然奏效，此叶天士立法，所以迥出诸家也。”

(2)“到气”与“才可清气”　“到气”，是指温热病由卫分表热证发展到气分里热证的阶段。它是温热邪气深入，正邪相争于里，影响脏腑功能，使之处于亢奋状态所引起的一类证候。气分证涉及的范围相当广泛，病变部位或在肺、或在胸膈、或在胃肠、或在肝胆等等。它的病机是邪气盛而正气不衰，正邪相争激烈，所以呈现一派阳热有余的表现。气分证共同的临床表现是：身热不恶寒，反恶热，口渴喜饮，舌红苔黄燥，脉数有力等。

气分证以里热炽盛为特点，治疗就应该根据《黄帝内经》“热者寒之”的原则，选用寒凉药物以清泄里热，也就是叶天士所说的“清气”。但是清气药物多属大寒之品，而气分证又多由卫分发展而来，如果在卫分证未罢的情况下，过早使用大寒清气，反而容易寒凝郁遏，使表闭而邪气不能疏散。因此，叶天士特别强调“到气才可清气”，用“到气”二字启示学者，务必辨清卫分表热与气分里热两个不同阶段，切不可一见热证，不分表里，就使用大寒清气之品。虽然仅有六个字，却语重心长，既明确指出了气分证的治疗大法，又指出了辨证论治的重要性。

气分证范围相当广泛，因此在运用清气法时，又必须针对邪气所在的不同部位，选用相应的寒凉药物，使药到病除，邪退正安。气分证的用药虽然较为广泛，但是总起来看可以归纳为辛寒清气与苦寒直折两大类。辛寒清气法，适用于里热炽盛，蒸腾发越的证候，临床表现是：壮热恶热，面赤，大汗出，渴喜冷饮，喘急鼻煽，舌红苔黄燥，脉洪数。因为这种证候的特点是里热蒸腾，有发越外达的趋势，所以要用辛寒药物清其大热，并因势利导，透邪外出，代表方剂如白虎汤（石膏、知母、粳米、生甘草）。吴鞠通在《温病条辨》中称白虎汤为“辛凉重剂”，说它有“达热出表”之功，就是指它有辛透寒清的作用，能使蒸腾之热内清外达而言。苦寒直折法，适用于里热郁闭，气机不宣的证候，临床表现是：寒热往来，热重寒轻，或但热不寒，口苦而渴，胁痛，干呕，心烦，小便短赤，胸胁不舒或胁痛，舌红苔黄，脉弦数。因为这种证候的特点是里热郁闭，外达无路，所以要用苦寒直折药物折热降泄，并配入行气宣郁之品，以开郁宣气，使郁热有外达之机，代表方剂如《温病条辨》中的黄连黄芩汤（黄连、黄芩、郁金、豆豉)。

此外,在气分证过程中,由于高热伤津,肠燥津亏,可以形成燥屎与热邪互结的肠腑热结之证,治疗要用苦寒攻下法。因为攻下法有攻下腑实燥结,泄除热邪之功,所以从广义上说也可以列入清气法的范围之内,代表方剂如大承气汤(大黄、芒硝、枳实、厚朴)等。

(3)“入营”与“犹可透热转气” “入营”,是指温热邪气深入营分,消耗血中津液的阶段。叶天士在本篇第1条说:“心主血属营”可见营分证的病变部位在心。因为心包是心主的宫城,所以温热病中心包的病变也属营分证范畴。由于病理机制及临床表现的不同,营分证可以分为热灼营阴与热入心包两种类型。

热灼营阴证的病机是营分热邪盛而血中津液耗伤,临床表现是:身热夜甚,心烦躁扰,甚或时有谵狂,或斑点隐隐,口反不甚渴或竟不渴,舌红绛苔少或无苔,脉细数。叶天士在本篇第4条中所说的“营分受热,则血液受劫,心神不安,夜甚无寐,或斑点隐隐”,吴鞠通在《温病条辨》中所说的“太阴温病,舌绛而干,法当渴,今反不渴者,热在营中也”,都指出了热灼营阴的证候特点。

热入心包证,多由手太阴肺的卫分或气分直接传入心包营分而致,就是叶天士在本篇第1条中所说的“温邪上受,首先犯肺,逆传心包。”因为这个证候是上焦太阴温病未顺传中焦阳明气分而直接传于心包营分,所以称为“逆传”。因为邪气直犯心主,病势凶险,所以又称为“热陷心包”。如果由中焦阳明气分或其它途径传入心包,就统称热入心包。热入心包证的病机是不仅营热阴伤,而且有热痰蒙蔽心包,临床表现是:痰壅气粗,身热灼手,四肢厥逆,神昏谵语或昏愦不语,或四肢抽搐,舌蹇,色鲜绛苔黄燥,脉细滑数。叶天士在本篇第14条中所说的“再论其热传营,舌色必绛。绛,深红色也……纯绛鲜泽者,包络受病也……延之数日,或平素心虚有痰,外热一陷,里络就闭”,吴鞠通在《温病条辨》中所说的“邪入心包,舌蹇,肢厥”,都指出了热入心包的证候特点。

营分证既然以营热盛而血中津液耗伤为主要特征,治疗当然就应该采用清营凉血,养阴生津的治法,而叶天士在本条却提出了“入营犹可透热转气,如犀角、元参、羚羊角等物”的治法。从表面来看,未提清营养阴,所列举的药物又没有透热转气作用,这里所说的治法似乎与证情不符,因而就应该追究原委,探求叶天士的本意。把本条与本篇第4条所讲述的内容进行综合分析,前后互参,叶天士的本意就可以了然于目了。叶天士在本篇第4条中明确地指出:“营分受热,则血液受劫……如从风热陷入者,用犀角、竹叶之属;如从湿热陷入者，犀角、花露之品，参入凉血清热方中。”由此可见，叶天士治疗营分证是以“凉血清热”为大法，而透热转气，则是针对不同情况，选用相应的药物，如透风热用竹叶、透湿热用花露之类，配入清营凉血的方剂之中。从他在这两条中所列举的药物来看，其中的犀角、羚羊角是清营凉血药，元参有养阴降火的功效，三药共用，有清营凉血，养阴生津的作用。由此更可以看出，叶天士确实是以清营养阴为治营分证的大法。

“入营犹可透热转气”，是说营分证虽然是热邪消耗血中津液的病变，但是较之血分证却还属轻浅阶段，仍然有使营分的热邪透出气分而解的可能性，因此还可以在清营养阴的同时，配入清泄气热，宣透气机的药物，使营分热邪有外达之机，透出气分而解。从“犹可”二字可以明确看出，叶天士是说透热转气药可以配合使用，并非指营分证可以不必清营养阴而专用透热转气。治疗营分证用清营养阴法很好理解，而且在第 4 条中已经讲过，而透热转气法却含义颇深，所以叶天士的门人在笔录老师口述的过程中，特别记录了“犹可透热转气”这句话，而省略了清营养阴之说。因为“透热转气”所用药物如竹叶、花露之类，叶天士已经在第 4 条中讲过了，所以在这里省略而未录。而在第 4 条中虽然已经提出“凉血清热”法，却未列举出药物，所以其门人在这里将叶天士所列举的清营养阴药物“如犀角、元参、羚羊角等物”记录下来，致使“透热转气”法与所列举药物似乎相矛盾，而给后世留下了疑惑，以至于众说纷纭，怀疑这句话有误。其实这一问题的产生，是由于叶天士门人在笔录老师的口述时，只记录自己所不知而省略已知的内容，于是在文字上有所省略，这并不是叶天士的说法有误，仔细阅读全篇，前后对照，就能全面领会叶天士的原意。

叶天士之所以强调“透热转气”，是因为它在营分证的治疗中具有特殊意义。热邪有从热势高的部位向热势低的部位传递的趋势，气分病位浅而营分病位深，如果气分高热不除，就必然内逼入营。在气分热邪不解的情况下，即使用清营的药物已经使营热减轻，而气分的热邪仍然可以再逼入营。可以说，气热不解，则营热终不能除，特别是在气营两燔的情况下，更是如此。要想使营热转出气分，必须以气热得清，气机通畅为前提，如果气机闭塞，热郁不宣，营热就没有外达的出路。只有气热得清，气机通畅，营热才能发扬于外，透出气分而解。所谓“透热转气”法，就是指用清泄气热，宣畅气机的药物，开通门径，使营分热邪外达，透转气分而解。凡是营分证而兼气热不解，气机不畅的情况，都应该在清营的同时，配入清泄气热，宣畅气机的药物，给营分热邪找出外泄的门路。导致气机不畅的原因很多，比如过服寒凉药而郁遏阳气、饮食积滞、痰热内停、湿浊内聚、燥屎内结、瘀血内阻等等。在治疗上，就应该在清营养阴的药物中，相应地配入宣阳行气、消食导滞、清化热痰、祛除湿邪、通下燥结、活血行瘀等药物，使气机畅通而营热外达，这些配伍方法都属透热转气法的范畴。

治疗热灼营阴证，以吴鞠通《温病条辨》中的清营汤（犀角、生地、元参、竹叶心、麦冬、丹参、黄连、银花、连翘）为代表方剂。方中用犀角、丹参、生地、麦冬相配，以清营凉血，养阴生津，而用银花、连翘、竹叶轻清之品及黄连清透气分热邪，宣畅气机，使营热能透出气分而解，诸药相伍，共收清营养阴，透热转气之功。如果因热灼营阴，津亏液耗而导致膀胱水液粘滞，水热互结，除热伤营阴的见症外，又有小便短赤热痛的表现，就用俞根初《通俗伤寒论》中的导赤清心汤（鲜生地、辰茯神、细木通、辰砂染麦冬、粉丹皮、益元散、淡竹叶、莲子心、辰砂染灯心、莹白童便）。方中用生地、元参、麦冬、童便、丹皮、莲子心、辰砂染灯心、辰茯神相配以清营养阴，清心安神，而以木通、益元散、淡竹叶清泄膀胱气分之热，通利小便，宣畅气机，透热转气。

治疗热入心包证，《温病条辨》中用清宫汤、安宫牛黄丸、紫雪丹、至宝丹等方剂。从临床实践来看，以清宫汤（元参心、莲子心、竹叶卷心、连翘芯、犀角尖、连心麦冬）送服安宫牛黄丸为最佳选择。清宫汤中用犀角、元参、麦冬相配以清营养阴，而以莲子心、连翘、竹叶透热转气。因为热入心包证除了营热阴伤之外，又有痰热蒙蔽心包，痰热不去，虽然使用大剂清营养阴的药物，病变仍不能解除，所以又用安宫牛黄丸以清心凉营，豁痰开窍。痰热一去，气机通畅，营热就可以透出气分而解。清宫汤与安宫牛黄丸同用，有清营养阴，豁痰开窍，透热转气多方面的功效。如果是湿热化燥，酿成热痰蒙蔽心包，但湿浊还未化尽，除了热入心包的见症外，又见舌苔滑腻，可以用《温病条辨》中清宫汤去莲心麦冬加银花赤小豆皮，煎送至宝丹的方法治疗。用犀角、元参配至宝丹以清营养阴，芳香开窍。以银花、连翘、竹叶清气透热，赤小豆皮利湿以宣畅气机，四药相合，共同透热转气。如果热入心包又兼瘀血阻络，除了热入心包的见症外，又有口唇、爪甲青紫，舌质紫暗，脉沉涩的表现，可以用《通俗伤寒论》中的犀地清络饮治疗（犀角汁、粉丹皮、青连翘、淡竹沥、鲜生地、生赤芍、原桃仁、生姜汁、鲜茅根、灯心草、鲜石菖蒲汁）。方中用犀角、生地、茅根相配以清营养阴。用竹沥、鲜石菖蒲汁、姜汁豁痰开窍，丹皮、赤芍、桃仁活瘀通络。使痰热、瘀血消除，气机自然畅通，用灯心草、连翘以轻清宣透，共同起到透热转气的作用。如果热入心包又兼阳明腑实，除了热入心包的见症外，又有腹满便秘，舌绛苔黄燥，脉沉滑数的表现，可以用《温病条辨》中的牛黄承气汤治疗（安宫牛黄丸二丸，化开，调生大黄末三钱，分二次服）。用安宫牛黄丸清心凉营，豁痰开窍，用生大黄攻下腑实以透热转气，二者合用，使痰热消除，腑实得下，气机通畅，邪有出路，心包营分的热邪就可以透转气分而解。

总而言之，治疗营分证除了必用清营养阴的药物外，还必须配入清泄气热，宣畅气机之品，才能使营热外达，透热转气。营分热邪是否已透转气分，主要是观察神志与舌象的变化。营分证多见心烦不寐或躁扰昏谵，舌质绛。如果治疗后神志渐清，舌质由绛而转红，是营热已透转气分，病势渐轻的征兆。临床中也可以见到通过治疗后并不再出现气分证而营热直接内清外透的情况，这也是清营养阴，透热转气，开达门径的功效。

(4)“入血就恐耗血动血”与“直须凉血散血”　“入血”，是指温热邪气深入血分，损伤血液的病变，它是温热病的深重阶段。因为心主血，肝藏血，肾藏精，肾精与肝血互相化生，所以血分证与心、肝、肾三脏关系最为密切。人体的生命活动依赖血液循行以供给营养物质，一旦血液受损，就将危及生命，所以叶天士用“就恐耗血动血”六个字强调了血分证的严重性。血分证的临床表现是：身热灼手，躁扰不安，甚则昏狂谵妄，衄血、吐血、便血、尿血、非时经血、发斑，斑色紫黑成片，或蓄血，舌绛紫，脉数。血分证的病机，就是叶天士所说的“耗血动血”。耗血，是指温热邪气消耗血中津液，如果血中津液大亏，就使血液浓缩粘滞，越耗越滞，甚至使血液流行不畅而凝聚成瘀，这种瘀血的形成是因热邪耗津所致，可以说是热凝而瘀。临床所见血分证的舌绛紫及斑色紫黑，都是津液耗伤，热凝血瘀的征象。动血，是指温热邪气不仅灼伤血络，而且鼓动血液，迫血妄行，使血不循径，溢出脉外，造成人体各部位出血。如果血溢于上，则可见衄血、吐血、齿衄；如果血溢于下，则可见便血、尿血、或妇女非时经血；如果血溢于肌肤而瘀于皮下，则可见发斑；如果血溢于脉外而瘀于体内，则为蓄血；病情严重的，可以出现各个部位同时出血，就称为“大衄”。由于血热扰心，又兼血中津液亏损而心神失养，所以见躁扰昏狂谵妄。身热、脉数，也是由血热而致。血热不除，身热、出血与神志症状都不能解除。血分证既耗血，又动血，而且往往是耗血与动血同时并见，使血液瘀者自瘀而溢者自溢，内瘀外溢，周身失养，所以病情危重。

血分证表现为耗血与动血两个方面。耗血，应该用养阴法治疗；动血，应该用止血药物。然而叶天士并没有说养阴与止血，而是明确地指出“直须凉血散血”。这不仅强调了血分证的治疗大法，而且提示了治疗血分证应该注意的问题，虽然仅仅六个字，却含义深刻。“直须”二字，是强调血分证病情危重，除凉血散血之外，别无它法，启示后人临床切勿犹豫，必须当机立断，义无反顾，才能力挽狂澜，救危亡于顷刻。

“凉血”，是指用入血分的寒凉药物清除血分热邪，这对耗血与动血都是“釜底抽薪”的治法。耗血，是热邪消耗血中津液。阴津的消耗，是因热邪炽盛所致,如果单纯用滋阴生津的药物,无异于“扬汤止沸”,不仅热不能清,反而有滋腻恋邪之弊,而用凉血的药物,就可以收到清热保津的功效。而且甘寒凉血的药物,又多兼有养阴生津的作用,如叶天士所列举的药物中,生地就不仅凉血清热,而且能养阴生津。叶天士在这里仅突出凉血而不提养阴,实际上是寓养阴于凉血之中,可以说是寓补于清。动血,是热邪鼓动血液而导致出血,要止其出血,必先清其血热,凉血法才是正本清源的治本之法。如果忽视了凉血而使用大量止血的药物,特别是炭类收涩止血药,实际上是弃源塞流,不仅容易导致涩滞留瘀,而且容易敛滞热邪,使邪无出路,反而更加重动血,这就是古人所说的“鲧堙洪水”之过。因此叶天士对动血的治疗也仅突出凉血而不提止血,实际上是寓止血于凉血之中。

对于“散血”,一般多理解为“活血”,这种看法虽然不能说是错误的,但是却难免失于片面。其实,散血有两方面的含义:一方面是指养阴,一方面是指活血。耗血,是热邪伤津导致热凝而瘀,津不复则瘀不能去。欲祛其瘀,必先复其津液,使血中津液充足而不粘滞,则血流自然通畅而瘀血自然消散。所以说,必须在养阴生津的基础上才能活血散瘀,而不是单纯用活血药物所能奏效。叶天士所列举的四味药中,生地、阿胶滋阴养血生津,丹皮、赤芍凉血活血行瘀,四药配伍,共收拮抗热凝,养阴生津,活血化瘀之功,简而言之就是散血。阿胶既不是凉血药,又不是活血药,而叶天士举它为凉血散血的代表药物,可见是取其养血滋阴的作用以收散血的功效。动血的见症是各部位出血,治疗应该用凉血药以止血。但是投以大剂凉血药物,虽然有止血之长,却因为寒凉太过,难免有使“血遇寒则凝”的弊端,这种因为使用凉血药物而导致的瘀血,可以说是寒凝而瘀。在用凉血药的同时又加入活血药,有拮抗寒凝,活血化瘀的作用,可以达到止血而不留瘀的目的。血分证中的发斑、蓄血都是血溢出脉外而瘀于体内的病变,这种离经瘀血留着在体内,阻滞血行,也可以导致血不循经而溢出脉外,这是因瘀血而又引起出血。对这种离经的瘀血,也必须采用散血法治疗,可以说是通过活血而收止血之功,所以活血药物更是必用之品。总而言之,对血分证中产生的瘀血,必须养阴生津与活血化瘀药物同用,才能达到散血行瘀的目的,二者缺一不可。叶天士之所以强调“散血”而不提活血,用意就在这里。

对血分热盛耗血动血的证候,治疗应该用凉血散血法。凉血止血与散血二者之间既对立又统一。凉血止血,是止其欲出之血;散血,是散其瘀血,散血既可以抗凝血,也可以收到止血之功。所以凉血止血与散血并用,使止血而不留瘀,祛瘀而有助于止血,二者同用,有清热、止血、养阴、抗凝、活瘀诸方面的作用,对临床治疗有重大指导意义。在叶天士这一原则的指导下,后世治疗耗血动血的证候多用犀角地黄汤。这个方剂出自唐代孙思邈的《备急千金药方》，其组成是：犀角一两，生地黄八两，芍药三两，牡丹皮二两。吴鞠通在《温病条辨》中引用该方，改其组成为：干地黄一两，生白芍三钱，丹皮三钱，犀角三钱。吴鞠通分析方中的药物说："犀角味咸，入下焦血分以清热；地黄祛积聚而补阴；白芍祛恶血，生新血；丹皮泄血中伏火。"从方中的药物来看，犀角、生地黄、丹皮这三味药，孙、吴二方是相同的。孙氏方中用芍药未分赤、白，吴鞠通方中用白芍，而却又分析它的功效是"祛恶血，生新血"，根据药物功效及临床使用来看，"祛恶血，生新血"应该是赤芍而不是白芍，而且在叶天士所列举的凉血散血药物中，也主张用赤芍，所以犀角地黄汤中的芍药应该用赤芍。方中以犀角清热凉血，生地黄凉血养阴，二药配伍，既有凉血止血之功，又有养阴散血之效。吴鞠通说"地黄去积聚而补阴"，这里所说的"去积聚"，是指生地黄通过养阴生津稀释血液而散血，祛除血中积聚的瘀血而言。在吴鞠通方中生地黄用量达一两之重，也是取其凉血养阴散血的作用。方中丹皮、赤芍凉血活血。四药相配，既能凉血止血，又能养阴活血，相辅相成，所以是凉血散血的代表方剂。

如果温热邪气深入下焦血分，损耗肝血肾精而导致真阴耗损，甚至亡阴脱液，虚风内动的证候，就应该遵照叶天士在本篇第 5 条中所说的"甘寒之中加入咸寒"的方法治疗。吴鞠通在《温病条辨》中依据叶天士的理论，制二甲复脉汤、三甲复脉汤、大定风珠诸方，是滋阴养血，潜阳熄风的代表方剂。

由上述内容可以看出，叶天士治疗温热病的基本观点是：邪在卫分，因为病轻位浅，只宜用辛凉轻解法开郁散邪，清除表热，开通肺气，宣畅气机，使腠理通达，营卫调和，则虽不发汗而自然病解汗出。卫分证既不可用辛温发汗之品，以防助热伤津，又不可早用寒凝药物，防其遏阻气机而致表闭病深。邪到气分，应该针对具体病情，或者用辛寒清气，或者用苦寒直折，或者用苦寒攻下，总之是以寒凉清泄气分热邪为基本大法。但是必须注意，只有确认邪气已经传到气分才可以清气，如果邪气还在卫分，就应该用辛凉轻解法，而不能一见热证，不分表里，就使用大寒之品。邪入营分，因为与血分比较而言还属轻浅阶段，所以除了用清营养阴法治疗外，仍然可以配合透热转气法，用清泄气热，宣畅气机的药物，使营热有外达之机。邪气深入血分，必然耗血动血，损伤血液，病情危笃，治疗也应该当机立断，必须使用凉血散血的药物，以凉血止血，养阴生津，抗凝活瘀，才能挽危救亡。

从条文中"在卫"、"到气"、"入营"、"入血"的语气中可以看出，随着温热邪气沿卫分→气分→营分→血分逐步深入，病情也在逐步加重。因为这四个阶段的病势有轻重缓急的不同，治法也有缓急之分。从条文中"可也"、"才可”的语气可以看出，卫分证、气分证邪浅病轻，正气不衰，所以在治疗中不可操之过急。卫分证不可早用凉遏之品，清气也要审慎而行，必须确诊已到气分才可以清气。营分证虽然属深重阶段，血中津液已经被耗伤，但是比血分证尚轻，虽然应该清营养阴，但是“犹可”“透热转气”，其治疗比卫分证、气分证急，但比血分证尚缓。血分证是耗血、动血的重证，病势急迫，所以“直须”“凉血散血”而刻不容缓。临床中能遵循这种缓急之法施治，就可望获效，而不遵循这种缓急之法，很可能动手便错，反而使病情加重，甚或危及生命，医者必然惊慌失措，束手无策。所以叶天士谆谆告诫后学：“否则，前后不循缓急之法，虑其动手便错，反致慌张矣。”

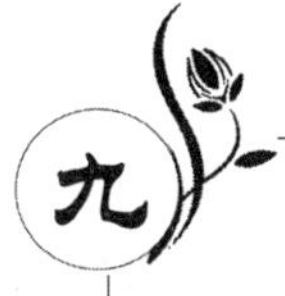

九 湿热病与体质的关系及温热病与湿热病的治疗原则

叶天士在第 8 条中论述了温热病卫、气、营、血四类证候的传变规律与治疗大法。在第 9 条中，紧承上条而又加以补充，重点论述湿热病与体质的关系，强调了不同体质外感湿热邪气的治疗注意点，并对温热病与湿热病两类不同性质温病的治疗原则分别进行了高度概括，最后还指出了温病与杂病治疗的不同。他说：“且吾吴湿邪害人最广。如面色白者，须要顾其阳气，湿胜则阳微也，法应清凉，然到十分之六、七，即不可过于寒凉，恐成功反弃。何以故邪？湿热一去，阳亦衰微也。面色苍者，须要顾其津液，清凉到十分之六、七，往往热减身寒者，不可就云虚寒而投补剂，恐炉烟虽熄，灰中有火也，须细察精详，方少少与之，慎不可直率而往也。又有酒客，里湿素盛，外邪入里，里湿为合。在阳旺之躯，胃湿恒多；在阴盛之体，脾湿亦不少，然其化热则一。热病救阴犹易，通阳最难。救阴不在血，而在津与汗；通阳不在温，而在利小便。然较之杂证，则有不同也。”

本条涉及内容十分广泛，全文可以分为四段。

1. 阳虚体质外感湿热邪气的治疗注意点

这一段就是原文中所说的“且吾吴湿邪害人最广。如面色白者，须要顾其阳气，湿胜则阳微也，法应清凉，然而到十分之六、七，即不可过于寒凉，恐成功反弃。何以故邪？湿热一去，阳亦衰微也”这段话。叶天士在这里详细地分析了阳虚体质的人外感湿热邪气的治疗注意点。

“且吾吴湿邪害人最广”一句，指出居住环境与发病的关系。叶天士是江苏苏州人，春秋时期是吴国属地，所以习称为吴。这一地区东临东海，西滨太湖，河道纵横，水域广阔，湿气弥漫，往往容易感受湿邪而发病，所以叶天士针对这一地理环境的特点指出“且吾吴湿邪害人最广”。句中虽然只提出“湿邪”而未提出热邪，但是从地理条件来看，这一地区气候炎热，湿邪与热邪共同侵袭人体也在所难免，而且本条中的治法也明确提出了“法应清凉”，可见是不仅有湿邪，而且又有热邪为患。由此可以看出，叶天士本条所论述的是湿热邪气侵袭人体而导致的湿热病。上条论述温热病的治疗大法，病因是热邪；本条论述湿热病的治疗注意点，重点在湿邪。温热病的治疗要点在于泄热保津；湿热病的治疗要点在于祛湿通阳。二者虽然同属温病，但是治疗却大有差异，所以叶天士在这里突出强调“湿邪”，以与上条相对照，在此基础上再深入论述湿热病的治疗注意点。

“面色白者”，是素体阳气不足的表现。因为阳气虚，鼓动无力，气血不能上荣于面，所以面白无华。这类体质的人患湿热病，治疗中要特别注意顾其阳气。因为湿为阴邪，遏伤阳气，湿越盛则阳越虚，所以治疗湿热病虽然应该以清凉为法，然而治到邪去十分之六、七，就应该调整方药，减少或不再用寒凉药物。这是因为，湿热邪气虽去，人体的阳气也已衰微，如果再过用寒凉，恐怕反而损伤阳气，使湿热病从阴化寒而转为寒湿病，以致造成“成功反弃”的恶果。

2. 阴虚火旺体质外感湿热邪气的治疗注意点

这一段就是原文中所说的“面色苍者，须要顾其津液，清凉到十分之六、七，往往热减身寒者，不可就云虚寒而投补剂，恐炉烟虽熄，灰中有火也，须细察精详，方少少与之，慎不可直率而往也”这段话。叶天士在这里又详细地分析了阴虚火旺体质的人外感湿热邪气的治疗注意点。

“面色苍者”，是素体阴虚火旺的表现。因为阴虚火旺，津亏血涩，所以面色青暗晦滞。这类体质的人患湿热病，治疗中要特别注意顾其津液，防止津液损伤而燥热内炽。治疗湿热应该以清凉为法，治到邪去十分之六、七的时候，往往可以见到热势减退，肌肤渐凉的表现。这是邪气渐退的征兆，不能认为是虚寒而轻率地使用甘温补气的药物，防止它助热伤津，反使湿热病从阳化热，转为温热病而深入营分、血分。这是因为，病人素体阴虚火旺，虽然因为湿热渐退而“热减身寒”，但是虚火仍在，就如同炉中的焰烟虽然已经熄灭，但是灰中仍然蕴藏着余火。这时候如果妄用温补，就如同火上浇油，反而更助其热而伤其津，以致死灰复燃，化燥成温，损及营、血。在这种情况下，必须仔细观察，辨证精当，即使确属虚寒，也只能施以少量温阳之品，使其阳气渐复而又不致助热伤津。但是一定要谨慎从事，切不可轻率地使用大剂温补药物，以防变证蜂起，险象丛生。

3. 湿盛体质外感湿热邪气发病的部位及胃湿与脾湿的区别

这一段就是原文中所说的“又有酒客，里湿素盛，外邪入里，里湿为合。

在阳旺之躯，胃湿恒多；在阴盛之体，脾湿亦不少，然其化热则一"这段话。叶天士在这里分析了湿盛体质的人外感湿热邪气发病的病变部位以及"胃湿"与"脾湿"的区别。

"又有酒客，里湿素盛"，是举例而言。酒性辛热多湿，所以平素嗜酒，豪饮无度的人，往往损伤脾胃，使脾胃升降失司而致湿浊内蕴。由此推而广之，凡是饮食不节，过食肥甘油腻、生冷、粘硬的人，一般多见脾胃失调而湿浊内困。湿盛体质的人又外感湿热邪气，很容易内外合邪而发为湿热病，病变的部位多以中焦脾胃为中心。湿邪越重，脾胃就越容易被湿困而呆钝，脾胃越呆钝，湿邪就越不易化，从而形成湿热裹结，粘滞胶着的态势，所以病势缠绵，难治难解。正如吴鞠通《温病条辨・中焦篇》第 63 条所说："……内不能运水谷之湿，外复感时令之湿，发表攻里，两不可施，误认伤寒，必转坏证，徒清热则湿不退，徒祛湿则热愈炽"。

湿热病的病变部位，从总体来看虽然多以脾胃为中心，但是由于病人素体阳气盛衰的不同，证候类型又有"胃湿"与"脾湿"的区别。胃为阳土，主消磨水谷，以阳气为用。阳盛体质的人多呈阳盛胃热，所以在湿热病中往往以热邪为主而呈热重于湿，病变中心在胃，这就是叶天士所说的"在阳旺之躯，胃湿恒多"。脾为阴土，主运化水谷与水湿，脾阳易受损伤。阳虚阴盛体质的人多呈脾阳不足，湿邪停聚，所以在湿热病中往往以湿邪为主而呈湿重于热，病变中心在脾，这就是叶天士所说的"在阴盛之体，脾湿亦不少"。

"然其化热则一"这句话，是指湿热病虽然有属于热重于湿的"胃湿"与属于湿重于热的"脾湿"两种类型，但是在发展过程中，由于治疗用药等因素的影响，二者又都可以从阳化热，甚至最终化燥成温而转化为温热病，可以说是殊途同归。湿热病一旦从阳化热而转化为温热病，也就不存在"胃湿"与"脾湿"的区别了，治疗一概用清热法。

4. 温热病与湿热病的治疗原则及与杂病治疗的不同

这一段就是原文中所说的"热病救阴犹易，通阳最难。救阴不在血，而在津与汗；通阳不在温，而在利小便。然较之杂证，则有不同也"这段话。叶天士在这里用高度概括的语言论述了温热病与湿热病的治疗原则及与杂病治疗的不同。

在本段中，叶天士提出了治疗温病的"救阴"与"通阳"两大法则。"救阴"，是针对温热病而言；"通阳"，是针对湿热病而言。温热病是外感温热邪气而发，在发生发展过程中始终以温热伤阴为主要临床特点，所以治疗应该始终以泄热存阴为宗旨。如，卫分证用辛凉轻解法；气分证用清热法或攻下法；营分证用清营养阴，透热转气法；血分证用凉血散血法等。以上治法，都是以泄热存阴为着眼点。再进一步分析泄热与存阴二者之间的关系，可以说泄热是存阴的手段，而存阴才是根本目的，这就是通常所说的“存得一分津液，便有一分生机”。因此叶天士在这里才特别强调治疗温热病必须着眼于“救阴”。湿热病是外感湿热邪气而发，在发生发展过程中始终以湿邪弥漫，阻滞气机，阳气不通为主要临床特点，所以治疗应该始终以祛除湿浊，宣畅气机，通达阳气为宗旨。如，上焦湿热证用辛宣芳化法、中焦湿热证用辛开苦降法、下焦湿热证用淡渗利湿法等。治疗湿热病的开上、畅中、渗下诸法，都是以祛湿通阳为着眼点，湿邪一去，阳气通达，则热不独存。再进一步分析祛湿与通阳二者之间的关系，可以说祛湿是通阳的手段，而通阳才是根本目的。因此叶天士在这里才特别强调治疗湿热病必须着眼于“通阳”。

“救阴犹易”与“通阳最难”，是把温热病与湿热病的治疗相比较而言。温热为无形之邪，清之即解，热退则阴液得存，即使是阴液已经大伤，用甘寒、咸寒的药物养阴生津，一般来说阴液就可以恢复。因此温热病的“救阴”与湿热病的“通阳”相比较，还属“犹易”。而湿为有形的阴邪，重浊粘滞，在湿热病中，湿热裹结，热蕴湿中，氤氲胶滞，难解难分。湿不去则热不能清，热不退则郁蒸湿邪，因而湿越滞则热越郁，热越蒸则湿越粘，始终胶着粘滞，缠绵困顿，阻滞气机，使阳气郁而不通。如果用辛温的药物如桂枝、附子之类通阳，就会更助其热；如果用寒凉的药物清其热，反而容易导致湿邪冰伏，所以这两类药物都不可用。湿邪不除，阳气就始终不能通，而祛湿又难求速效，所以叶天士才有“通阳最难”之说。正如陈光淞在本条按语中所说：“热处湿中，温蕴热外，湿热交混，遂成蒙蔽。斯时不开，则热无由达，开之以温，则又助其热，然通阳之药，不远于温，今温药既不可用，故曰‘通阳最难’。”

“救阴不在血，而在津与汗；通阳不在温，而在利小便”这句话，是进一步阐述“救阴”与“通阳”两大法则的具体运用。

血、精、津、液虽然都属阴，但毕竟又有所不同。在温热病中，温热伤阴主要是指耗伤津液，即使是营分证、血分证，也是以血中津液耗伤为主，而不是造成血虚。同时，在温热病中由于高热蒸腾，也多见汗出，汗为津液所化，汗出就更伤津液。因此叶天士特别提出“救阴不在血，而在津与汗”，以此来告诫学者，温热病的“救阴”，并不是指用温性柔腻的药物如当归、熟地、山萸肉等来补血，而是要着眼于“津与汗”。

温热耗津，当然要保津、生津。保津，就应该以泄热为法；生津，就应该以甘寒药为主。温病初起，邪在卫分，耗伤肺津，治疗要用辛凉轻解法以宣透热邪而保津，热解则津不再伤，同时还可以佐以甘寒生津之品，如银翘散中的芦根就有生津作用。热邪到气分，耗损胃津，治疗要用清气法以泄其热，泄热即可保津，同时还可以佐以生津之品，如白虎汤中的知母，既泄热又生津。如果气分热炽，津液损伤严重而导致肠燥腑实，燥屎内结，治疗要用苦寒攻下法，以急下而保津存阴；如果燥屎不去而津亏液涸，治疗就要滋阴与攻下并施，如增液承气汤中生地、麦冬、元参与大黄、芒硝同用，就有增水行舟的作用。热入营分，耗伤血中津液，治疗要用清营养阴，透热转气法以保津、生津，如清营汤就是治疗营热阴伤的代表方剂。热入血分，耗血动血，治疗要用凉血散血法，凉血就可以止血、保津，而散血也必然要用养阴生津的药物，这类方剂以犀角地黄汤为代表。至于热入下焦血分，耗损真阴，这类证候的“救阴”之法，就必须在甘寒生津之中加入咸寒的药物以滋阴增液，代表方剂如大定风珠。

温热病“救阴”与汗的关系，应该从两方面分析。一方面是要忌发汗，一方面是要泄热以止汗。温热病初起，邪在卫分，不同于伤寒初起的表闭无汗，所以只能用辛凉轻解法清透表热而不能用辛温发汗，以防助热伤津，反而引邪深入导致内闭外脱的重证。热入营分、血分，因为血中津液大伤，汗源匮乏，往往见身热无汗，治疗要清营凉血，养阴生津，更不可一见身热无汗，就乱用辛温发汗之品，以防劫阴动血。由此推而广之，热入营分、血分，由于津液大伤，也常见尿少或无尿，治疗要养阴生津，使津液恢复则小便自下，切忌用淡渗利尿之品，以防重伤津液。热到气分，或呈无形热盛，或呈有形热结，因为里热蒸腾，多见大汗不止，治疗要用清气法或攻下法以泄其热，热退则汗自止，不能用黄芪、白术、麻黄根、牡蛎之类的药物收敛止汗，以防闭门留寇。至于因高热大汗，伤津耗气而导致津气欲脱而出现身热骤退，冷汗淋漓，脉微细等见症，就应该急用补气生津，敛汗固脱的药物，使阳气得固，则汗不外泄，阴津内守，则阳气不脱。

湿热病中的阳气不通，是湿阻气机所致，如果使用了辛温通阳的药物，反而会鼓动湿邪，助长热邪。要使阳气通达，必须先祛除湿邪，所以叶天士指出了“通阳不在温，而在利小便”。这里所说的“利小便”，是为了强调祛湿就可以通阳，读这句话应该与本篇第7条互参。第7条说：“此则分消上下之势，随证变法，如近时杏、朴、苓等类，或如温胆汤之走泄。”条文中已经明确指出，祛湿应该用分消走泄之法，开上、畅中、渗下并施，使肺气宣畅，脾升胃降，水道通调，邪有出路，三焦弥漫之湿得以祛除，则气机畅达而阳气自通。因为第7条已详细讲述了治疗湿热病要用分消走泄法，这里是承前条而论，所以简而言之，以“利小便”为例，指出通阳必须祛湿。读这句话要前后条文互参，不能局限地理解为祛湿通阳只有“利小便”一条途径。

“然较之杂证，则有不同也”这句话是承上句而强调温病与杂病治疗的不同。温热病是外感温热邪气为患，温热伤阴主要是耗伤津液，并不是血虚，所以治疗原则是“救阴不在血，而在津与汗”。内伤杂病的阴虚，或由先天不足，或由情志所伤，或由饮食劳倦所致，多为肝肾之阴亏损，因为“乙癸同源”，肝血肾精可以互相化生，所以杂病的滋阴与补血往往同用，熟地、山萸肉等是必不可少的滋阴补血药，而这类药物在温病中却绝不能用。湿热病是外感湿热邪气为患，阳气不通是湿阻气机所致，所以通阳就要用祛湿的药物，因为湿中又有蕴热，不能使用辛温通阳的药物，所以治疗原则是：“通阳不在温，而在利小便”。内伤杂病的阳气不通，多是由于脏腑功能障碍，阴寒困遏所致，所以治疗要用辛温走窜之品破阴寒而通阳，如桂枝、附子等就是通阳的常用药。由此可见，温病与杂病虽然都要用滋阴法与通阳法，但是用药却大有不同，临床千万不可忽视。

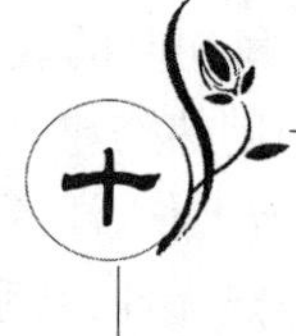

十　湿热病气分证治疗中下法的运用及与伤寒下法的不同

在第10条中叶天士承第7条进一步阐述在湿热病气分证的治疗中下法的运用及其与伤寒下法的不同。他说：“再论三焦不得从外解，必致成里结。里结于何？在阳阴胃与肠也。亦须用下法，不可以气血之分，就不可下也。但伤寒邪热在里，劫烁津液，下之宜猛；此多湿邪内搏，下之宜轻。伤寒大便溏为邪已尽，不可再下；湿温病大便溏为邪未尽，必大便硬，慎不可再攻也，以粪燥为无湿矣。”

第7条论述了湿热邪气不传入血分而留滞三焦气分的治法，采用开上、畅中、渗下的药物以分消走泄，使邪有出路，湿热从外而解。本条又进一步指出，三焦气分湿热不能从外而解，就“必致成里结”。里结的部位是“在阳明胃与肠也”。产生这种情况的原因，是由湿热阻滞气机，脾胃升降失司，食滞内停，湿热夹饮食积滞粘滞在胃肠，结聚不下所致。因为是湿热夹食滞里结于胃肠，非攻下不能去，所以“亦须用下法”。至于“不可以气血之分，就不可下也”这句话，是指出了温热伤津导致阳明燥结，不及时攻下，热邪无出路，就要深入下焦血分而消耗肝血肾精，必须急用攻下才能泄热存阴，防止窜入血分而耗血动血，或深入下焦消灼真阴。也就是说，攻下就可以阻断其传入血分。而湿热邪气氤氲粘滞，始终留滞三焦气分，既不传血分，一般又不伤津，所以多以清化法治疗，而少用攻下。但是如果湿热夹食粘滞胃肠，已经形成里结阳明之证，则又非攻下而不能解，所以它虽然没有传入血分的趋势，但“亦须用下法”，不能拘泥于它留滞气分不传血分就认为不可攻下。也就是说，是否用攻下法，不在于气分之邪是否有传入血分的趋势，而是取决于是否有“里结”。凡里结于阳明胃肠的病变，无论是燥热还是湿热，也无论它有无传入血分的趋势，都必须用下法。

伤寒的阳明腑实证与温病的湿热里结阳明胃肠之证都要用下法，但是由于病因、病机、证候不同，攻下药物的配伍及运用也有所区别。“但伤寒邪热在里，劫烁津液，下之宜猛”这句话，指出了伤寒的阳明腑实证是寒邪化热入里，阳明热盛，消灼津液而致燥热内结，肠燥便秘。其临床表现是：日晡潮热，手足濈然汗出，大便秘结，腹部胀满硬痛拒按，时有谵语，舌红苔黄燥，甚则焦燥，脉沉实有力。因为津液越伤则燥结越甚，而燥结越甚则津液越伤，所以必须用苦寒重剂猛攻急下，才能收泄热存阴之功。《伤寒论》中的大承气汤以大剂量的大黄、芒硝与厚朴、枳实相配，荡涤破滞，攻下燥结的功力非常强，是峻下实热燥结的代表方剂。“此多湿邪内搏，下之宜轻”这句话，指出了湿热里结阳明之证是湿热夹食滞粘滞于胃肠所致。其临床表现是：身热，胸腹灼热，恶心呕吐，大便溏滞不爽，色如黄酱，夹不消化之食物，舌苔黄腻或垢腻，脉濡数。因为湿性粘滞，难以速除，非一攻可尽，而且用苦寒重剂猛攻急下反易损伤脾胃阳气而致洞泄不止，所以应该用轻下、缓下之剂从容治疗，俞根初《通俗伤寒论》中的枳实导滞汤（大黄、枳实、厚朴、槟榔、黄连、连翘、紫草、木通、山楂、神曲、生甘草）是代表方剂。方中药物分为攻下、行气、祛湿、清热、消导五类，共奏清热祛湿，导滞通下之功。方中药物的用量都很轻，攻下力缓，不至于损伤正气，可以连续服用，直至湿热里结尽除为止。

伤寒的阳明腑实证以大便燥结不通为主症，攻下之后若见大便溏，说明燥结已去，邪气尽解，就应该立即停药，不可再用攻下，以防损伤阳气，这就是叶天士所说的“伤寒大便溏为邪已尽，不可再下”。湿温病中的湿热夹食滞粘滞胃肠以大便溏滞不爽为主症，用轻下、缓下之剂后大便仍然溏滞，就说明湿邪未尽，必须再连续用药，反复通下，直至大便成硬为止。因为大便由溏而转燥转硬，说明湿邪已尽除，所以不可再用攻下，以防损伤正气，这就是叶天士所说的“湿温病大便溏为邪未尽，必大便硬，慎不可再攻也，以粪燥为无湿矣。”概括地说，伤寒的阳明腑实证以大便燥结为可下之征，以大便溏为停下之度；湿热病的阳明里结证以大便溏为可下之征，以大便硬为停下之度。

第二章 《温病条辨》评介——吴鞠通学术思想探讨

清代吴鞠通所著的《温病条辨》刊刻于1813年，是一部理、法、方、药自成体系的温病学专著。这部书问世迄今已经近二百年，因为对温病的辨证论治在理论上和实践上都有重大指导意义，所以一经刊行，就传播到大江南北，被广大医家所称誉、效法，至今更越来越引起人们的重视，被看作是学习和研究温病学的重要参考文献。但是因为它的体例独特，内容纵横交织，初学者往往难于掌握要领，所以在这一章里，对这部书以及作者的学术思想进行简要的评介，以供大家参考。

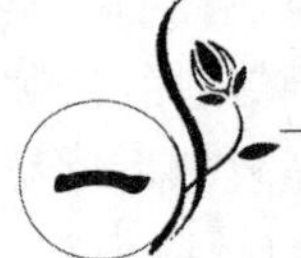

一、《温病条辨》的作者及成书的时代背景

《温病条辨》的作者吴瑭，字配珩，号鞠通，江苏淮阴人，生卒年代为公元1758—1836年（清代乾隆至道光年间）。在他19岁时，由于父亲病故，他“愧恨难名，哀痛欲绝，以为父病不知医，尚复何颜立于天地间”，于是就立志攻读医书。读张仲景所著的《伤寒论》，深受张仲景思想的启迪，于是“慨然弃举子业，专事方术”。四年之后，他的侄子患温病，请了不少医生诊治，多用辛温发散药物，终因治不得法而夭亡。鞠通当时因初学医，“未敢妄赞一词，然于是证，亦未得其要领”。由此，更激励他深入研究关于温病辨证论治的问题。又过了三年，他来到北京，在检校《四库全书》的过程中，看到了明末吴又可所著的《温疫论》一书。他认为吴又可“议论宏阔，实有发前人所未发”，然而“细察其法，亦不免支离驳杂，大抵功过两不相掩，盖用心良苦，而学术未精也”。于是他“又遍考晋、唐以来诸贤议论”，认为“非不珠壁琳琅”，但“求一美备者，盖不得”。对于晋、唐以来直至当时温病学说未能得到大发展的原因，他认为：“其故皆由不能脱却《伤寒论》兰本。”也就是说，是由于未能摆脱《伤寒论》的框框所致。他赞赏王履、吴又可大胆突破《伤寒论》的束缚，在温病学说的发展上所做出的努力，但也指出了他们的不足之处，他说：“至王安道，始能脱却伤寒，辨证温病，惜其论之未详，立法未备。吴又可力为卸却伤寒，单论温病，惜其立论不精，立法不纯，又不可从。”他非常拥戴叶天士，认为叶天士“持论平和，立法精细”，但也指出了缺憾：“然叶氏吴人，所治多南方证，又立论甚

简，但有医案散见于杂证之中，人多忽之而不深究。”由他这些话可以看出，在吴鞠通所处的时代，经过历代医学家的努力，温病学派已经逐渐脱离《伤寒论》的框框而向前发展。但是当时并没有一部系统研究温病学的专著，温病学说也还未被广大医家所接受。叶天士在温病学方面的卫气营血辨证理论和丰富的实践经验，还没有得到推广，当时医界的多数人还是沿袭伤寒法治疗温病，因此用药杂乱，收效甚微，这也就促使吴鞠通下定了发愤著书的决心。他说：“癸丑岁（1793 年），都下温疫大行。诸友强起瑭治之，大抵已成坏病，幸存活数十人，其死于世俗者，不可胜数。呜呼！生民何辜，不死于病，而死于医，是有医不若无医也，学医不精，不若不学医也。因有志采辑历代名贤著述，去其驳杂，取其精微，间附已意，以及考验，合成一书，名曰《温病条辨》。”这部书完成于 1798 年，刊刻于 1813 年。可以说，吴鞠通是由于不满于当时医界沿袭伤寒法治疗温病的时弊而潜心攻读历代名家著作，吸取前人经验，结合自己的读书体会和丰富的临床经验，经过数十年的努力，才写成了《温病条辨》这部温病学专著的。从某种意义来讲，可以说它是一部愤世之作，也是一部温病学的集大成之书。

吴鞠通平生著作除《温病条辨》外，现在所能见到的还有《吴鞠通医案》、《医医病书》。从他这些著作中可以看出，他在中医学理论上有相当高深的造诣，临床经验也非常丰富。他对《黄帝内经》、《伤寒论》等经典著作都做过深入的研究，而且有很多独到的精辟见解，对后世诸多名家的著作也涉猎极广。他既能吸取前人长处加以发挥，又不盲从，对前人错误观点的批评有很多地方是恰中要害的。关于吴鞠通的治学态度和为人品格，他的友人曾经有所评述。汪瑟庵说他是“怀救世之心，秉超悟之哲，嗜学不厌，研理务精，抗志以稀古人，虚心而师百氏”（《温病条辨·汪序》）。征保说他是“近师承于叶氏而远追踪乎仲景。其临证也，虽遇危疾，不避嫌怨。其处方也，一遵《内经》，效法仲祖。其用药也，随其证而轻重之，而功若桴鼓”（《温病条辨·征序》）。这些评价，虽然难免有溢美之辞，但与吴鞠通本人著作的内容对照来看，确实也反映出了他学识渊博，学有所宗，临床经验丰富和性情刚正，不人云亦云的品格。

吴鞠通之所以能著成《温病条辨》这部在温病学发展史上占有重要地位的著作，除了他本人的勤奋努力之外，与他所生活的时代也有着密切的关系。吴鞠通生活于清代中期的乾隆、嘉庆、道光年间，他一生中的大部分时间是处于清朝的鼎盛时期，即所谓“康乾盛世”。这个时期，清帝国的政权相对稳定，比较重视发展文化，人民的生活也较为安定，这就为文人、学者读书学习、致力于研究工作和著书立说提供了有利条件，因此《古今图书集成》、《四库全书》等卷帙浩繁的丛书相继问世。吴鞠通也正是在这种背景下才有机会“来遊京师，检校《四库全书》”，能够从中看到历代医家的著述，这不能不说对开阔他的视野，奠定他进一步深造的基础起到了重要的作用。在中医学的学术上，自金、元、明代直至清初，经过刘完素、王履、吴又可、叶天士等医学家的不断深入研究和倡导，温病学说在理论上和实践上已经逐步脱离《伤寒论》的束缚而有自成体系的趋势。特别是叶天士的《叶香岩外感温热篇》和《临证指南医案》的问世，对《温病条辨》的成书有着重大的指导意义。正如吴鞠通自己在《温病条辨·凡例》中所说："瑭故历取诸贤精妙，考之《内经》，参以心得，为是编之作。诸贤如木工钻眼，已至九分，瑭特透此一分，做园满会耳。"另外，从《温病条辨》和《吴鞠通医案》中也可以看出，吴鞠通一生治疗过大量的温病患者，因此他有机会在临床观察中深入研究温病的发生发展情况，总结温病的辨证论治规律，这也为他著书立说提供了可靠的实践依据。

由以上所述可以看出，吴鞠通是一位勤奋学习，刻苦钻研，勇于在实践中探索的伟大医学家。他在当时有利的社会条件下，继承了前人的理论和经验，但又不落窠臼，能结合自己的丰富实践经验而有所创见，花费了数十年的精力，终于著成了《温病条辨》这部集温病学之大成的专著，从而丰富了祖国医学宝库的内容，给后人留下珍贵的财富。

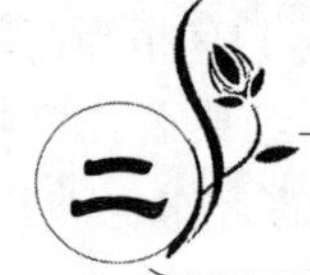

二、《温病条辨》的体例及编写特点

1.《温病条辨》的体例——全书分为七卷

(1)卷首·原病篇(引经十九条)。"历引经文为纲，分注为目，原温病之始。"

(2)卷一·上焦篇(法五十八条，方四十六首)。"凡一切温病之属上焦者系之。"

(3)卷二·中焦篇(法一百零二条，方八十八首，外附三方)。"凡温病之属中焦者系之。"

(4)卷三·下焦篇(法七十八条，方六十四首，图一首)。"凡温病之属下焦者系之。"

三焦篇共二百三十八法，一百九十八方。

(5)卷四·杂说。"杂说、救逆、病后调治。"

(6)卷五·解产难。"专论产后调治与产后惊风。"

(7)卷六·解儿难。"专论小儿急、慢惊风、痘证。"

(以上引文见《温病条辨》目录与凡例)。

2.《温病条辨》的编写特点

(1)此书仿效张仲景《伤寒论》的作法,以条文分证,使读者便于记诵,故名曰“条辨”。又于条文后自加分注,使读者一目了然,便于理解,并免后人妄注,曲解原意。

(2)此书“往往义详于前而略于后,详于后而略于前”,阅读时须前后互相参照,才能全面深入理解。

(3)此书主要内容在三焦篇。其结构特点是以三焦为纲,病名为目,把六经辨证和卫气营血辨证穿插于三焦各病之中。下面把这四者在书中的作用分别介绍。

1)三焦辨证在《温病条辨》中的作用:书中的三焦篇以三焦辨证为“纲”,纵贯全文,实质上是以三焦来划分病变部位:上焦——心(包括心包)、肺病变;中焦——脾、胃、大肠病变;下焦——肝、肾病变,从而按温病侵袭人体的部位分为上焦温病、中焦温病、下焦温病三类不同的证候群。每一类证候群中,都包含了多种不同的证候。三类证候之间,又有由上至下、由浅入深传变的内在联系。正如吴鞠通在“中焦篇”第1条分注中所说:“上焦病不治,则传中焦,胃与脾也。中焦病不治,即传下焦,肝与肾也。始上焦,终下焦。”

关于三焦温病的治则,吴鞠通在“卷四·杂说·治病法论”中说:“治上焦如羽,非轻不举;治中焦如衡,非平不安;治下焦如权,非重不沉。”这就明确地指出:病在上焦,用轻宣的药物治疗,以举邪外出;病在中焦,治法虽有多种,但总的原则不外祛除邪气,调整脏腑升降功能的平衡;病在下焦,肝血肾精受损,往往见虚风内动之证,治疗要用质重潜镇的药物以熄虚风。这段文字虽然简洁,却为治疗三焦温病提供了重要的理论依据。

2)病名分类在《温病条辨》中的作用:在三焦篇中,吴鞠通以病名为“目”,把各种温病分门论述,实质上是依据各种温病的病因有别,治法有异,把它们按照病变的性质归纳为温热病与湿热病两大类。凡因温热邪气致病的,都属温热病范畴;凡因湿热邪气致病的,都属湿热病范畴。

风温、温热(春温)、温疫、温毒、冬温五个病为一门,这五个病的病因都属温热邪气,所以皆属温热病范畴。

暑温、伏暑为一门,病因有温热邪气与湿热邪气两种。因为其病因不同,临床表现及治法也都有所区别。感受暑热邪气而发病的称为暑热病,属温热病范畴;感受暑湿邪气而发病的称为暑湿病,属湿热病范畴。吴鞠通在“上焦篇”第35条中说:“暑兼湿热,偏于暑之热者为暑温,多手太阴证而宜清;偏于暑之湿者为湿温,多足太阴证而宜温;湿热平等者,两解之。各宜分晓,不可混也。”这段话的用意在于强调暑病应该分为暑热与暑湿两类,二者不可混同。

在“上焦篇”中，暑温与伏暑虽然分为两门，但吴鞠通在伏暑病名下加了按语“按：暑温、伏暑，名虽异而病实同，治法须前后互参，故中下焦篇不另立一门”。

湿温为一门，病因为湿热邪气，属湿热病范畴。三焦篇中都载有寒湿病，“上焦篇”与湿温同列为一门，中、下焦篇另列一门，实际上寒湿病并不属于温病的范畴，但它与湿温病都有湿邪为患，临床表现也有相似之处，所以附入篇中与湿温对照，以示鉴别。正如吴鞠通在“上焦篇”第 49 条分注中所说：“载寒湿，所以互证湿温也……以见湿寒、湿温不可混也。”另外，“中焦篇”与“下焦篇”湿温门中都有“疟痢疸痹附”，这四种病虽然不是湿温病，但因为多是感受湿热邪气而致病，也属温病的范畴，所以在湿温门后附带提出，又因为前人对这四种病的论述较多，所以书中不再详述。

温疟为一门，其证候大多属温热病范畴；也有少数证候属湿热病范畴。因为它主要是上焦证候，所以仅在“上焦篇”中列为一门，中、下焦篇不再列出。

秋燥为一门，其病因是燥热邪气，属温热病范畴。“上焦篇”中附有《补秋燥胜气论》，是讲凉燥为病的，实际上不属温病范畴，但可以与温燥病对照分析。

上述内容可以归纳为下表。

温病分类表

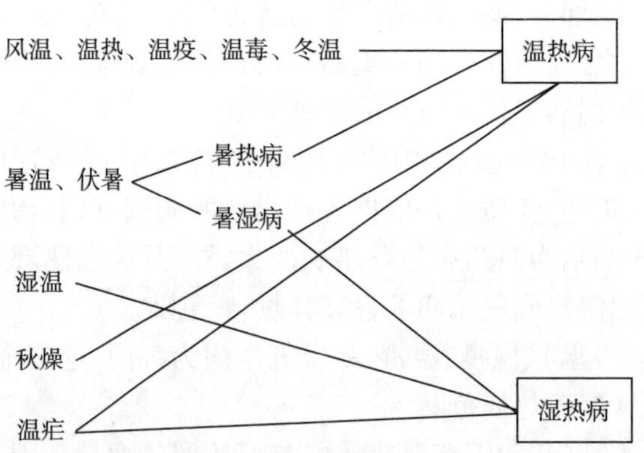

由以上所述及表格中可以看出，吴鞠通把温病按病名分类的用意，是在于强调每个病种各自的临床特点，也就是个性。把这些病按病变的性质归纳为温热病与湿热病两大类，又是为了突出这两大类温病各自所包含的几种温病的共同特点，也就是共性，也可以说是为了执简驭繁。

3）六经辨证在《温病条辨》中的作用：在三焦篇各病证中，多处提到六经辨证，其作用是以六经统括其所联系的脏腑，作为病变所在脏腑的定位诊断。如太阴温病——指病变在上焦手太阴肺或中焦足太阴脾；少阴温病——指病变在上焦手少阴心或下焦足少阴肾；厥阴温病——指病变在上焦手厥阴心包或下焦足厥阴肝；阳明温病——指病变在中焦足阳明胃与手阳明大肠。

4）卫气营血辨证在《温病条辨》中的作用：在三焦篇各病证中，也常常穿插卫气营血辨证，其作用是以卫、气、营、血来标明邪气由表入里、由浅入深的传变层次，用来划分病变浅深轻重的四个不同阶段。卫分证，标志邪气在表，邪浅病轻；气分证，标志邪气入里，正邪相争激烈，多见里热炽盛；营分证、血分证，标志邪气深入，消耗血中津液，或耗血动血，病势危重。卫分证与气分证属功能活动障碍的阶段；营分证与血分证属营养物质损伤的阶段。由书中可以明显看出，卫气营血辨证主要是用于辨温热病，而在湿热病中就较少提及。

总而言之，《温病条辨》中的三焦辨证，是用来划分病变部位，把温病分为三类不同的证候群，并标示出温病由上至下传变的内在联系。病名分类的目的，是根据病变的性质，把多种不同名称的温病分为温热病与湿热病两大类别，以便于执简驭繁，这是一种由杂返约的分类方法。六经辨证，是用来判定病变所在的脏腑经络的。可以说，三焦辨证是粗线条、大范畴的定位诊断，而六经辨证则是细线条、具体脏腑经络的定位诊断。卫气营血辨证，是用来划分病变浅深轻重的四个不同阶段的。三焦辨证、病名分类、六经辨证、卫气营血辨证四者相互结合，构成了一个完整、独特的分类辨证体系，为临床治疗提供了可靠的依据，这正是《温病条辨》这部著作编排结构的主要特点。

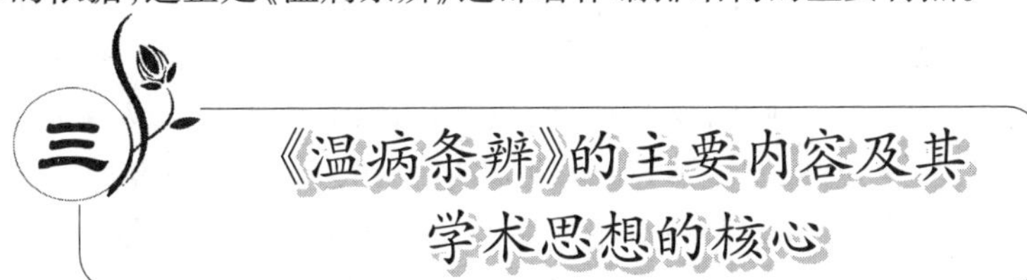

三 《温病条辨》的主要内容及其学术思想的核心

《温病条辨》一书的主要内容在三焦篇。在三焦篇中，吴鞠通把各种温病按病变性质分为温热病与湿热病两大类别，分别论述它们的辨证论治，在这里把它的主要内容及学术思想的核心简要地加以概括讲述。

1. 温热病

综观三焦篇有关温热病的全部内容，虽然上、中、下三焦的证候类型繁多，治疗方药有异，但自始至终以温热邪气损伤阴津为主要特点，因此治疗上始终以泄热存阴为目的。

（1）上焦篇　第3条说：“太阴之为病，脉不缓不紧而动数，或两寸独大，尺肤热，头痛，微恶风寒，身热，自汗，口渴，或不渴而咳，午后热甚者，名曰温病。”本条讲述了太阴温病初起风热邪气侵袭肺卫的临床表现并从脉象上与伤寒初起做出鉴别诊断。它是“上焦篇”第 2 条所说的三焦温病“始于上焦，在手太阴”的具体证候，是感邪即发的新感温病的发端。

以下各条是论述上焦温热病各证候的辨证论治，可以归纳为：

温热病初起，风热邪气侵袭手太阴卫分，导致卫外失司，肺失宣降，治疗要辛凉轻解以清透表热，宣畅肺气。其中以卫外失司，发热，微恶风寒为主症者，用辛凉平剂银翘散；以肺失宣降，但咳为主症者，用辛凉轻剂桑菊饮。温燥犯肺，以燥热伤津为主要特点者，治疗要清宣凉润，方用桑杏汤。

太阴卫分热邪未解，内传太阴气分，邪气盛而正气不衰，正邪相争，人体功能活动亢奋，以壮热，汗出，口渴，脉浮洪为主症者，治疗要辛寒清气，泄热保津，达热出表，方用辛凉重剂白虎汤。如果热邪耗气伤津，热邪仍盛而津气已伤，就要清热与扶正并施，方用白虎加人参汤。如果持续高热，大汗不止，导致津气欲脱，治疗要补气生津，敛阴固脱，方用生脉散。其余各方，如清燥救肺汤、栀子豉汤、普济消毒饮去升麻柴胡黄芩黄连方、翘荷汤等，都属清泄气热的方剂。如果气分热邪已解而津液损伤，或发热、或咳、或渴者，应以甘寒清热生津为法，方如沙参麦冬汤、雪梨浆、五汁饮。总之，气分证类型虽多，组方虽各有不同，但是都不外乎以清泄气热为法。

热邪深入手少阴营分，消灼血中津液，热邪盛而营阴伤，以身热夜甚，躁扰不寐，舌红绛为主症者，治疗要清营养阴，透热转气，方用清营汤。如果卫营同病，卫有邪阻，营有热逼，使血液瘀于皮肤表面的血络中而发疹者，治疗要清透卫营与凉营养阴并施，用银翘散去豆豉加细生地丹皮大青叶倍元参方。热邪内陷手厥阴心包，灼液成痰，痰蒙热扰，以神昏谵语，舌蹇肢厥为主症者，治疗要清营养阴，豁痰开窍，方用清宫汤或安宫牛黄丸、紫雪丹、至宝丹。如果见气营两燔，治疗要清气与清营并施，用玉女煎去牛膝熟地加细生地元参方。

热邪深入血分，灼伤血络，迫血妄行，往往导致血不循经，溢出脉外而见各部位出血，治疗要凉血散血，方用犀角地黄汤。如果见血从上溢，口、鼻出血，用犀角地黄汤合银翘散。如果是气血两燔，血溢脉外，瘀于皮下而发斑，治疗要清气凉血化斑，方用化斑汤。

综观“上焦篇”温热病的条文，可以看出，尽管病情有浅深轻重的区别，温热邪气有在卫分、气分、营分、血分的不同，治疗方法有清解表热、清泄气热、清营透热、清热凉血之分，但是因为都属无形之热，所以总起来说，治疗原则可以统称为清法，清热即可以保津。如果津液耗损较重，可以在清热之中加入甘寒生津之品。

清法，是“上焦篇”论述的重点。

(2)中焦篇　第1条说:“面目俱赤,语声重浊,呼吸俱粗,大便闭,小便涩,舌苔老黄,甚则黑有芒刺,但恶热,不恶寒,日晡益甚者,传至中焦,阳明温病也。脉浮洪躁甚者,白虎汤主之;脉沉数有力,甚则脉体反小而实者,大承气汤主之……”本条紧接“上焦篇”,引出“中焦篇”的证候,是承上启下之文,论述了上焦太阴气分热邪不解,传至中焦阳明气分的证治。《灵枢·经脉》说:“肺手太阴之脉,起于中焦,下络大肠,还循胃口”,可见手太阴肺与足阳明胃因经脉相连,所以上焦手太阴气分的无形热邪不解,势必顺传中焦,导致足阳明胃的无形热盛,论其治疗,仍然需要清泄气热。因为白虎汤中的主要药物石膏、知母既清肺热,又清胃热,所以仍然要用白虎汤。由此可见,白虎汤是两解太阴、阳明气分无形热邪,泄热保津的重要方剂。阳明为多气多血之经,所以阳明病多属里实热证,临床见一派高热之象,但因为又有邪在足阳明胃与在手阳明大肠的区别,所以证治又大不相同。如果肺胃高热不解,大汗不止,津液大伤,导致大肠燥热,传道失司,热邪与糟粕相炼成实而形成有形热结,再用白虎汤清热,就无异于扬汤止沸,必须要用大承气汤釜底抽薪,急下存阴。从临床表现来看,阳明温病虽然有相同症状,但是又有无形热盛与有形热结的不同反映。本条从脉象加以区别,实际上是以脉象论病机。无形热盛,里热蒸腾,气血涌越,所以“脉浮洪躁甚”,治疗用白虎汤清泄气热;有形热结,燥屎内壅,气机阻滞,气血内闭,所以“脉沉数有力,甚则脉体反小而实”,治疗用大承气汤攻下热结。至于有形热结的证候还应见腹满痛拒按等症状,以大承气汤之方测其证就可以知道,所以条文中省略未述。简而言之,把本条内容与上焦篇联系起来分析,可以概括为:上焦手太阴肺的气分无形热盛用白虎汤→中焦足阳明胃的气分无形热盛仍然用白虎汤→中焦手阳明大肠的气分有形热结用大承气汤。

“中焦篇”其余各条,大致可以归纳为三种类型。

一种类型是足阳明胃的气分热盛影响到其它方面,但尚未形成腑实证,治疗也用清法,方剂如减味竹叶石膏汤、黄连黄芩汤、栀子柏皮汤、冬地三黄汤、小陷胸加枳实汤等。如果中焦气分无形热邪深入营分、血分而引起气营两燔或气血两燔,治法同“上焦篇”,仍然用清气凉营法或清气凉血法。

另一种类型是阳明腑实,有形热结,治疗用下法,这部分内容是“中焦篇”论述的重点。书中根据有形热结的轻重缓急程度,分别论述了苦寒急下的大承气汤、小承气汤、调胃承气汤三个方剂的运用。在这个基础上,又根据有形热结的各种兼证、变证的不同情况,讲述了几个新组制的通下方剂的具体运用。一是下后邪气未尽,阴津耗损,邪气复聚,又成腑实,用护胃承气汤滋阴清热通下。一是应该用下法而未及时攻下,迁延时日,以致实邪未去而气阴大伤,用新加黄龙汤攻补兼施。一是阳明腑实又兼痰热阻肺,肺与大肠同病,用宣白承气汤宣肺化痰与攻下热结并施。一是阳明腑实又兼小肠热盛,大、小肠同病,用导赤承气汤清泄小肠与攻下热结并施。一是阳明腑实兼痰热蒙蔽心包,用牛黄承气汤清心豁痰开窍与攻下热结并施。一是阴津亏损,液枯肠燥,"无水舟停",用增液汤滋阴润下,如无效,再用增液承气汤滋阴与攻下并施。以上几个方剂是吴鞠通在《伤寒论》三承气汤的基础上,针对温病的不同情况,对下法的灵活运用,也是对《伤寒论》下法的发展。另外还讲述了阳阴腑实兼痰热结胸证用承气合小陷胸汤治疗,以攻下与清化并施。阳明热结发黄证用茵陈蒿汤治疗,以通利大、小便,泄热降火。这类方剂也属下法的范畴。

再一种类型是使用攻下法之后,阳明有形热结已去而无形热邪仍存或津液未复的善后治疗,方如白虎汤、白虎加人参汤、银翘汤、清燥汤、栀子豉汤、益胃汤、雪梨浆、玉竹麦门冬汤、牛乳饮等。如果见下后疹续出,是腑实已去,气血宣畅,已被逼入营分的热邪外达的反映,治疗要清透与凉营养阴并施,方用银翘散去豆豉加细生地大青叶元参丹皮汤。

综观"中焦篇"温热病的条文,可以看出,温热邪气在中焦气分,属无形热盛的,用清泄气热法,以清热保津;属有形热结的,用下法,以急下存阴。

下法,是"中焦篇"论述的重点。

(3)下焦篇　第1条说:"风温、温热、温疫、温毒、冬温,邪在阳明久羁,或已下,或未下,身热,面赤,口干舌燥,甚则齿黑,唇裂,脉沉实者,仍可下之;脉虚大,手足心热甚于手足背者,加减复脉汤主之。"本条紧接"中焦篇",引出"下焦篇"的证候,是承上启下之文,论述了中焦阳明气分有形热结之证不解,深入下焦,吸灼真阴,土燥水竭,必然导致肝血肾精大亏的真阴耗损证。中焦阳明气分有形热结证与下焦真阴耗损证,二者虽然都有燥热与阴伤的表现,但虚实却判然有别,本条是以热型与脉象作为鉴别的标准。中焦阳明气分有形热结的腑实证,是以燥热为主,症见高热而"脉沉实",无论是否用过下法,都必须用下法以急下存阴。下焦真阴耗损证,则症见"脉虚大,手足心热甚于手足背"。脉虚大,是指轻取浮大而重按空虚,是因为真阴亏损而致心阴虚,脉中津液不足,阴不敛阳,阳气虚浮所致。所以必须用加减复脉汤以滋阴复脉,兼清虚热,这是"下焦篇"的首方,篇中有7条都是讲这个方剂的适应证。篇中的救逆汤、一甲复脉汤、二甲复脉汤、三甲复脉汤、大定风珠等方,都是由这个方剂加减化裁而来,统称"复脉辈","下焦篇"还有小定风珠方,也属同类方剂。这类方剂都是由大队滋补之品组成,纯属滋阴法,必须以真阴耗损为主症者才可以使用,如果热邪仍盛者切不可滥用,以防闭门留寇。正如吴鞠通在第17条中所说:"壮火尚盛者,不可用定风珠、复脉"。以上的证候与方剂是"下焦篇"论述的 重点。

"下焦篇"其余各条,大致可以归纳为三种类型。

一种类型是真阴耗损而热邪犹存,治疗要清热与滋阴并施,方剂如黄连阿胶汤、青蒿鳖甲汤、竹叶玉女煎、连梅汤等。

另一种类型是热邪深入下焦与血互结,形成瘀血停蓄的证候,这类证候多属实证,治疗要泄热行瘀,方剂如犀角地黄汤、桃仁承气汤、抵当汤、加减桃仁承气汤等。

再一种类型是下焦温热病治疗后,邪气退而未尽,或邪气已退,但阴液已伤、或阳气已伤、或气阴两伤各证候的善后调理法,方剂如桃花汤、桃花粥、护阳和阴汤、加减复脉汤仍用参方、半夏汤、桂枝汤、小建中汤、五汁饮、牛乳饮、益胃汤、三才汤、专翕大生膏等。

综观"下焦篇"温热病的条文,可以看出,论述的重点是温热邪气深入下焦肝肾,导致真阴耗损,治疗用滋阴法。

滋阴法,是"下焦篇"论述的重点。

总而言之,《温病条辨》三焦篇中所讲述的温热病,沿上、中、下三焦传变,按卫、气、营、血四个阶段由浅入深发展,在传变发展过程中,始终体现着温热伤阴这一特点。在治疗上,上焦用清法,清热以保津;中焦无形热盛仍然用清法;有形热结用下法,急下以存阴;下焦以滋阴法为主。三焦温热病的治疗,都以泄热存阴为原则。可以说,温热伤阴与泄热存阴,是吴鞠通对温热病辨证论治学术思想的核心。

温热病传变发展的一般规律与治疗原则可以归纳为下面的简表。

温热病传变规律与治疗原则简表

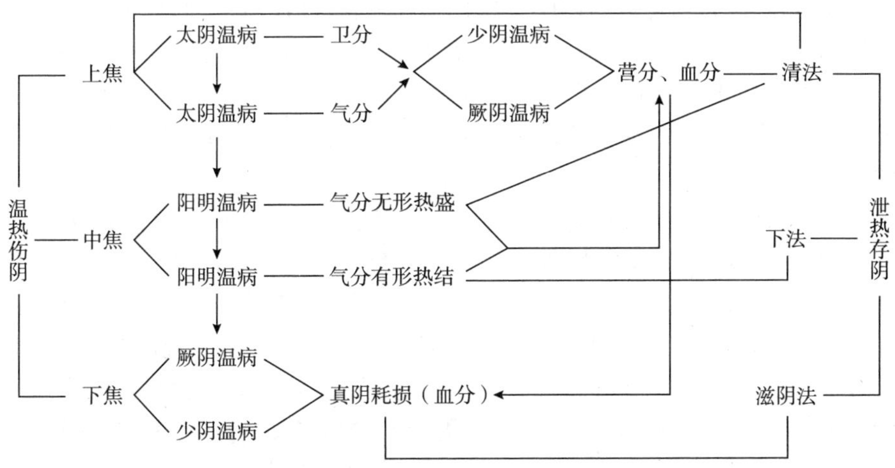

另外,吴鞠通对温热病的治疗禁忌也很重视,他主要强调三个方面:

一是忌辛温发汗。吴氏在"上焦篇"第4条银翘散方论中说:"温病忌汗,汗之不惟不解,反生它患。""上焦篇"第16条中也说:"太阴温病,不可发汗。"

一是忌淡渗利尿。吴氏在"中焦篇"第30条说:"温病小便不利,淡渗不可与也,忌五苓、八正辈。"

一是慎用苦寒药。吴氏在"中焦篇"第31条说:"温病燥热,欲解燥者,先滋其干,不可纯用苦寒也。服之反燥甚。"

从这些方面,也充分体现了吴鞠通治疗温热病处处注意保护津液的学术思想。

2. 湿热病

在三焦篇中,吴鞠通把暑温、伏暑中属于暑湿病的证候与湿温病一同归入湿热病范畴。因为其病因是湿热邪气,湿热熏蒸,弥漫表里,初起卫分与气分的界限并不明显,在湿热未化燥的阶段,一般又不入营分、血分,往往始终流连气分,所以用卫气营血辨证很难标示湿热病的传变发展规律。湿是重浊之邪,有自上流下的特性,而三焦辨证恰恰能清楚地标明湿热邪气由上至下的传变途径,所以书中论述湿热病很少用卫气营血辨证,而是以三焦辨证为纲领。综观三焦篇中湿热病的内容,始终突出湿邪弥漫,阻滞气机这一特点,治疗上则强调祛除湿浊,宣畅气机,湿去则热不独存。

(1)上焦篇　第43条说:"头痛,恶寒,身重疼痛,舌白,不渴,脉弦细而濡,面色淡黄,胸闷,不饥,午后身热,状若阴虚,病难速已,名曰湿温……三仁汤主之。"本条讲述了湿热邪气在上焦的临床表现及治法,从湿与热的比重来看,是湿重于热。湿邪困阻上焦,肺气失宣,表气不畅,则头痛,恶寒,身重疼痛。湿阻脾胃,升降失司,所以见胸闷不饥。临床见症虽多,但都是因为湿邪困阻,肺气失宣所致,所以治疗采用轻宣肺气,化湿泄浊法,正如吴鞠通在本条分注中所说:"惟以三仁汤轻开上焦肺气。盖肺主一身之气,气化则湿亦化也。"其它如新加香薷饮、银翘散去牛蒡元参加杏仁滑石方等,也都属这类方剂。

如果属热重于湿者,则以清热为主,兼以祛湿,方剂如白虎加苍术汤。

(2)中焦篇、下焦篇　湿热邪气在中、下焦,主要临床特点是湿困脾胃,升降失司,三焦气滞,小便不利,治疗要以辛开苦降,宣畅气机,健脾开胃,淡渗利湿为组方遣药的原则。吴鞠通在"中焦篇"第59条分注中所说的"以升降中枢为要",在"中焦篇"第63条分注中所说的"共成宣气利小便之功,气化则湿化,小便利则火腑通而热自清矣"都是指中、下焦湿热证的治疗要点。因为湿热病有湿重于热、湿热并重、热重于湿的区别,所以在药物配伍上也有不同变化。治疗湿重于热,用辛温、苦温、淡渗三类药物相配,以祛湿为主,从湿中泄热,方剂如茯苓皮汤、一加减正气散、二加减正气散、三加减正气散、小半夏加茯苓汤、二金汤、厚朴草果汤、滑石藿香汤、宣清导浊汤等。治疗湿热并重,用辛温、苦温、苦寒、辛寒、淡渗的药物相配,祛湿与清热并重,方剂如半夏泻心汤去干姜甘草加枳实杏仁方、杏仁滑石汤、人参泻心汤、黄芩滑石汤、宣痹汤、薏苡竹叶散、加减木防己汤、茵陈五苓散、草果知母汤等。治疗热重于湿,要以清热为主,辅以祛湿之品,方剂如栀子柏皮汤、茵陈蒿汤、三石汤、杏仁石膏汤、加味白头翁汤等。

总而言之,《温病条辨》三焦篇中所讲述的湿热病,在沿三焦传变发展的过程中,始终体现着湿邪弥漫,阻滞气机这一特点。在治疗上,上焦用轻宣肺气,化湿泄浊法;中焦用辛开苦降,宣畅气机,健脾开胃法;下焦用淡渗利湿法。三焦湿热病的治疗,都以祛除湿浊,宣畅气机为原则。吴鞠通对上、中、下三焦湿热病的治法,可以用开上、畅中、渗下六个字来概括。也可以说,这是吴鞠通对湿热病辨证论治学术思想的核心。另外,因为湿热邪气有弥漫三焦的特点,所以治上焦要兼顾中、下焦,治中焦要兼顾上、下焦,治下焦也要兼顾上、中焦。综合剖析书中治疗湿热病各方剂的配伍,可以明显看出处处兼顾三焦的特点,而且以用杏仁、滑石、通草三味药相配通利三焦水道为用药特长。

湿热病传变发展的一般规律与治疗原则可以归纳为下面的简表。

湿热病传变规律与治疗原则简表

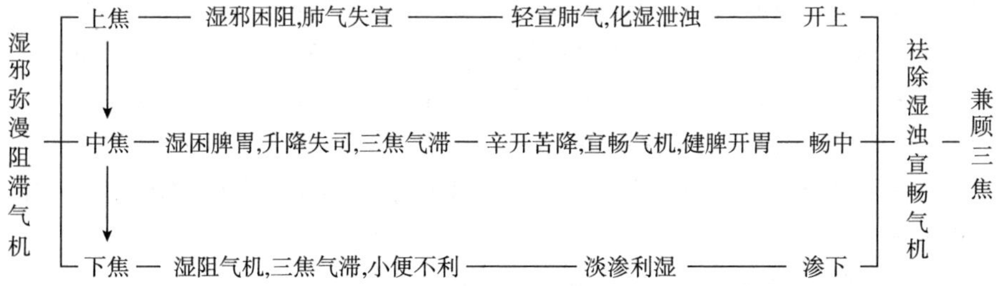

另外,吴鞠通对湿热病的治疗禁忌也很重视,他在“上焦篇”第43条中明确地提出了治疗湿温的三禁:

一是禁辛温大发汗,以防鼓动湿邪内蒙心包,上蒙清窍。他说:“汗之则神昏,耳聋,甚则目瞑不欲言”。

一是禁苦寒峻下,以防损伤脾阳。他说:“下之则洞泄”。

一是禁滋腻壅补,以防阴柔敛邪助湿。他说:“润之则病深不解”。

综上所述,《温病条辨》以三焦为纲,标明了多种温病的各类证候,以条文形式论述了各类证候的辨证论治,并在条文后自加分注、方论,以分析病机及方药配伍原则。书中理、法、方、药条分缕析,是一部在理论上和临床实践上都有重大指导意义的温病学著作,它在中医学的发展史上占有重要的地位。

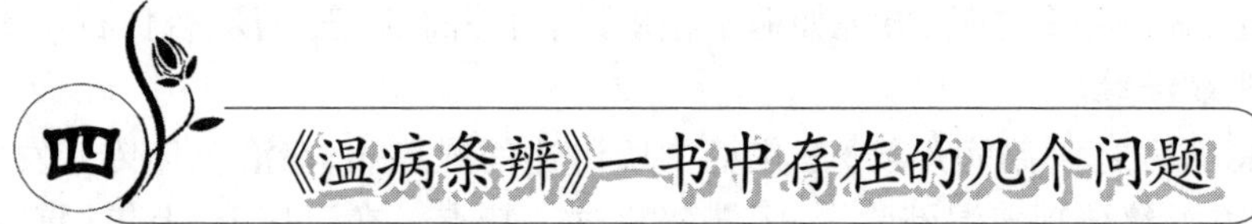

四 《温病条辨》一书中存在的几个问题

《温病条辨》是一部理法方药系统完整的温病学著作。但是,它毕竟成书于十八世纪末,由于历史的局限性,受当时学术水平和作者学识所限,书中难免存在一些缺点、错误。能够对书中存在的问题进行客观的分析,对深入研究这部书会有很大帮助。

1. 三焦辨证、病名分类、六经辨证、卫气营血辨证四者交错运用的得失

《温病条辨》的重点内容在三焦篇。它以三焦为纲,病名为目,把六经辨证与卫气营血辨证穿插于三焦各病之中。

三焦辨证、病名分类、六经辨证、卫气营血辨证四者相互结合,交错运用,构成了一个独特、完整的分类辨证体系,这是《温病条辨》在结构编排上的主要特点。但是,吴鞠通对这四者交错运用的各自作用和内在联系却未做明确交待。另外,书中虽然有以卫气营血辨证辨温热病、以三焦辨证辨湿热病的倾向,但也没有明确提出,这些都不能不说是书中存在的缺点。对这样纵横交错的分类辨证体系,纷繁庞杂的内容,如果不反复研讨,深入探究,是很难掌握其学术特点的。所以不少初学者往往致力于背诵条文,其结果多是虽能全篇背诵,但所获知识凌乱纷杂,仅局限于一证一方之得,而对其学术体系却未必能够得出完整的概念。因此,不少人对这部著作做出编排混乱的评论,这种说法虽然有失公正,但却也不无道理。

2. “凡病温者,始于上焦,在手太阴”的偏差

《温病条辨·上焦篇》第2条说:“凡病温者,始于上焦,在手太阴。”吴鞠通在本条分注中说:“温病由口、鼻而入,自上而下,鼻通于肺,始手太阴。”这种说法,不能说全无道理,但是却失于片面。吴鞠通这句话是从《叶香岩外感温热篇》中的“温邪上受,首先犯肺”这句话脱化而来。叶天士的原意是说温热邪气侵袭人体,自口、鼻而入,由于肺为五脏六腑之华盖,上通于口、鼻,所以温热邪气由口、鼻内侵脏腑,必然首先犯肺。这句话的关键在于“上受”二字,明确指出了是新感温热邪气致病，这种说法是完全正确的，而吴鞠通的话，从字面上看似乎与叶天士相仿，但却出现了偏差。这句话所以不确切，就在于“凡病温者”的“凡”字。“凡”字在这里是指规律之意。吴氏把“始于上焦，在手太阴”作为温病的发生发展规律，确实是过于绝对化，所以说他有失偏颇。因为温病从发病类型上看，分新感温病与伏气温病两类，新感温病的特点是感而即发，这种类型虽然多“始于上焦，在手太阴”，但也有其它情况。比如，暑温就可以不始于手太阴肺而直接侵入足阳明胃或手少阴心。伏气温病的特点是伏而后发，邪气侵袭人体的当时并不发病，而是潜伏于体内，遇适当时机自内而发，这种类型更未必始于上焦手太阴肺。正如王孟英对这句话的按语所说：“伏气自内而发，则病起于下者有之。胃为藏垢纳污之所，湿温、疫毒，病起于中者有之。暑邪夹湿者，亦犯中焦。又，暑属火而心为火脏，同气相求，邪极易犯，虽始上焦，亦不能必其在手太阴一经也。”

3. 以桂枝汤为全书一方的问题

《温病条辨·上焦篇》第4条说：“太阴风温、温热、温疫、温毒、冬温，初起恶风寒者，桂枝汤主之。但恶热，不恶寒而渴者，辛凉平剂银翘散主之……”。温病是温热邪气致病，如果用辛温药物治疗，势如抱薪投火，必然助热而劫阴，反而会使病情加剧。古人说“桂枝下咽，阳盛则毙”，可见桂枝剂尤其不能用于温病。吴鞠通把桂枝汤作为全书第一方的理由，他自己在《温病条辨·卷四·杂说·本论起银翘论》中说：“本论第一方用桂枝汤者，以初春余寒之气未消，虽曰风温（系少阳之气），少阳紧承厥阴，厥阴根乎寒水，初起恶寒之证尚多，故仍以桂枝为首，犹时文之领上文来脉也。”这种说法实质上是自相矛盾的，既然是“初春余寒之气未消”，“初起恶寒之证尚多”，就属伤寒的范畴，不是温病。如果说是风温，就是感受风热邪气而发病，治疗应该用辛凉轻解法，而桂枝汤断不可用。吴鞠通把桂枝汤列为《温病条辨》第一方，并加这段说明，并不是他不懂伤寒与温病的区别，也并非真的主张用桂枝汤治疗温病，而是违心之说，其中有难言之隐。在当时的历史条件下，医家多推崇《伤寒论》，治疗温病也多用伤寒法，温病学派作为不同于伤寒学派的一个新体系而出现，在当时还没有被广泛接受。所以，吴鞠通迫于医界偏见的压力，在倡导温病学说的时候，也不得不借推尊伤寒学派之名，行标新立异之实。究其本心，吴鞠通对太阴温病初起的治疗，是力斥辛温发汗而主张用辛凉之剂的。他在银翘散方论中明确指出：“温病忌汗，汗之不惟不解，反生他患，盖病在手经，徒伤足太阳无益，病自口、鼻吸受而生，徒发其表亦无益也。”而且他在“本论起银翘散论”中也明确指出：“本论方法之始，实始于银翘散。”可见，《温病条辨》第一方用桂枝汤是假，而用辛凉平剂银翘散是真。综观全书，前后对照，反复推敲,就可以看出他的本意。虽然如此,但是对初学者来说,对吴鞠通的用心是很难一目了然的,往往容易迷惑,因而误人非浅。对吴鞠通的这种做法,叶霖评价说:“售奸欺世,莫此为极。”这种评价虽然未免过于苛刻,但也确实指出了问题的实质。

4. 个别条文中治疗方药与证情不符的错误

《温病条辨》的条文中所述的证候与方剂绝大多数在临床中都有效验,对临床实践有重大指导意义。但是在个别条文中,也存在治疗方药与证情不相符的错误。如《温病条辨·中焦篇》第56条说:“吸受秽湿,三焦分布,热蒸头胀,身痛,呕逆,小便不通,神识昏迷,舌白,渴不多饮,先宜芳香通神利窍,安宫牛黄丸,继用淡渗分消浊湿,茯苓皮汤。”从本条证情来看,“吸受秽湿,三焦分布,热蒸头胀,身痛,呕逆,小便不通,神识昏迷,舌白,渴不多饮”,是属湿重于热,以湿邪为主的证候。神志昏迷,是湿浊蒙蔽心包所致,治疗要辛宣芳化,祛湿开窍,以用温开的苏合香丸为宜,而吴鞠通却提出用凉开的“安宫牛黄丸”,应该说是不可原谅的错误。“舌白”却用大寒的药物,必然导致湿邪冰伏而变证丛生。推究产生这种错误的原因,在于吴鞠通对这个证候并无治愈经验可谈。因为作者受条件所限,不可能面面俱到,对于温病纷繁复杂的各类证候,他未必都有亲身治疗经验,在著述过程中,为了求得系统、全面,在某些方面必然要参照、引用前人经验。由于没有经过亲身实践的检验,又没有进行深入分析,盲目照搬,就难免出现纰漏。叶霖在《温病条辨·中焦篇》第54条后对湿温门的各条加以评论说:“此篇湿温,全抄叶氏湿门医案十余条,并未剪裁,惟捏撰方名而已……《临证指南》一书,本非香岩先生手笔,乃门诊底簿,为诸门人分类刊刻,其获效偾事,不得而知,安能便为不磨之矜式哉?”这段评论,虽然对吴鞠通的否定有过分之处,但对书中所出现的错误发生的根源,确实分析得合情合理。另外,吴鞠通所说“先宜芳香通神利窍”,“继用淡渗分消浊湿”的方法也不可取。因为湿不去则窍不能开,所以本证的治疗方法,应该是芳香开窍与淡渗利湿同时并用,才能使湿去而窍开。临床应用,以茯苓皮汤送服苏合香丸为宜。

5. 书中个别地方有唯心主义的成分

由于作者的认识水平所限,致使书中个别地方存在着某些唯心主义的成分。如《温病条辨·下焦篇》第11条分注中说:“前人训鸡子黄,佥谓鸡为巽木,得心之母气,色赤入心,虚则补母而已,理虽至当,殆未尽其妙。盖鸡子黄有地球之象,为血肉有情,生生不已,乃奠安中焦之圣品,有甘草之功能,而灵于甘草。其正中有孔,故能上通心气,下达肾气,居中以达两头……”在这段话中,所引述前人对鸡子黄药理作用牵强比附的解释,已属唯心。吴鞠通又进一步说它“有地球之象”，“其正中有孔，故能上通心气，下达肾气，居中以达两头”，就更属无稽之谈了。类似这样唯心主义的内容，书中虽然并不多见，但也有必要指出来，通过分析，加以扬弃，剔除了其中的糟粕，会使这部著作的科学性更为严密。

总而言之，《温病条辨》是成书于二百年前的著作，由于历史的局限性，不可避免地存在着一些问题，这是我们今天对它进行研究的过程中应当分析、批判的。但是，在当时的历史条件下，能产生这样一部对温病学的发展具有重大贡献的著作，是难能可贵的，所以不能由于一些问题的存在而否定它在温病学发展史上的重要地位。

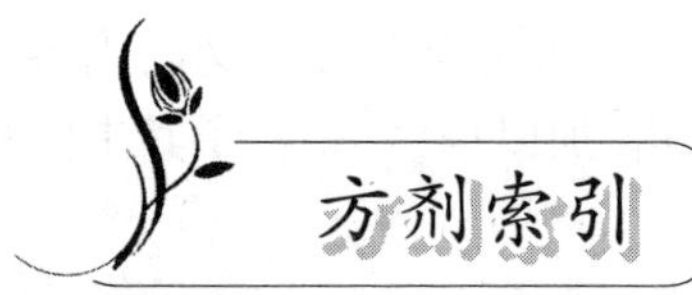

方剂索引

P

Q

S

T

W

X

Y

Z